澄江阁派黄宗勖针灸学术

俞昌德论医传承集

俞昌德
宋红梅
林志钢　主编

海峡出版发行集团
THE STRAITS PUBLISHING & DISTRIBUTING GROUP

福建科学技术出版社
FUJIAN SCIENCE & TECHNOLOGY PUBLISHING HOUSE

图书在版编目（CIP）数据

俞昌德论医传承集 / 俞昌德, 宋红梅, 林志钢主编. —福州：
福建科学技术出版社, 2023.3
ISBN 978-7-5335-6899-3

Ⅰ. ①俞… Ⅱ. ①俞… ②宋… ③林… Ⅲ. ①中医临床－
经验－中国－现代 Ⅳ. ①R249.7

中国国家版本馆CIP数据核字（2023）第031978号

书　名	俞昌德论医传承集
主　编	俞昌德　宋红梅　林志钢
出版发行	福建科学技术出版社
社　址	福州市东水路76号（邮编350001）
网　址	www.fjstp.com
经　销	福建新华发行（集团）有限责任公司
印　刷	福州德安彩色印刷有限公司
开　本	787毫米×1092毫米　1/16
印　张	25.5
字　数	500千字
插　页	4
版　次	2023年3月第1版
印　次	2023年3月第1次印刷
书　号	ISBN 978-7-5335-6899-3
定　价	198.00元

书中如有印装质量问题，可直接向本社调换

守正創新

傳承精華

壬寅立秋 游德馨

编委名单

主　编

俞昌德　宋红梅　林志钢

副主编

俞　宙　陈孝颢　俞　航

编　委

（按姓氏笔画排序）

王心城　宋红梅　陈孝颢　陈榕彬　林志钢

林菲菲　郑晓娟　俞兰英　俞　平　俞　宙

俞　航　俞昌德　黄荣庆

协　编

福建中医药大学附属第三人民医院

福建中医药大学国医堂

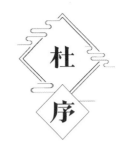

20世纪30年代，著名中医学家、针灸教育家承淡安先生在江苏苏州望亭镇创办了"中国针灸学研究社"，吸纳培养了国内近现代针灸名家及爱好者，成立了"澄江针灸学派"。该学派的诞生对现代针灸学科体系、针灸高等教育体系与现代针灸科研体系有着巨大而深远的影响。黄宗勖教授是"中国针灸学研究社"培养的首批人员，在他从医的60余年中，他以精湛医术救治患者，得到康复的病人不计其数。黄宗勖教授特别擅长针药结合、内外同治，总能使疑难病得到解决，使有些危在旦夕的病人得以转机，因此，海内外中医界一提起黄宗勖，总会将他与"神针"相联系。

黄老十分重视培养后学者。俞昌德是黄老的高徒，也是其学术继承人，跟随黄老20余年，虚心求教，努力学习，能真正地理解、正确地掌握黄老的学术思想，并有所发挥。因此，在整理黄老的学术思想和临床经验时，俞昌德能较为全面地总结黄宗勖教授的学术精华；同时，俞昌德又能触类旁通，吸收古今中外其他医家之特点，在继承的基础上传承发扬，有其自身独到的见解。

中医药学已有数千年的历史，其发展道路崎岖，但也成绩斐然。人类已进入 21 世纪，中医药面临着创新发展与挑战，在各国争相对生命科学进行深入研究之时，人们也对传统医学的研究给予了高度的重视。在中医药发源地的中国，如何保持中医药领域的领先地位，并对自然科学的发展做出贡献、揭示生命科学规律等的重大任务责无旁贷地落在新一代中医药工作者的身上。俞昌德不忘师训，继承师志，发扬师德及仁爱之心，精诚于疾厄者，爱怜生命，尽心地把从师所得和自身临证经验整理出来，准备付梓。我有感于俞昌德对中医药的执着追求和辛勤耕耘，也希望更多的中医药工作者一起来挖掘中医药这一宝库，让更多成果惠及世人，为大众健康服务，故而乐为之序。

全国名中医、原福建中医学院院长

2022 年初秋

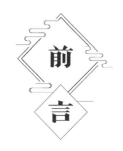
前言

20世纪30年代，著名中医学家、针灸教育家承淡安先生与八位同仁在江苏苏州望亭镇创办了"中国针灸学研究社"，成立了"澄江针灸学派"。该学派的诞生对现代针灸学科体系、针灸高等教育体系与现代针灸科研体系有着深远的影响。黄宗勖教授是"中国针灸学研究社"的首批人员。他出生于中医世家，是首批国家级名老中医药专家，享受国务院政府特殊津贴。他从医60余年，始终提倡针、灸、药并用，并深入研究，坚持应用于临床中的疑难病症，屡起沉疴，屡获良效，撰著论章。黄教授在潜心研究《易学》《黄帝内经》《难经》的基础上，三更灯火，勤奋刻苦，博采众惠，探究实践，结合自家传承单方验方，全面总结收集、撰著出版《实用中草药外治法大全》，叠年修订，发行10万余册，让承学者易学易懂，操作简便，推广普及了中医药。

澄江闽派针灸黄宗勖支派的第二代传承人俞昌德，被选为第三批、第四批福建省老中医药专家学术经验继承工作指导老师，福建省第二批基层老中医药专家师承带徒指导老师，并由福建省卫生健康委员会批准成立传承工作室。在继承研究黄老学术思想的基础上，俞昌德博采国内多位针灸、医药名家贤士的研究成果，结合现代医学神经解剖基础知识、影像学诊断技术等，经过多年的临床研究，总结了一套治疗中风神识不清、语言障碍、肢体偏瘫、脑梗死后遗症、颈腰椎病痛、五官功能障碍等卓有成效的针药结合系列的康复常规技术。其录制的"中国传统针刺手法"经过不断推广验证，于1986年获福建省"医药卫生技术改进二等奖"，并于20世纪90年代被国内20多所中医院校用于《针刺手法》课教学，反响良好。在系统研究传统头针体系、人体解剖学、生理学等知识后，俞昌德从现代人体颅骨形态学、生物力学及血液流变学等角度探索新的头皮针治疗体系，创立了冠状缝进针法、冠人点距进针法、枕人点距进针法、额颞进针法和人字缝进针法等五种颅穴进针法，称"颅骨缝针刺法"，解决了中枢神经系统诊断明确而无药缺方缺法之问题，取得了较好的临床效果。

澄江闽派针灸黄宗勖支派在我国中医针灸领域具有鲜明的特色，坚持让西医基础理论和现代科学技术为中医所用，主张针、灸、药相结合的疑难杂病治疗理念，不断探索中医针药结合的机理本质，推动了针灸学的创新发展。

《俞昌德论医传承集》分"医论篇""医疗篇"两个部分，汇集黄老及俞昌德医论文章、按专题专病归类的个案总结，还介绍了腕踝针、耳针、独创的颅骨缝针等常用辅助针法，内容丰富，治验翔实，是澄江闽派针灸黄宗勖支派留给后人的宝贵财富。书末将黄老于1959年出版的《针灸疗法速成手册》书影附于书后，以缅怀黄老对针灸教育事业的贡献。

书稿即将付梓之际，感谢原福建中医学院（现福建中医药大学）院长、全国著名温病学家、首届全国名中医杜建先生赐序，福建省政协原主席游德馨先生题词，福建省卫生健康委员会、福建中医药大学附属第三人民医院、福建中医药大学国医堂对传承工作室工作的支持。书稿在编撰过程中还得到了以下同仁好友的帮助：中国书法函授学院客座教授、福建省书法家协会会员谢文启先生题写书名，福建省楹联书画院副院长王光中先生书俞昌德颂恩师七绝一首，福建省书法家协会会员陈宝琦先生篆书对联一副，福建省老年书画艺术协会篆刻委员会副主席兼秘书长林圣团先生篆刻印记一枚，在此一并致以衷心感谢。编著过程，时间、水平有限，错漏之处，诚请指正。

编者

2022 年夏

3

俞昌德论医传承集

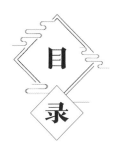

上 篇

医论篇

下 篇

医疗篇

俞昌德
论医传承集

11

俞昌德 论医传承集

医论篇

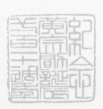

第一章 黄宗勖学术思想和经验

第一节 黄宗勖的学术思想和经验总结

一、生平与学术成就

黄宗勖，主任医师，男，汉族，1912年2月生于福建省古田县，自幼熟读古书，稍长即随父学医。曾就读于南平剑津中学，后毕业于福州协和学院，此间潜心研读中医经典著作，如《黄帝内经》《伤寒论》《针灸甲乙经》等，并博览群书，采撷古今各家专长，融会贯通，学以致用。1936年起悬壶行医并继续远涉江苏苏州承淡安创办的中国针灸研究社学习，旋为中国针灸研究社研究员。中华人民共和国成立后任福建省南平市中西医联合诊所所长。1953年复深造于福建省中医进修学校，毕业后留校任教。1958年福建中医学院（现为福建中医药大学）成立，黄宗勖即转入福建中医学院从事医、教、研工作，成为福建中医学院第一批教学骨干。编撰中医学院6年制《中医基础学》《中医针灸学》等教材，1959年福建省人民教育出版社出版的《针灸疗法速成手册》发行6300余册，供当时广大缺医少药的城乡医疗卫生工作者学习，效果良好。曾任福建中医学院针灸教研室主任，连任福建中医学院教授，主任医师，国医堂专家，直至仙逝。福建省高等学校专业技术中医专科高级职称评审小组成员，福建省卫生技术人员第三届高级职务评审委员会委员，福建中医药杂志编委会学术顾问，中国针灸学会福建分会顾问，上海中医男性学通讯编委会编委，福州市科协老年高级医学专家协会顾问，加拿大美国国际中医研究会荣誉博士，马来西亚中国医药健康研究中心客座教授。中华人民共和国成立以来先后17次受奖，1982年被福建省政府授予"福建省劳动模范"称号，1985年被福建省政府授予"名老中医""福建省先进教育工作者"称号，1986年由于教学、科研、临床工作成绩显著，被福建省人民政府人事局记功一次，多次被福州市和本单位评为先进工作者等，是全国首批国家级名老中医药专家，享受国务院政府特殊津贴。黄宗勖以其独到的中医理论造诣和屡克疑难杂症的厚实临床功底而被载入《中华名医特技集成》《中国当代名人大典》《中国当代中医名人志》《中国当代医药卫生学家词典》《中国当代高级科技人才词典》《中国当代名医探秘》《中国现代针灸名家治法精华》《全国归侨侨眷知识分子名人录》《八闽医林名流》《福建中医专科专病荟萃》等典籍。他多次应邀赴马来西亚、印度尼西亚等国家进行讲学和医疗活动，其医术医德为海内外所称道，荣获马来西亚"仁术济世""医术精湛""济世功深"等奖牌，并被中国新闻社、《福建日报》、《健康报》、《港台信息报》、《福建科技报》、《福建侨乡报》、《福州晚报》、香港《文汇报》、泰国《星暹报》、菲律宾《世界日报》、马来西亚《光华日报》等海内外诸多媒体誉为"神针"，慕名求医者络绎不绝，远及欧美、东南亚各国和中国港台地区。

黄老治学严谨，知识渊博。在其 60 余年的医事生涯中，于中医临床、教学和科研方面都取得了显著的成绩。尤其在中医药与针灸内外并用治疗疑难病症方面，他十分强调理论与实践的统一、前人经验与临床疾病的结合，既注重于中医理论的深入探讨，又注意用精深的理论指导临床疑难病症的治疗。他认为要解决疑难病症的关键是理论上的突破和手段的改革，只有将正确的辨证辨病理论与多种切合实际的手段方法相结合，才能攻克疑难病症，取得治疗效果。在理论与临床两方面，既要知其常，又要达其变，他数十年来坚持工作在临床第一线，坚持以理论指导实践，于临床中积累了丰富经验。在诸如哮喘、胃痛、类风湿关节炎、复发性风湿病、骨质增生、中风后遗症、偏头痛、三叉神经痛、坐骨神经痛、失眠、慢性前列腺炎、男性性功能障碍、男性不育、女性不孕、脊髓灰质炎后遗症、脑性瘫痪、癫痫等病的治疗上都取得了满意的疗效。

黄老在行医执教之余，勤于著书立说，出版了《针灸疗法速成手册》《针灸学》《古典医籍语释》《〈针灸甲乙经〉语释》《实用子午流注和灵龟八法》《常见病中草药外治疗法》《现代实用针灸学》《实用中草药外治法大全》《黄宗勖论医选集》等12 部专著；同时，合编出版了《中医基础理论详解》《新编针灸学》《针治疑难奇症案汇》《中国百年百名中医临床家丛书·黄宗勖》等 5 部书；他撰写的英文版专著《针药治验医案医话选》行销欧美各国，颇有影响。历年来，他在国内外报刊发表论文近 90 篇，多次获省级优秀论文著作科技奖；还有 4 篇英文学术论文分别参加巴黎、纽约及东南亚等国际性学术大会交流。他的著作和学说深受海内外人士的好评。

黄老虽到耄耋之年，但仍以健康的体魄和充沛的精力坚持在临床第一线。他以济世活人为宗旨，把解除患者痛苦、恢复患者健康放在第一位，从不间断应诊，为攻克更多的疑难病症，为发扬祖国传统医学，为培育中医人才而不懈工作。

二、学术精华

《针经》云："小针之要，易陈而难入。"学习针灸医学，古人有四难之训，即"针刺容易辨证难，辨证容易取穴难，取穴容易补泻难，补泻容易辨气难"。这说明学习针灸医学非下苦功夫不可，要掌握好针刺补泻手法非得经过长期艰苦的磨炼不可，一方面要继承前人的理论，另一方面要反复实践。因而，黄老认为要学习好针灸，首先务必溯源求本，潜心研究《灵枢》《素问》《难经》《针灸甲乙经》等医学典籍，反复钻研，取其精华，立意发展创新。如对阴阳五行、脏腑经络理论、营卫气血和针刺补泻手法等各家针灸学说，都能结合临床实践，领会其深刻含义，融为己有；对《黄帝内经》之经络理论，十二经脉循行，脏腑属络关系，"是动……所生病者"之临床证候表现，针刺之"虚则补之""实则泻之""不虚不实以经取之"的补泻原则等尤有体会，并于补泻手法中寓有新意。

（一）重视经络，辨证论治

黄老认为经络学说是祖国医学基础理论的重要组成部分，是研究人体的生理功能、病理变化及其相互关系的核心内容，贯穿于中医学的生理、病理、诊断、治疗全过程，指导着中医各科的临床实践，尤其对针灸治病与针刺麻醉有着极为重要的作用。正如《灵枢·经脉》云："经脉者，所以能决死生、处百病、调虚实，不可不通。"《医学入门》引张子和语曰"不诵十二经络，开口动手便错"，无不为实践之总结。因此，历代医家都强调针灸治病必须以经络学说为理论基础，指导辨证立法、选穴处方、补泻手法的全过程。如《灵枢·九针十二原》云："凡将用针，必先诊脉，视气之剧易，乃可以治也。"这讲的就是四诊辨证立法当"视气之剧易"；又如"欲以微针通其经脉，调其血气，营其逆顺出入之会"，这些都是以经脉经气为核心。从补泻手法而言，"其来不可逢，其往不可追"，讲的就是应首先辨别正邪虚实情况，当邪气方来而正处于盛势之时，不可用补的手法；反之，当邪气祛除，正气也虚之时，不能再用泻法而误伤正气。从针刺取穴而论，如针灸治疗发热疾病，选取大椎穴而退热，是因为外感发热，多属邪在阳经，而大椎是诸阳经的交会穴。现代实验证明，针大椎时对炎症的发生、发展与转归有极大的影响。在未形成炎症之前，可以预防感染，在形成炎症的同时进行针刺，可延缓、减轻炎症的发展，如果在形成炎症之后针刺，可加速消炎过程，有提早修复的作用。阳气不足所导致的遗尿、久泄等病症，常取关元穴针刺之或温灸之，因关元为足三阴经之会。脱肛或子宫脱垂的患者，选取头顶百会穴，因百会是三阳、督脉之会。这些都说明经络理论是指导针灸临床选经取穴的重要依据。

黄老还十分重视十二皮部的理论，认为十二皮部是经络系统的皮肤分部，是经络理论的主要补充，如《素问·皮部论》说："皮部以经脉为纪。"皮部的理论在临床上也有广泛的应用，由于皮部为浮络所分布，所以审察皮肤和浮络的颜色变化可作为临床诊断与治疗的参考，如《素问·皮部论》说："其色多青则痛，多黑则痹，黄赤则热，多白则寒，五色皆见，则寒热也。"在治疗方面，古代刺法中就有浅刺皮肤的"半刺"和"毛刺"等，现在临床上广泛应用的皮肤针就是由其发展来的。皮肤针能起良好的治疗作用，是与皮部理论、皮部各部特点分不开的。针灸方法中的灸法，也是通过皮部而起作用的，应用艾灸的温热刺激皮肤穴位，通过穴位以温通经脉，运行气血，调和经络，振奋卫阳，增强抗病祛邪能力，从而达到治愈疾病的目的。此外，还有皮内针、腕踝针、挑刺疗法以及药物穴位敷贴疗法等，也都是通过皮肤的一定穴位对疾病起治疗作用。由此可见皮部理论在治疗方面的作用，也是相当重要的。慧眼识真知，也是黄老经络理论运用的特点之一。

（二）深研腧穴主治特性，考究针刺二度一向

在《灵枢》《素问》中，有腧穴应用定位的穴位仅有200个左右，后代针灸医家认为与经络治则理论内容比较，显有不足之感，但在《灵枢·九针十二原》中首先确

认有"节之交，三百六十五会"。而黄老对腧穴理论的研究，也有系统的体会，并着重于穴位特异性的探讨。

黄老认为针灸有防治疾病的作用，主要是通过一定的穴位来进行，结合适宜的补泻手法，才能收到良好的效果，而其基础作用在于腧穴的相对特异性功能。古代医家在大量临床实践中对穴位的主治性能进行分析和归纳，从诸多穴位的主治中总结出穴位的相对特异性与共性，因此，黄老认为，对穴位特异性的研究，是提高针灸疗效的主要课题之一。他指出，穴位的特异性是指穴位与非穴位或这一穴位与另一穴位在主治功能上具有不同的特点，也就是穴位对其相应的内脏功能活动具有某种特殊的影响。如常用的内关穴，对治疗心胸痛、心悸、胃脘痛都有显著疗效，因为内关不仅是手厥阴心包经的络穴，又是阴维脉交会穴，阴维主一身表里营卫气血流注贯通之平衡协调，这就是其特异性所在，故内关有宁心、强心、安神、镇痛、止吐的作用；取三阴交治疗生殖、泌尿系统疾病，是因为三阴交为足三阴经交会穴；取足三里治疗胃肠疾病，是因为足三里是足阳明胃经的下合穴；取合谷治疗面部疾患，是因为合谷是手阳明大肠经原穴。这些具有特殊治疗作用的腧穴，在《灵枢经》中是位于四肢末梢的特定腧穴，称五输穴。这些穴位都具有相对的特异性。腧穴的这种特异性功能，从近年来临床实践和动物实验研究中，都可得到明确的验证，有的可直观地看到某些穴位与内脏功能的特殊联系现象。如针刺人或动物的阑尾穴能引起肠蠕动增强，紧张度增加，粪石移动和内容物排空。胃溃疡患者，针刺其足三里穴，可引起胃蠕动增强、幽门开放、排空加速等，但针刺其他穴位就没有这些效应。临床试验发现，针刺合谷、外关穴可引起血管扩张，而针刺内关穴则出现血管收缩。针刺合谷、颊车穴可治牙痛，针刺环跳、委中穴可以治疗腿痛，但是针刺合谷、颊车穴就不能治疗腿痛，针刺环跳、委中穴就不能治疗牙病。综上所述，穴位与穴位之间具有相对的特异性，根据穴位的这种相对特异性，再结合以恰当的治疗处方，适宜的强弱刺激针刺手法，取得良好的得气，其疗效就显著；反之，则疗效不佳，甚至无效，这是针灸临床经常有的现象。

穴位的相对特异性只有在取穴准确的前提下，并与针刺的角度、方向和深浅度相结合，才可充分发挥其治疗效果。许多前人的临床经验告知：针刺同一个穴位，假如角度、方向与深浅度不同，所刺激的组织结构效应也就不同，得到的感应与效果就有明显的差异。所以，在临床上针刺穴位的角度、方向与深浅度虽然是根据穴位的经络解剖特点来决定，更重要的还是要根据疾病、病性、病情及相关的体质等的不同而灵活应用，甚至即时瞬间而改变，这称之为"随气用巧"。正如《素问·刺要论》所说"病有浮沉，刺有浅深，各至其理，无过其道"，此之谓也。如黄老常用下关穴治疗三叉神经痛、颞颌关节炎、咬肌痉挛、面瘫、牙痛等疾患。就深浅而言，在治疗三叉神经痛时，要直刺深达 1.5~2 寸，刺中三叉神经的主要分支，如上下颌支；就针刺角度而言，如治疗颞颌关节功能紊乱时，针刺角度应向后下方斜刺 0.5~0.8 寸，使针尖直达颞关节的软组织内；治疗咬肌痉挛时，针尖须 30 度向下斜刺深达 2~2.5 寸，刺及咬肌，并可多向斜透刺；治疗面瘫时，要 10~15 度横向进针 2~3 寸，向地仓穴方向斜平透刺，不要刺得太深，以刺达面部表情肌或筋膜层为宜；在治疗牙痛时，则可向前下方 45 度斜刺。所有这些，都必须注意病变组织的解剖特点。此谓之依病情病体性质不同灵活掌握，取得疗效反应。

当然，穴位的这种特异性只是相对的，所有的穴位同脏腑器官、组织有着密不可分的内在联系，有其普遍同一规律，即共性。同时，每个穴位对不同脏器所发生的各种病变，又有其特殊的作用，即个性，亦即特异性。每一条经脉的穴位在具有共同作用的基础上，又各有它们的特异作用。例如手太阴肺经共 11 个穴位，一般对咽喉、胸部、肺脏有共同的治疗作用，但肺经具体各穴主治又有各自的特殊性，如少商、鱼际穴主治咽喉疼痛；太渊穴能治无脉症；孔最穴常用于治喘咳、咯血；尺泽穴多用于治呛咳、咯血；少商穴还用于治疗癫狂，疗效较好。这些说明穴位的共性之中又有其相对特异性，每条经脉的穴位都有同样情况。所以，穴位对其相应内部脏器有特殊的作用，是针灸临床处方配穴主要依据之一，必须认真总结，系统归纳，这对提高针灸疗效有重要的作用。

（三）辨证分经，处方三特点

鉴于上述腧穴有其相应的特异性作用，因此，针灸临床中的处方配穴得当与否，与治疗效果的关系很大。古典医集中记载有一穴可治数病，如合谷穴，属手阳明大肠经合穴，既可治疗该经循行经过的下颌齿痛、颊部及咽部扁桃体炎症等病痛，又能治疗与之相邻的鼻塞、衄血、目赤肿痛；还有一病又可用数穴，如少商、鱼际穴均治咽喉疼痛。每经穴位作用有其共性，又具其特异性，因此要认真区别，才能在临床上开好处方。穴位的处方配穴在治疗中占有重要的地位，而处方的基本依据是根据经络循行分布路线与内脏组织器官联系的共性与相对特异性而选取的，因此必须在脏腑经络辨证理论指导下，辨证分析疾病属于哪经哪脏，哪经哪腑，或一经或数经。黄老从辨证论治方面提出了如下 3 种处方方法。

辨证分经处方：在治病之前，必先辨证，辨证之后，方可论治。而针灸辨证，着重于运用脏腑、经络辨证等的基础理论，按经络系统规律来分经辨证，否则针灸治疗疾病的疗效将会受到影响。因此历代医家都重视经络辨证这一理论的应用，并把它作为针灸处方选穴依据。通过辨证分经，按照患者的不同病情、体质以及结合时令对脏腑经络气血流注的天人相应的影响等特点进行分析，结合经络循行部位和所属脏腑，以推求疾病属于何经脏腑，或者是数经综合病变。如，足少阳胆经在体表的循行路线与五官七窍相联络，若有目眩耳聋、口苦胁痛等表现，则可考虑病属足少阳胆经，故取该经的风池穴以清利头目、除眩晕，取听会穴以宣通耳窍而治耳聋，取阳陵泉以行气活络治口苦胁痛。又如，偏头痛，颞侧属少阳经脉循行分布区域，因此，偏头痛取胆经悬颅透率谷穴及足临泣穴以治之。这些皆是辨证分经处方原则的具体应用。

病位分经处方：病位分经是明确疾病所在主要部位，根据证候、体征所在部位与脏腑经络相连属，属于哪一脏腑或器官组织，有哪一经络通过，或直行主干，或分支别络，然后选取经脉所在病位的穴位处方。针灸治病或针刺麻醉都要选取穴位，就是按病位分经，以决定选经取穴，组成适合于病位经络的穴位为处方而进行治疗。

随症处方：是在四诊八纲辨证，审证求因，审因论治的基础上，针对一些主要症状而选经取穴的处方原则。如中暑为暑邪逆犯心包而致神窍闭阻、神志昏迷等症，根据此特殊症取特有功能穴位而治疗，如刺百会、人中穴以开宣上焦清窍，刺曲泽、委中穴络脉出血以泄血分暑热之邪，刺中冲穴以振奋心阳，共同达到泻热开窍、醒脑复神的作用。又如发热取大椎、曲池、合谷穴，昏迷取人中、十宣、足三里穴，内关穴止呕，关元穴温阳等，都是古今医家在临床实践中总结出的随症取穴处方的宝贵经验。此外，有些症状之间的同因相加、因果关系往往影响疾病的发生、发展与转归，如高血压患者有时会夜间失眠，失眠症状如不及时消除，休息不好导致脏腑血管舒缩失去平衡，则常会引起血压的进一步升高；又如皮肤瘙痒而致的不寐，要先消除瘙痒，方能治好不寐。凡此种种，都得随症灵活应用才可取得好效果。

除以上3种辨证处方外，较常用的还有近部取穴法、远部取穴法和辨证取穴法，以及与疗效相关的配穴法，如表里配穴、原络配穴、俞募取穴、八会穴、八脉交会穴、郄穴等配穴法，上病下取、左病右取、右病左取、按时和定时取穴法等也是指导针灸临床选穴配方法则之一。所有种种云云，关键在于精研经典理论知识，要弄通十四经脉循行分布和表里脏腑属络关系，故《灵枢·经别》云："夫十二经脉者，人之所以生，病之所以成，人之所以治，病之所以起，学之所以始，工之所以止也。"不可不通。

（四）补泻手法，虚实为要

《素问·通评虚实论》云："百病之生，皆有虚实。"针刺治疗疾病是运用针刺的补泻原则以指导、施用补泻手法而达到"虚则补之""实则泻之"的治愈疾病的目的。因此黄老认为欲求针术提高，应当注意针刺手法，欲得疗效显著，必须熟练针刺补泻手法，这是古今医家之所以在针刺手法上下大功夫的道理所在。针刺补泻手法，不仅仅关系到手法的熟练程度与技巧，还关系到病体的虚实情况，受四时气候变化、阴阳五行的相互对立、阴阳五行的相互制约转化、气血流注等诸因素影响。正如《灵枢·官针》所云："故用针者，不知年之所加，气之盛衰，虚实之所起，不可以为工也。"这说明针刺补泻原则的应用，也是根据天人合一、统一整体、辨证论治等理论而进行的。人体疾病的发生、发展、治疗、转好、康复，不外乎"邪之所凑，其气必虚"。邪正斗争离不开阴阳偏盛偏衰，若正气不足，病邪则留而不去，将导致营卫失调、经络阻滞、气滞血瘀、脏腑功能失常等病理表现，因此针刺补泻就是针对"百病之生，皆有虚实"而进行"虚则补之""实则泻之"，以达到扶正祛邪，调和营卫，补虚泻实，宣通气血，使机体功能恢复平衡状态的目的。因此，用针灸治疗疾病，正如《灵枢·九针十二原》

所云"虚实之要，九针最妙，补泻之时，以针为之"，以期收到"有余者泻之，不足者补之"的疗效。《灵枢·根结》说："用针之要，在于知调阴与阳。调阴与阳，精气乃光，合形与气，使神内藏。"这句话点出用针的关键是达到生命体脏、腑、阴、阳、气、血、精、气、神、形、养、健的统一。

黄老在针刺临床中归纳出阴阳失调主要表现有三，即：虚、实、气乱三端。针灸调和阴阳的根本原则，基于补、泻、平补平泻手法。如机体功能偏于衰退者为虚，则应该补之；机体功能因邪气所犯偏于亢奋有余者为实，则应当泻之；虚实不甚明显而仅表现为机能紊乱者，称之为气乱，应该采用平补平泻手法，以调其气乱，顺其升降流注而平衡。但疾病的发生、虚实偏颇的表现有先有后，因此针灸临床补泻手法的应用，又具有特定临床要求，即随着病情的变化、虚实的先后，注意辨别，或是先补后泻，或是先泻后补，或补上泻下，或泻上补下，或纯补（即烧山火），或纯泻（透天凉）（此两种手法特殊，待后另述），或平补平泻，先后可定。总之，是在动态中使之阴阳调和，以恢复平衡。《灵枢·百病始生》载："察其所痛，以知其应，有余不足，当补则补，当泻则泻，毋逆天时，是谓至治。"《灵枢·胀论》云："当泻则泻，当补则补，如鼓应桴。"通过补虚泻实能取得显著疗效，就是符合病情的治疗措施。由此可见，历代医家都已认识到，针刺补泻手法的应用必须根据病情虚实，正确运用补泻手法，才能达到提高疗效、治愈疾病的目的。假如补泻手法应用反了，则反致疾病加重。正如《灵枢·邪气脏腑病形》云："补泻反，则病益笃。"《难经·七十三难》亦说："补者不可以为泻，泻者不可以为补。"尤其对内脏疾病与危重病症，手法应用反了，将给患者带来严重的不良后果。正如《金针赋》说："须要明于补泻，方可起于倾危。"例如中风，临床主要表现是突然昏倒，不省人事，在辨证论治时，必须区别闭证与脱证，闭证用药以至宝丹等辛凉开窍，再用羚羊角汤清肝降火，针刺取人中、十二井、中冲、丰隆穴，用泻法以醒脑开窍；脱证用药以参附汤益气回阳固脱，针灸取神阙穴隔盐灸，关元穴大炷艾灸，不拘壮数，以敛汗、温阳，从而达到回阳固脱的目的，以肢温、脉起为度。可见，两证的治疗原则迥然不同，假如辨证不明，补泻不分，凉温错乱，则后果严重。因此，区别病情的虚实状况，通过补泻原则，准确掌握施行补泻手法，是提高针刺疗效的重要条件之一。

（五）得气为宝，气至病所

针刺补泻手法与得气的关系，即是开头所述的"补泻容易辨气难"之问题，针灸得气与否直接关系到疗效，所以研究这一问题，是提高针灸疗效的关键性问题。得气就是运用各种适合于病情虚实状况的不同补泻手法，使针下产生种种感应，称针感。在患者方面有酸、麻、重、痛、胀、热、凉、触电样、蚁走样、水波样、抽动、跳动等感觉。在医者手下针尖有沉涩紧滞与轻滑慢松等不同感觉。如明代针灸家杨继洲在《针灸大成》中记载："轻浮，滑虚，慢迟，入针之后值此三者，乃真气之未到；沉重，涩滞，紧实，入针之后值此三者，是正气之已来。"金代针灸学家窦汉卿之《标幽赋》中说，"轻滑慢而未来，沉涩紧而已至""气之至也，如鱼吞钩饵之沉浮；气未至也，如闲处幽堂之深邃"。这些针刺得气的描述，并非故弄玄虚，而是潜心针刺者的切身体会，因为得气与否、得气快慢与疗效关系密切。临床实践证明，凡针刺得气快，则疗效高，治愈快；若得气慢甚至不得气，则疗效差，甚则无效，这时需认真细察病体阴阳寒热虚实表里，病性病理虚实两端是否针之所宜。但是得气还要辨气，辨是正气至，抑或是邪气至，凡正气至大都表现为酸、麻、重、胀、热、凉、触电样等徐缓和调的感觉，凡邪气至则沉紧急速。正如《灵枢·终始》所云："邪气来也紧而疾，谷气来也徐而和。"因此，针刺临床不可盲目追求"紧而疾"之所谓得气，尤其对反应敏感的患者和坐骨神经痛患者，针刺环跳、环中穴，常见到深刺速至紧疾针感，而患肢跳动，这并非正常的得气，当有这种情况出现，应当把针略提，再行补泻手法，或略提后改变针刺方向后再行补泻手法。但是有些得气慢的，还需要辅助手法，或循摄催迫，或转针病所，或留针候气，或行针催气促其气至，以至病所。1978年春，黄老治疗一名齿痛患者，痛剧难堪，伴有口臭，渴饮，舌苔黄，脉洪，便干燥。针取合谷穴，同时用左手拇指压所针穴位下方，催气向上，针后立即得气并循阳明经脉上行抵肩而至痛所，齿痛立止。由此可见，《针经》所云"夫行针者，贵在得神取气""宁失其机，勿失其气""用针之法，候气为先"等，皆是历代针灸医家所追求的目标。此外，如一时针刺不得气，或得气不明显，要分析其原因，细察取穴定位是否准确，针刺深浅、角度是否合适，针刺补泻手法施行是否得当，并重新校准纠正，改变针刺角度或深浅，调节最佳补泻手法，往往可以得气。病程久远、针刺疗程过长、病理因素、局部经气沉滞迟钝，或正气虚弱，经气不足，或气候寒冷，凝滞经气，亦可导致得气慢或不得气，凡此情况皆应针对原因加以解决，并采用"行针催气""留针候气"等方法促其针下气至，或多次施术促使正气恢复病情好转，疗效亦会显著提高。

（六）体质强弱，刺量得当

针灸治病，是利用针刺或艾灸的物理作用直接施之于身体的点、穴、线，结合适当的补泻手法调和机体的气血运行，以调动机体自身的反应性，达到治愈疾病的目的。所以，针灸治病与机体反应性有着密切的关系。临床上常有病体反应情况与辨证论治所应达到的效果不一致，甚至有相反的情况发生，这虽然与辨证论治、施行补泻手法的角度与方向诸方面的准确性有关，但出现这种情况，更主要还是因为不同个体对于针刺的反应性不同。例如，在一般情况下，弱刺激量宜于补虚，强刺激量宜于泻实，但由于患者体质差异和个体对针刺耐受力之不同，对刺激量大小就会有显著的差异。所以在运用针刺补泻手法时，掌握好适宜于机体反应性的刺激量，对得气及疗效有着更为重要的临床意义。如前所述，古今医家无不重视针刺得气的重要性，得气是针刺补泻取得治疗效果的必要前提，但是如何进行补泻，补泻中如何随着机体的反应性而施以适当的刺激量，以取得机体良性反应，比补泻得气有更重要的意义。临床上常遇到有些患者在针刺入后，经轻微捻转或提插手法，即有明显的得气感应；与之相反，有些患者虽用较强而持续的提插或捻转手法，得气却很慢很弱，甚则不得气。这种得气感应的快与慢、敏捷与迟钝，除了与病理变化、取穴准确、手法熟练有关外，更主要的是取决于机体的本身反应性。

机体对针刺反应性的不同，是机体所固有的，如《灵枢·行针》说："百姓之血气，各不同形。"《灵枢·通天》又说："盖有太阴之人，少阴之人，太阳之人，少阳之人，阳明和平之人。凡五人者，其态不同，其筋骨气血，各不等……古之善用针灸者，视人五态，乃治之。"这说明古人早就洞察机体体质的差异，并认为与阴阳气血盛衰密切相关。不同的个体在针刺时有种种不同的得气反应，针刺补泻基本手法要适应机体不同反应而灵活施用。现代医学观点认为，在同样质和量的刺激条件下，机体对于针刺的反应是与机体神经体质类型密切相关的，所以，即使用同样质和量的刺激条件施加于不同机体反应的患者，其所产生的反应往往是不相同的。因此，以同样强度的补泻手法施之于两个不同机体反应的患者，就不可能产生同样的补泻作用效应。又如黄老曾治疗的两例病因、证候、病程、性别、年龄和健康状况等极为相近的原发性坐骨神经痛患者，取同样穴位，由同一治疗者用同样的补泻手法干预，在同一诊室、同一时间内进行针刺治疗，其中一例仅针 8 次即痊愈，而另一例经 20 余次治疗才慢慢转愈。这无疑是机体反应性不同所决定的，当然也可能与治疗后患者所处的养护、饮食起居、生活节律、七情爱好等因素有关。正如《灵枢·血络论》所云："刺血络而仆者，何也？血出而射者，何也？血少黑而浊者，何也？血出清而半为汁者，何也？发针而面色不变而烦者，何也？多出血而不动摇者，何也？凡此等等皆为阴阳气血随时和合盛衰变化所致也。"所以，在进行针刺治疗时，要达到预想的某种程度的补或泻的作用，就不能拘于某种刻板的补泻操作手法，如果不随时加以分辨，墨守成规，运用某种不适应机体实际反应性的手法，非但不能取得疗效，反而会导致相反的结果。因此，在施行针刺补泻手法的同时，除了预先按照辨证论治的原则之外，还必须随机体对针刺反应的不同而灵活施用补泻手法，掌握即时适当的补泻强度，即使是同一机体的两侧同名经脉的同一穴位，也会因经脉气血的不同而致针刺感应的不同，进而直接影响针刺的疗效。所以，研究探讨针刺补泻方法如何随时适应机体反应性的问题，是提高针灸临床疗效的又一重要课题。

（七）慎研补泻，善用 12 种手法

黄老通过多年的临床实践与研究探讨，提出了 12 种行之有效、切实可用、简单易行的补泻手法，分述如下。

1. 进针候气法

针刺必须在得气的前提下施行适当的补泻手法，才能获得满意的疗效。但是，在

临床中也往往会出现针刺后不能应针即刻得气或不得气。针对这种情况，黄老采取了以下手法促使得气：①留针候气。这种方法在《素问·离合真邪论》中已有记载："静以久留，以气至为故，如待所贵，不知日暮，其气已至，适而自获。"讲的是以补法或泻法手术刺式，静守其位，不计时间，如待室中贵宾一般，静候针下气至。明代针灸医家杨继洲《针灸大成》亦说："用针之法，候气为先。"黄老认为留针候气并非任其自然，而要正指直刺，全神贯注地体察患者针下的感觉，一旦气至则慎守勿失。这种方法简单易行，留针 10~20min，经气可得，有时不必动针，经气自来。②循摄法。即是《金针赋》中所述"气不至者，以手循摄"的方法，"凡下针，用指于所属部分、经络之路，上下左右循之，使血气往来，上下均匀，针下自然气至"。这种循摄催气方法，黄老在临床中经常施用。③捻转捣动法。陈会在《神应经》中指出："用右手大指及食指持针细细动摇，进退搓捻其针，如手颤之状，谓之催气。"这种方法是摇针与提插捻转相结合的快频率的催气手法。以上 3 种是黄老进针候气时的常用手法。《素问·宝命全形论》说："经气已至（慎守勿失）。"《标幽赋》指出："目无外视，手如握虎，心无内慕，如待贵人。"在候气中应当全神贯注，手如握虎，心无内慕，及时发现针下气至，而随时抓住良机施行补泻手法，即使已经得气也应当保持"目无外视""如待贵人""慎守勿失"，只有这样才能取得满意的疗效。

2. 控制针感方向法

在循经远隔病所取穴施用针刺补泻手法时，如能使针感到达病所，疗效必然较好。古代针灸医家皆有其法，如杨继洲于《针灸大成》中云："转针向上气自上，转针向下气自下。"高武在《针灸聚英》中记载："内捻针使气下行至病所，却外捻针使气上行，直过所针一二寸。"在这一基础上，黄老通过实践摸索结合理论发现，采用按压法更加应手。如《金针赋》云："按之在前，使气在后，按之在后，使气在前。"《医学入门》中亦云："欲气上行，按之在后，欲气下行，按之在前。"黄老治痛症多用此法。如治疗牙齿痛，取合谷穴，用左手拇指按压合谷的下方，同时右手持针，针尖斜向病所，施术后针感到达病所，而牙痛即止。治疗坐骨神经痛，在此法基础上加用接气通经法，针环跳穴若针感向下感传不能过膝时，可在该经阳陵泉穴再刺一针，针感即可到达足趾部。这种控制针感方向使气至病所的方法，对疗效有很大的帮助。

3. 捻转飞旋法

如《医学入门》云："以大指次（食）指捻针，连搓三下，如手颤之状，谓之飞。"临床操作时以捻转补泻为主。泻法为连续用较大幅度地捻转数下，然后放手，拇食两指张开，如飞鸟展翅之状。捻时食、中指内收针体内转，放时食、中指外伸，针体退向外转，一捻一放，反复数次，可使针感增强。反之，捻转角度小，飞旋手法为补法。以此法治局部片状剧痛较好。如黄老曾治一胁痛患者，剧痛半月未愈，取阳陵泉穴行捻转飞旋泻法，获得显效。

4. 提插捻捣法

这种方法是在针刺得气后，使针在天部与地部之间进行间歇性或持续较长时间的捻捣。间歇性一般每隔几分钟捻捣一次，根据不同病情每次捻捣数秒至数分钟，可反复数次，多用于泻法，适用于一切痛症的镇痛、消炎。

5. 进退震颤法

以拇、食、中三指挟持针柄，用快速小幅度的进退震颤手法，使针身发生轻微颤动，多用于补法，可使血管及肌肉收缩。黄老多用此法治疗小儿麻痹症及颜面神经麻痹等虚证，疗效满意。

6. 三才补泻法

是分天、人、地三部进针出针的补泻方法。《金针赋》说："初针刺至皮内，乃天才；少停进针刺至肉内，是人才；又停进针刺至筋骨之间，名曰地才。此为极处，就当补之。凡泻者，初针至天，少停进针直至于地得气泻之，再停良久，却须退针。"窦氏对针法补泻分三才，即用补手法进针后由天而人，由人而地，分部进针，是徐进之意；泻法时针由天部直插至地部是疾进法。明清时代医家多遵循此法且有所发扬。黄老宗其旨并进行改革，具体操作如下：补法是将针刺入天部，得气后，将针向同一方向捻转（拇指向前，食指向后）数次，再将针紧按至人部和地部，捻针法与天部同，操作完毕，即将针慢提到天部，稍停出针，闭其针孔即可；如病情需要，可反复几次，此法谓"三进一退，紧按慢提"，适用于寒证。泻法是将针缓慢地刺入地部，得气后，将针向同一方向捻转（拇指向后，食指向前）数次，然后将针紧提至人部和天部，稍停即可出针；如病情需要，可反复进行数次，此法谓"三退一进，紧提慢按"，适用于热证。黄老曾用三进一退补法针关元穴来治疗阳痿病患者，患者诉有热感直达龟头，连针7次而愈。

7. 一针三刺法

先将针对准穴位刺入，得气后，捻转几秒钟，将针提至皮下，向左边斜刺一定深度，捻转得气后，再将针提至皮下，向右边斜刺，如法捻转，然后将针恢复到原来所刺方向与深度，留针10~20min即可出针。黄老治疗肩周炎与三角肌痛常取肩髃穴，得气后，将针提至皮下向右斜刺，并行"龙虎交战"术，以调和营卫，疏通经气，阻疼止痛作用很好。治疗中风后遗症之不语，常取上廉泉穴，将针向舌根方向斜刺1~1.5寸，得气后稍停，将针退至皮下，再分别向左右两侧斜刺1~1.5寸，得气后稍停，将针退至正刺位，稍留针数分钟即可出针。此法可使舌根部与喉部发胀，有疏通经气、活动舌体、恢复语言的作用。

8. 捻转透针法

《玉龙歌》说："偏正头风痛难医，丝竹金针亦可施，沿皮向后透率谷，一针两穴世间稀"，又说"口眼歪斜最可嗟，地仓妙穴透颊车"。元代针灸名医窦默常用透穴法，对后世针灸临床很有影响。现代针刺透穴法有进一步发展，有横刺透，如地仓透颊车穴、太阳透率谷穴；有斜刺透，如耳门透听会穴、合谷透劳宫穴；有直刺透，如内关透外关穴、阳陵泉透阴陵泉穴等，黄老常用捻转进针透穴法治疗顽痛痹症，如由悬颅透向率谷穴治偏头痛，条口透承山穴治肩凝症，阳陵泉透阴陵泉穴治胆道疾患，都取得较显著的疗效。

9. 留针刮柄法

即当针刺得气留针中，每隔数分钟刮动针柄一次。具体操作方法是，以右手拇指抵压针柄顶端，用食指或中指指甲由下而上地刮动针柄，这种针法所产生的针感不强不弱，适中连续，患者感觉舒适。此法适用于体质衰弱、精神过度紧张或过度疲劳、敏感性强及初诊的患者。

10. 弹努针柄法

《针灸大成》说："弹而努之，此则先弹针头，待气至，却退一豆许，先浅而后深，自外推内，补针之法也。"其操作是：以拇、中指轻弹针柄，激发针感，当气至之后，再行由浅入深的插针，此属于轻补法。对于得气迟缓的患者，在留针时亦可每隔 3~5min 轻弹柄一次。

11. 平补平泻法

杨继洲说："有平补平泻谓其阴阳不平而后平也。阳下之曰补，阴上之曰泻，但得内外之气调则已。"所谓平补平泻，是一种较轻量的补泻手法，其目的是促使阴阳重趋于调和。黄老在临床遇有不虚不实或虚实难辨之证时，亦常应用此法。此法操作简单，即将针刺入穴内，然后来回均匀地捻针，或采用其他各种基本手法，借以激发经气，留针至得气，即可出针。

12. 拔针按摩法

在拔针时用轻捻出针法，将针拔出体外后，在扎针处周围加用按摩手法。此法有疏通经络、行气活血、通利关节等作用。黄老治疗肩周炎时，出针后即在周围加用按、摩、捏等法，常取得更好疗效。治疗全身各种病症时，均可采用这种方法，备受患者的欢迎。

■ 三、学术特点

（一）针药并用，内外同治

在黄老 60 余年的临床经验中，最突出的是坚持针药并重，内外同治。他认为，对疑难病症只用单一的治法，或中草药内服，或针灸，虽然有其治愈的病例或病种，但要么疗程较长，要么达不到综合治疗所取得的满意效果。因此，他十分注重这方面的研究探讨，努力发掘历代针药并重之医家的成功经验，加以总结和发扬。

1. 倡导孙思邈"知针知药"的学术思想

黄老说："我认为或针，或灸，或用药，或动手术，或综合治疗，要按病情来决定，不能拘泥于一种治疗方法。因此我很赞同孙思邈'若针而不灸，灸而不针，皆非良医也，针灸而不药，药而不针灸，尤非良医也。知针知药，固是良医'的治疗观点。"黄老总结古代医家治疗疑难重症的经验，认为大都是用多种方法治疗而取得成功的。如《左传》载医缓论治晋侯疾病时说："疾不可为也，在肓之上，膏之下，攻之不可，达之不及，药不至焉。"这文中的"攻"即为灸法，"达"就是针刺，"药"便是药物治疗。可见医者治病根据不同病症，针、灸、药各有所用。《史记》载扁鹊治虢太子病："使弟子子阳，厉针砥石，以取外三阳五会。有间，太子苏，乃使子豹为五分之熨，以八减之剂和煮之，更熨两胁下，太子起坐，更适阴阳，但服药二旬而复故。"东汉张仲景在《伤寒论》著作中，除强调中药的辨证论治之外，还多处应用针灸结合治疗，如"太阳病，初服桂枝汤，反烦不解者，先刺风池，风府""若发汗温针""太阳少阳并病……当刺大椎，肺俞，肝俞""五日谵语不止，当刺期门"等。此后的淳于意、华佗等皆是兼擅各科且善于针药并用。以上事例足以说明，自西周至秦汉之医家治病并不分科，为医者皆能掌握各种方法，以治疗多种疑难病症。隋唐至明清之中医学虽然有分科，如唐代为4科，宋代为9科，明代又为13科，但针药并重之医家仍代代辈出，如在孙思邈、刘完素、李东垣、张子和、张景岳、吴昆等医家的著作医案里，常可见到针药并用的治疗经验。因此，黄老说："我经常告诫针灸专业班学生，要成为一个合格的针灸医生，不但要学好针灸，而且也要学好方药，要精通一科，兼通各科，才能扩大针灸治疗范围，并提高医疗效果。有些疑难病症，需要针药并用，内外同治，才能针下药到病除，这我体验深刻。"

2. 针药内外同治疑难杂症

黄老重视针灸药并用，倡导"知针知药"，是为了提高疗效，缩短疗程，尽快解除患者疾苦。因此，黄老数十年如一日针药并重，不但治疗内、外、妇、儿、五官等常见病、多发病，而且力克种种疑难病症，现举例分述。

（1）顽固性偏头痛。现代医学称脑神经血管功能障碍，根治较为困难，患者症状反复发作，严重者1日数次，顽固者可达数10年而难愈。黄老以经络辨证为中心，提出偏头痛部为肝胆经脉循行所在，治疗时以其为基础，采用针刺与中药内服结合的治疗方法。针灸取主穴：风池穴，太阳透率谷穴，或丝竹空透率谷穴，或悬颅透率谷穴；随证加减：如外感加列缺、合谷穴，肝阳上亢加太冲透涌泉穴，肝气上逆加行间、侠溪穴，肝血不足加肝俞、脾俞、胃俞、足三里穴。手法以主穴平刺行捻转泻法，使针感扩散至整个颞部，风池穴针向对侧眼眶，进针0.8~1寸，使针感扩散至枕部，其他穴位用平补平泻法，得气后留针30~45min，每隔10min行针1次，日针1次，或隔日1次，12次为1疗程。配中药辨证论治主方（白芍20~30g，牡丹皮9~12g，鸡血藤、川芎、白芷、双钩藤、天麻、当归各9~15g），并随证加减。治疗168例，病程短者1年，长者达41年，经1~2个疗程治疗（个别3个疗程），有效率达100%，其中治愈96例，占57.1%。典型患者有台胞陈女士，患病达40余年，每天发作六七次，时左时右，影响睡眠，回来探亲经介绍由黄老治疗10余次而痊愈。

（2）脑血管意外后遗症。脑血管意外，中医称"中风"，并有"卒中""类中""大厥""暗痱"等名称记载。其病乃由阴阳平衡失调，阴虚不能潜阳，水亏不能涵木，肝木亢动，火盛化风，挟气血上逆于脑，或痰阻窍络而成，这是中医学上的病因病机。如《黄帝内经·调经论》云："血之与气并走于上，则为大厥，厥则暴死，气复返则生，不返则死。"人体气血循环无端，周流不息，气行血行，气滞血瘀、血随气上，上行太过必然造成脑充血，由于脑动脉硬化破裂而成脑出血，或畸形出血，或挟痰热上闭神窍则为脑梗死、脑血栓等。患者表现为突然昏倒，不省人事。综上所论，中风发生总离不开阴阳偏盛偏衰、气血逆乱为本，风火交煽、痰气阻塞为标，形成本虚标实、上盛下虚的证候机转。但临床病情有轻重，病位有深浅，轻者中经络，见有口角歪斜、语言不利，或半身不遂；甚者中脏腑，则见猝然昏倒，不省人事。经抢救苏醒后则可遗半身不遂、口角歪斜、语言不利、吞咽困难等中经络见症。因此，据中医脏腑经络、阴阳气血理论辨证，黄老治疗本病共分为7法：①活血化瘀，通络熄风法。主证为中风后神志昏迷不清或神志模糊，多属中脏腑，时间不长，神志恢复后可见语言不清、口角歪斜、半身不遂。主要表现是运动功能丧失，但感觉正常。大便多秘结，小便短数，舌质暗紫或有瘀点，苔微黄，脉弦或细涩。治宜活血化瘀，通络熄风。方选活血化瘀熄风汤加减：太子参、当归、川芎、丹参、红花、鸡血藤、忍冬藤、钩藤、威灵仙、桑枝、地龙、僵蚕、蜈蚣。针刺处方：风池、廉泉、地仓、曲池、内关、合谷、环跳、足三里、悬钟穴。②养血和营，祛风通络法。本法用于中风之初中经络者，多由正气不足、营血失和、脉络空虚、卫外不固、邪阻经络、营血稠浊、气血流行不畅引起。故临床表现为肌肤不仁，手足麻木，突发口眼歪斜，语言不利，甚则半身不遂或兼见寒热、肢体拘急等症，舌苔白微腻，脉缓。治宜养血和营，祛风通络。方选大秦艽汤加减：当归、川芎、白芍、地黄、羌活、防风、白术、茯苓；如痰湿重者可去地黄，项强加葛根、伸筋草，肢体疼痛加姜黄、千年健，口眼歪斜加僵蚕、全蝎。针刺处方：地仓、颊车、合谷、肩髃、曲池、外关、环跳、阳陵泉、昆仑穴。③育阴潜阳，熄风豁痰法。本法用于中风偏瘫，伴有高血压者。证属肝肾阴亏，风阳内动，痰浊壅盛窜扰络脉而偏瘫。瘫痪以肢体强痉为主，兼有头晕头痛，心烦失眠，腰膝酸软，舌质红，苔黄，脉弦劲或滑疾。治宜育阴潜阳熄风豁痰。方选天麻钩藤饮加减：天麻、钩藤、川牛膝、杜仲、桑寄生、茯神、丹参、熟地黄、天冬、麦冬、生石决明、牡蛎、蜈蚣、地龙干；如痰甚者加川贝（川贝母）、竹沥、天竺黄等，以增豁痰熄风之功。针刺处方：中脘、足三里、丰隆、风池、肩髃、曲池、外关、阳陵泉、太冲穴。④益气活血，化痰通络法。本法用于偏瘫中晚期，此期患者久病伤正，气虚运血不畅，脉络瘀阻，筋骨失养，致肢体偏瘫，软弱乏力，全身麻木，气短神疲，纳呆便溏，舌淡紫暗，脉细涩。治宜益气活血，化痰通络。方选补阳还五汤加减：黄芪（60~120g）、当归尾、赤芍、川芎、桃仁、红花、鸡血藤、丹参、地龙、牛膝；素有高血压者方中加生赭石，重用牛膝，以防血逆于上。针刺用十透穴法：肩髃透极泉、曲池透少海、外关透内关、阳池透大陵、环跳透环中、承扶透秩边、阳陵泉透阴陵泉、悬钟透三阴交、昆仑透太溪、太冲透涌泉穴。⑤涤痰开窍，熄风通络法。素体肥胖痰盛，并饮食不节，脾失健运，聚湿生痰，痰郁化热，肝火挟痰热上逆，蒙蔽清窍，流窜经络而成偏瘫，伴语言謇涩，口角流涎。治宜涤痰开窍，熄风通络。方选解语丹加二陈汤加减：半夏、茯苓、胆南星、天竺黄、白芥子、菖蒲、远志、郁金、天麻、全蝎、白附子、甘草。针刺处方：风池、风府、上廉泉、肩三针、曲池、手三里、合谷、环中、风市、足三里、丰隆穴。⑥柔肝舒筋，活血通络法。由于偏瘫日久，肝肾阴亏，肝血不足，不能荣于筋骨，以致脉络瘀阻，血运不畅，肢体僵硬疼痛，手足拘挛，屈伸困难，上肢多屈曲，下肢僵直，拇指内收，足呈马蹄内翻，视力模糊。治宜柔肝舒筋，活血通络。方选白芍木瓜汤加味：白芍（30~60g）、木瓜、伸筋草、当归、丹参、赤芍、地龙、蜈蚣、鸡血藤、防己、薏苡仁、甘草。针刺处方：肩髃透臂臑、曲池透少海、外关透内关、合谷透后溪、环跳透风市、阳陵泉透阴陵泉穴，纠内翻加丘墟穴。⑦补肾填精，开通经隧法。本法多用于中风偏瘫晚期，此期患者肾精亏损，下元虚惫，筋骨萎弱，腰膝酸软，步履困难，舌强语謇，大便秘结，小便失禁。治宜补肾填精，开通经隧。方选地黄饮子加减：熟地黄、山萸肉（山茱萸）、肉苁蓉、巴戟天、菟丝子、淫羊藿、熟附片（熟附子）、桑寄生、杜仲、丹参、当归；气虚加黄芪、党参，喉喑语言不利加菖蒲（石菖蒲）、远志、郁金。针刺取穴：大椎、百会、腰阳关、命门、肩外俞、肩髃、曲池、外关、合谷、肾俞、环中、足三里、悬钟、太溪穴。因后遗症较为复杂，以上各法可供参考，或单独应用，或相兼并施。其中，黄芪、白芍用量及十透穴法为黄老治疗本病证的精华所在。如果血压在195/120mmHg以上者，针刺用泻法，电针应慎用。在治疗过程中，亦可鼓励患者进行适当的肢体运动和功能锻炼，促进早日康复。

（3）顽固性失眠。黄老按中医辨证分为5种证型：①心脾两虚。思虑过度，血不养心。症见面色㿠白，心悸怔忡，头昏目眩，脉细弱。②阴虚火旺。肾阴亏损，心火偏亢。症见头昏，腰酸，女性月经不调，男性遗精，舌质红，脉细数。③心胆气虚。遇事易惊，神魂不安。症见心悸多梦，时易惊醒，脉象弦细。④胆胃不和。饮食不节，损伤脾胃。症见脘闷不舒，嗳腐吞酸，苔厚腻，脉滑。⑤肝火上扰。肝胆火盛，神思不宁。症见头痛目眩，烦躁易怒，口苦，脉弦。针刺本病取主穴：百会、神门、印堂、三阴交、太溪、太冲穴。各型加减：心脾两虚，加心俞、脾俞、足三里穴；心胆气虚，加心俞、胆俞、丘墟穴；胃腑不和，加中脘、期门、足三里穴；肝火上扰，加肝俞、间使穴。手法操作：进针后捻转提插，通调经气，依法进行补泻，心脾两虚、心胆气虚用补法，阴虚火旺补泻兼施，胃腑不和、肝火上扰均用泻法。配内服中药，基本方百合宁神汤：百合30~50g，炒酸枣仁、合欢皮、夜交藤各30g，茯神15g，五味子10g，炙甘草5g。心脾两虚加当归10g，柏子仁12g，远志9g；阴虚火旺加阿胶（另冲烊）9g，麦冬12g，龟板（先煎）15g，牡蛎（先煎）30g；心胆气虚加党参15g，菖蒲9g，龙齿（龙骨）（先煎）30g，琥珀粉（分冲）0.3~0.6g；胃腑不和加麦芽、山楂、半夏各10g，厚朴 9g；肝火上扰加柴胡、丹皮（牡丹皮）、栀子各 9g，白芍 12g，莲子心 6g。治疗 120 例，痊愈 49 例，占 40.8%，总有效率 98.3%。典型患者有台胞袭某，男性，52 岁，不寐反复发作达 10 多年，经辨证按肾阴不足、心肝火旺导致心肾不交而失眠的证型进行针药治疗，2 个周期后能熟睡 6~7h，曾函询，未见复发。

（4）小儿脑性瘫痪。本病是一个综合性名称，包括多种原因引起的非进行性中枢性运动功能障碍，严重病例除瘫痪外，还有智力不良，抽搐，视、听或语言功能障碍。目前国内外尚无特殊疗法，主张体疗与理疗，效果不佳。黄老采用中医辨证论治，针灸中药并用治疗 14 例，疗效满意。14 例中，男性 10 例，女性 4 例。其中，双下肢瘫 10 例，偏瘫 2 例，三肢瘫 2 例；伴语言障碍 5 例，抽搐史 2 例，单眼斜视 1 例；除 1 例年仅 13 个月外，其余 13 例经治疗后未发现明显智力障碍；早产致病 7 例，外伤致病 2 例，产伤致病 2 例，高热后致病 2 例，产后 3 日注射乙肝疫苗而致病 1 例；病程最长 8 年，最短 13 个月。辨证肾虚禀赋不足，早产形小发育迟缓，舌淡苔薄白；兼有脾胃虚，面色不华，形瘦，自汗，纳少，时有便溏。治疗以补益肝肾、填精充髓、活血通络为主，兼健脾胃。方选中药地黄饮子合四君子汤加减。针灸以调补肝肾，疏通督脉、阳明、膀胱经脉为主，取穴大椎、腰阳关、肾俞、伏兔、足三里、健膝、环跳、阳陵泉、悬钟等穴。手法采用平补平泻法，飞针术得气以医者手感体会为准；语言不利加合谷、廉泉或哑门、通里穴；足内外翻加纠内、外翻；足下垂加解溪、丘墟穴；智力低加百会、神庭、内关穴。14 例中，痊愈 2 例，显效 8 例，好转 4 例。

（5）痹病。痹病系气血为病邪阻闭运行不畅，可见筋脉、肌肉、关节等处的疼痛、酸胀、麻木、肿大、活动不利等。黄老经 60 余年临床实践探索，将辨证与辨病相结合，采用针灸中药内外并治痹病，取效甚为满意。其治疗主要归纳为 7 法：①经脉阻滞，调和气血以除痹。本法适用于痹病初期，症见关节游走酸痛，肌肉疼痛或麻木，遇风寒冷湿则痛增，面色不华，脉缓，舌淡苔薄白等。方选黄芪桂枝五物汤加减：桂枝 9g，当归、白芍、秦艽、牛膝各 12g，鸡血藤、黄芪各 30g，桑枝 20g，伸筋草 15g；风胜加防风、羌活各 9g；湿重加茯苓 15g，薏苡仁 30g；寒甚加巴戟天、淫羊藿各 15g；热邪著加忍冬藤、黄柏、知母各 15g。针灸取穴以局部与整体相结合，各证型可根据病变部位分别选穴如下：肩部，肩髃、曲池、外关穴；肘部，曲池、外关、合谷穴；腕指部，阳池、合谷、后溪穴；腰背部，大椎、肾俞、昆仑穴；足部，太溪、太冲、昆仑穴。操作手法：一般用平补平泻手法，寒痹针后加温针法；着痹加三阴交、阴陵泉穴，针后加火罐；热痹加大椎、曲池、合谷穴，用泻法，并点刺放血；久痹亦可点刺放血。外敷方药见后。②着痹缠绵，健脾祛湿以蠲痹。本证因湿邪胜，黏滞凝聚经脉，缠绵久年不愈，非上一证型中湿重者所适应。症见关节肿痛不移，屈伸不利，肢体重着或麻木，纳少，形丰，脉沉细，舌淡苔白腻。治宜健脾除湿为法，方选四君子汤或平胃散加减：党参、茯苓皮、白术、防己、滑石各 15g，桂枝、羌活、防风、秦艽各 9g，苍术、木瓜各 10g，薏苡仁 30g，日服 1 剂。针灸上方加足三里、阴陵泉、脾俞穴。外敷方药见后。③寒痹痛剧，温阳散寒以止痛。素体虚或久病体弱，而复受寒邪致痹。症见关节疼痛剧烈，屈伸不得，午前轻，入夜甚，形寒畏冷，热天厚衣，舌质胖润，苔薄白，脉多迟涩或弦紧。治当温经散寒止痛，方选麻黄附子细辛汤加减：麻黄、细辛各5g，制附子6~9g，川乌9g，蜈蚣3条；腰背冷痛加熟地黄18g，鹿角霜15g；气虚下肢乏力加黄芪30g，怀牛膝（牛膝）15g，日服1剂。针灸上方加肾俞、关元穴，针后加灸。外敷方药（见后）加南星（胆南星）、炮姜、细辛各15g，用醋炒热，布包熨患处0.5h，每日1~2次。④热痹肿痛，清热养阴以除痹。症见关节红肿灼痛，不可接触，口渴唇干，喜饮，小便短赤，大便结硬，脉滑数，舌红苔黄燥。治宜清热养阴祛痛，方选白虎汤加减：生石膏60~90g，知母、玄参、生地黄、白芍各15g，桂枝、桑寄生各6~9g，忍冬藤、桑枝、水牛角各20~30g；若舌苔黄腻加薏苡仁30g，苍术10g；痛剧加乳香、没药各9g；大便秘结加大黄10~15g，肉苁蓉15g，日服1剂。针灸加大椎、曲池、合谷穴，局部穴位用泻法，或刺络放血。外敷方药见后。⑤寒热错杂，宣通脉络以却痹。寒热错杂痹病，特点为寒热并藏，表里虚实互见。既有寒痹之症，又有热痹之象，症见关节肿痛，局部灼热，但下肢发凉，背脊畏寒，或上肢发热而口渴，下肢凉冷而便溏等。治宜寒热并调，宣通脉络，调理气血而却痹。方选桂枝芍药知母汤加减：桂枝、知母、防风各12g，白芍、生姜各9g，白术、徐长卿各15g，麻黄、附子、炙甘草各6g，桑枝、丝瓜络、豨莶草各20g，日服1剂；寒偏甚加重桂枝、附子量，减桑枝、丝瓜络、豨莶草量；热胜则反之。针灸寒甚则针后加灸，热胜针后刺络放血。外敷方药见后。⑥久痹正虚，益气养血辅虫类搜剔。症见四肢诸节肿痛，入夜痛剧不眠，或肢节肿变畸形，脾胃虚弱，纳减，腰背疼痛，面色㿠白，形瘦气虚，脉沉细或弱，舌淡暗苔薄白。治宜益气养血，辅以虫类搜剔顽痹，方选黄芪四物汤加减：黄芪、鸡血藤各30g，当归、白芍、熟地黄、川芎、党参、白术、僵蚕、蕲蛇各15g，五加皮、补骨脂、牛膝各12g，丹参20g，日服1剂。针灸取穴参考上穴，外敷方药见后。⑦熏洗热敷除痹法。中药熏洗热敷法是外治法之一，黄老治痹瘘顽症，尤擅结合本法，尤可得到六年顽麻痹痛患者的喜用，而且熏洗热敷传介方法获得多种改良，简便效捷（后述）。以其验方煎汤（约一脸盆），根据患部不同，有的先熏后洗，有的用毛巾蘸药汤热敷患处，热极即左右或上下移动，勿烫伤局部皮肤，冷即再蘸再敷，如法敷熨0.5h以上，每日1~2次，药汤可连用2~3日，继续再换新药。配合针灸与内服，每获良效。基本药方：桂枝、当归、川芎、赤芍、白芷、乳香、没药、秦艽、独活、细辛、大黄、川乌、草乌各15g；寒痹加附子、生姜各15g；湿胜着痹加苍术、威灵仙各20g，晚蚕沙30g；久痹加雷公藤、鸡血藤、络石藤各15~20g；热痹另方：芦笋根、天竺根、枸杞根、桑枝、忍冬藤、海桐皮、丝瓜络各15~20g。（本验方被多家报纸杂志、验方集等引载刊发）

以上各法分型应抓住主证主型辨证论治，中药主方、针灸主穴按型依证选用，兼杂者可权衡灵活知变，争取速效。

3. 擅用外治法除经筋肢节顽痛，有良效

黄老擅于用中草药外治疗法治疗内、外诸疾，历经民国以来数十年，且积验深研不辍，撰辑成册。1959年编著《中草药外治疗法》专著，由福建人民出版社出版；经数十年临床验证提高，1981年编著成《常见病中草药外治法》，由福建科学技术出版社多次再版，累计印刷10万多册，仍供不应求；复于1991年将付梓10年后的经验资料经助手协助再次修订，博采众方撰成《实用中草药外治法大全》，出版后深得世医与药物研究专家的推崇，并开外治法教科书之先河。其医疗特点主要是：应用外治种种方法，在解除经筋肢节顽痛、暴痛方面有卓著疗效。黄老擅用外治法治疗的特殊病种有：风湿痛、类风湿关节炎、强直性脊柱炎、各种骨质增生、中风后遗症、顽固性头痛、坐骨神经痛、腰背痛、慢性前列腺炎、妇女痛经、坐浴法治疗阴道炎、宫颈炎、产后骨盆痛、痔疮炎症、出血、小儿麻痹后遗症、脑性瘫痪等经筋肢节疑难病痛，均取得满意的疗效。

类风湿关节炎后期患者的四肢关节肿大变形，功能障碍而痛剧，生活难以自理。黄老采用外敷疗法治疗患者，疼痛很快消除，一般经2~4个月的治疗，都能收到显著的效果。几年来，经黄老治疗的类风湿关节炎患者，资料较完整的300例中，疗效达98%以上（另文刊发可参考），而且半年以上的疗效都较巩固，许多患者都能恢复较正常的行走，生活能自理。

缺血性股骨头坏死可引起局部疼痛，不能行走，肌肉萎缩；病理上出现股骨头变小、变扁，腰椎肥大或侧弯。经黄老治疗的患者，不但能较正常行走，而且个别在治疗后影像形态结构对比有明显的好转。如侨胞林某，1989年因患本病在美国无法工作，生活受到影响，经当地多家医院诊断，认为必须手术裁去死骨，置换人造股骨头。因患者担心预后问题，特从美国回到福州请黄老诊治。经用外擦热敷及针灸等治疗，仅2个多月时间患者就能正常行走，且能下蹲、站立，后返回纽约工作1年余，通讯联络回访都正常。

急、慢性腰腿痛可以由坐骨神经痛、腰椎骨质增生、腰椎间盘突出症、急性腰扭伤、软组织损伤等引起，经外敷或外擦治疗，急性者仅1~2次即可痊愈，慢性者疗效亦显著。外敷方：当归、大黄、赤芍各15g，川芎、桃仁、乳香、没药、川乌、草乌、狗脊、桂枝、苏木各15g，红花18g，鸡血藤、丝瓜络各20g。

外治法还可用于急腹症的治疗，如急性阑尾炎、阑尾周围脓肿、肠梗阻等，疗效都很显著。急性阑尾炎、阑尾周围脓肿方：芒硝、大黄、大蒜各等量，捣烂外敷包块处，一般1周左右即能使包块消散，止痛在1~2日内，肠梗阻的止痛、便通一般也在1~2日内。此外应用穴位贴敷法可治疗许多疾病，如呼吸道的气管、支气管炎症，哮喘；消化系统的急、慢性胃痛，急、慢性胃肠炎，腹泻，腹胀，宫外孕术后腹痛，月经不调，慢性盆腔炎等，疗效均很显著。

黄老在中医药外治法的理论研究方面做出了突出的贡献，开创了外治法教科书之

先例，使外治理论更加系统、完善。黄老将历代医学典籍中有关中草药外治法的内容收集整理成书，按教科书的体例编著成《实用中草药外治法大全》。该书纲目突出，理论与临床应用并重，层次分明，内容既系统又全面，介绍了外用诸法适应证型与内、外、妇、儿、五官苗窍、四肢关节肿痛证型的区别鉴定。全书分上篇（概论）和下篇（各论）两部分。上篇概论中首先遴选了上始春秋战国、下至清代这 2000 余年中有关中草药外治疗法的形成、演变与发展的突出成果，字里行间体现了作者的历史唯物主义思想；其次阐述了中草药外治疗法的理论渊源和理论依据，并从数十年的实践经验中选出"常用的中草药外治法 34 种"加以说明；接着介绍了中草药外治法的临床应用；最后总结了近数十年来"中草药穴位贴敷法"及多年对"冬病夏治""三伏穴位灸"的研究经验，该法应当积极深入地研究并加以推广。下篇各论以现代医学的教科书体例编排，分传染病与寄生虫病、内科、妇产科、小儿科、皮肤科、外科、骨伤科、五官科等 8 大系统，记载疾病 200 余种。对每种疾病的诊治，先简要阐述该病的发病特点、主症、诊断与辨证分型，而后尽收历代所应用的中草药外治的验方、单方及其个人历年来经验方的用法及注意事项，每项多达 40 余方。此书真可谓是教学与临床实践相结合的结晶，许多文字总结都是来自实践中对一病一方深入研究的心得体会，可作为后承者规范式的引用或参考，体现了著作者独具匠心的编著技巧。

黄老在该书中以临床实践需要为基础，结合历代有关文献筛选了 34 种外治法，如外敷、热熨、药贴、熏蒸、坐药、洗浸、涂刷、扑粉、掺药、脐疗、佩带、拔毒、发泡、含漱、吹入、点滴、喷嚏、塞鼻、鼻嗅、塞耳、塞肛、塞阴道、灌肠、灯照、蜂螫、蜞针等。这些方法既实用又方便，而且疗效可靠。既有运用于躯干肢体的外敷、热熨、熏蒸、洗浸、涂刷、扑粉、摩擦诸法，又有针对五官七窍等特殊部位疾病的坐药、缠腰、兜肚、吹入、灯照、点滴、塞鼻、温肚等方法，还有适用巅顶的罨覆与四肢末端的洗浸；既有适用于急性病症的热熨、脐疗、喷嚏、灯照，又有适用于慢性病痛之顽症难除的外敷、熏蒸、坐药、发泡等法；更有法与法之间的微妙区别鉴别，如外敷与罨覆之间凉热的不同，为主要的适应证鉴别点。凡此种种，无不经著作者深思熟虑，而且 34 种外治法的理论阐述皆通俗晓畅，易学易用，面授予患者，都能理解且施用无误。

（二）扶正培本，治慢性老年性疾病疗效显著

扶正培本，亦称"扶正固本"或"扶正培元"，是中医治病最重要原则之一，施用于临床是补法。《素问·五常政大论》云"虚则补之"，《阴阳应象大论》谓"形之不足者，温之以气，精之不足，补之以味"，《素问·至真要大论》曰"劳者温之""损者温之"，既指出了补法的使用原则，又为扶正培本的形成奠定了理论基础。因此，扶正即是扶中助正气，培本就是调护人体抗病之本。正气者，真气也，来源于脏腑所生化。如《灵枢·刺节真邪》云："真气者，所受于天，与谷气并而充身者也。"而《脾胃论》又云："真气又名元气，乃先使身生之真气也，非胃气不能灌之。""夫元气、

谷气、荣气、卫气生发诸阳之气，此数者，皆饮食入胃上行胃气异名，其实一也。"可见，先天之精藏于肾，人至老年肾气衰少，则完全依赖后天水谷之气而滋生填藏，而水谷之气为脾胃所生化，可源源不断充养先天肾元之气，被称为后天之本。因此，扶正培本，讲的是培补后天之本。培脾胃之本以扶正，故称脾胃为后天之本。《黄帝内经》对脾胃生理病理有详细论述。如《类经·藏象类》载："脾主运化，胃司受纳，通主水谷。"《素问·经脉别论》说"饮入于胃，游溢精气，上输于脾，脾气散精，上归于肺""食入胃，散精于肝……浊气归心，淫精于脉"，都说明饮食中营养物质的消化、转输、吸收，全赖于脾的运化和散精功能，以充养五脏六腑、四肢百骸等生命体的机能活动，因而在生病情况下首先应当注意顾护脾胃功能。如《难经·七十七难》云："见肝之病，则知肝传脾，故先实其脾气。"讲的是在临床中，若发现病症出现在肝脏，而还没有传伤到脾脏时，则应注意脏腑间疾病的传变规律，治疗时就要重视肝之病邪，防其传脾，所以要先一步保护脾气。即使没病也得早防，早顾护，何况许多疾病或直接或间接地侵犯脾胃以影响有机体的生命活动。如《素问·缪刺论》云："夫邪之客于形也……留而不去，入舍于经脉，内连五脏，散于肠胃。"首先指出了外邪所伤，终归脾胃，而一旦生命体中阴阳所伤日久而致偏盛偏衰者，如单纯补阳则导致阴竭，单纯泻阴则导致阳脱，这是阴阳互根，阴丧则阳脱，阳丧则阴竭，因此，补泻用药不得极致偏颇，应当以甘和缓中之味以调治中焦脾胃。《难经》则更进一步发展了《黄帝内经》健脾胃的思想，如病情危笃者提出"有胃气则生，无胃气则死"之至言。继《黄帝内经》《难经》之后的《伤寒论》，从外邪热病传变规律中指出"见肝之病，知肝传脾，当先实脾"的治未病预防医学思想，在诊疾治病中处处顾护脾胃之气，因为不但机体的营养及治疗过程中所需的物质有赖脾胃的生化，而且施治药物尽可能甘柔和畅，无损虚弱中气，直接促使肠胃受气取汁，发挥"脾气散精"的治疗作用。

黄老于临床中，采用补脾胃之法，以"虚则补之""形之不足者，温之以气，精之不足者，补之以味"等经典理论，处方用药多选择四君子汤、黄芪建中汤、补中益气汤等健脾胃、生气血基本方；在治疗慢性胃炎、慢性肠炎、胃及十二指肠溃疡、贫血、慢性支气管炎、支气管哮喘、肺气肿、内脏下垂、风湿性关节炎、类风湿关节炎、不育不孕等多种常见病、多发病中，遵循"扶正祛邪"，配扶后天之本，健补脾胃生化之源之法，取得了令人满意的疗效；同时，对现代医学诊断并认为难治病症的重症肌无力、慢性肾炎、慢性前列腺炎、糖尿病、小儿脑性瘫痪等应用扶正培本、顾护脾胃的方法，亦取得显著疗效。

由黄老配制的益气活络汤，以生黄芪、党参、白术、桂枝、当归、白芷、羌活、防己、白芍、桑枝、甘草等为扶正益气活络方，以健脾胃、益气血为组方的标杆，并活治活用贯穿于治疗的全过程，治疗风湿性、类风湿关节炎300例，取得了突破性的进展。更值得一提的是，对高血压病的治疗，其症属于"眩晕""头痛"等范畴，按中医辨证论治，其原在肾，病损在肝，其症在脑，本虚标实，与肾水之滋润、心血之濡养、脾土之健旺等均密切相关。临床上纯属阳亢之实证较为少见，而治疗法中则亦主张健脾胃补后天之本，即分有："健脾益气""健中化痰""益气活血""育阴潜阳""补肾壮阳""育阴助阳"等。黄老认为应补脾胃化生气血，气血盛则络脉通，通则祛瘀生新，改变血液流变功能，平衡协调，升降有序，百症即除。因此，对党参、黄芪、白术等的应用也多加斟酌。实验证明，脾胃虚弱患者胃泌素分泌减少，胰腺分泌功能减弱，小肠吸收功能减退，消化道排空速度过快；而扶正健脾、补火生土、益胃生津的方药及针刺足三里、中脘等穴能表现出调节消化系统功能的紊乱，消除或减轻消化道的器质性改变。如四君子汤、参苓白术散、补中益气汤等均有调整胃肠功能的作用，在肠蠕动亢进时有抑制作用，在张力下降时又有兴奋作用，这就是阴平阳秘，其气存内，故乃为治，使阴阳平衡，则身体健康。

（三）精于辨证，以脏腑经络为纲要

辨证论治是黄老在中医学诊病论治的三大特点之一。由于其长期倡导"针药并重，内外结合"的施治原则，凡诊视患者必须牢牢掌握祖国医学论治疾病的基本理论和方法，如八纲辨证、脏腑辨证、六经辨证、三焦辨证、卫气营血辨证等，其中对于针药论治又特别钟情于脏腑辨证与经络辨证，因为其符合"针药并重，内外结合"的施治原则；而其他诸种辨证则可以因时（如卫气营血辨证、三焦辨证）、因人（如病因辨证、六经辨证）、因地（如卫气营血辨证）等融会贯通于脏腑辨证与经络辨证之中。凡脏腑辨证，经络辨证必用外，因其病程病性有初期、中期、晚期之不同，如类风湿关节炎疾病的诊治初期，全身关节因受风寒湿外邪侵袭而疼痛，兼有畏冷发热，天和日暖则疼痛减轻，天寒地湿则疼痛加剧等外表见症，脏腑辨证当属于肺不主表，肺卫之气不足，不能抵御外邪而发病。因此，脏腑经络辨证结果以手太阴肺经为主要选经取穴的部位，再结合八纲辨证，区别病性之寒热、病位之在经在络，参之以风、寒、湿邪气的病因辨证特点，层层深入，区别辨证，如风邪甚则重于疏风解表，若湿邪胜则重于祛湿化湿，寒邪著则重于温散寒邪，如此环环相扣，祛邪外出。同时，结合针灸的经络辨证，选取针灸的主经主穴，或取其相表里的经络，或佐以同名经气血功能相同的经穴而治疗，然后再结合针灸补泻手法，如寒者热之、寒者留之、热者寒之、热者疾之、虚则补之、实则泻之、宛陈则除之、不虚不实以经取之等的运用，即形成统一、完整的辨证论治过程。治疗病症举例如下。

1. 胃痛

胃痛又称胃脘痛，包括了现代医学的急、慢性胃炎，胃、十二指肠溃疡，胃肠功能紊乱和胃下垂等，以脏腑辨证有肝气犯胃、脾胃虚寒、饮食伤胃、气滞血瘀诸型，按经络辨证则以足阳明经为主，取足三里、梁丘、上巨虚、下巨虚、中脘、内关穴为治疗胃脘痛的主穴。因为足三里穴系胃腑之下合穴；梁丘穴为足阳明胃经的郄穴，治痛甚佳；中脘穴为胃腑经气会聚所在处，又为局部取穴；内关穴虽系厥阴心包之络穴，

但能升降胸腹之气机，宣肃通降，腑气通调。因此，以上穴位系治疗胃脘痛的常选穴。临床研究表明，对胃溃疡患者，针足三里等穴多能引起胃肠蠕动增强、幽门开放、加速排空滞留残物，减轻溃疡灶的不良刺激，促进局灶性损害复原。通过观察还提示，当胃弛缓时针刺可使收缩波加强，胃紧张时针刺则使之弛缓。实验证明，内关、梁丘穴能抑制胃酸分泌。主穴、主方确定后，如肝气犯胃者加太冲、阳陵泉穴以疏肝理气；脾胃虚弱者加脾俞、胃俞、足三里穴，可先针后灸；气滞血瘀者加气海、膈俞穴，针后加灸或刺络放血；胃下垂者针中脘穴可向水分穴方向斜刺，行补法，得气后将针退至皮下再向大横穴方向斜刺，针下脘穴时向天枢穴方向斜刺。临床试验证明，以上这些针法能促使胃下垂者无力之胃壁肌肉兴奋收缩，蠕动波增强，显示胃体上提，同时周围韧带也能随之紧张而张力增加。

2. 头痛

头痛为临床常见的自觉症状，可见于多种急慢性疾病，如急性感染性热性疾病、高血压、颅内疾病、自主神经功能紊乱、偏头痛等疾病中。有的以主要症状出现，有的则伴随着主症成为次要症状。中医认为头为"清阳之府"，为髓海所在，凡五脏之精华，六腑清阳之气，皆上注于头，故凡六淫之邪外袭，上犯巅顶，邪气稽留，阻抑清阳，或内伤诸疾，导致气血逆乱，瘀阻经络，脑失所养，均可发生头痛。因此针灸临床通常以经络辨证为主，在头部确定主经主穴的选用，还结合脏腑辨证进行论治。如巅顶作痛经络辨证属厥阴或督脉经脉，颞侧痛属少阳经脉，前额眉骨痛为阳明经兼少阳经脉，枕后为太阳经脉。根据脏腑辨证则有肝阳上亢，肝肾阴虚，虚阳上扰，气血不足，气滞血瘀，外邪侵袭等。因此，以经络辨证取穴，头顶部痛者取百会、四神聪、前庭穴；前额痛者取上星、头维、合谷穴；偏头痛者取太阳、率谷、外关穴；后头痛者取后顶、风池、昆仑穴。结合脏腑辨证，肝阳上亢者加太冲、阳陵泉穴，用泻法；气血不足者加气海、足三里穴，针用补法加灸；阴虚阳亢者加太冲、合谷穴用泻法，三阴交、照海穴用补法；气滞血瘀者可局部穴位络脉点刺放血。这样，经络辨证与脏腑辨证相结合，加上其他有关的辨证论治类型，既有对主症整体统一观，又突出了局部病位；既有近取，又有远取；既有调阴阳，又有和气血。按以上辨证配合适当中药内服往往能取得较满意的疗效。黄老治疗顽固性偏头痛168例，取得100%的有效率，治愈率达57.1%之高。

3. 坐骨神经痛

病因复杂，疼痛性质有如刀割样或烧灼样，由腰臀、股小腿后侧或外侧往下向足跟或足背放射疼痛，常因行走、咳嗽、喷嚏、弯腰、排便等致腹压增大而疼痛加剧，临床上分为原发性与继发性两类。黄老治疗本病，常常在病因辨证的前提下，采用经络辨证进行选经取穴治疗。以疼痛从腰部以下沿足太阳膀胱经走向而放射者定之太阳型；以疼痛从臀部以下沿足少阳胆经走向而放射者定之少阳型；两者兼有的，称为混合型；阳明型，以疼痛沿臀股前侧足阳明胃经走向而放射者定之。太阳型常见，少阳型、混合型次之，阳明型少见，个别女性病程长，有向腹股沟方向放射，这与带脉、冲脉相关。取穴处方：太阳型取肾俞、环中、秩边、委中、承山、昆仑穴；少阳型取大肠俞、环跳、阳陵泉、悬钟、丘墟穴；混合型可选用以上两经穴位，每次取3~5穴；阳明型取秩边、伏兔、足三里、解溪穴。手法：患者体位采取侧卧或伏卧位，环跳与环中，或秩边穴进针后针感要传到脚尖，但针感不宜强，防止针感过强，产生肢体跳动反应。阳陵泉要感传至足背，1次中度感传即可，不可反复提插捻转。如第1针首次进针得气有沉紧而疾速者，应将针稍退少许，以取"徐和缓慢"之得气；其他各穴得气和缓就可以，按留针时间与疗程进行。中药外用可根据脏腑辨证，在主方（当归、赤芍、川芎、鸡血藤、威灵仙、乳香、没药、川乌、草乌、络石藤、丝瓜络）的基础上，湿热型加黄柏、忍冬藤、豨莶草各15~20g；虚寒型加羌活、桑寄生各15g，细辛9g；外伤型（包括脊髓损伤、腰椎间盘突出症等）加桃仁、红花、骨碎补、川续断各15g。中药煎汤一脸盆，趁热先熏后洗患部0.5h，每日1~2次，药汤可连用3日。黄老以此法治疗170例，总有效率98.82%，其中痊愈占75.88%；无效2例，仅占1.18%

（四）补肝肾，温调督脉，治脑髓伤疾

脑为元神之府，与肾经、督脉关系十分密切。督脉源于胞中，贯脊连背入髓属肾，注于心中，上额交巅入属于脑，以元气为根本，集心气、肾命之阳而成诸阳之海，与任脉同出一源，循环相连，自成一体，统络全身，阴阳经络，气相交贯，脏腑背腹，气相通应，五脏六腑之气都输注于去脊中1.5寸与督脉相会的膀胱经脉上，两经又都与肾所相连通贯，肾以此为联络而"受五脏六腑之精而藏之"，以发挥其主骨生髓、充脑养神的作用和推动、升腾、统摄"精明之府"的生理功能。一旦脑髓损伤，或颈背腰髓异常，都将直接影响督、肾经脉。再者，肝与肾之间的关系极为密切，肝藏血，肾藏精，藏血与藏精之间的关系实际上即是精和血之间相互滋生、相互转化的关系，血的生化，有赖于肾中精气的气化，肾中精气的充盛，亦有赖于血液的滋养。所以说精能生血，血能化精，生理上称之为"精血同源"。病理上，精与血的病变亦常相互影响，如肾精亏损，可导致肝血不足，反之，肝血不足，也可引起肾精亏损。肝主筋，肾主骨，肝血充盛、肾精饱满则经筋健壮有力，骨骼坚强轻劲。人体运动系统的筋脉骨骼皆赖肾所充养调节，故一旦外伤筋骨关节，临床也是以调补肝血肾精为法则。常见的一些筋骨关节病变改变了原来的生理功能状态，治疗上亦是从调补肝肾入手。如类风湿关节炎的后期导致关节肿大变形，乃以调补所宜，加用血肉有情的虫类药物以治疗。因此，调补肝肾、温通督脉经络，常用于治疗脑髓、筋骨疾病，如前文已论述黄老治脑血管意外后遗症重用督脉之大椎穴、腰阳关与肾脉的太溪、照海穴等；类风湿关节炎经筋关节变形常用的大椎、至阳、筋缩、脊中、腰阳关、命门等穴，皆可见其重督、肾经脉之一斑。还有针对小儿脑性瘫痪和中老年人脑萎缩的早期老年痴呆症

的治疗，皆是重督脉、膀胱经与肝肾经脉。治疗小儿脑性瘫痪主穴是百会、四神聪（督脉与膀胱经之间）、腰阳关、肾俞、秩边、风府、哑门、神庭等穴，早期老年痴呆症主穴为百会、四神聪、前顶、后顶、风府、哑门、大椎、至阳、腰阳关穴，根据病情，配以头针相应区针刺治疗，并结合刘河间《医学六书》的地黄饮子或《景岳全书》的左右归饮加减治疗，研究前景光明。

脊髓空洞症属少见的疑难疾病，目前西医西药尚缺乏有效的治疗，黄老根据脊髓为督脉、太阳经所过，与肝肾二脏密切相关，取相应节段的华佗夹脊 3~5 穴（T1~T5）与督脉相应段之腧穴，配合中药左右归饮加菟丝子、女贞子、党参各 12g，黄芪 30g，五味子 9g，患者经两个半月的治疗而痊愈。还有如强直性脊椎炎、震颤麻痹、癫痫、侧索硬化症、骨质增生、截瘫、天柱倒症等疾病，都以补肝肾、调督脉的治疗而取得满意的临床效果。

四、学术经验

黄老善于掌握病理病机中微妙之处，捕捉到治病的机遇，随后临床反复验证，往往取得意想不到的疗效，归纳如下。

1.皂角刺煨母鸡治骨结核有良效

药用皂角刺 120g，1500g 以上老母鸡一只，去毛及内脏并洗净，将皂角刺戳满鸡身放锅内文火煨烂，去皂角刺，食肉喝汤，2~3 日吃一只，连服 5~7 只为 1 个疗程，一般 1 个疗程可愈。

患者林某，男，39 岁，教师，1992 年 5 月 8 日初诊。

主诉：右侧髋关节疼痛，伴有僵硬、功能障碍 1 年 3 个月。

病史：患者于 1991 年元月初发现右髋关节于卧睡或久坐后僵硬、功能障碍，经活动后稍好。2 月底经某医院 X 线摄片示右髋关节骨质结核性坏死。改住某部队总医院行死骨刮除手术，住院 1 个月后关节功能更差，不能站立走动，靠双拐杖撑于平地上缓慢移动锻炼，不能工作，故前来就诊。

查体：神清，面色不华，形瘦，有虚汗，无盗汗与五心烦热，心肺正常，腹软平，无扪及包块，右腹股沟处有 10cm×0.5cm 大小的手术瘢痕，右髋关节活动受限，功能障碍，仰卧呈 110~130 度角屈曲状，被动伸直阻抗力大，疼痛，患侧腿肌、股肌萎缩，痛、温觉存在，病理反射正常，舌淡红，苔薄白，根部浊，脉沉缓。

以肝肾不足、气血两虚、经脉失养、痰核瘀滞为病理，治以调补肝肾、益气补血、化痰祛瘀、充养骨络。针刺取肾俞、右环跳、阴陵泉、承扶、髀关、天应穴，局部深刺法，隔日 1 次。配内服中药：桑寄生、白芍、枸杞、五加皮、千年健、狗脊各 15g，木瓜、骨碎补、牛膝各 12g，黄芪 30g，鸡血藤 20g，甘草 3g，日服 1 剂。外敷中药：当归、赤芍、川芎、骨碎补、威灵仙、乳香、没药各 15g，鸡血藤、丝瓜络各 20g，川续断、桃仁、红花各 12g，煎药汤，先熏后热敷。治疗至 5 月 13 日加用本验方，皂角刺母鸡按照上法连服 3 只，至 6 月 26 日诊患侧下肢关节活动基本恢复，能骑车上班，巩固 1 个月，一般活动正常，随访 22 个月一切正常。

2. 关节僵硬，角刺山甲相使

关节僵硬甚则畸形多指类风湿关节炎后期，由于骨骼关节骨膜慢性炎性增生，以致关节肿大变形功能受限，多显僵硬状态。黄老取穿山甲能窜通经络，深达病所，以行血散结来治疗风湿冷痹久痛入络，肢身强直不能屈伸，痛不可忍者。正如《本草从新》曰：穿山甲"善窜，专能行散，通经络，达病所"。将它与辛温的角刺相使，其性锐力利，深达病所，有搜风拔毒、消肿排脓之功，用 6~9g 加于论治处方中内服，外用可适当加重达 9~12g，治本症疗效显著。

3. 骨质增生，灵仙白芍当先

骨质增生症多发于中年以上患者，有人认为是人到中年以后体质渐趋虚弱及骨质退行性变，长期站姿或行走，或长时间保持某种姿势，使肌肉牵拉或撕脱、出血、血肿机化，形成刺状或唇样的骨质增生，骨刺对软组织产生机械性的刺激及外伤后软组织损伤、出血、肿胀而致。中医学将本病纳入"骨痹"范畴，认为本病发生多由于气血不足，肝肾亏虚，风寒湿邪侵入骨络或跌扑闪挫，伤损骨络，以致气血瘀滞，运行失畅，不通则痛。骨质增生可发生于全身各大小关节，影像所示尤以颈腰脊柱及四肢关节为常见。临床表现错综复杂，治疗总以补肾壮骨、扶正祛邪、活血化瘀、软坚消肿、疏通经络为原则。黄老独有经验，取性猛急，善走而不守，宣通十二经络，主治风湿痰壅滞经络导致的骨节疼痛。取亦能软骨之威灵仙（常用单味配砂糖、醋同煎治骨鲠咽喉颇验）与酸凉、具有柔肝疏筋经之芍药为主药，威灵仙量 15~20g，白芍 20~60g，配合辨证治疗颈、腰椎骨质增生致枕颈肩臂、脊腿麻痹疼痛有卓效。如 1990 年，某干部黄某，女性，患颈椎骨质增生症，枕颈肩臂麻痛数月，不能上班，食寐俱废，经黄老以白芍、威灵仙为主药，结合辨证论治 2 个月而诸症悉除，随访 3 年零 8 个月无恙。如今黄老已治疗数百例颈腰椎骨质增生症，均收显效。简易方便，多可推广。

4. 寒喘痹痛，细辛显奇效

哮喘分寒热，寒者居多，小青龙汤乃治寒喘之良方，方中细辛通阳平喘，喘息甚时非此不克，量必用重。黄老一开始即用 4.5g，喘剧者可渐加至 9~12g，每获奇效。临证曾见顽固性哮喘，用大量激素亦不为功，端坐喘息，夜以继日，投以麻黄附子细辛汤（每味药量各 9g），每获一剂而安之功。黄老指出，凡识寒喘机要，应及时大胆下药。治疗痹痛气血瘀阻入络者，独活寄生汤中少细辛则镇痛效逊，因此黄老对此型顽麻痹痛，在养血活血方中，必加细辛镇痛。

5. 男性阴缩症，急脉、关元显神效

男性阴缩症多因寒凝肝脉，导致突发阴茎（甚者阴囊）内缩、伴有少腹拘急挛痛剧烈为特征。黄老以温经散寒、疏肝解结为治则，针取急脉、关元、阴交穴，针尖向

前方斜刺使针感传达前阴，用热补手法，留针 20min；配内服中药：制附子（先煎）12g，干姜 9g，肉桂 5g，吴茱萸 3~9g，酒白芍 20g，炙甘草、橘核、小茴香各 10g。黄老曾用此法在马来西亚治疗一突发本症的郑氏男性，1 次即愈。

6. 气虚肢乏，黄芪量著

黄老治数种病症，如面瘫、中风后遗症、慢性前列腺炎、类风湿关节炎等，凡属气虚肢沉乏无力者，授以大量黄芪。如三明市鲍氏，男，45 岁，患周围性面神经麻痹 9 个月，眼突出，右面肌下垂，黄芪由 20g 渐增至 120g，治疗 2 个月而痊愈。马来西亚陈氏，男，68 岁，中风 5 年余，偏瘫属气虚血瘀型，黄芪由 30g 增至 120g，治疗 2 个月而痊愈。福州王某，女，61 岁，患类风湿关节炎，病机同上，黄芪用量渐增至 120g，疼痛诸证显除，随访 1 年半，疗效较好。

7. 祛胆蛔虫痛，迎香透四白痛立止

蛔虫窜入胆道，痛至厥逆，古称蛔厥，假如嵌顿于胆道，痛剧日久，颇为棘手，黄老用粗针从迎香透向四白，较强刺激，操作留针数小时，疼痛立止。

8. 顽固性偏头痛，太阳透率谷立效

偏头痛，是一种由于血管舒缩功能障碍引起的发作性头痛，女性较多。治疗方法：取太阳穴常规消毒，以 3 寸毫针先刺入 0.2 寸许，后呈 10 度角向率谷方向横刺 2.5 寸，得气后留针 30min 至 1h，每隔 10min 捻转 1 次，一般 3~5 次可愈。《玉龙歌》载："偏正头风痛难医，丝竹金针亦可施，沿皮向后透率谷，一针两穴世间稀。"黄老改丝竹空为太阳穴，疗效亦佳。

五、长生之道

《灵枢·本神》云："故智者之养生也，必顺四时而适寒暑，和喜怒而安居处，节阴阳而调刚柔。"黄老学崇《灵枢》《素问》，法循老、庄，兼秉家承，对摄生保健、防病健体独有建树，伉俪齐眉，老当益壮，年逾八十有三仍目明精锐，耳聪齿坚，腰肢挺朗，步态稳健，精神矍铄，声如洪钟，思维活跃，记忆过人，血压、消化力均正常。他长年累月坚持临床，并承担着治疗与带教的繁重任务，每周有 3 个上午门诊，每次应诊仍是早上班、迟下班，一个上午近 5h 的忙碌，解挂离诊，竟无倦意。1992 年他被福建省老人协会评为健康老人，获得奖状与证书。1993 年 10 月应邀参加福建晋江的中国（泉州）——东南亚中医药学术研讨会的学术讲座时，北京中国中医研究院西苑医院教授、《中国中西医结合杂志》副主编陈女士见而感曰：黄老身体犹如运动健将之体魄。现将其养生之道归纳如下。

（一）起居有规律，睡好早起，健康无比

黄老生活起居十分有规律，无论寒暑，不论地域，数十年来，每天早上生物钟使然，都在 5 点钟醒来。先通"水道"，后健身活动约半小时，以激动全身经脉气血使

其流注和畅，再进行相应锻炼。接着进行口面五官的卫生保健，再饮开水或热茶一杯，既可以清洁内部消化管道，也可以补充睡眠与活动中消耗的水分，然后整理内卧，听新闻广播。早晨 7 点进餐，晚上 10 点左右休息，在国内是这样，在国外也是如此，这就是"天人合一"，每天周而复始如生物钟有规律。

黄老认为睡眠对人体健康很重要，与长寿有很大的关系。古代养生家云"少寐乃老年人之大患"，所以老人应有足够的睡眠时间，争取早入睡、睡得深、睡得好。他说他母亲长寿，活到 98 岁，常言道"早睡早起，健康无比。睡得好、吃得香，身体健康不易老"。为了睡得好，要适当早睡。黄老坚持在 10 点前刷牙、洗脸，用热水泡脚后擦干，按摩足底涌泉穴数分钟，再安榻静卧待寐。对床榻、卧姿力求适应人体生理功能需要，如床位高低要适宜老年人的坐卧起立方便，不太高也不过低，冬寒之季褥席宜厚暖匀平，被盖宜暖轻，构成"七分褥三分被"的比例，其余视节气温凉而变。关于睡眠姿势，黄老认为卧伏、左侧卧和仰卧位对老年人不太适宜，会影响呼吸与体循环。如卧伏时整个上半身压在胸腹部，有碍胸廓肋骨胸腔膈肌自然运动，影响自主呼吸和体循环，易产生多梦症状，对消化系统、肠胃蠕动同样不利；左侧卧睡心脏易受压迫，从而影响体循环血脉系统舒缩功能，同时，耳朵贴于枕上会听闻心跳声，影响入眠或导致噩梦；仰卧时，手臂容易自然放于胸腹部，影响心肺活动功能，还有肥胖者深夜时软腭、舌根与咽腭部肌组松弛，容易后坠，影响呼吸，造成打鼾的现象。因此，黄老建议要养成右侧卧、双下肢微收屈状的睡姿习惯，既不压迫心肺，保持呼吸自如、循环和畅，又能使全身肌肉松弛，睡得好、睡得香，使大脑皮质得到充分休息，肝脏的解毒、制酶功能充分发挥作用，这样，翌日方能有充沛的精力和体力投入工作。假如遇到不易入睡时，黄老便采用意守丹田，诱导入静、卫气入营，卫营和合，则易入睡，如《老老恒言》云："寐有操纵二法。操者，如实想头顶（即心神先入静，神归舍引意念留守脑腔），默数鼻息，返观丹田之类，使心有所着乃不纷弛，庶可获寐。"或采用数息法，亦得显效。

另外，衣着应保持整洁舒适，常洗浴，勤更衣。内衣睡袍应适宜身形，尽量宽松得当，年事已高者，尤应着棉质松身内衣，暖气护体，血气自然流利和畅，四肢自然温暖灵动。衣着也不应当过于紧束，否则有影响呼吸、循环与行动之嫌。住处宜静向阳，夏则敞凉爽怡，冬则温密暖和，春秋随时应变。黄老上述对老年人养生睡眠经验所云正符合2017 年世界生物医学诺贝尔奖获得者对人类睡眠生物钟研究的结论。

（二）饮食有定量，荤素品种比例相宜，忌烟限酒

民以食为天，饮食调养至关重要，《黄帝内经》云："（人以）五谷为养，五果为助，五畜为益，五菜为充，气味合而服之，以补益精气。"可见五谷、荤素瓜果对人体都有益处。黄老的饮食特点是每日三餐以米饭为主，按时适量，荤素瓜果应时相宜，比例得当，不偏食、择食、暴饮暴食，即使盛宴美餐亦恒如是。他常说："每餐 8 成

饱（晚则 7 分足），保你身体好。"因此，黄老每天定量用餐，大米饭 400~450g，早晚两餐吃稀粥，中午干饭，不论菜肴如何，均以 8 分饱为限，从不因佳肴美味而贪口。黄老生活的年代，荤素品鲜果偏少，但新鲜豆腐和香菇不缺（一家人因吃豆腐量大，被誉为吃豆腐大王），间以鱼肉为佐，中晚两餐饭后吃些水果，四季不断。夏冬饮食，尤要注意。如夏季气候炎热、出汗较多，消化液分泌减少，餐时饮食，常先饮后食，即先饮汤汁之类，后进食品味，故需合理调配，宜清淡且易于消化的食物，多搭配含钙、铁、维生素较丰富的豆类、蔬菜、瓜果，并注意预防肠道方面的疾病；冬季由于天寒地冻，老年人的饮食应当适量增加富有热量的蛋白质和易消化的脂肪食物，以求更好地补充热量、抵御寒冷，如乳类、豆类、瘦肉（包括牛羊肉等），不吃辛辣与生冷食物，也不以酒御寒。其他季节，随时相宜。不偏食、择食、单食，饮食要多样，配餐需合理，这样能保证营养物质有丰富的来源。现代医学研究表明，单样品饮食不如多样饮食混吃的营养价值高，如单样吃牛肉、土豆、小米，就不如这几样食物一同混吃的营养价值高。因此，合理的配餐，既可促进食欲，还可增加食物的营养价值，对健康长寿很有好处。

保健食品的摄取。黄老常用的保健食品很平常，虽廉价，但营养价值却很高。首选的是鸡蛋，黄老介绍，每日早上于刷牙后先饮一杯白开水，或一杯热茶，然后吃一个鸡蛋，方法是将鸡蛋打开于碗中搅散和匀，加一小匙白砂糖再搅匀，用煮饭沸开的米汤冲之，即可食用。鸡蛋性味甘平，具有养阴、镇心、益气、安五脏而止惊及养胎等功能，古代有称原真之宝，现代营养学家称之为完整蛋白质的模式。鸡蛋含有 14.7% 的蛋白质，其中有人体必需的 8 种氨基酸，有实验提示，人体对鸡蛋营养的吸收率高达 99%。虽然鸡蛋黄中胆固醇含量较高，但正如牛奶一样，适量食用不但不使人体血脂与胆固醇升高，反而有益于健康，保持人体肌肉骨骼应有功能。其次是鱼类。鱼是有丰富营养的食物，含人体胃肠极易吸收转化的优质蛋白质和维生素，如鱼肝油中的维生素 A 和维生素 D 的含量高，对人的眼睛、皮肤、牙齿、骨骼均有重要的营养代谢作用；鱼肉中含有丰富的维生素 B 族，特别是维生素 B_6，对蛋白质代谢起重要作用，并能营养皮肤与神经，因此也广泛用于皮肤病和神经疾病的防治；鱼油还能降低胆固醇和甘油三酯，降低能引起心脏病的不良血脂类型，这对防止心血管系统的疾病、增强体质、延年益寿极有好处。此外，水果也是保健食品之一，每日餐后吃一个水果以助消化，四季水果中以苹果为佳，因为苹果中含有丰富的各种维生素，能减少肠道疾病。福建特产龙眼（又称桂圆）也富有营养，鲜果于每年七八月上市，为季节性水果，但桂圆干全年都有，每日摄取桂圆（或干品）十余个，剥壳去核，置杯中加水炖煮 30min 即可食用，或滚开水即时冲泡加盖焐热 20min 亦可，并可反复冲服。本品有强心健脾、补养神经的作用，现代医学研究证明，桂圆含有丰富的蛋白质、脂肪、糖类、钙、铁、尼克酸、维生素等，可补虚益智，健脑慧识。黄老对葱、姜、蒜、辣椒等称为"佐料"，认为可补充微量。

黄老无烟酒嗜好，其家庭中三代无吸烟者。医书中载有烟对人体健康不利，如明代《滇南本草》谓："（烟）辛热，有大毒。"《本草从新》曰："令人患咽风咽痛，嗽血失音之症甚多。未必不由嗜烟所致，耗血损年，卫生者宜远之。"清代《老老恒言》云："烟草味辛性燥……笃食者甚至舌苔黄黑，饮食少味，方书无法治。"清代名医赵学敏说："烟可耗肺、损血、伤神、折寿。"现代医学研究表明，烟草对人体呼吸、循环、消化系统等有百害而无一利。老年人身体功能衰退，更宜戒免为好。

酒对人体健康的功过多有争论，但黄老不反对有选择地适量宜时饮酒，饮酒量因人而异，原则应少饮、淡饮，忌暴饮、杂饮及饮用高度数的烈性酒。例如有的人已习惯于每晚饮一小杯低度酒以解除疲乏、放松因白天工作而紧张的神经，促进睡眠，有利于身心健康者，可不去改变习惯，但主张老年人不宜饮用高度醇烈之酒，更不应贪杯过量或几种酒杂饮。例如，黄老家中于寒冷季节或节假日，习惯饮用少量自酿米酒、沉缸酒、密沉沉、葡萄酒或福建老酒，以活血通络，温暖四肢，或迎宾助兴。《千金要方》载有"秋冬间，暖里腹"的饮酒主张，认为"冬服药酒两三剂，立春则止，此法终身常尔，则百病不生"。《保生要录》中载："冬月早出宜饮酒，以却寒，或嚼姜以避恶。"但黄老家中，平时难得在餐桌上见到酒瓶酒具，从不贪杯，高度烈性酒绝不沾唇，近年来低度酒也少饮了。但黄老认为，酒在我国已有很久的历史，酒不仅用作宴客，还可用作防治疾病，少量饮酒可以疏风活血、轻身延年。古之药典常有记载，酒与药物合浸使用能增强其保健益寿的功效，因此祖国医学历朝历代有关延年益寿酒方层出不穷，所出药酒繁多，不胜枚举。但是，如过度饮酒，或饮酒不当，将有害于身体。历代医家对过量饮酒的害处有较多的论述。如《饮膳正要》谓："酒少饮为佳，多饮伤形损寿，易人本性，其毒甚也。饮酒过度，丧生之源。"《本草纲目》亦曰，"少饮则利血行气，壮神御风，消愁遣兴，痛饮则伤神耗血，损胃之精，生痰动火""过饮不节，杀人顷刻"。由此可见，过度饮酒对人体健康危害极大。黄老说，此乃大可不必。

黄老有饮茶习惯，晨起刷牙后，喝一杯热茶（但近年大多以温开水代之），茶有芳香醒胃悦脾之功。黄老喜欢喝乌龙茶与福州茉莉花茶，因其味香可口，又无副作用。黄老主张饮茶亦有法度，先烫法冲刷茶具，几案明洁，泡成之后，饮法还是有度，虚唇亲杯，甜赏茶味温凉环口绕漱，慢慢引导入咽润喉而咽下。不喝急茶、浓茶与隔夜茶，因隔夜茶可形成沉淀物，对身体有害而无益。

饮茶对人体益多害少，茶叶有消食去脂、清热解暑、化痰利尿、醒神去烦、明目解渴的功用。据分析鉴定，茶叶中含有300多种化学成分及各种维生素和矿物质等，大部分是人体所需要的，对维护人体健康具有重要作用。最近研究表明，茶叶还具有延缓衰老的作用。当然，茶叶虽然是一种较好的饮料，但要视个人的体质和生活习惯而选择，如不习惯喝茶，或脾胃虚寒者，尤其是溃疡病属于虚寒者及神经衰弱失眠者，则不喝寒性茶如苦茶、炒制过大之茶为宜，如已有饮茶习惯者，可改饮红茶、岩茶为宜，近年研究建议饮绿茶、乌龙茶为佳。

（三）情志持怡乐

黄老说情志持怡乐，就是要心胸开朗、精神愉快、知足常乐、笑口常开。我们都有这样的经历与体验，当你陷入苦恼、烦闷、大怒、沮丧、悲伤或体会到工作压力时，就吃不下饭、睡不好觉，或头晕、脑涨、全身乏力、精神不振，且又容易受凉或感寒生病。《黄帝内经》云，"怒则伤肝""忧思则伤脾""喜则伤心""恐则伤肾"。生活中一气或大怒而亡者并不鲜见，可见喜、怒、忧、思、悲、恐、惊七情过极对人体健康极为不利。但是人的一生不可能事事如意，时时愉悦，世事人情复杂，总会遇到矛盾和困难而影响情志。黄老也曾经历过不少曲折，饱尝艰辛苦辣，但他能常常保持情志怡乐、精神愉快。总结其解脱困境的方法，具体有如下几种。

1. 离开环境，避让而去

即离开引起情志不愉快的场所。一旦遇到听不惯、看不顺、无理取闹的事，或有意作难而有被激怒动火之可能时，立即离开不良环境，尽量避免与之解释争论，以致生气。尤其是老年患有高血压、心脏病者，应尽快理性地把控自己，不被错误的言论、不利的环境，或居心叵测之人所非难和诱惑，刺激伤害自己宝贵的健康情志。遇到此类事件，当改日易法，或寻找适当机会，或通过第三者启发以消解之。

2. 转移刺激，自我解脱

这是对已经遭受刺激而言。双方"火力"已经拼炽，即所谓"动怒肝火"了，心中已造成愤愤不平之怒气，或委屈难解的沮丧，这时应当积极争取自我解脱，趋利而避害。黄老的方法是听自己爱听的音乐，去爱去的场所，或看戏剧、电影、电视，或找知心朋友交谈等，这样不良的情绪很快就会云消雾散。老年人不要生明气，更不要憋着生闷气。黄老说人生不怕难，最怕一筹莫展，应于苦中取乐，保持乐观情绪，就能发挥应有的智慧，再难的事也有能力克服。每个人还可根据自己的具体情况、爱好而选择解脱方法，如书法、绘画、摄影、写作、唱歌、舞蹈、下棋、养鱼、种花、垂钓等。总之，根据所处的具体环境和不同情况，选择有效的自我解脱方法，时间长了，自然乐趣横生，其乐无穷。

3. 回归家庭，甜蜜温馨

黄老说，家庭是人生的归宿，特别是我们中国人良好的家庭观念是中华民族数千年的美德，因此，平时应该保持融洽的气氛、和谐的环境，尽量宁静和睦、甜蜜温馨，这样对身心健康、延年益寿很有裨益。正如《素问·上古天真论》论长寿："无恚嗔之心……内无思想之患，以恬愉为务。"《素问·痹论》又云："静则神藏，躁则消亡。"黄老一家甜蜜温馨，与邻里诸家也都数十年相安和睦，年年被评上福州市或福建省乃至全国性的"五好家庭"。

现代医学研究证明，人在情绪低下时，内分泌系统、免疫系统、消化系统、循环系统、运动系统功能低下。相反，当人处于高兴、舒畅、幸福时，就睡得好、吃得香，精力旺盛，体内各系统功能处于最佳状态。人长期处在良好的内外环境中，自然机体健康，寿命获得延长。

4. 规律运动，量力而行

黄老说人体的新陈代谢、吐故纳新，是人体保持健康的基本生理条件，而运动（包括劳动）则对人体代谢过程有重要作用，也就是常说的生命在于运动。老年人由于体力逐渐减弱，各种功能衰退，静多动少，或不爱动，这对健康不利。静与动也是相对而言的，全身动是动，动手脚或动某一部位如拉拉手、伸伸腿也是动，动与静往往含有阴阳之道也。因此，黄老主张应当有规律地运动，量力而行，以趣选择，循序渐进，并持之以恒，这样才能使得人体的经脉气血运行和畅，周流不息，精气旺盛，活力愉悦，阴平阳秘，精神内守，御邪防疾，延缓衰老。黄老的运动有如下特点。

（1）劳作自动手，安步当车久。这是黄老数十年养成的好习惯。以前由于家住条件很差，在繁重的教学、医疗、科研任务完成之余，他还不断改造家居条件。他回到家里，亲自动手，精心设计，合理布局家里，使家里既有温馨的卧室，又有写作备课的案台，还培植有应时但数量不多的香花绿草，使雅屋充满生机，按黄老的话说："既美化了环境，又锻炼了自己的身心，屋雅无需大，花香不在多。"就算已逾耄耋之年，涉外教学的教案、教具，医疗会诊的必需品，以及开会需要的小件物品，他都要坚持亲手整理、携带，从不依赖他人；每天上班医疗四诊、检查、开处方、针灸施治还是亲自动手，下班整理科室比年轻人还主动、熟练。20世纪60至70年代中的相当一段时期，黄老家与工作单位相距甚远，他长年累月，不分寒暑，安步当车，一天往返10km路程，从不怠慢。就是现在有事上街，2km左右路程，还仍然携同老伴比肩漫步而行。

（2）早晚漫步怡情。黄老早睡早起的习惯也已数十年了，不论寒暑晴雨，早晨5点起床（因不同季节而有所区别），做完个人卫生后，争取半小时的室外散步，按他的话说，既可欣赏周围景色，又能吐故纳新，吸入新鲜空气，调动新一天的新陈代谢，以平心养性。假如遇到下雨或室外潮湿，则在室内来回走动，然后进早餐准备上班。晚上下班回来，稍事休息，自身整理后，就到阳台观花浇水或剪枝培土以调节精神。黄老所种花卉品种不多，只有10种左右，但他所选择的品种，经他辛勤培植，花朵都开得鲜艳旺盛，四季艳丽，芬芳怡人，清香长留。他喜欢观赏花木，说能陶冶心情，其乐无穷。晚饭后与老伴散步聊天，看完新闻后，或看书，或写作，自成其乐。黄老一般在10点前准备休息，睡前洗漱刷牙，用热水洗脚，对睡眠多有裨益。

（四）健脑勤思维

黄老年逾耄耋，仍博闻强识，记忆力过人。在其身边师从的有20余岁的青年医师，个个都佩服其记忆力。他思路清晰，病案例序，理、法、方、穴、药井然有序，尤其令人钦佩的是，每当看完一批患者（7~10人），然后起身为他们扎针施治时，对每个患者的主证、主方、主穴都能强记不漏，不需再看病历记载，有个别患者的处方或病历遗失，或忘了携带，要求复写处方，第二天黄老还能重复忆出，连用量都能准确无误。总结其用脑有如下特点。

1. 勤思考

"学而不思则罔"，这是我国春秋战国时期伟大的教育家孔子教学法中的名句，黄老用其来教导学生在学习时要不断动脑筋、勤思考才能学有所获。虽然讲的是学习方法，其实质也是讲增加记忆、健康用脑的方法。因此，黄老认为在担任医疗活动的诊断治疗疾病中或在备课写作时都要保持身心轻松、精力充沛，排除一切杂念，聚精会神地思考和归纳分析，深思熟虑疾病的方方面面才能作出正确的诊断，制订有效的治疗方案，取得满意的疗效。尤其对疑难病证的治疗，对理、法、方、穴、药诸方面都要加以甚密思考，有许多好的方案是在下班后、散步中悟出来的，这都是从思考中获得的。科研、写作中的一些体会，带有精准性的结论，或对后人有参考价值的经验，也是在反复思考、推敲中领悟出来的。黄老说："勤于用脑，能保持思维的灵活性，愈勤于用脑，其大脑功能衰退愈慢，反之，越懒于用脑的老年人，其大脑功能衰退得越早、越快。"近年有科学研究也证实了勤用脑能推迟大脑老化。另外，黄老用脑还注意健康用脑，他说当长时间诊治患者，或写作感到疲劳时，就起来到室外放松身体、松弛脑筋、转动手脚及腕踝小关节，或远眺风景，或静坐着养神（写作时）10min，即可恢复过来。

2. 饮食健脑

食物中含有丰富的营养物质，包括人的大脑所需要的营养物质，黄老说对健脑比较有益的饮食是每日早上食鸡蛋1个，说已坚持了数10年。鸡蛋中含有大量甘油三酯、胆固醇和卵磷脂。卵磷脂被消化吸收后，可释放出胆碱，胆碱进入血液，很快就会输达脑部。研究证明，含胆碱食物对增进人的记忆力大有裨益。美国、英国、加拿大等国就有研究指出，有规律地供给足够的营养胆碱，可避免60岁左右的老人常患的记忆力衰退症，并对各年龄段人的记忆力衰退有预防与改善作用。因此，黄老曾说："我年逾八旬，还可为患者诊病疗疾，思维反应敏捷，记忆力仍然健康正常，与数十年食鸡蛋习惯有关。"还有食补品、保健品。在疲劳时，常用西洋参6g左右炖服，疲劳解除则停用，一般5~7日，不作长期的保健品。西洋参有强壮、安神、振奋精力的作用，能提高人的脑力、体力和劳动效率。人参、高丽参也可用，它比较适宜体质偏虚寒的人，但不主张长期食用，因为人参、西洋参此类之品毕竟是药物。黄老保健养生经验是药补不如食补，食补不如运动，其中含有深刻的人生健身保体养生的哲理。

3. 梳发健脑

黄老的记忆力很好，而且他的头发绝大部分还是乌黑有光泽的，这与他每天数次地梳理头发不无关系。早、晚、午睡起来必然要梳理，上下班、出门访问、出诊、宾客来访前，都要梳理。这样，一则美观，待人以礼；二则梳理后，头脑清醒，精神焕发。梳理的方法是，从额中央向后脑至枕部，可先轻后重，反复几次，然后根据发型逐渐由两侧至枕部。近来见到黄老的人妙语道："掉下来的是白发，长出来的是黑发。"

中医常言"头为诸阳之会，手三阳经由手走头，足三阳经由头走足"，不仅如此，督脉、阳跷脉、阳维脉等都循行经过头部。因此，每日梳理头发，能改善局部的血液循环，疏通头皮的经脉气血，营养毛囊，使发根牢固，防止脱发与早生白发，同时又能健脑，振奋精神。现代医学研究表明，坚持梳发对防治脑血管硬化、高血压、脑出血、脑栓塞、偏头痛以及老年痴呆症等有重要作用。

（五）其他

1. 审慎房帏

《格致余论》云："男子十六岁而精通，女子十四岁而经行……古人必近三十，二十而后嫁娶。"可见婚配是人类得以繁衍的前提条件，也是人类发育成熟的生理要求。"人不可无欲"，所以葛洪云："人不可以阴阳不交，生致疾患。"《寿世保元》亦云："男子以精为主，女子以血为主。精盛则思室，血盛则怀胎，若孤阳绝阴，独阴无阳，欲火炽而不遂，则阴阳交争，乍寒乍热，久则成劳。"可见房帏生活是人之大伦，故不可禁欲。然而应当在阴平阳和、精血皆盛的前提下，才能欲而有情，情而有节。假如妙龄太早伐泄，或少时误犯手淫，务快其欲，婚后忘复淫泄无度，以欲竭其精，耗散其真，轻则精亏肾虚、气衰神弱，重则五脏皆虚、诸恙缠身，年半百而衰，甚则寿夭命折。所以古之善养生者，对房帏生活极为审慎，不可恣情纵欲，而是欲而有节。在如何掌握交合泄精的法度上，如《医心方》云"年二十常二日一施，三十，三日一施，四十，四日一施，五十，五日一施，年过六十，勿复施泻"，意为欲而有节。被誉为寿星的孙思邈则云："人年二十者，四日一泄，三十者，八日一泄，四十者，十六日一泄，五十者，二十日一泄，六十者闭精勿泄，若体力犹壮者，一月一泄。凡人气力自有强盛过人者亦不可抑忍，久而不泄，致生痈疽。"这些记载很有参考意义。从养生角度论，人应随着体质强弱、精气盛衰、年岁壮老而掌握房事所宜，以慎为要、以怡为准。

所以黄老介绍说：在青壮年时就注意保精节欲，年逾花甲从无腰痛，近几年两老分床、戒房事以保身体健康。正如《养性延命录》所云"上士别床，中士异被，服药百里，不如独卧"，《类修要读》亦云"服药千朝，不如独宿一宵"，可见独卧对养生、健体、益寿颇有裨益。

2. 定期查体，防病早治

老年人应定期检查身体，即使是健康状况尚好者，亦得定期体检。时间长短，应视老年人饮食、睡眠、精神体力、活动等全身情况而定，如有高血压病者，除平时每周依情况定时测血压数次外，还得定期检查心血管、脑血管及血液流变学等情况。假如发现异常提示，或发现有其他疾病，应当早防早治，既不要讳疾忌医、盲目乐观，又不能因稍感小恙则惊恐不安、惶惶不已，应当保持身心稳定与平衡。

第二节 踏尽崎岖路自通

一、少年壮志，勤学苦练

黄老家世业医，自幼秉承家学，高小毕业后，囿于家境，即随父学医。当时正值军阀混战时期，广大民众贫病交加，四季传染病流行。民族危亡，大众疾苦，激发了他从医的意愿。白天他随父应诊习医，辨药炮制，就近采集，抄方书案，问诊候脉，凡种种基础训练都一丝不苟、刻苦认真。业余时间则悉心研读《医学三字经》《本草从新》《汤头歌诀》《伤寒论》《增辑陈修园医书》《医学心悟》，并选读《黄帝内经》《难经》《针灸甲乙经》等，常常是更深夜静仍然黄卷青灯，专心苦读。这样每日起早贪黑，日复一日、年复一年地习诵医学典籍，随父从诊，抄写处方病案，日有所获，业有所进，志有所定；加上其父的指点面授，所学的医学典籍多能倒背如流，所记载病案的理、法、方、药井然有序，深领父意，所述病理病机自然流畅通达，并富有典籍中之至理，尤其是《伤寒论》《医学三字经》《增辑陈修园医书》的有关内容更为朗朗上口，多得前贤名流的赞许。3年后复读于南平剑津中学，后升入福州协和学院，4年后毕业，再度从师。为了提高自己的医术水平，四处求教，不耻下问，对有一技之长者，总是不畏远途而徒步跋涉拜访求教。并于1936年负笈北上江苏苏州，授学于承淡安创办的中国针灸研究社进修学习旋即成为该社研究员。黄老说："医之所业，事关民命，即使有一点成功，也不能有半点满足，更不能有丝毫的骄傲，天才也是靠勤奋努力而成功的，凡事谦则胜，骄则败。治病的经验靠的是不知疲倦的积累，好文章靠的是勤于笔端、千锤百炼才能取得的。"黄老在福建中医学院（现为福建中医药大学）执教60余年，几乎每年都有本科班、专科班、西学中班、国内外医生进修班学生以及海外学者向他请教治学之道、愈病之术，而黄老对年轻讨教者总是很谦虚地指着壁上的"书山有路勤为径，学海无涯苦作舟"这幅佳句作品与青年人共勉。做学问一是勤奋，二是刻苦，勤奋学习，广收博采，于实践中刻苦探索、积累，这就是黄老治学之道的核心所在。

二、愈病除疾，德术双馨

黄老出师后，悬壶于福建省南平市。如何赢得患者的信任与合作，这是每一个初出茅庐者遇到的难题。但他从前贤名家中找答案，从树立医德医风开始，他说："我牢记孙思邈《医论》中'凡大医治病……先发大慈恻隐之心，誓愿普救含灵之苦'之千古遗训，把'若有疾厄求救者，不得问其贵贱贫富，长幼妍媸，怨亲善友，华夷愚智，普同一等，皆如至亲之想，亦不得瞻前顾后，自虑吉凶，护惜生命。见彼苦恼，若己有之，深心凄怆，勿避险巇、昼夜、寒暑、饥渴、疲劳，一心赴救'作为座右铭。这是为医者成功之道，也是赢得病家信任与爱戴的前提。"因此，每当审疾诊病，无论病者再多，他总是安排有序，逐个应诊，全神贯注，问疾候脉，周详全面，热情相待，细心诊断，还不厌其烦地为患者解难释疑，大大超出中医十问歌范围。如对头痛一疾，详问头痛的部位、性质特征、时间与气候环境、睡眠情绪、饮食饥饱、劳作外伤、婚前产后、寄生虫等情况，再参以舌象脉诊、耳鼻五官，系统归纳，全面综合，辨证论治。黄老认为：四诊详备合参，审证求因，病机则不能省，这是遣方用药的依据和总则，是愈病、提高疗效的关键。而对病种，黄老说："凡来什么患者，有什么病，内、外、妇儿、五官、皮肤等都得看，都应以理统方，以法制方，或诸法兼施，内服、外敷、针灸、按摩之不同疗法咸当穷思不懈，精心探索，掌握诀窍。"他很赞同唐代名医孙思邈倡导的"知针知药，固是良医"的观点。历代医家针药并用者甚众，如东汉之张仲景、唐之孙思邈、明之张景岳等医案里都可见到针药并用的治验。著《针灸大成》的杨继洲说："针、灸、药，医家之不可缺一者也。"《针灸聚英》作者高武说："针、灸、药皆医家分内事。"由此可见，当用针灸治疗时，有的病要用药来辅佐，在中药治疗时，有的病也要用针灸来帮助。《素问·移精变气论》云："毒药治其内，针石治其外。"就是寓有针药并用、相辅相成之意。这些足以见古代医家并不限于内科只用药、针灸只有针，而是根据病情需要来决定治疗方法的。黄老说："我经常告诫针灸专业班学生，要做一名高级的针灸医生，不但要学好针灸，也要学好方药，要精通一科，兼通各科，才能扩大针灸治疗的范围。"有些疑难病症，要针药并用，内外兼治，才能针下、药到病除，取效于瞬间。正因这样，黄老对因久治不愈而伤脾胃的类风湿关节炎并畸形者，采用顾扶胃气为主，兼以针灸、外熨治疗 200 例，取得有效率 98% 的临床好疗效。

黄老在从医、执教的 60 多个春秋中，虽然教学、医疗、科研任务繁重，但无论再忙再累，仍日记所疑，夜释所难，日思夜想，有时三更半夜起来，把所悟疑点、难点的解决方案笔录于手册上，这是黄老一贯的好习惯。黄老说："我不计寒暑劳累，仍坚持手不释卷，遍览群书，汇集众论，为我所用。由于勤奋阅读针灸诸书，搜集探索，参以心得，不但使我了解历代针灸专著的学术思想渊源，而且给我的治学之道找到了借鉴，在指导我的教学、医疗、科研以及著书立说方面，起了很大的帮助和启发作用。"

三、精研医理，集腋成裘

规律存在于反复多次出现的现象之中。黄老就是遵循这一规律，并实践了这一规律的。他在临证中所遇上的顽症痼疾，大都是几经周折、多方辗转、叠用过中西药、慕名而来的患者。黄老明知棘手，但总是锲而不舍、百折不回地研治、探索。在他孜孜不倦的努力下，许多沉疴痼疾、疑难病症在他手中变为可治之症，如精子减少症、射精障碍、慢性前列腺炎、骨质增生等。1990 年 2 月，一位脑外伤昏迷 20 余日患者，CT 示软化灶达 4.5cm × 3cm 的 4 岁患孩，经抢救脱险后出现脑性瘫痪。在无望的情况下，经黄老 13 个月的独取督脉，兼以阳明、太阴经的针药结合治疗，终于能吃能拉，能说能笑，可独自行走 50 余米。他在马来西亚讲学医疗期间，用 2 个月的时间治愈了一例长达 15 年之久的失眠顽症。当《世界日报》记者采访黄老时，他谦虚且诙谐地说："我没有什么妙术，只是人老耐性，能反复实践，埋头探索而成的。"后来黄老补充说："这是早年我研究针灸之余，阅读《黄帝内经》中载有用桂心渍酒以熨寒痹，用白酒和桂以除风中血脉等，以此为启发，于数十年实践中加减验证，反复对比、探索而组成验方用来治疗风湿性、类风湿关节病并畸形，扩而延之颈椎、腰椎骨质增生所致的顽麻痹痛诸证，后取得患者反映比较理想的效果而扩大成功的。"

黄老从 1958 年就开始不断地着手收集《外科正宗》《本草纲目》《医宗金鉴》《理瀹骈文》等古代和现代的数百种文献资料，并结合自己的临床经验方，这样日集一方，千日得千，终于编著出版了 30 余万字的《实用中草药外治法大全》这本医学巨著。

四、为人师表，扶掖后学

黄老年逾八旬之时，依然终日不离诊务。在他临证之暇，还极其重视和关怀年轻一代的中医人才的成长，发扬"人梯"精神，把自己的学术经验毫无保留地传授给学生，并经常谆谆告诫我们："要成为一名受人民欢迎、在医学上有所建树的医生，首先必须要立志，要树立为医学献身的精神，绝不可朝秦暮楚、浅尝辄止。二要立德，以救死扶伤、全心全意为患者服务为己任。三要立功，师古而不泥古，发扬求实创新的精神，为弘扬光大祖国的中医事业建功立业。四要立言，学有所得，就要著书立说，把自己的经验、成果毫无保留地传给后人。除此之外，最重要的还要讲求'勤'字，万事离不开勤，精湛的医术、良好的医德都是从'勤'中得来，'勤'已成为我生命中每一刻都不可缺少的要素。"正是这样，在黄老的生命体中，"勤"字早已融进每一个细胞中，成为他攻克沉疴痼疾、著书立说取之不尽、用之不竭的力量源泉。

第三节　丹心无畏年事高，壮志何惧重洋越

黄老虽年过80，但他仍把毕生精力倾注于继承发扬祖国医学遗产之中，传术授业应诊海内外，并不遗余力培育中医英才。他曾应邀前往马来西亚、印度尼西亚及中国香港授业、讲学、诊疾，满载着当地人民的高度赞誉。

一、中国专家攻大马，疑难奇症得排除

黄老有着丰富的临床经验，尤其对一些难治病症进行了深入研究。如骨质增生、类风湿关节炎、失眠、哮喘、偏头痛、偏瘫、脑性瘫痪、各种痛症、不孕不育症、阳痿、射精障碍、慢性前列腺炎、痛经、习惯性流产等，采用针药并治及中药外治，均取得较满意的疗效。在马来西亚时，他为当地人民排除了不少的疑难顽症。如患者吴某因围绝经期综合征的种种表现，被家人谓之为"癫狂"，历时15年，经黄老2个月的精心治疗而痊愈；因生活节奏高度紧张而严重失眠的患者经黄老治愈者有数10例。如槟城郭氏，男，32岁，因淋雨湿而致阴茎、阴囊内缩拘急疼痛，未待天亮即往当地西医院诊治，但治1个月无效。黄老诊治时，见其面色暗黑，四肢欠温，阴茎内缩，用筷箸夹持方得诊视，后经针药并治3次而痊愈。有的患者数10年顽疾缠身，后被黄老针药所除，感激万分，在黄老回国前送来了"济世功高""仁术济世"等纪念品。

二、登堂扬播岐黄术，携手义诊赈神州

黄老学富五车、著作等身，著有《针灸学》《现代实用针灸学》《常见病中草药外治疗法》《实用中草药外治法大全》《中国百年百名中医临床家丛书·黄宗勖》等12部专著，其中《现代实用针灸学》《黄宗勖论医选集》在台北出版，合编著作有《针治疑难奇症案汇》《新编针灸学》《中医基础理论详解》等5本，他的英文版专著《针药治验医案医话选》行销欧美各国，影响很大，博得世界医学界的关注和赞扬。1987年在香港期间为福建中医学院在港的50余名校友召开校友会，在会上介绍了中医学院近几年来的发展概况，还进行了学术交流，增进了校友与学院之间的联系。在马来西亚期间，他多次于中医学院、南华医院、福州会馆、中医药研究中心等地举行中医学术报告，受到了当地同道和广大听众的热烈欢迎。1991年7~8月间正值国内安徽、江苏遭受百年未有的水灾，黄老惊悉国内灾情后，毅然不顾年高体迈和诊务繁忙，与在马来西亚的专家同道携手举行义诊，为神州灾民捐款7000余元，他自己还另捐马币100元。他们赈灾济民的义举得到国内外人士的高度赞扬。

三、医术精湛德望高，炎黄子孙同赞誉

近些年来，海内外同胞回祖国大陆登门向黄老求医者络绎不绝，他们来自美国、印度尼西亚、新加坡、菲律宾、马来西亚及中国台湾、香港等地，这些慕名而来的患者都是几经周折、多方辗转，所患的均是屡经治疗而未愈的顽症痼疾，经黄老精心医治后大多数都能取得满意的效果。1988 年，中国台北陈女士偏头痛已 40 余年，每日发作 4~5 次，多方求医无效，靠服止痛片缓解片刻。她带病回榕探亲到黄老处求医，针药并治 10 次痊愈。40 年的病痛消除，陈女士感激不尽，欣制"两岸同春"锦旗以志纪念。香港德铺道方先生患两足膝、踝关节及腰椎、骶椎类风湿关节炎已六七年，不能下蹲弯曲，两膝骨肥大肿痛，步履困难，四处求医无效，特从香港回来找黄老医治，黄老采用针药并治 2 个月痊愈，患者无限感激，定制"华佗再造，妙手回春"锦旗作为留念。

黄老医治的患者遍及全国各地区及海外。几年来，黄老收到全国各省、市患者求医问诊来信 2000 多封，黄老通过书信给全国各地 1000 余名患者看了病，他们也纷纷给黄老寄来了感谢信。《健康报》、《福建日报》、香港《文化报》等 8 家报刊，海外菲律宾的《世界日报》，马来西亚的《南洋商报》《光明报》《民生报》等刊登了黄老在海内外讲学、应诊、咨询等学术活动的照片、论文，并被多家报刊冠以"神针"之誉而屡屡报道。

第二章　临床医话

第一节　略论《黄帝内经》中针刺与治神的关系

《黄帝内经》是我国现存最早的中医典籍，它汇集了古代劳动人民长期与疾病作斗争的临床经验和理论知识，包括《素问》《灵枢》两部分。据统计，《灵枢》有90%以上篇章、《素问》有70%以上篇章论述针灸的基础理论和治疗经验。因而就《黄帝内经》中有关针刺与治神的关系，试以归纳分析如下，以飨读者。

一、《黄帝内经》中"神"之含义

《黄帝内经》中的神，应当是指中医学理论中人身精、气、神三宝之总概括。藏在人之生命体五脏六腑中，并被泛演分为神、魂、意、志、魄。神的活动体现了人体生命活动的整体恒动观，是人之精神、意识、思维、情志、欲化活动及脏腑、器官、气血、津液输布外在表现的高度概括，是人体生命的主宰。有神则生，则可外发成为气，气为血之帅，血为气之母，气血互根，循环无端流注于十四经脉之中，充养于五脏六腑、五官七窍、四肢百骸，维持着有机生命体的特征，此乃《黄帝内经》中神的含义。故《灵枢·小针解》云"神者，正气也"。所以《黄帝内经》有"形与神俱，而尽终其天年"之说。自生命活动的两性生殖细胞交合，生命体诞生后的近百年的生长发育壮盛衰老病全过程，"有神则存，无神则亡"，此之谓也。但是神又是如何产生的呢？《灵枢·本神》作了较为完整的回答："天之在我者德也，地之在我者气也，德流气薄而生者也，故生之来谓之精，两精相搏谓之神。"说的是自然界造化人类的原始结果，相辅相成，是人类在揭示自然规律的同时揭示自我的开始。表现出客观恒动自身规律，因而神还包含有相同属性的演释义，既存在于形体五脏六腑之理性动能作用中，又泛演有神、魂、魄、意、志、思、智、虑等。如《本神》云："随神往来者谓之魂，并精而出入者谓之魄。所以任物者谓之心，心有所忆谓之意，意之所存谓之志，因志而存变谓之思，因思而远慕谓之虑，因虑而处物谓之智，故智者之养生处世，必顺四时而适寒暑，和喜怒而安居处，节阴阳而调刚柔，如是则僻邪不至，长生久视。"这是神在人体生命全过程的核心所在。

二、针刺与治神的关系

针刺与治神，这是针刺之所能，施针用灸必研读经典，回归原真，溯源探秘，深刻理解，意解执（针）畅，随意用巧，精准施术。其所包括的含义主要有三：①指人体的正气，如《灵枢·小针解》："神者，正气也。"显然有相对于邪气而言，是人体适应于天地之间，授受大自然生生之能量，"所受于天，与各气并乃充身者"供人身五脏六腑、经络腧穴气血循环的原动力；另一方面又是生命体在整合适应大自然中，抵御四季风、寒、湿、燥、热等邪气之抗病能力。明代医家马莳《灵枢·注证发微》中则进一步明言了"所谓神者，人之正气也"。它由先天精气所化生，构成生命体生长发育、保卫机体、抵御外邪、保护人体健康状态的物质基础。假如缺乏这一股具有顾护人体健康的"正气"，称之为："故神去，而病不愈也。"（《素问·汤液醪醴论》）这从其另一侧面阐述了神的重要性，正气盛，假若被外邪所伤，则正气可抵御病邪，病可向愈，从另一方面说，假如正气不足，则难于抵御病邪，邪难去或病情加重。②指人的神、魂、魄、意、志、思、虑、智等活动在人生生命体运动中禀受传递过程的表现。如《素问·六节脏象大论》："心者，生之本，神之变也。"认为神是心的功能表达于外，是人体思维的集中体现，故有"心主神明""为五脏六腑之大主也"。因而有除心主神明之外的五脏六腑衍化的魂、魄、意、志、思、虑、智等表现泛化规律的要素。因此，假如情志过激或自然环境不良因素影响思维、意识、情欲，将造成心、肝、脾、肺、肾五脏及五志（怒、喜、思、悲、恐）之七情偏颇，则内伤脏腑情志过极致病，出现如"惊则气乱，恐则气下，喜则气缓"等表现。③指人体脏腑气血盛衰的外在表现，保持脏腑经脉，四肢百骸形体与所产生功能表现统一协调，才能阴平阳秘，健康长寿，终其天年。即《黄帝内经》所言"形与神俱，而尽终其天年"。针灸的治疗目的就是治神，通过针刺"通其经络，调其气血，营其逆顺出入之会"，使神有存，得神则昌，存而秘固，又能令神布昌得生。如《素问·移精变气论》云："得神者昌，失神者亡。"《灵枢·天年》又云："失神则死，得神则生也。"针刺"气至而有效，效之信，若风之吹云，明乎若见苍天"，患病痛者，形体之病之痛，能及时反映神魂魄意志的丧失。

（一）执针者，必先治神

针刺治神，指为针者应自理其神、先归其神、独专其心，即做好自身在治病前的一切准备。正如《太素·卷十九知针者》杨上善云："欲为针者，先须理神也。"王冰语："益欲调治精神，专其心也。"在《素问·宝命全形论》中载有"针有悬布天下者五，一曰治神，二曰知养身，三曰知毒药为真，四曰制砭石大小，五曰知脏腑血气之诊，五法俱立"。将治神列为首要，"凡刺之真，必先治神"。宋金时代针灸医家对针刺得气、守神与治神有了进一步的认识与总结，提出了针灸医生大凡在诊断疾病，辨证论治之前，应当集中精神，避除能影响行针施治的种种因素，让医患双方的精神思想都能集中在治疗患者疾病上，使精神思想都能朝着同一目标，即治好疾病，使魂、魄、意、志都统一在神之中，条件具备且稳定后才可以选经取穴，消毒下针，即"本神朝而后入"。并继续关注患者情绪，保持认真治疗的状态，已经下针入穴的还得使用基本补泻手法，保持或促使针下有得气感应，并还要用得气后的多种治疗所需之手法，使已取得的神气随着针刺补泻手法的应用、引导，让针刺感应顺着病经或经络的循行方向传达至病所，或引导感传于病所，有这种针刺感应感传于病所，才继续施治或守针待气，或守气得神。如果医患双方精神无法集中，则不能继续施术，即如《标幽赋》所言"凡刺者，使本神朝而后入，既刺也，使本神定而气随。神不朝而勿刺，神已定而可施"。其可谓针灸医家呕心沥血，精心诚练，于实践中得出的真知灼见，也是临床针刺取效与否的试金石。在被历代针灸医家誉为"针经"的《灵枢·九针十二原》中，将治神作为鉴别上工与粗工的"金标准"，如"粗守形，上守神""使神内藏"，则诸病邪可除，病可向愈。

（二）执针者，治神三要在治病中的作用

1. 四诊辨证中之调神

为针者应调理自我之神，在为患者针刺之前调理好自我状态，即精神、情绪保持恬淡虚无，摒除一切邪念，以饱满的精神和良好的情绪，为诊治患者做好一切准备，创造好环境条件。要求施针者保持纯正的精神理念，专心致志地诊察病体的种种表现，进行望闻问切四诊详细采集病史，认真细致地辨证论治，制订治疗法则，确定针、灸、药论治方案。正如《素问·宝命全形论》云："凡刺之真，必先治神，五脏已定，九候已备，后乃存针，众脉不见，众凶不闻，内外相得，无以形先，可玩往来，乃施于人。"典籍中以上的经典训语，仅仅是为执针者造势，要全神贯注、专心致志，遇病如临御敌，不可失神丧志，丝毫疏忽，更不能贻误病情。这时执针者已经具备了下手治神"三理"之识，既以毫针通其经脉，调其气血，又展现了执针者认真治病的良好心理状态，同时也调动了患者之愈病信念。

2. 聚精会神，下手针刺以调神

《灵枢·九针十二原》云："持针之道，坚者为宝，正指直刺，无针左右，神在秋毫，属意病者。"这是要求下手针刺者不但要全神贯注，属意患者，同时进一步注神于针下的功夫，持针下刺时指力要坚实有劲，对准所取的经脉腧穴而进刺，不能有左右偏差，毫不懈怠，瞬目载精，"审视血脉，必在悬阳，及与两卫"，注视患者在针刺后面部、眼神、表情反应，即针下得气后神在腧穴外的反应。如此"神属勿去"方可"知病存亡"。只有"如临深渊，手如握虎"，"方可至其当发，间不容瞬，手动者务实，针耀而匀，静意视义，观适之变"，才可从针下感知"是谓冥冥，莫知其形，见其乌乌，见其稷稷，从见其正，不知其谁"的至深妙理，以及针下气行、气至病所的奥妙所在。同时还要根据气至的不同表现，辅助相应的方法，以领其气，以藏其神。

3. 治神得气，神归其室，却病延年

效速神归，病愈神怡。本法讲的是具体能施用于病体证与质的状态，针刺补泻手法的效应。上述所言为医生聚精会神于下手针刺，施行适合于病情的虚则补之、实则泻之、寒者留之热之、热则疾之凉之的补泻方法，以测揣针下得气，病情反应，同时，

还要持守静态，以观患者，以制其神，在医生的指导下，使患者的精神意念归至病所，取得气速至而效速、却病、除邪的治疗目的。正如《素问·针解》所云："神无营于众物者，静态观患者，必正其神者，欲瞻患者目，制其神，令气易行也。"以上综述用针医师的注意点与体会。高士宗注曰"申明必正其神者"，以达到神归其所，病将得除。深刻体验，及时发现针刺中的种种感应、特殊的针刺与得气表现。如或神动而气先针行，这种反应体现精神敏感，感触敏捷，不仅面部表现先于针动，有更甚者，持针者将欲消毒经脉腧穴之皮肤即惊恐不安、面色苍白、手脚皆动；或气与针相逢，这种形神相应的体质，便于施行针刺补泻手法之中补法，如用烧山火，易获成功；或针已出气独行，这种反应的体质多数效应会滞后，可延续2~3日内仍有针感反应，适用于慢性病的留针、腕踝针的埋针；或数刺乃知，这种体质表现在积劳伤精、耗气，感应缓慢者，可施针补法，或助热行针；或发针而气通，这种反应要排除针刺时体穴上下位经脉是否受压，阻断经气血脉的流注通达；或数刺病益剧，病益剧者，要检讨施针者是否有补泻手法失当或局部针后内损血脉出血肿痛。前3种的出现是要求用针及时随气施针，妙施导针，后3种的出现则要重视体察判断虚实之变，而随变施术。及时发现，随时因病而改变补泻方法，法当随病迁变，静态候气守神，知调阴与阳，精气乃充，含形与气，使神内存，邪气乃除，神归其室，正气得复，以臻寿考之域，方可称为高明的医生。值得一提的是，经文中记载的有关"神"的含义较为广泛，不免夹杂旁言邪说。正如《素问·五脏别论》云"拘于鬼神者，不可与言至德"，而且明确其后人，针刺真正得其正道者，并无含有鬼神邪意，即"道无鬼神"（《素问·宝命全形论》）。

《黄帝内经》中有关"神"之含义丰富且深奥，如可否有治神，察其目与两卫知病之奈何，谓之神。还有表现医家医疗技术已达到炉火纯青的"按其脉知其病，命曰神"和"知二则为神"（《灵枢·邪气脏腑病形》）等。总之，神的活动体现了人体生命活动的整体恒动观，是人的精神意识活动的高度概括。临床上用针刺治疗疾病的医生总其要是针刺与治神的关系，指的是施针者在诊病治疗时，应始终全神贯注于检查诊断、辨证论治、下手针刺、守神候气、气至病所、祛除病邪、治愈疾病的全过程。其意义既是教诲医生于医疗活动中充分发挥主观能动性，发扬传统医学的高尚医法，用心费神、发挥其精湛的医疗技术，最大程度彰显出治病功能，又要引导患者，调动患者本人对病体生命活动潜能的高度概括，两者在针刺过程中缺一不可，相互依存，相互影响，并在扶正却病、健体延年中起到相辅相成的重要作用。长期医事实践应勤奋砥砺，执针行刺者技术应炉火纯青，超越其狭襟，神妙点穴祛疾，行针得气，气至病所，达到"若风之吹云，明乎若见苍天"之效。从浩渺古籍中搜寻前人的只言片语，拼凑搜索，进而将许多濒临失传的针刺手法再现世间，继往开来。

第二节　略论《黄帝内经》对胃脘痛理论的贡献

　　《黄帝内经》的问世，有着划时代意义。斯书是古代医学前贤以当时的科学文化总结西周之后、秦汉之前的医疗经验，并将那一阶段的医学观点和丰富经验加以理论性、系统性地总结而成的。它是中国医药学的医学基础理论，一向被历代学者奉为必读的经典书籍。虽然它主要论述中医基础理论，而对临床医学及药物方剂的具体运用论述不多，然而都精而实用。其中胃脘痛的理论更占有着不同寻常的地位，以下就胃脘痛的理论作扼要的探讨。

一、立病名，以解剖为根基

　　"胃脘""胃脘痛"一词首见于《黄帝内经》。如《灵枢·四时气》载有"膈塞不通，邪在胃脘"，它从古代的解剖学特点出发，确定出了胃脘的定位与解剖名称；《灵枢·肠胃》里以"胃纡曲屈……伸之，长二尺六寸，大容三斗五升"的粗略计算，描述了胃的形态、结构、大小、容量等解剖学概貌；而就胃脘所及部位而言，实际已包括了胃之上部称上脘（贲门），胃之中部（胃体大部）即中脘，胃之下部即下脘（包括幽门）的内部脏腑。六腑中足阳明胃经循行于足膝关节胫骨前嵴旁的足三里、上巨虚、下巨虚穴，它们分别为六腑之胃、大肠、小肠的下合穴，临床这三个穴位为治疗胃、大肠、小肠3个内腑疾病的常用穴。虽然不能与今之西医解剖学以及利用显微手段解剖学的微观描述相比较，但这是在两千多年前我国的先贤在生活及生产实践中积累总结，升华出的真知卓识，对人体脏腑器官能有如此精确定位描述记载并传承下来，也是一种阶段性的科学总结，不得不令后之传人称赞而叹服。因此，几千年来，以此为基础，总结出胃脘痛的生理功能和病理变化，指导着胃脘痛一病的辨证论治，为后世医家认识、掌握、治疗胃脘痛概括了理论精华，为今之中西医结合治疗胃脘病以及急腹症提供解剖学的理论依据。如《灵枢·经脉》云"是动辄病，食则呕，胃脘痛"，《灵枢·胀论》亦云"胃胀者，腹满，胃脘痛"。这不单是确立了病名，而且就病名概念作了应有的演绎。然而疾病的发生、发展、转归、预后是错综复杂的，《黄帝内经》对胃脘痛的认识是否就此停止不前呢？事实并非如此，在《黄帝内经》许多篇章节中，还进一步记载有胃脘与邻近脏器的密切关系，以致所发生疾病时的复杂表现，也有了明确而肯定的鉴别，以区别于所确立的胃脘痛。如《素问·至真要大论》中对胃脘痛载有"木郁之发，民病胃脘，当心而痛"，为了区别这一"当心而痛"是"厥心痛"或"心痛"，特于《灵枢·厥病》中为"心痛"或"厥心痛"正了名，从其临床疼痛的解剖定位、疼痛性质指出其为"真心痛"，并以无可混淆的条文描述了"真心痛"的临床表现，明确提出"真心痛，手足青至节，心痛甚，且发夕死，夕发旦死"，指出疼痛的部位、性质（疼痛急暴，伴随四肢经脉气血瞬间的改变）以资鉴别，而非胃脘痛所有并导致"且发夕死"的不良后果。因此，这一条文常是中医本科临床治疗学教学中"急性胃脘痛"病症与"真心痛"的鉴别要点，可称为金句。且临床中还可依据现代先进的诊疗技术如心电图、心脏彩超等区分二者。因此不仅需要牢记课堂上临床课任老师讲述真心痛的有关原文，还需佐以西医的"心肌梗死""心绞痛""急性心肌梗死"表现及辅助检查结果，以典型病例加深初学者对该经文理论的理解认识，防止误诊、漏诊，把古典经文讲明讲透，与临床实践病例相结合，古为今用，启发学生举一反三。从临床与文献报告中发现，至今仍有一些医疗条件简陋，或医学知识不够普及的医疗单位，将无力型体态的心绞痛或心肌梗死误为胃脘痛的例子。因此应当将胃脘痛与心痛（真心痛）的病名概念、发病特点区别清楚，诊断明确，而区别的依据之一就是其解剖所在。正如明代著名医家王肯堂在《证治准绳》载："因胃脘痛处在心下，故有当心而痛之名。"强调临床上要认真仔细询问病史，以扩大诊断病谱，明确定位、痛的性质特点（刺痛、窜痛或绞痛）、反射痛、能被何种药物所缓解，再结合相应的医疗设备检查及年龄等，做出及时准确的诊断与鉴别诊断，以除贻误。

二、论生理，扼要精辟

人体是有机的生命整体，其生理功能表现尤为丰富多彩，既复杂瞬变又规律恒动，保持着生命体的有机规律。阳主动，阴主静，表里内外，阴阳平衡。《黄帝内经》对脾胃的生理功能作出了许多的概括，即胃主受纳、腐熟和以通降为顺，其概括了胃的3大功能。先是胃的受纳，随之加以运动，在脾的运化互助中，不断地分清泌浊，清津者上输于肺，浊污者通降于肠腑，肠腑吸收水分，传导糟粕排出体外，通降功能调和，这就是脾胃功能协调作用，又称之为升清降浊，布散于五脏六腑，故认为"五脏六腑之气味皆出于胃"。就此，《黄帝内经》把脾胃的生理功能喻为"水谷之海""后天之本"（包括了脾的功能），将食物自口而入的受纳、消化、转输、营养，以至糟粕排出的脾胃系统的生理功能概括为连续、系统、完整的消化吸收的全过程。这种受纳于胃的水谷，经过胃的腐熟，下传于小肠，其精微经脾之运化转输，化生为气血，内而濡养五脏六腑，外而充润肌肤腠理，是有机体的生命活动的动力源泉，谓之为"胃气"，乃脾胃之精华。如《素问·平人气象论》云："五脏者，皆禀气于胃，胃者五脏之本也。"宋元脾胃论之大家李东垣在《脾胃论·脾胃虚实传变论》中云："元气之充实，皆由脾胃之气无所伤，而后能滋养元气，若胃气之本弱，饮食自倍，则脾胃之气既伤，而元气亦不能充，诸病之所由生也。"可见胃气在有机体生命活动中的重要作用，临床工作者务必"顾护后天之本，保护本原之气"以供生机。因此，无论是养生防病，还是治病康复，以保胃气为根本原则。明代著名医学家张介宾在《景岳全书·杂症论·脾胃》中倡："凡欲察病者，必须先察胃气。凡欲治病者，必须常顾胃气，胃气无损，诸可无虑。"可见历代医家无不视胃气为人体生命活动的根本源泉。一言以概，提纲挈领，临床论治若能重在脾胃即能握住辨证论治的牛耳。

三、论病理，胃气虚衰则百病始生

食物入口藏于胃，胃受纳之则胃满，经胃腑的腐熟，将水谷精微输送通降于肠腑，则胃虚而肠满，如此而更虚更实、此虚彼实、循环不休，才能化生精微气血，内而调和脏腑，外而充养肌肤，形气廓充，真气存内，精神乃治。故有《灵枢·平人绝谷》载："胃满则肠虚，肠满则胃虚，更虚更满，故气得上下，五脏安定，血脉和利，精神乃居。"可见，脾胃健则五脏六腑安定协调，血脉和利百病皆无。因此《素问·平人气象论》中论述了四季治病都应以胃为本，即"春以胃气为本""夏以胃气为本""秋以胃气为本""冬以胃气为本"。有胃气，胃气充盛则体健人寿，抑或有病而调治亦易，康复亦速；倘若胃气不足则百病皆生，胃气衰败则病而难愈，甚则胃败气绝而生命遭殃。李东垣继而发展了《黄帝内经》之"胃气为本"学说，在《脾胃论》中倡"百病皆为脾胃衰而生也"，从实践医疗中再度把《黄帝内经》中"胃气为本"的理论得以创新发展。令后代医家对脾胃理论更为重视，即在治病中审慎患者胃气之存亡虚实，从而温清消补，遣方用药。顾扶胃气之说，既丰富了《黄帝内经》中脾胃的理论，又细化了治疗原则，即辨证施治实际经验的积累。因此凡饮食不洁，寒温失调，饥饱无度，劳倦损伤，皆可直接损伤于胃而引起胃气耗损，胃损及脾，生化失常，乃伤五体。正如《素问·五常政大论》云："风行于地，尘沙飞扬，胃脘痛。"《素问·痹论》云："饮食自倍，肠胃乃伤。"《素问·至真要大论》云："土湿受邪，脾病生焉。"脾主运化，若主要功能受损，五脏六腑所赖之水谷精微源泉耗散，则诸种疾病丛生。因脾胃功能相辅相成，脾病可直接影响及胃，还有脏腑之间，七情内伤，亦可导致胃腑受伤成疾。如《素问·至真要大论》云："木郁之发，民病胃脘，当心而痛。"所以悲、伤、忧、思、郁、怒、喜七情从他脏伤伐脾胃亦可导致胃脘痛症。肾阳命火对脾胃亦有温煦鼓舞，共臻脾胃腐熟、吸收，运化水谷精微之效。假如肾阳命火不足则可影响脾胃，脾胃健运失司而引起胃脘疼痛。而上述两类病邪所伐，损伤脾胃，则导致脾胃功能虚衰，胃气不足，外之风、寒、暑、湿、燥、火六淫之邪更因虚而入，伤及胃脘，引起通降失调，胃本失固，胃气不充，则百病何不以脾胃虚弱而众生！

总之，《黄帝内经》一书虽然对临床医学及方药运用的记述远不及中医学基础内容之丰富多彩，然而对胃脘痛一病从其概念病名的确立，所系脏腑部位，生理功能在脏腑中的地位，病理变化的各种因素及辨证论治尽皆穷及，形成了既系统完整，又简明扼要的理论体系，为后世医家治疗胃脘痛开创了先河。几千年来《黄帝内经》对脾胃功能的精辟认识，至今还不失被临床医学视为圭臬，奉为至宝，仍然指导着中医学、中西结合的临床医学，不断深入，不断发展，成为中国传统医药学中不可缺少的理论组成部分。

第三节 试论健脾法在慢性老年性疾病中的应用

黄老于数十年临床实践中，集前贤健脾法之大成，在"内伤脾胃，百病由生""上下交损，当治其中""补中益气"等理论指导下，择黄芪建中汤、补中益气汤等，自拟成益气活络汤。益气活络汤以健脾、益气、生血为基本方，在治疗类风湿关节炎，风湿性关节炎，消化道慢性炎症、溃疡，贫血，内脏下垂，无排卵性不孕症，老年慢性支气管炎，支气管哮喘，肺气肿等各种常见病、多发病中取得满意疗效。西医难治病症，如重症肌无力、慢性肾炎、慢性前列腺炎、小儿脑性瘫痪等也是以本方为主，参之以"形不足者温之以气、精不足者补之以味"等经典治则论治获效。如用益气活络汤（黄芪、党参、白术、桂枝、当归、羌活、独活、防己、白芍、桑枝、甘草等）治疗类风湿关节炎，把健脾胃贯穿于治疗全过程，总结300例，皆取得满意疗效。本病患者多虚，每以脾虚气血不足见者，以健脾胃而资生化之源为原则，可收到扶正有源泉、祛邪不间断的作用，内而充养五脏六腑，外而濡润四肢百节。风、寒、湿三气杂至合而成痹者，留而不去，则伤肠（脾）胃，此以健脾胃，补正气，脾土不败，则病可向愈。本病发生与发作，每与劳倦、耗伤中气或气血虚弱有关，因此对本病的治疗不论新发或宿疾反复，健脾胃、顾护脾土中气当为首务，此乃其一。其二，风、寒、湿三寇之中，唯湿寇首，其性黏腻结聚困阻脾阳，运化失司，生化受碍，流注诸节，凝聚成痰瘀浊，阳气难以布达，因此祛湿化痰，务必健脾胃，振中运，土强自能胜湿。其三，本病易反复缠绵难愈，久病必损脾胃，治疗中所施中药，如虫类、祛风湿止痛藤蔓之品，多于脾胃不利，久服常有脘腹不适、纳呆、胃疼见症，因此黄老自创益气活络汤为健脾胃基本方。其中，对参、芪应用尤有经验，如黄芪量多以30g开始，数剂后视病情转机，递增至60g，或更多。参之选择，或党参，或童参（太子参）、人参、西洋参，皆由病情而斟酌，每于数剂后患者精神、食欲大振，脘腹之症与肢乏显除。

案例1

王某，女，60岁，永泰人，1992年3月27日初诊。患者四肢关节晨僵、疼痛反复发作13年，加剧伴指、趾、腕、踝关节肿大变形3年，生活不能自理5个月。患者于1979年遇冷水，诸小关节晨僵、疼痛，膝、踝无力。初仍坚持劳作，1年后病情逐渐加重而住院，经检查诊断为"类风湿关节炎"。口服"布络芬、雷公藤片、泼尼松"等2年，疼痛时轻时重，胃脘不适，纳呆。3年前指、趾、腕、踝关节僵直，明显变形，5个月来生活不能自理。

查体：神清，体温36.2℃，脉搏90次/分，呼吸18次/分，血压110/70mmHg。表情痛苦，脸色苍白，形瘦如柴，颈部发硬，疼痛，甲状腺正常，胸廓对称呈鸡胸，腹软呈舟状，肝脾无异常，腹壁皮肤松弛，皮下脂肪极少，四肢屈曲僵硬，不能站立，被动伸直疼痛，指、趾关节呈梭形变，病理反射无异常。脉沉细无力，舌质淡，尖暗红，苔薄白。

实验室检查：类风湿因子（RF）（＋），血沉（ESR）62mm/h，抗链球菌溶血素O试验（ASO）＜500IU，X线示腕、踝、指、趾关节间隙狭窄。

诊断：痹病（类风湿关节炎）。

辨证：属气血不足，肝肾两虚证。

治则：健脾胃，益气血，补肝肾。以益气活络汤加乌梢蛇15g，全蝎6g，忍冬藤20g，牛膝12g，日服1剂2次。配外用中药方，如下：当归、赤芍、川芎、桃仁、红花、川乌、草乌、乳香、没药、威灵仙、络石藤各15g，鸡血藤、雷公藤、丝瓜络各20g。纱布包上药煎汤一脸盆，先熏后洗患部30min，熏时用布盖严，勿使汤气外泄，每日1~2次，药汤可连用3日换药。配以针灸治疗，取穴：风池、大椎、肩髃、曲池、外关、合谷、阳池、外膝眼、足三里、阳陵泉、丘墟、太冲穴，并随症加减。每次选5~6穴，毫针刺法得气后留针0.5h，日针1次，10次为1个疗程，1个月后转隔日1次。经3个多月治疗，疼痛基本消除，生活能自理，饮食增，寐佳，形体渐丰，关节仍僵硬，于上方加皂角刺、穿山甲各12g，再治月余基本痊愈。查类风湿因子（－），血沉1mm/h，抗链球菌溶血素O试验＜500IU。随访3年来，基本稳定。

按语：本例用益气活络汤加减治疗4个月余，统计黄芪总量达2880g，党参、白术各1000g，5种虫类（僵蚕、地龙、乌梢蛇、蕲蛇、全蝎）用量共3500g。在治疗本病的4个月中，每个月中药处方服用后，查房巡诊，先察面部气色，次详询胃肠服药感受，饮食三餐调配适宜与否，以及夜寐、二便等系列表现，同时三大常规，肝、肾功能有定期检验，功能正常，这与健脾胃不无关系。除此之外，对高血压病，其症见眩晕、头痛，中医论治其本在肝、肾，标在心、脑，本虚标实，治法虽不乏"育阴潜阳""养阴镇阳""补肾壮阳"等，但因脾土不振而"健脾益气""健中祛痰""益气活络"之法亦不乏其例。黄老认为健脾化生气血，气血充盈则络脉通畅，瘀祛新生，痰浊化泻，改变血液流变功能，因此在对参、芪、术等健脾益气药的应用时指出，只要无颜面潮红、口干心烦易怒之肝阳实亢或肝风欲动者，黄芪无忌。对脑血管意外后遗症中的黄芪用量每见大胆，常举补阳还五汤中，张锡纯立黄芪为君药，量数倍于臣佐之他药，以益气鼓舞气行血行，脉络通畅，祛瘀生新，痰浊化解。可见健脾胃，益气化赤为血，不仅在脾胃疾病中不容或缺，在其他脏腑疾病中也是不可忽视的治则之一，尤在肾虚见证时，可以通过健脾以充养先天之本。

案例2

刘某，男，62岁，印度尼西亚人，1992年4月14日初诊。患者诉左侧偏瘫，伴语言不利2日。急住当地医院，CT示右侧基底节脑梗死。治疗1个月效不著，而回国请黄老诊治。诉证如上，伴有胸闷不舒，纳差，便溏（日2~3通），小便无力，失禁，四肢厥冷。脉沉缓，舌质淡边暗，苔薄白根腻。

查体：神清，血压 160/90mmHg，策杖之左肢拖曳而慢行不稳，左口角歪斜，流涎，语言不利，上肢肌力 1 级、下肢肌力 4 级，肌张力增强，病理反射无异常，心电图检查（EKG）示左束支传导阻滞、冠状动脉粥样硬化性心脏病（冠心病），B 超示脂肪肝、前列腺慢性增生，CT 示右脑基底节软化灶。

诊断：中风（脑梗死）后遗症。

辨证：属脾肾不足，风痰内阻证。

治则：益气活血通络，暖肾豁痰熄风。以益气活络汤加减如下：黄芪、潞党参、山药各 30g，白术 15g，地龙、桃仁、当归、赤芍、僵蚕、菖蒲、益智仁各 12g，川芎、桂枝、五味子各 7g。口服 1 剂分 2 次。7 剂后黄芪量渐增至 60g。随症加减：丹参、鸡血藤、补骨脂、淫羊藿、桑螵蛸。配针灸取穴同偏瘫（《现代实用针灸学》，第 195 页），加中脘、足三里穴，毫针刺法得气后留针 0.5h，日针 1 次，10 次为 1 个疗程。经针药 3 个治疗疗程后，可弃杖行走，微跛足，基本痊愈。

按语：本例证系脾虚肾乏，以健脾暖肾为法，重用益气之黄芪，其量由 30g 逐增至 90g，以转动气机而行血，辅以诸药与针灸，收效满意。实验证明，脾胃虚弱者胃泌素分泌减少，胰功能减弱，小肠吸收功能减退，消化道功能紊乱，而健脾益气、养胃生津的方药与针刺足三里、中脘穴等大都能调节消化系统功能的紊乱，消除或减轻消化道的器质性改变。如四君子汤、黄芪建中汤、补中益气汤等均有调整胃肠蠕动、张力等功能，调节消化腺分泌功能，提高唾液淀粉酶、胃蛋白酶、胰淀粉酶的活性，改善消化液的质与量。脾虚时有潜在肝功能下降，补气健脾药有保肝作用，如人参、五味子等能增强肝脏乙醇脱氢酶、琥珀酸脱氢酶、苹果酸脱氢酶的活性，抑制血清谷草转氨酶和谷丙转氨酶活性的升高，从而使肝脏解毒能力增强；白术能防止肝糖原下降。健脾补气药能增加三磷酸腺苷（ATP）生成，激活钠泵，调整分布紊乱的离子，消除细胞内水肿，虽无明显利尿现象，但内湿暗消，症状相应缓解，可起到改善肾功能、利尿排毒的作用。如慢性肾炎患者使用人参、黄芪能减少尿中蛋白，降低血中非蛋白氮，提高酚红排泄率而改善肾功能。由此可见，培补脾胃不仅仅是对消化系统功能的全面调节与改善作用，更重要的是改善了五脏六腑及整个机体的功能活性，使之趋向于健康的良性循环，源源不断地化生有机体生命活动所需要的气血精微，保证了有机生命体精气神协调平衡。

第四节　明代名医吴昆的生平及对针灸学术的贡献

吴昆为明朝嘉靖、万历年间著名医学家，曾以注释《素问》一书为后世医家所称道。然而这位阐发《黄帝内经》理论之大师在针灸学术方面的成就，似乎并未引人注目。究竟吴昆在针灸学术方面有哪些成就，他在针灸史上的地位如何，发掘、探讨这些问题，将有助于我们对他作出恰当的评价。

一、吴昆的生平及著作

吴昆，字山甫，号鹤皋，又称鹤皋山人。安徽歙县人。生于嘉靖三十年（1551年），约卒于泰昌年（1620年）。吴昆生于儒门世家，而又惜藏方书的书香门第中。他天禀聪慧，幼受庭训，稍长业进士，为文章，藻思横发，深得时人之美赞。又自小酷爱医术，每于敬业之余，以《素问》《灵枢》《难经》《脉经》《针灸甲乙经》及张仲景、刘河间、李东垣、朱丹溪之书而习之。越十年，因举子业不售，受乡老"古人不得志于时多为医以济世"的启发，乃投举子笔，专攻医业，师本邑余午亭先生3年，业医论疾，皆顺师心。后游访天下名辈，负笈万里，历经三吴、江浙、荆襄、燕赵等地，先后经70余师，工业大进。吴昆一生不仅履于医疗实践，还能将学术所得著之毫端。计有《脉语》《内经吴注》《医方考》《针方六集》等，皆益于后学。另有《十三科证治》《砭考》《药纂》等，未见流传，而其针灸学之成就，咸集于《针方六集》一书，该书著于明万历四十六年（1618），因流传不广，现仅存孤本，因此，对其研究、探讨则更乏其人。笔者不揣浅陋，探讨一二，以就正于同道。

二、针灸学上的主要贡献

主要有系统阐发针灸学术之理、针、穴、法、治和补偏救弊、重倡针道两端。

（一）系统阐发针灸的学术

1. 阐理论，益后学

针灸学是中医学重要组成部分，离不开脏腑经络、营卫气血、阴阳五行等基础理论为指导。《黄帝内经》是系统总结这一理论的最早典籍，历代注家层出不尽，然而《吴注素问》却有不少独特见地。如他对《五脏生成篇》注五脏脉形决人生死时说："诊病之始，五决为纪，欲知其始，先建其母。解释为'始，得病之原也；建，立也；母，应时胃气也……谓之中和有胃气，土为万物之母，故谓之母也。……则知其病始于脾（胃），故曰欲知其始，先建其母。'"这与其"脾土不败者，如室之有基，虽……垣墙秃败，犹能建立。假令……脾败……不足以施针治也"的见解分不开。他把"母"解释为胃气，为后世医家所推崇。

2. 辨九针，明治要

《灵枢·九针十二原》中对古代九针有梗概性的记载，后世注家或沿袭照录，或叙述过繁，不明其要。限于篇幅，仅以镵针为例说明之。如《圣济总录》的九针论说："曰镵针法，谓五脏之应天者肺也，肺与皮毛合，取法于布针，去末半寸卒锐之，长一寸六分，以治热在头身也，经曰：病在皮肤无常处者，取以镵针。"后代的马莳、张志聪两位注家对《内经·注释》多有阐发赞评者，在《灵枢·九针十二原》篇中九针注释较上注多出40余字，显得有繁。吴昆在《吴注素问》一书之《遵经集》中之所注从直观入手，就针之形态、结构注释"长一寸六分，头大末锐"，从实践出发就其应用范围、主治病症则注释"令无深入而阳气出，主热在头身"。此乃全文之注，阅之，泾渭分明，一目了然。其余各针，咸当如此。

3. 定腧穴，求准确

对部分腧穴的定位，较前代之述更臻准确。如人中穴，在《黄帝内经》中无具体定位亦无所名，到晋魏皇甫谧《针灸甲乙经》中方有记载"水沟（人中）在鼻柱下人中"。嗣后的《千金方》《外台秘要》《针灸聚英》《针灸大成》咸沿袭《针灸甲乙经》中之所述。而吴昆则明确指出："在鼻柱下三分，口含水凸珠是穴。"笔者在实践中仿效其法以口含水和闭唇鼓气所"凸珠"处相近，其位于人中沟之上 1/3 与中 1/3 的交界处，现代临床取穴定位多在是处。如山东中医学院《针灸甲乙经》校释卷三"按语"："水沟在鼻柱下，人中沟的上三分之一与中三分之一交界处取之。"吴昆取穴还注重病体的动静配合，求及准确。如对腰俞一穴云"在二十一椎下间，患者昂首伏地，纵四体乃取其穴"，即取本穴动静相配，先令患者昂首伏地便于明确椎数，次令其纵四体以放松全身的肌肉组织，因腰俞穴在背阔肌、肌筋膜等重叠处，务必使之松弛方可便于进针行针，否则轻者妨碍操作，甚则将有意外之患。

4. 探手法，求虚实

在针刺手法方面，吴昆从实际的应用中，精辟地阐发了"烧山火"与"透天凉"理论，提出烧山火法"施之气血未败之夫则宜"，透天凉法"施之外邪致病者尤验"。值得提出的是，吴昆对前人所著赋中不切实用的词条词句，进行了恰如其分的批注和删减，如对"男子之气早在上而晚在下"一语则批评为"无根之言，不必拘此"等。

5. 重辨证，握得气

吴昆在针灸论治中，强调四诊合参，辨证论治，注重阴阳、寒热、虚实，突出候气、调气。如在卷四《旁通集》中即明确地指出"病态千端，必先阴阳""善针者，必察病人之形气色脉而后下针"，并结合针灸学术特点认为必须"问形在何经，察其寒热，虚实……在乎阴阳顺逆，补泻而已""而施针治"。施治紧紧抓住行针的"候气""调气"为特点，并对候气、调气总结出种种注意的要点，拳拳告诫为医施针应当密切掌握得气，要"守机""候气"，不可妄针以导致"乱气"，要"谨候气之所在而刺之……

病在阳分者，必候其气加在阳分乃刺之，病在阴分者，必候其气加在阴分乃刺之"。通过候气、调气，才能实现"刺虚者须其实，刺实者须其虚"，调和机体，协调阴阳，达到新的协调状态，并在候气、调气的过程中学会如何掌握"火候"，如何"见气"以行针，如何"定气""受气"才能达到最佳的刺激效应而又避免针刺之意外，如何"导气""取气""置气"以取得好的治疗效果。还提出了区别针下的"邪气""正气""不得气"等的要点，并依此来估计疗效的高低，判断预后的好坏，同时还择善阐述了运用前人的"迎随""疾徐""母子"等补泻手法，将临证实践中的自身感受述于笔端，这些宝贵的经验至今仍为医家所沿用和探讨。

（二）补偏救弊、重倡针道

对针灸药物的临证施用和疗效，古代医家同样在认识上有分歧，执术各有偏废，吴昆目击时弊、见地卓颖，为重倡针道进行了艰苦的努力。

1. 忧乏术，著书立说

正因为吴昆既有坚实的理论基础，又有丰富的临证经验，因此每易发现世医时弊，如对"郡邑之医以药为政者，九十其徒，以针灸为政者，百难一二"的揭示既慨然又大胆，感夫"予悯针失其传"而"旦暮奉行，悉心于《灵枢》《素问》诸砭针经皆时讨究……"经过30余载的苦心经营，实践中潜心探讨，在进针得气、补泻手法方面总结了前人所述的心得体会，终于实现了"志在公善于人"和"令世人精明针法"之夙愿，完成了《针方六集》这一巨著。

2. 针药并，疗效卓著

针药并重，这是吴昆之所以能每至之处皆声名籍籍、活人无数之馨誉发家至宝。吴昆以争当"良工"，执法"应针药并神"自勉。在其《针药短长》《针药所长》《上古用针曲尽其妙》《针药有序》等篇章中，精辟地分析了华夏疆域之广阔，世俗风情之迥异，四时物候之复杂；力倡为医者务必知针知药，固是良医，内外相扶，病正当愈，不能昧于针，而偏于药，不能固执一技，但守一法，以切身之感，阐述用针施灸皆独有其适应证。如"针有不难泻实"对"有穷年积岁，饮药无功者，一遇针家施治，危者立安，卧者立起，跛者立行"。又如"对败血富于经遂，结于诸络，血病于外者，必刺而去之""药不及而先"，此刀针之所长。但吴昆亦不偏废，谓"尪羸气弱者""败血积于肠，留于血室，血病于内者"，是"药之所长"。他多处缀墨"上……必两者通明而时出之，始为全技"，并屡赞"古昔良工，卒针药并神"。

3. 补偏弊，以明针道

吴昆就针药治病的理、法、方、术及禁忌等诸方阐述了针药除病虽法异而理同，不单是扬"古昔良工，皆针药两神"之善，而更主要的是其目击"郡邑之医……以针灸为政者，百难一二"的活生生现实，已隐存着"针失其传"之阴影，忧心"将日久衰没"，故日暮奉行、呕心沥血益30余载之积，著立于毫端，以励时医，以启后学，

"以明针道"，其所倡导针药并重之良苦用心，根本在于发扬针道。尽管吴昆在其所著中偶有对"圣朝"帝皇歌颂之辞及在阐发《黄帝内经》典籍之同时有多改经文等不足，但与其在医学上的建树，尤其是针灸学上的贡献相比，不过是白玉之小疵。

（本文承张缙、王克勤老师指导，俞慎初老师审阅）

第五节　陈修园对针灸理论的贡献

陈修园对针灸理论贡献主要有二，首排历代注家之异，阐"是动辄……是主所生病者"的经义。认为"不必先为是动，后及所生而病"，指出"本篇统论脏腑经气""病在三阴三阳之气"，可借人迎气口之脉而知其整体变化，"泻阴阳之盛，致谷气以补阴阳之虚"的经络脏腑气血整体论。次对复杂经穴定位，以胆经在头部穴位为例，精研揣度，返繁为简，概以歌赋，便于诵记。

一、阐发"是动……所生病者"经义

"是动……所生病者"一语出自《灵枢·经脉》，如"肺手太阴之脉……是动辄病……是主肺所生病者"以下凡记载十二经脉循行之后，咸有"是动辄……是主所生病者"之语，因此，它是关系针灸理论与实践相结合的重要一语，历代注家不乏一二，皆以"是动所生病者"简称之。由于与《黄帝内经》时代较接近的《难经·二十二难》首注了"经言是动者，气也；所生病者，血也。邪在气，气为是动；邪在血，血为所生病"，把"是动"释为"气也"，"所生病"释为"血也"，自此，一石激起千层浪，后代医家对该文之注则众说纷纭，见仁见智。如《难经集注》虞曰，是动"言反常之动也""脉动反常，故云有所生病"。《类经十四卷》认为是动病是"变常而为病"，所生病是"凡在五脏，则各言脏所生病，凡在六腑，则或言气，或言血，或脉或筋，或骨或津液"，此说既有脏腑，又有气血、经脉、筋骨、津液。《黄帝内经灵枢集注》则认为是动病为"病因于外"，所生病为"病因于内"，又扩大为病因之内外说。《难经经释》认为"是动诸病乃本经之病，所生之病。则以类推而旁及他经者"，又涉为本经与他经说，凡此等等，执论各异，莫衷一是。而陈修园在其《灵素集注节要·卷二》中注："先为是动，后及所生，是动病，病在三阴三阳之气，而动见于人迎气口，病在气而不在经，故曰盛则泻之，虚则补之，不盛不虚以经取之，谓阴阳之气偏盛……以泻阴阳之盛，致谷气以补阴阳之虚，此取皮腠之气分而不及乎经也，如阴阳之气不盛不虚，而经脉不和者，则当取之于经也；所生者，谓十二经脉乃脏腑之所生，脏腑之病，外见于经证也。凡病有因于外者，有因于内者，有因于外而及于内者，有因于内而及于外者，有外内之兼病者，本篇统论脏腑经气……曰是动，曰所生。治病者当随其所见之证，以别外内之因，又不必先为是动后及所生而病证之毕具也。"此论优点有三。

人体十二经脉内属脏腑，外连肢节，沟通内外，贯穿上下，起着运行气血，濡养全身，协调内外脏腑阴阳气血的作用，假如三阴三阳经气变动，可以从人迎气口反映出来，即候人迎气口之脉而知其整体的变化，也就是"是动……，是主……所生病者"，出现一系列可测知的临床症状，而"不在经的偏说"，此乃其一。

由于十二经脉与五脏六腑有相属络的表里关系，因此，引起经气变动的原因有外因，有内因，有内外相兼，有外及于内，有内应于外，都是在经络内连脏腑，外络肢节，贯通上下，如环无端的循行运转，一旦经气变动发病时，阴阳表里内外皆相应之，只是轻重不一，或偏内，或偏外，或经络证多，或脏腑证著，而无需也无法区别"邪在气，气为是动；邪在血，血为所生病"。假如按此说能成立，那么《灵枢·经脉》之"肾足少阴之脉"条下载有"是动辄病……面如漆柴，咳唾则有血……目如无所见……是主肾所生病者，口热舌干，咽肿上气，嗌干及痛，烦心心痛，黄疸肠澼，脊股内后廉痛，痿厥嗜卧，足下热而痛"所出现气血病机与"是动……所生病者"正好相反。"心主手厥阴心包络之脉"条下也载有类似情况，"是动辄病手心热，臂肘挛急，腋肿……"的"热"而"挛急"，但也难以用气病而能自圆其说。因此还是陈修园所云"本篇统论脏腑经气……曰是动，曰所生。治病者当随其所见之证，以别内外之因"为是。此乃其二。

其三，由于病在三阴三阳之气，所以才能通过"不在经"的未病经脉反映于人迎气口，方知虚实盛衰而决定"盛则泻之，虚则补之，不盛不虚，以经取之"的治疗原则。

二、化繁为简，析经穴便于习诵

足少阳胆经为全身十二经脉循行路线中最复杂、腧穴最多的一条经脉。陈修园知难，尤其经在头部循行所过的 20 个穴位，定位颇为费事，又难于寻出特殊标志。历代有关著作，或有其图，或载其文，但按穴论穴的多，并无归纳综述其分布特点，如《针灸甲乙经》《千金方》《圣济总录》《针灸大成》咸是相袭。而陈修园在"足少阳胆经分寸歌"一节中，将头部 20 个穴位按其经脉与头部循行所过，总结归纳为"三析"，并赋歌于后，歌曰："一瞳子髎二听会，三主人兮颔厌四，五悬颅兮六悬厘，第七数兮曲鬓随，八率谷兮九天冲，十浮白兮穴从，十一窍阴来相继，十二完骨一析终，又自十三本神始，十四阳白二析随，十五临泣目下穴，十六目窗之穴宜，十七正荣十八灵，十九脑户廿风池，依次细心量取之。"归纳特点其有二：一是以经脉循行线路点出穴位所在，按其循行自然分段；二是既有经脉三析，又有穴位二十，比邻相接为歌，便于记诵。非精研揣度者所难成。

三、释穴名精辟入微

陈修园在《灵素集注节要》与《医学三字经》中对腧穴名释虽不多，但所及者，可谓凤毛麟角，持论甚为精辟入微。如虚里一穴，出于《素问·平人气象论》中："胃之大络，名曰虚里，贯膈络肺，出于左乳下，其动应衣，脉宗气也。"历代医家皆有注释。如杨上善注："虚里，城邑居处也，此胃大络，乃是五脏六腑所禀居处，故曰虚里。"《类经·十五别络病刺》注："足阳明之别名曰丰隆，而平人气象论复有胃之大络，名曰虚里，然则诸经之络惟一，而脾胃之络各二，盖以脾胃为脏腑之本而十二经皆以受气者也。"陈修园注曰："此言五脏之脉，资生于胃，而胃气通于五脏，乃宗气也。

宗气者，胃府水谷之所生，积于胸中……行于十二经经隧之中，为脏腑经脉之宗……胃之大络贯膈络肺，出于左乳下而动应衣者，乃胃府宗气之所出，此脉以候宗气者也。"又如对人中一穴释注："人之鼻下口上水沟穴，一名人中，取人身居乎天地中之义也，天气通于鼻，地气通于口，天食人以五气，鼻受之，地食人以五味，口受之，穴居其中，故曰人中。"陈修园之注，甚为精辟，不能不令人有"观止"之叹。

第六节　陈修园针灸临床特点

陈修园为清代名医，学识渊博，治验丰富，他在针灸临床方面的特点反映在《灵枢集注节要》等资料中。今略析如下。

一、急救痧证，擅用刺络法

刺络放血法始于《黄帝内经》，然以治疗内科杂病为主，如《素问》的"刺疟论""刺腰痛"及《灵枢》的"厥病""癫狂"等。金元时的张子和就是遵《黄帝内经》遗训，善用刺络放血而卓然成家。陈修园又以外邪暴戾之气侵袭所致的急症痧证，擅用刺络放血法收取捷效见著。在"急救异痧奇方"中共列54种痧证，而用刺络放血者竟达31证之多，占了3/5。如"珍珠痧，其病身上起泡似珍珠形，用针刺破出血即愈""老鼠痧，其形黑唇紫旺痛，咽喉痛，或胸膈膨胀，发鬃角眉心，各挑一针见血即愈""鹊子痧，其形胸背肿痛，小腹饱胀，口渴身热，见食即呕，心中烦跳，对急症重证，挑两大腿皱褶见血一针即好"，皆为在当时医疗条件下，对诸多急症，其中大多病症属今之热性季节性疾病、温病、传染性疾病范畴，采用刺络放血而取显效的。又如"羝羊痧，其形胀满似困似睡，眼闭身转，呼唤俱疼痛，尾巴骨上挑二针见血即愈""狐狸痧，其形颈疼，干呕不思饮食，头仰浑身出汗，张口胡言，针挑咽喉前后心窝见血即愈"等，都是单纯用针刺有关穴位放血治疗而立见疗效的。笔者于1989年冬治疗一名22岁的男性患者，其双下肢丹毒，皮肤大片紫斑渗液，边周脱屑，浅感觉减退已3年，采用刺络放血法，3次基本痊愈。

二、放血为主，多法结合

陈修园对急症痧证的治疗以放血法为主为先，结合其他方法，取得速效。如"鸦痧狗痧二证同治，其症头疼，头沉，头麻，眼黑，恶心发搐，指甲青后遍身青，上吐下泻不能言语，小腹疼痛，不急治则死。牙关不闭则已，若闭急用箸撬令病者卷舌，视之舌根下或有红黄黑等泡，急用针刺破出血，雄黄灸之即愈。如不愈，再以松皮猪牙皂、石竹花子煎汤灌之。盖被出汗，忌风，忌米汤三日"。陈修园对这一危重病证既行刺络放血，又施外敷药物使之吸收，还用汤药灌服，视病程发展不同，治法随异，多法结合，取得良效。如"蛇痧，其形乱滚肚胀痛，治法先挑肚脐三针，次挑顶门一针，左右脚心各一针，用烟油拭之即愈""蜈蚣痧，得病头出冷汗，拥心吐黄水、细看脊骨两旁有紫筋，用针刺，雄黄灸之"。治验连篇、不胜枚举，足见陈修园对急症重证的治疗善于权衡标本缓急、采用先针后药，多法结合，以求速效。1976年8月，笔者带学生下安溪实践，治疗了一名产后阳明腑实热盛、逆传心包，症见抽搐神昏的患者，先用针刺放血以止痉，后根据四诊合参用中药增液承气汤加减，荡涤阳明腑结，一次而愈。

三、经重督任，穴贵于专

陈修园的另一针灸临床特点是四诊合参，审证重于病机，选经取穴重在阴阳两纲，督任二脉，调整阴阳之海，对取穴尤为精简，大都取1~2穴。在所列的百余证中，仅单穴施治就有42个病证。如"凡中风，头风，风痫，角弓反张，急前失后，气绝脱肛，目泪耳聋，针百会穴"，百会穴系十四经脉阴阳气血循环人身中轴前后，统阴阳之纲，诸阳之会。又如"凡喉啥喉风，哮喘气逆，肺痈咯血，喉中有声，针天突"，天突穴系肺经气门之关口，心肺吐故纳新交换之门户。以上诸证，皆属督脉气血升降布散功能遭受严重损伤逆乱见症，陈修园精选诸阳之会的百会穴，颜面眼鼻阳明多气多血布散所在，以及位于咽喉呼浊纳清门户的天突穴，皆属督脉经气相贯流注所在的要穴，以调其诸阳之海经气，取得一穴治多疾的功用；又如在"用针法"中载"腹疼痛，惊悸痰疾，伏梁气蛊，状如覆盆，黄疸积块，热病腹鸣，饮食不化，虚劳时证，血疾风痛等证，针上脘""凡翻胃吐食，心下胀满，状如伏梁，伤寒，饮水不进，赤白痢，面色萎黄，正膈，针中脘"。男女泌尿生殖系统病取关元、中极穴，"凡男子遗精白浊，脐下冷痛，小便痛涩，遗溲溺血；妇人赤白带下，经水不调，胞门闭塞，胎漏下血，产后恶露不止，针灸之"。以上诸证取穴，皆属诸阴之海任脉上的要穴。篇中40余证咸以调治经脉气血阴阳之海的任督二脉为主。正如《灵枢·根结》曰："用针之要，在于知调阴与阳，调阴与阳，精气乃光，合形与气，使神内藏。"则病可除矣。

四、沉疴痼疾，背俞太乙兼施

陈修园对急症痧疾擅以单穴放血以求捷效，而对沉疴痼疾，则从背俞穴兼以太乙神针缓统脏腑阴阳经络气血，渐得康复。如在《太乙神针》篇中载有"凡腰胯脊痛不能俯仰，足痹不仁，妇人脉枯闭，针腰俞""凡骨蒸腹胀肠鸣翻胃呕吐，小儿羸瘦，针胃俞"。以上所列治验，皆为脏腑气血输注于背俞特定腧穴，针刺艾灸治疗能振奋五脏六腑气血功能，尤为痨瘵、喘咳、臌膈、顽麻痹阻和小儿羸瘦，古籍记载称医之所畏之证。陈修园取穴以脏腑经气所流注背部足太阳膀胱经上的背俞穴为主，主治五脏六腑阴阳气血偏颇，兼以太乙神针，"一手针悬起离布半寸许，药气自隔布透入，一手针实按布上，药气更易透入"（《太乙神针卷四》），使"药气温暖半刻许，已直透病奥，顿觉肌腠筋络之间氤氲畅达"（《太乙神针卷四》）。陈修园以背俞这一特定穴主治为基础，借助太乙神针中药物气味温散透达病所的作用，振奋脏腑经络经气，缓收脏腑阴阳气机渐趋康复之功，急则治标，缓则治本，这又是陈修园运用五脏六腑背俞穴治疗疑难顽疾的重要经验，亦是当今中医针灸临床治疗脏腑气血失调的内科疾病，遵循脏腑俞募配穴重要经验之一。笔者对慢性支气管炎、哮喘、慢性胃炎、浅表性萎缩性胃炎、小儿疳热、妇科月经不调或紊乱、卵巢功能早衰、糖尿病、类风湿关节炎等大都仿效此法取背俞穴加用太乙温灸，取效较著。

第七节 试论福建省针灸临床研究现状与对策

针灸这门既古老而又崭新的临床学科，近几年来有了长足的发展，这主要表现在运用现代科学手段、方法探讨古老的经络理论，利用现代医学的基础理论来寻找针灸治疗与西医的结合点，特别是针灸教育体制被教育部正式列为中医院校独立学科，并与中医基础学科、中医临床学科成为系级或学院中二级院系体制以后，成为该学科发展的必然。但是从福建省发展的趋势与社会实际需要来看，这仅仅是该学科发展的初级阶段，对许多基本的问题，还谈不上有所知，或仅知其一二。如古代针刺补泻手法与现代物理学所说的刺激量与质究竟存在着什么内在效应，关系如何，利用相同频率电针对同一种疾病在四诊合参下的体质、分型、年龄组基本平衡状态时，产生的效应却无法取得与实验统计学相符合的结果，甚至刺激量有着显著的差异；子午流注针法与时间医学之间的关系；腧穴的相对特异性等，这些都是至今尚未弄清的未知数。然而正因为其处于初级阶段，所以寄希望于不断探讨之中。申报有关的课题进行研讨，这是应该的，也是非常必要而迫切的。但几年来的实践，似乎给我们提示了这么一个值得重视的问题，就是从几千年临床实践中总结出来的针灸医学，在研究、探讨、发展它时，却往往忽视了其实践性这一至关重要的特点，理论探讨得多，实际验证、重复得少，也就是说在验证、重复前贤的理论和经验是如何形成、其作用机理如何、临床可靠性如何时，或许能发现捕捉住瞬息的特异性、闪光点，这是针灸临床研究中的基本素质。但似乎是急于求成，主观意识渗透得多，先人前贤的工作经验参考得少，客观认真研究、讨论认识的少，只做了一些表面工作，或在讨论中，一旦个人认识、意见一时不能统一时，则不明其要的放弃。尤其对一些难度较大的课题，只进行了初步而简单的观察，就以为能轻易在理性上得到"升华"，试图能总结出突破性的结论来，并当成课题的总结论，望其为局内外专家学者所认可，加以重视。这是针灸临床研究中的缺陷。假如其总结确有合理的内核，却未加以去粗取精、去伪存真的深入研究、重复验证，就匆忙"卖青苗"，常在手术讨论会中，对某项研究论文加以分析、讨论，有的功亏一篑，有的通过参考附录文献，发现"墙内开花，墙外结果"，不禁令人惋惜、叹失。因此国内学术界有些专家把它喻为"卖青苗"，本不该过早暴露的结果，由于过早暴露而让别人不费成本地或稍加修润则事半功倍，取得很有价值的成果，自己身为原创者却只好放弃，改弦易辙，另图他题。凡此等等，笔者想就现状中所见，为针灸如何在成功的基础上前进一步，略谈一点浅论，试图抛砖引玉。

一、针灸学科的生命力在于实践

（一）在实践中传承先有的宝贵经验

针灸是一门用于临床防治疾病的学科，有几千年的实践发展史，前辈们是从长期实践中总结出的十四经脉、奇经八脉系统的经络理论，三百六十五腧穴主治功能作用，近百种的针法灸法，以及治疗原则和丰富的临床经验，弥足珍贵。针灸之所以有今天，其生命力就是源于实践。我们所做的首先要将老祖宗已经在古籍里留给我们的中医药宝库保护好、继承好、发掘好，明白哪些是成功的宝贵经验，是中医药的瑰宝，使之与现代化健康理念相融相通，服务于人民。因此，要提高、发展针灸这一学科，在实践中探讨、研究仍是不可或缺的条件之一，应从各种疾病治疗中提高其疗效，探索其规律。做实实在在的、古为今用的研究工作，对一个疾病、一个症状或一个穴位加以研究，例如，手阳明大肠经之合谷穴，明代针灸名家杨继洲所编著的《针灸大成》中记载有"面口合谷收"，也就是合谷此穴对头面口腔诸种疾病或症状，选用合谷穴治疗有可靠效果的总结记载。那么有了这么一句名言的总结，我们就可先传承，在理论文献上探讨其除了能治疗这类疾病并加以保护验证之外，还有研究合谷穴之所以能治疗面口部结构组织产生的疾病或症状的原因。首先，合谷穴属于手阳明经，在虎口，手背第二掌骨桡侧中点处是穴，这就是从查找文献来定课题。其次，再通过文献查选面部那些既常见又多发病症是值得研究探讨的，定了穴位、选好病种，选这病种在现代生活里常见又易诊易定的，如"口眼歪斜"的面瘫来进行验证。治疗使用针刺为手段，针具选统一的质材、规格、粗细等；再确定针刺操作熟练的针灸医师进行施术，还得研究探讨用哪种针刺补泻手法等。这样就可以基本确定课题，主题已定，还要诸同行专家给予把关、审议，要计划选择好实践的实验场所，确定病种的纳入条件，计划选用多少标本，如何选择对照组及应用哪一种统计学方法，计划在多长时间内能完成预期的实验结果，可能一年半载，甚至三年五载。同时一个课题接着一个课题，还可以不断扩大，只要基础建立起来，根底扎实，中医针灸的研究将随着时光流逝不断更新。

（二）在传承中创新发展

正如上述所讨论，在传承中取得巩固前贤的宝贵经验，建立稳定的临床研究的基地场所，建立少数几所具有一定规范层次的等级实验室，培养一批懂得中医针灸科研的实验室工作人员及默默无闻、专心一志为研究而奉献的高素质研究人才。还要有计划、有组织地于临床实践中结成团队通力协作，在课题研究实施中，坚持使用科学的思路方法、手段，在完成每一个细节的过程中，都能以科学客观的严谨思路与方法完成好实验目标，总结出能经得起实践检验，概念明确，分期（或分型）能准确体现各项指标客观真实性，在治疗方法与疗效上经得起重复、可借鉴、可信度高的规律性东西来。如癫痫病，该病症在《黄帝内经》中有多处散在记载，其病名有"癫疾""痫证""厥气""癫厥""痫"等，某些章节还有专论，而且所记载的证候也相差太远，本应作为明确诊断的主要证候或体征，却不能阐明该病概念的本质与特征，因此历代对其治疗原则、治疗方法也各有千秋，无法从脏腑理论与经络辩证分析出源于临床，但又较为客观、统一的方案来，规范地归纳分析疗效差异也难以客观统一，初成方案经不住重复考验。如从其分型（或分期）而言，《灵枢·癫狂》一篇中就有"骨癫""筋癫""脉癫"，显不出其分类的特征等表现，治疗所用选穴处方，在临床处于可信好奇，要选取其文中所记载的位于腕踝之端的五输穴，初试则患者难以接受。且上述的"癫狂"病名如"骨癫""筋癫""脉癫"是该病名之后的分期或分型，与今之临床所遭遇诊治的实际表现难以相符。因此，医学实验的研究，不单是就临床某一疾病进行实实在在的规范研究，为了阐明该疾病病理表现的某一阶段或某一症状是否有疗效，要先从实验室中制造或利用动物模型培育出与人体疾病某一特征或某一症状，甚至证型相似的模型来先予研究、探索。如《黄帝内经》中记载"癫痫""癫厥""癫狂"等病名虽然都冠有"癫"字在前，临床中今"癫"疾的表现也错综复杂，则难以统一。因此，首要的是只能找出一个突破点，严格地制订实验模型，先行先试，有关疾病的症状、证型模型就是科研的首要阶段。如 1985 年出版的《针灸治疗学》将"癫痫"这一疾病按中医分为虚实两型，这与临床实际的表现和近几年来国内多家杂志（包括中西医杂志）的报告出入较大，能否广泛用来指导癫痫临床的诊断、治疗，对这本全国统一教材来讲，还有值得研究推敲之必要。尤其癫痫危候的持续状态，其所用穴位能否对因缺氧而导致的脑水肿、颅内压升高所导致的威胁着呼吸心跳等生命活动的危候表现起良性的逆转作用，临床研究实践尚未肯定地给予回答，教材中也根本未提到，这样将会给学生造成对本病的发生、发展及治疗转归有不完整的感觉，甚至无可奈何的不良感受。本病研究的首要节点，是在于运用中医针灸为治疗方法，首要研究是否一针或一方药能根本解除该疾病对呼吸心跳的威胁，那么则可谓先留人后治病，使中医针灸对"癫""狂""痫"证不论哪一型、哪一病的研究治疗都有底气，研究将有可靠的后盾，可以认为将改变医学对该病的发生、发展、转归、结果的认知，在原有基础上创新发展。因此，这些古籍所留下的理论尚需从实际中检验，并在取得可靠疗效的基础上加以完善，以成系统，才可谓之为规律或真理，其不衰之生命力也在于此。

二、临床研究应持久深入

　　针灸治病，是运用针刺、艾灸刺激人体腧穴治疗疾病的。因此对其规律的探索和本质的阐明，如同发现某一新药对其疾病的疗效评定一样，应以医学科学研究的思路与方法来指导和应用。确定规范的方案，应当从其阐明作用机制、使用方法、疗效判定等方面进行系统、深入细致的研究、探讨，设计出可行进展流程，不但要总结其对局部的作用，而且要总结其对全身的效应；对中医中药、针灸而言，不但要探讨其春夏的疗效，而且要探讨其秋冬的疗效；不但要掌握其近期的作用效应，而且要随访其远期的稳定效果或其他的反应。也就是不但要知其一，而且要知其二，以至知其全过程，即所谓知其然，还要知其所以然。这就要求临床研究要深入、严密、细致，并持之以恒，要达到真正总结出一整套经得起验证、重复且完全适合病情发生、发展、转归的具有客观规律的理、法、方、穴来，让后世临床可以在多方面、多地点、东西南北中多区域、多层次，集中大样本的，只要是中医针灸应用所总结的理、法、方、穴、操作技术都能被证实且能重复得到结果，甚至有超过的，这才是医学研究的客观性、疗效肯定的规律性，也称之为有所发展。切忌被初期的"闪光点"所满足，而匆忙"卖青苗"。

依据实际条件，主题要符合实际。近些年来有一种现象：选题时，申报没有考虑已有条件，接手当年科管部门所出的选题投标指南，被其标题所吸引，看似可行，着眼于其中课题，忙于花时间准备自我查新，积累相关资料，没有充分估计现有的设备条件，以及以往或年度课题进度完成情况、时间可否保证，有的甚至当年课题还没有完成，或尚未完成相关进度，重要关节需要组织进行评估论证，就又贪急于报研究方向不同的难题。年年选题攻关，搞得不亦乐乎，所做出的文章大部分处于初期表象上资料积累的工作。所耗的时间精力不少，可其成果不见报，不刊登，学术交流会上也见不到。当科研主管部门检查主研者有几个课题在进行、进展如何、各项运转顺利与否时，其因所具备设施条件不充分，进展层次叠杂重复，文章概念不清，出现许多模糊概念，或无可奉告的情况。像这样不能在确定选题的基础上，坚持于一定目标并作深入持久的研究、探讨，是不可能获得预期结果的。有些哪怕是一个小小的题目，要想真正总结出子丑寅卯，不仅一个人一辈子的献身不够，甚至还要几代人，或几个学科部门通力合作，不懈努力，即使这样，也还不敢保证能取得肯定的结果。由此可见，指导针灸临床研究工作的思路和方法是何其重要的。

三、专题研究，必须运用科学的方法

国内一些针灸科研起步较早的省市研究单位，在进行针灸的临床研究时，按其所探讨的专题，遵循医学科学方法，设计、实施使每一个阶段都有明确的目标，使每一个步骤都有清晰的路线，条件充分，人员责任心强，因此，即使在执行中碰到困难也易于发现，及时克服，最终取得结果。福建省除经络研究能处于国内领先地位之外，在临床研究方面还较薄弱，每次大会拿不出有一定分量的文章来，这主要是还没有或还没完全很好地运用现代科学的思路来进一步论证选题，还没有结合现代手段、设备，认真探索、分析、总结出真正反映客观事物规律的东西，因而得不到学术界的重视与认可。但是也有个别单位或个人，已经在运用科学的方法方面崭露了头角，只要不懈地努力，定能达到希望的彼岸。在现有客观条件中，遵循科学的研究方法与思路，就能在原有的基础上更上一层楼。就针灸临床研究而言，对实践中所要研究的问题，先了解、掌握最新的学术动态、情报资料，进一步探索查证，确定所要解决的问题；再把技术路线、阶段目标、仪器设备、检验指标、分组对照、数理统计等设想排列清楚；然后填好标书，让同行专家审阅，并提出意见；最后将所需经费匡算后正式申报。新疗法如何与最有效的方法对照，分组的随机性，观察资料的完整性、可靠性，疗效判定指标的权威性、客观性等，都应当遵循科学研究的步骤进行。从当前的临床课题来看，应当强调的是研究对象（即样本）的分组对照。专家们在评审中非常重视这一步骤，甚至有些学者认为：在医学研究中，假如没有严格的设计、随机分组对照或同体前后对照，无论论文总结其疗效多高，结果判定指标权威性不够，都谈不上科学性、客观性，都将不会被承认。近几年来，对缺乏随机对照结果的论文并非不重视，但多数仅总结疗效的百分比率，缺少组间统计学处理。凡此等等，这里是强调应加以重视，但也可能矫枉过正，并非全盘否认都没有好文章。因此首先在给予充分重视之同时，必须组织这方面的专家多加以指导，必要时也可办些专门的理论班，在实践中指导，提高我们队伍的研究能力，从而更进一步地提高针灸临床疗效和科研水平。

综上所述，针灸临床研究思路模式，遵循现代自然科学研究的方法，临床遵循医学科学研究的思路与方法，在借鉴、运用中发展，才能提高完善。中医针灸是走前人没有走过的特殊过程，应当重视其特殊性，许多方法、原理都有待进一步地在实践中共同探讨，加以规范，形成共识，使我们的研究模板更具有科学性，既达到研究的目的要求，又能利于疾病的治疗，解除该病所带来的痛苦，还能在实践中，总结出有效的实施方案、技术，使之一代代传承下去，在传承中创新，在创新中发展。当有更先进的理论或方法时，有必要借鉴，直接采用先进、科学的研究方法，尽快地研究总结这一古老医学科学，为人类的健康发挥更大的作用。

第八节 中华人民共和国成立 45 年来
福建省针灸学术发展概况

在党的中医政策指引下，各级政府都非常重视针灸工作者的辛勤努力。中华人民共和国成立 45 年来，福建省针灸事业从小到大，力量从弱到强。如今遍布全省各地的中医院及部分综合性医院设立了针灸科，针灸从业人员队伍越来越大。福建省各高校自己培养了一大批针灸专业人才，遍布于全省各地的医疗、科研和教学单位。尤其是福建省针灸学会成立以来，积极开展学术活动，培训提高针灸临床技能及研究水平，以提高临床医师的治疗水平，促进针灸事业的发展，在学术研究方面也取得了显著的成绩。现归纳以下几点。

一、经络研究

经络学说是中医基础理论的重要组成部分。早在西汉时就有《足臂十一脉灸经》和《阴阳十脉灸经》，《黄帝内经》则有更详细的专篇记载了十二经脉的循行、主病及治疗原则。几千年来成为中医药学基础理论主要组成部分。

经络的研究实质是涉及人体机能调节机理的一个重大理论课题。卫生部于 1964 年确定福建省为全国经络研究的五个基地之一。福建省中医药研究所、福建省人民医院等单位从 20 世纪 60 年代初期即对古典经络学说进行探索。经络研究小组对该课题的研究做了大量的工作，取得了一定的成绩，撰写了《经络现象及其实质问题的初步观察与探讨》《跃进型经络测定器对 1103 名健康青年人十二经原穴平均值的观察》《跃进型经络测定器对 397 例肺结核患者十二经原穴测定的观察》等研究成果。自 1972 年开始，把经络现象作为探讨经络实质的入门向导，从把握现象开始，逐步深入到实质，并在实践中逐步形成了"肯定现象、掌握规律、提高疗效、阐明本质"的思路。这一思路得到国内经络研究学者的充分肯定，推动了经络研究工作的发展。该研究所到 20 世纪 80 年代中期获得了以下研究结果：①证明了循经感传是普遍存在于人群之中的一种正常机能现象，通过激发，它可在大多数人身上显现出来。②对循经感传的一些主要特征进行了深入的研究，并发现了循经感传和所伴随的针刺效应可被机械压迫和局部冷冻等因素所阻滞，温度对循经感传有显著影响等事实。③记录到感传过程中循经出现的一些机能反应，发现了感传显著者的针刺镇痛还是有循经分布的特点。④通过对痛症、青少年近视、胃下垂和冠心病的观察，证明了循经感传与针刺的临床疗效有密切的关系，激发感传，促进气至病所，可以进一步提高针刺疗效。⑤对经络循行路线的客观检测进行了探讨，以针刺反应为指标，阻滞感传为手段，首次客观地描记出针刺时在体表出现的经络轨迹。⑥对循经感传的机理进行了探讨。这些结果客观地证实了人体的体表确可观察到某种与中国传统医学古典经络路线一致的机能轨迹，发现了人体机能调节过程中存在着某种循经的特征。这一阶段研究共发表40多篇学术论文，为继承发扬祖国医学遗产，开拓我国经络研究的道路，保持我国经络研究在国际上的领先地位做出了积极的贡献。该研究成果获得了1978年全国科学大会的表彰。

继20世纪80年代之后，福建省经络研究承担了国家"七五"攻关研究专题和国家中医药管理局有关经络研究的课题，由负责经络研究攻关课题的胡翔龙、吴宝华等专家和有关省、市级数家医院的针灸医生协作攻关，经过课题组全体研究者的共同努力，建立了一套新的研究方法，使经络研究取得了明显进展，上了新台阶。主要成果有：①证明皮肤低阻点的分布基本上是循经的。皮肤阻抗可以作为检测经络路线的客观指标应用于经络研究。并对皮肤电位的检测技术作了改进，观察到经点上的测试点电位高于经外的对照点，皮肤电位作为一种客观指标有希望应用于经络路线的检测。②建立了以压迫阻滞针效定位的方法测试，针刺时体表出现的经络轨迹，为客观检测经络路线提供了一个新途径。③在循经感传形成机理的研究方面，通过一系列的实验分析，获得了感传过程中存在某种外周实质性过程（或称"外周激发动因"）的初步证据，并提出了"以外周循经过程为主导的外周中枢统一论"的假说。为进一步阐明循经感传形成机理、探讨经络实质提供了客观依据，为今后的研究指出了一个方向。

二、临床研究

45年来，针灸临床研究取得了迅速发展，治疗病种不断扩大，涉及人体多系统。丰富了治疗方法，并积极开展了专题专病协作攻关，疗效不断提高，还阐述了部分治病机理。1954年福建省人民医院首先设立针灸科，随之福州、漳州、泉州、厦门、龙岩等地市医院也陆续成立针灸科。针灸疗法取得了迅速发展，广泛用于治疗各科疾病，如痢疾、胆道蛔虫病、咳嗽、哮喘、胃痛、腹泻、便秘、呕吐、呃逆、胆囊炎、胆石症、腹痛、腰痛、头痛、失眠、痹证、心悸、中风后遗症、三叉神经痛、面神经炎、神经衰弱、多发性神经炎、不育症、不孕症、阳痿、阑尾炎、疔疮疖肿痛、小儿遗尿、小儿麻痹后遗症、疳积、硬皮病、痛经、月经不调、纠正胎位、眼结膜炎、电光性眼炎、鼻衄等100多种病症，疗效显著。据1992年12月不完全统计，针灸治疗病种在原基础上扩大到脑神经系统、呼吸系统、消化系统、血液病、男性生殖系统、传染病等。针灸治疗聋哑始于1955年，1956年在福建省各医院普遍开展，至1964年6月统计治疗了1000多例，治疗后患者听力有不同程度的提高，部分患者恢复了听力，并能简单对话。20世纪90年代后期，福建省针灸学会在原福建省卫生厅相关部门的领导下，学会带头人组织回顾了福建省针灸治疗特点，确定了10余个疗效较好的常见多发病作为专科专病进行研治，现归纳如下。

（1）近年来，福建省对三伏灸治疗哮喘病进行了大样本、多中心对照研究。遵循循证医学设计，保证基线资料如发病年龄、时症、证候等的一致性，有统一方案、统一处方，并进行统计学设计，推动临床迅速发展，疗效明显。如漳州市芗城区和泉州市中医院在20世纪60年代应用老中医的验方背部肺俞等穴化脓灸，随后，福建中医学院运用三伏日灸贴麝香哮喘膏治疗本病收到较好疗效。由于方法不断改进，疗效进一步提高，部分研究单位对治疗机理作了初步探讨。如1985年福建中医学院针灸教研室在改进麝香哮喘膏处方的基础上，在福建省中医药研究院（现为福建省中医药科学院）有关专家协助下，结合免疫学、肺功能等多项指标检测，以探索愈病机理，治疗病例达千余例，对其中600余例随访1年，远期疗效满意。福建省人民医院针灸科从治疗的3000余例患者中，对99例进行有瘢痕灸与无瘢痕灸的3年疗效随访观察，经统计学处理，有显著性差异，总有效率达81.89%，并揭示了瘢痕灸局部留下的永久性机体刺激灶将对机体产生缓慢而持续的良性刺激作用，促进机体产生相应的抗病能力，调整机体免疫功能，降低抗体的过敏状态的愈病机理。福州市中医院及漳州、宁德、仙游、建瓯、永春、光泽、浦城等地区的医院对哮喘的治疗病例多，方法独特，总有效率达92%以上，为以后协作攻关本病提供了初步理论依据。福建省第二人民医院针灸科在三伏日灸贴收效的基础上，根据对应季节气候特点，对"三九灸""秋分灸""冬至灸"治疗本病进行探讨。永春中医院结合子午流注纳子法取穴，天灸哮喘也取得了较好的疗效。1990年福建省针灸学会组织省地（市）县医院，以地区为单位开展哮喘专病普治大协作攻关课题组，举办学习班，按统一标准、同一规范进行临床研治，据不完全统计，至1992年，治疗病例已愈万例以上，治疗效果进一步提高，尤其青少年患者治愈率更高，有不少病例已经数年，甚至10余年未发，基本达到控制或根治治疗范围。现这项工作已从中小城市，扩大推广到老、少、边、岛地区，培训和锻炼了一支骨干队伍，遍布全省各地，为广大人民群众提供了方便。如龙岩、三明、永安、建瓯、邵武、建宁、福鼎、福安、平潭等边远地区都相继积极开展了这项工作。与此同时，愈病机理也得到了进一步的揭示和阐述。实践证明，开展专病专题，组织力量协作研究，对危害人民群众身体健康较大的常见病、多发病进行有效防治，是当前值得推广的好办法。

（2）胆石症针灸的治疗，在20世纪60年代以前报道较少，自20世纪70年代以来，福建省地（市）县各医院相继开展针灸加电针配合中药和耳穴贴压法治疗胆石症取得明显疗效，排石率达68.3%~83.6%，排净率25.0%~31.9%不等。福建中医学院针灸教研室于1977年所做课题：针刺+排石汤观察急性胆石症总攻疗法临床研究，对小样本病例难排石的病因作了初步的探讨，为后续针灸排石提供了个体体质、年龄、结石部位、结石大小等数据，改善了胆结石急性临床症状，为排石周期总结了实施规范，为全省各地、市级针灸临床提供了参考。20世纪90年代以来，福建省直机关医院和泉州市中医院针灸科用耳穴贴压法治疗胆石症，取得了较满意的疗效。目前该病症也

俞昌德 论医传承集

被福建省针灸学会列为协作攻关课题，由福建省直机关医院和泉州市中医院针灸科牵头负责进行更深层的研究。

（3）福建省各医院均有开展不育症临床研究，并陆续报道有数十例乃至数百例的临床治疗总结。如福建省立医院，尤溪地区医院，泉州市中医院，福建中医学院针推系，惠安、霞浦、云霄等县医院均有临床总结报道，其选经取穴均以任、督脉为主，配合太阳膀胱经腧穴，集中于腰骶与少腹部，以上选取的经络腧穴与十二经脉气血循环流注有关系外，与冲、任、督、带、奇经八脉均关系密切，其功能作用在现代临床研究中与成人的生殖泌尿功能健康密切相关，能促进男性生殖器官的生长发育及对性激素、生殖细胞功能健康旺盛起正向作用。常用穴有曲骨、关元、大赫、中极、气海、肾俞、腰阳关、命门、八髎、三阴交等穴。福建省立医院梁氏对不育症中的精虫数目不足、活动力减弱、精虫形态异常等按中医辨证分为肾阳虚证、肾阴虚证两型。肾阳虚证取穴曲骨、大赫、三阴交、次髎、下髎、神门、内关穴，先用针后隔姜灸。结果提示：本疗法可使病人原来处于低水平的人绒毛膜促性腺激素（hCG）、睾酮（T）、17-羟类固醇（17-OHCS），17-酮类固醇（17-KS）或其代谢产物的含量得以提高并恢复正常，说明针刺加隔姜灸治疗精虫异常症是通过调整改善下丘脑-垂体肾上腺-性腺轴的功能而达到治疗的目的。黄老授徒应用针刺对本病治疗分型：①肾阳虚用五子衍宗丸合赞育丹加减。②肾阴虚用六味地黄丸加菟丝子、覆盆子、女贞子、枸杞子、桑椹、何首乌。③脾肾阳虚用五子衍宗丸加党参、黄芪、白术、茯苓、淫羊藿、蛇床子、甘草。④湿热下注用龙胆泻肝汤加银花（金银花）、蒲公英等。⑤无精虫用八珍汤去川芎，加山药、泽泻、附子、枸杞、柴胡、丹皮（牡丹皮）等。治疗精虫减少症200例中，有135例精液检查恢复正常。福建名老中医陈以教针刺不射精症70例，辨证分肾虚与肝火旺两型，肾虚取穴以关元、三阴交、肾俞、次髎穴为主，腰阳关、中极、太溪、京骨、水道穴为辅；肝火旺取中极、行间、三阴交穴为主，肾俞、阴廉、束骨、太冲穴为辅，先针后灸。结果肝火旺型疗效优于肾虚型，肝火旺型有效率98%，肾虚型有效率78%，经统计学处理，$P < 0.01$，有显著性差异；同时，发现性欲强者治愈率高，而低者疗效则差，经统计学处理，$P < 0.01$，有显著性差异。

（4）泉州、厦门、漳州、南平、建瓯的医院和福建省人民医院、福建省金鸡山疗养院都相继开展研治胃肠道疾病，其中对胃、十二指肠溃疡，胃下垂，急、慢性肠胃炎，结肠炎等临床研究总结报道较多，福建省金鸡山疗养院对胃下垂作了较深入系统的研究，发表了系列文章。他们应用单穴中脘、足三里、三阴交穴治疗胃下垂取得较好疗效。如"针刺单穴治疗胃下垂症及其血液流变学变化的观察"对电针单穴组20例中经针刺后，血液的黏滞性、聚集性和浓稠性等都有不同程度的改善，这对疏通气血，改善组织血液供应，以及进一步调整机体的脏腑阴阳平衡起了良性作用。

（5）肌营养不良症被世界神经内科学会确定为难治病之一。福建中医学院黄宗勖治疗小组和三明钢铁厂医院等，根据中医健脾补肾、通经营肌、益气和血的原则，应用针灸、中药内服外治、推拿、功能锻炼等综合治疗 5 例患者，取得受累肌群骨骼肌不但不恶化，反而有 1~4 年的恢复的效果。漳州市中医院应用补肾养肌活血法治疗 1 例肌带型患者，病情已趋于稳定。

（6）应用针灸治疗西医学神经系统疾病，是针灸科常见的治法，病种广，疗效较为满意。如三叉神经痛，面肌痉挛，动眼、滑车、外展神经麻痹，尺、桡神经损伤，臂丛神经损伤，腓总神经损伤，小儿麻痹后遗症，脑发育不全，坐骨神经痛，肋间神经痛，多发性神经炎、中风后遗症等。原发性三叉神经痛属神经内科难治症之一，现代医学用口服止痛药和神经介质阻滞药、注射无水乙醇和甘油、射频、神经干切除等方法治疗，其疗效在 40%~60%。黄宗勖用针灸中药并用，改革针刺方法，治疗 97 例（大部分曾用其他方法治疗过），痊愈 61 例，显效 30 例，好转 4 例，复发 2 例。福建建瓯荣军休养院治疗外伤性截瘫 51 例，基本痊愈 4 例，显效 8 例，好转 30 例，无效 9 例，总有效率为 82%。原福建中医学院与福建省人民医院应用针刺治疗小儿麻痹后遗症 360 例，临床实践证明，早期治疗痊愈率分别为 68% 与 63.33%，中重型与完全麻痹肌萎缩畸形能达到 57.68% 与 40.67%，结果提示，争取早期积极治疗是提高临床疗效、降低致残率的关键。福州神经精神病防治院以针刺百会、定神（经外奇穴）治疗精神病 478 例，获得满意效果，且操作方便，安全有效，意识恢复快，记忆障碍轻，副作用少。福建省人民医院针灸治疗 87 例头痛应用经络辨证和独特手法取得立竿见影的效果，治疗 54 例面神经麻痹总有效率达 90% 以上。永春县中医院取督脉治疗外伤性截瘫，泉州市中医院用七星针叩打督脉经穴治疗截瘫，均获得显著疗效。漳州市医院用头针配合体针治疗脑血管意外 230 例。福州市第一医院择时选经取穴治疗中风后遗症 1000 例。福州市第一医院、福州市第二医院、福州市公费医疗第一门诊部、福建协和医院、福建省立医院以及泉州、厦门、宁化、尤溪、霞浦、南平、建瓯、三明、莆田等地医院治疗面瘫例数之多，方法之多，疗效之好，操作之简便，深受广大患者欢迎。

（7）外阴白色病变系指女性阴部皮肤黏膜营养障碍而发生组织变性及色素改变的疾病，有一定的癌变率。福建省中医药研究院针灸科用 ORZ-I 型电热针机毫针治疗（取穴关元、中极、曲骨、环跳穴）及局部病灶治疗 4 例，2 例基本治愈，1 例显效，1 例好转，其中 3 例经半年后随访复查无复发。

（8）小儿脑性瘫痪系儿科中的难治病，致残率高，给家庭、社会均带来极大的负担。近年来，福州、三明、漳州、厦门、泉州等医院治疗该病都有较好疗效。黄宗勖治疗小组用针药内外结合治疗 16 例，以补益肝肾、填精充髓、活血通络为主，兼补阴或健脾肾。针灸取穴为大椎、风池、风府、肾俞、腰阳关、环中、风市、四强、阳陵泉、足三里等穴；语言障碍加哑门、廉泉、增音穴，听力障碍加翳风、听会等穴，智力障碍加百会、四神聪等穴。配中药地黄饮子加减，痊愈 3 例，显效 8 例，好转 4 例，无效 1 例。

（9）色觉障碍是一种辨色力缺陷的遗传性疾病，20世纪50年代应用针灸治疗该病，取得一定疗效。三明市第一医院针灸科用针灸治疗70例，取得较为满意的疗效。20世纪80年代，邵武铁路医院用针灸治疗色盲10例。福建省中医药研究院针灸科采用"辨色力"这一客观指标进行临床观察，对93例色觉障碍患者进行治疗，经过1~4个疗程的针刺治疗，平均辨色力提高极为显著；58例色觉障碍者在同等条件下，用耳穴埋丸治疗，平均辨色力提高也有显著性差异（$P < 0.05$）。

（10）针灸治疗乙肝及乙肝病毒携带者的工作于20世纪80年代在南京、甘肃等地开展并证明有一定疗效。20世纪90年代，福建省第二人民医院用针刺、穴位注射灭菌注射用水治疗乙肝及乙肝病毒携带者，取得了较好疗效。目前该研究正在进一步探讨中。

（11）白癜风是较难治的慢性病，福建光泽县中医院、福建建瓯市立医院在这方面取得了一定成效。

（12）痹病是常见病、多发病，以针灸治疗效果满意。福建省人民医院和原省中医药研究院"针灸治疗865例风湿性关节炎的初步报告"，其有效率为92.02%；"针灸配蘸药电烫治疗45例风湿性关节炎临床初步观察"，其有效率达90%以上。福建中医学院国医堂治疗类风湿关节炎取得较好的效果；黄老治疗300例也取得了一些进展。全省各医院对此亦做了大量临床研究，均取得了较好的临床疗效。

近年来，针灸用于急症治疗取得了可喜的成果。福建中医学院针推系用人中、中冲穴治疗因中暑、产后、外感等引起高热5例，取得痊愈的显著疗效；仙游县医院针刺素髎、人中穴治小儿疼痛性休克29例，总有效率为93.1%；厦门市思明区人民医院用风池穴治疗神经血管性剧烈头痛效果显著；福建中医学院针推系、龙岩地区第一医院、南平市中医院治疗急性乳腺炎疗效满意；漳州市中医院治疗小儿高热惊厥56例，有效率为97.5%；福建省人民医院针刺至阳穴治疗胆蛔痛36例取得显效；建瓯医院应用针刺加隔葱盐灸治疗产后尿潴留25例，经1~2次治疗后，有效率达100%；福州部队总医院治疗急性阑尾炎，镇痛、消炎作用明显。此外，随着临床实践不断丰富，治疗的各种急症在增多，如治疗中暑、高热、急性阑尾炎、胆道疾病、急性胰腺炎、肠梗阻、肠套叠、心绞痛、急性菌痢、急性哮喘发作、急腹痛及各种急性痛症等，都取得了很好的效果。

三、针法与灸法研究

针具改革和针灸治疗方法的研究，对扩大针灸治病范围，提高针灸治疗效果，改善针灸医疗条件，提高医疗质量有重要的作用。

45年来，福建省广大针灸工作者在继承古代针灸治疗方法的基础上，通过临床实践，创用了一些新针具和新方法，有了许多新进展。在针具中，主要有浅针、飞针、毫针、电针、火针、水针（小剂量药物穴位注射）、梅花针、皮内针（撳针）、挑针、灼火燋、三棱针、圆利针、温针、太乙神针、热针、磁针、耳针、头针、腕踝针等；在灸法中，主要有艾炷温和灸、艾卷温和灸、艾炷隔物灸、温筒灸、竹罐灸、天灸（发泡方法）和电热灸等。

灸治的方法种类多，而且治疗范围很广，疗效甚好，特别适用于虚寒证的体质。灸法对多种疾病有较好的效果，随着临床对灸法研究及实践的深入，过去认为热证禁灸的观点现在已被临床实践所动摇，已有一些相反的例证和总结。福建省金鸡山疗养院灸治60例风湿性关节炎的血液流变学观察表明，两组的血沉及纤维蛋白在治疗前后均明显下降，其中有些病例临床表现为热证。龙岩地区第一医院用灯心灸角孙穴治疗痄腮（急性腮腺炎）500例，其中每日1次，3日内治愈300例，中药合灸3日治愈200例。泉州市中医院针灸科用灯心灸治疗缠腰火丹30例，仅1~2次就全部告愈。龙岩地区医院用直接灸至阴穴矫正胎位不正1900例，总有效率为85.3%；宁化县医院的温针治痹证160例，总有效率为97.5%；浦城县中医院的针灸治疗小儿虚寒腹泻；永泰县中医院的温针灸肾俞穴治疗腰肌劳损；福建中医学院针推系和福建省人民医院的取神阙、阳陵泉穴灸法，有明显的降血沉作用；福建省人民医院和解放军175医院应用氦－氖激光穴位治疗麦粒肿232例、急性扁桃体炎115例，均取得满意效果。全省许多医院应用了不同的施灸法对慢性胃肠炎、溃疡病、痹证、高血压、诸痛、肺结核、脉管炎、硬皮病等进行治疗，也收到一定效果。不少临床报道表明，灸法能增强人体的免疫功能，为灸法愈病机理提供了初步的理论依据。

福州市中医院黄廷翼是著名的针灸医生，已有半个多世纪的临床经验，他的浅针手法独特，造诣很深。他以《黄帝内经》中的"迎随""九六"为补泻理论基础，探索补泻手法，得气感显著，选穴多变，配穴独特。他治疗夜游症，创运补魂门、魄户穴配穴；治胃下垂，创补百会和涌泉穴；他还运用浅针治疗肿瘤。福建省人民医院针灸科多位医师继承黄氏浅针经验，用浅针术治疗食欲不振、失眠、面瘫和偏头痛，都取得一定疗效。20世纪90年代以来，浅针疗法得到重视和发展，福建省中医药研究院针灸科将黄氏浅针手法摄制成录像，供同行学习。福建中医学院针推系吴炳煌通过实践，改革并研制了浅针针具，使之在临床应用中更为得心应手。现能熟练于临床应用者数万名，已遍布八闽各地针灸医疗科室，于2020年成功申请为福建省非物质文化遗产。在福建省康复医院、福建省第二人民医院、福建中医药大学国医堂设立工作室培训推广，创制传承影像在中央人民广播电台广播传授。

飞针术是一种操作简便、行之有效的民间特技。近代儿科名医李子光擅长飞针术，李氏后裔、福建中医学院李学耕教授在继承中有发展，系统整理并出版了《小儿飞针疗法》，运用飞针术对7岁以下，特别是3岁以内婴幼儿的常见病，如高热、惊厥、昏迷、疼痛、呕吐及泄泻等病症进行治疗，效果显著；对积滞及疳证也有良好疗效，深得患者欢迎。20世纪80年代以来，飞针术还广泛应用于小儿多动症、小儿脑性瘫痪和小儿面神经炎等，流传颇广。

耳针方面，一些医院耳针研究组已治疗总结了 10 余种病证，尤以治疗各种神经病证和胆石症为多，疗效颇佳。1983~1985 年，福建省援外医疗队在塞内加尔共和国时，应用耳穴激发感传方法戒烟 106 例，有较好的效果，颇受当地戒烟者的欢迎。1984 年，福建中医学院针推系应用耳穴染色法对照观察 60 例急性乳腺炎的治疗，效果满意；同时，应用耳压法配合口服硫酸镁对胆石症的排石进行观察。泉州市中医院用按压耳穴法配合体针治疗肝胆结石 289 例，疗效较好，有效率达 92.04%。泉州、漳州、厦门、南平、三明等中医院，积极开展耳针疗法，在 1990 年福建省第五次针灸年会时，他们共撰写了 15 篇论文，总结了各自用耳针治病的临床经验。这 15 篇论文涉及的病种有冠心病、青少年近视眼、泌尿系统结石、腹痛、痤疮、顽固性呃逆、产后尿闭、胆结石、消化不良、腹泻、各种痛证、慢性鼻炎、腮腺炎、小儿牵拉肩、小儿夜啼、牵拉肘、牙周病、肥胖症、面部褐色斑、神经衰弱、红眼病、麦粒肿、纠正胎位不正等。

头针在福建省的开展是从 20 世纪 60 年代起，由解放军 174 医院针灸科用该法治疗脑血管疾病所致瘫痪，共治疗 30 例，有效率达 96.7%。20 世纪 70 年代初福建省人民医院针灸科吴炳煌开展了头针研究，并在教学中结合现代医学大脑皮质功能在头皮投影区的定位，用于临床治疗。20 世纪 90 年代头针标准方案进一步研究推广，2000 年，福建中医学院针推系运用头针结合现代经典解剖学颅骨缝应用对照、测比，创新了颅骨缝线区治疗脑血管意外神志障碍与后遗症的研究，完成了省、部级各一项临床研究课题，在《中国针灸》《针刺研究》《中国中西医结合》等杂志上连续发表了 7 篇研究论文，其中有 2 篇被 SCI 杂志收录。使头针在福建省比较普遍地得到推广应用，尤其对脑血管病后遗症的治疗，已成为首选的针灸治疗方法。如漳州市中医院应用头针结合体针治疗脑血管意外后遗症 296 例，临床有效率达到 98.9%。霞浦县医院用头针、体针治疗脑部疾病 105 例，疗效对比观察，两组间无显著性差异。解放军 174 医院，应用头针治疗脑性偏瘫即刻效应观察，通过对 32 例针刺头针运动区、感觉区、手足运感区后即刻测定肌力，肌力提高 2 级以上者占 14%，肌力大于 1 级者占 71.9%，肌力无改变者占 14.1%，总有效率 85.9%。此外，用头针治疗男性性功能障碍、小儿多动症、小脑动脉栓塞的平衡失调等也有一定效果。

对毫针针刺手法的研究自 20 世纪 80 年代以来有较大的发展。福建中医学院针推系陈以教在同教研室老师俞昌德协助下对中国古代针刺手法进行了较全面的文献整理，对针刺方法的一招一式认真剖析并加以推陈出新。首先用录像技术对 23 种古代复式手法进行一招一式的复制录像，于 1985 年全部摄制完成，并应用于学院针刺手法教学，得到一致好评。这一教学录像，已被国内 20 多所中医、西医院校采纳，用于教学。该录像于 1986 年和 1987 年分别获得福建省卫生厅和福建省教委卫生改革进步二等奖和三等奖。此后，黄廷翼的浅针疗法、泉州市中医院留章杰的针刺手法也陆续地录制完成。这些录像为各地的科研、教学和临床提供了最直观的宝贵资料。

针灸单穴腧穴的应用。20世纪80年代以来，对单穴的应用有了深入研究，如福建省人民医院针灸科用单穴内关针刺治疗冠心病，结果表明能改善冠心病患者的心功能指标；福建省立医院用耳穴贴压治疗心绞痛50例，确有疗效；泉州市中医院针刺迎香穴治疗便秘，针刺合谷穴治疗面痛；福建省人民医院针刺四神聪穴为主治疗病毒脑后遗症26例取得显著疗效；漳州市中医院等针刺天枢穴治疗53例急腹痛患者；空军福州医院针刺悬钟穴治疗颈扭伤30例；龙岩地区医院灸至阴穴矫正胎位100余例；宁化、明溪县医院以四缝穴为主治疗小儿疳积病；南平市中医院艾灸灵台穴治疗疔肿，膻中穴割治埋线治疗哮喘，神阙穴拔火罐治慢性荨麻疹，手三里穴治急性腰扭伤，都取得显效。尤其是德化县医院针刺四缝穴治疗小儿脾虚疳积及对D-木糖排泄影响的研究，14例疳积患儿D-木糖排泄明显低于正常小儿，针刺四缝穴后，临床症状减轻，D-木糖排泄明显升高，这便从代谢角度证明了针刺治疗小儿疳积的机理。

四、针刺麻醉

20世纪60年代，针麻普遍开展。1966年，福建省卫生厅科教处抽调福建省人民医院、福建省立医院、福建医科大学附属合组医院、福建省结核病医院、福建省中医药研究所的针灸医生、外科医生组建"省针麻协作组"，在福建省立医院开展胃大部切除和阑尾炎、甲状腺、子宫、输卵管及扁桃体切除术等的针麻临床研究，取得满意结果，同时为福建省培养不少针麻人员。随后福建协和医院、福建医科大学附属第一医院、厦门大学附属第一医院和福州市第一医院、宁德地区医院、莆田县医院等相继开展了针麻研究工作。福建省立医院的"针麻应用于体外循环和心内直视手术"及"针麻应用于颅脑手术"获1978年全国科技大会奖，"针麻应用于甲状腺手术"获1985年全国科技进步二等奖。更值得一提的是，漳州市中医院用耳针麻醉为一位患子宫肌瘤伴频发室性期前收缩的患者施行子宫全切术，取得成功。

五、文献研究与图书出版

福建省针灸文献研究起步较晚。1980年以来，福建中医学院增设开办针灸专业后，随着针灸教育的发展，文献研究应运而生。如针灸学会组织研究历代针灸文献中的疼痛资料，编撰出版《暴痛》专辑，集《黄帝内经》《难经》《针灸甲乙经》以及明清针灸治疗之大成，颇为宝贵。笔者撰著的《明代名医吴昆对针灸学术的贡献》一文，获福建省文献研究论文奖，《陈修园针灸学术思想及临床特点》等文献研究陆续刊登问世。近年来，针灸学术研讨会上出现了多篇针灸文献研究论文，文献价值与临床研究治疗价值较高。如1990年福建省第五次针灸学术年会时有10篇文献研究，80%为中医学院毕业的30岁以下的作者所撰写，其内容有对《黄帝内经》《针灸甲乙经》《针灸大成》以及唐、宋、元、明、清时期针灸名家及代表作的探讨发掘。值得一提的是，还有把针灸医理与《易经》理论结合论述，将针灸理论与力学相结合探讨，为针灸研究与临床提供了新思路。

据不完全统计，截至 1994 年，福建省针灸专家已撰写、出版了 20 余部专著，如《现代实用针灸学》《针灸临床治疗学》《经络图解》《新编针灸学》《实验针灸学》《针灸学基础》《针药医案医话》《中国针刺手法荟萃》《针治疑难奇症案汇》等，均为读者较为欢迎的专业书籍，其中《针药医案医话》已被译成英文，畅销欧美各国，深受读者的赞誉。

医疗篇

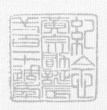

下篇

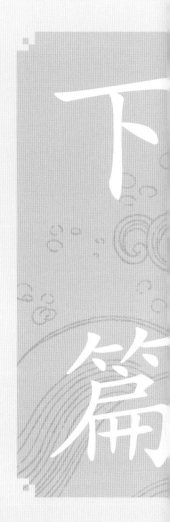

黄宗勖临床治疗经验集萃

第三章 临床报道

第一节 针药并用的"特技绝招"

一、失眠

顽固性失眠多表现为开始即不易入睡，睡后易醒，长期反复，时轻时重，严重者彻夜不寐。但对失眠的诊断，治疗师不要花时间在概念上确定诊断具备的条件或指标，而是要重点掌握睡眠的具体表现，如入睡易否、睡眠的深浅与时间长短，以及睡醒后是身心困倦，疲乏无力还是精神饱满、四肢灵活有力。对失眠的治疗，黄老采用针药并治，取得较满意的效果。

针灸主穴：神门、三阴交、印堂穴。

中药主方：百合宁神汤，百合 30~50g，炒酸枣仁、合欢花、夜交藤各 30g，茯神 15g，五味子 10g，炙甘草 5g。

随证加减：心脾两虚者加当归、柏子仁各 10g，远志 9g；阴虚火旺者加阿胶 9g，麦冬 12g，龟板 15g，牡蛎 30g；心气两虚者加党参 15g，菖蒲 9g，龙齿（先煎）3g，朱砂（先煎取药汤）0.5g；胃腑不和者加麦芽、山楂、半夏、厚朴各 10g；肝火上扰者加柴胡、丹皮、栀子各 9g，白芍 12g，莲子心 3g。

二、类风湿关节炎

类风湿关节炎是以关节病变为主的慢性全身性反应性疾病，属中医痹证，有"久痹""顽痹""尪痹"之称，难治难愈。黄老既研读《黄帝内经》《易经》《难经》等经典医书，以中医的基本理论为指导，又结合西医疗效指标，以诊断病理本质。20余年来，黄老采用针药并治，取得良好效果。

1. 针灸治疗

疏通经脉，调和气血。治疗以针刺为主，偏寒者针、灸并用。操作用平补平泻手法，留针 30min，每隔 10min 运针 1 次。每日或隔日 1 次，12 次为 1 个疗程。

2. 内服中药

黄芪龙蛇汤（黄老经验方）：生黄芪 30g，乌梢蛇（或白花蛇 1 条，蜈蚣 2 条）、党参各 15g，地龙、白术、桂枝、防己、当归、白芍、僵蚕各 12g，桑枝 30g，甘草 9g。随证加减：偏热型加生石膏 60g，土茯苓 30g；偏寒型加细辛 6g，制川乌（先煎）、制草乌（先煎）各 12g；寒热错杂型加丹参、石膏各 20g，制附子（先煎）12g，干姜

10g，全蝎 6g，蜈蚣 2 条。

3. 外用中药

当归、桂枝、威灵仙、雷公藤、乳没、川乌、草乌各 15g，赤芍、羌活各 12g，川芎、细辛各 9g，桑枝 30g，鸡血藤 20g。偏热型去细辛、桂枝，加石膏 90g，土茯苓 30g，防己 15g。用法：上药煎汤一脸盆，熏洗患部 0.5h，每日 1~2 次，药汤可连用 2 日。

黄老认为气血不足、肝肾亏损是本病的主要病机，故以补气血、滋肝益肾为法。由于久治不愈者多表现为脾胃虚损，故调补脾胃是治疗类风湿关节炎的治本之法，病之初中期应补脾胃，益气血，兼顾肝肾；中晚期应注重调肝肾，补阴阳，兼顾脾胃，方能获得较满意效果。

三、颈腰椎骨质增生

颈腰椎骨质增生系中老年人常见的多发病。黄老采用针药并治，获效满意。

1. 针灸主穴

颈椎者：风池、大椎、肩中俞、肩髃穴；腰椎者：肾俞、腰阳关及腰椎两侧的华佗夹脊穴；伴有坐骨神经痛者加环跳、阳陵泉、悬钟、丘墟、秩边、殷门、委中、昆仑穴。操作：常规消毒，取毫针用平补平泻法，得气后留针 30min。每日或隔日针 1 次，10 次为 1 个疗程。休息 3~5 日，再行下 1 个疗程的治疗。

2. 内服主方

桂枝、木瓜、骨碎补、肉苁蓉、威灵仙、狗脊、桑寄生各 12g，白芍 30g，鸡血藤 20g，蜈蚣 2 条，甘草 3g。随证加减：颈椎痛者加葛根 15g；伴有头晕欲呕加天麻、半夏各 10g，钩藤 15g；手臂麻木痹痛者加羌活 9g，豨莶草 15g；腰椎者加杜仲 15g，川续断、牛膝各 12g；继发坐骨神经痛者加乳香、没药各 9g。

3. 外敷中药

当归、赤芍、南星、白芥子、独活、桂枝、没药、乳香、威灵仙各 15g，川芎、红花各 12g，鸡血藤、丝瓜络各 20g。用法：用纱布包药煎汤，用药汤趁热敷患处。

黄老以调督脉补肾气为法，针药并治。取督脉、太阳经与相应华佗夹脊穴为主，舒达阳气，温通经脉，祛瘀活血，舒筋通络而止痛。中药肉苁蓉、骨碎补通督入肾，主骨充髓；桑寄生、狗脊补肝肾，强筋骨；白芍养血敛阴，舒筋止痛；木瓜祛湿舒筋；桂枝温经散寒，行血通脉；鸡血藤、丝瓜络行气血，通经络；威灵仙走窜十二经，通经活络，共奏通则不痛之功。

四、脑性瘫痪

脑性瘫痪是由各种先天和后天因素所造成的难治疾病，主要表现为智能、情感、意志和运动障碍。迄今国内外尚无特效疗法。黄老采用针药并治取得良好效果。

1. 针灸主穴

风池、廉泉、大椎、曲池、合谷、肾俞、环中、阳陵泉、足三里、悬钟、丘墟穴。操作：毫针用补法，得气后留针 20min。每日或隔日针 1 次，10 次为 1 个疗程。休息 3~5 日，再行下 1 个疗程的治疗。

2. 中药主方

地黄饮子加减：熟地黄、山萸肉、肉苁蓉、巴戟天、补骨脂、麦冬、石斛、淫羊藿各 6g，五味子、菖蒲、远志各 5g，甘草 3g。煎汤，日服 1 剂，分 2~3 次服。

黄老认为，治疗本病应以阴阳双补、通经醒脑开窍为主。针灸取风池、廉泉穴可醒脑开窍，兼治失语；大椎穴振奋全身阳气，与廉泉穴阴阳双调；肾俞穴补肾健骨；足三里穴调血活血；曲池、合谷穴通经活络；环中、阳陵泉、悬钟穴壮腰膝健筋骨。中药地黄饮子加减，既养阴补阳，又肝肾心脑皆补，针药并施，相得益彰。

五、精少

精少是导致男性不育的主要原因之一，黄老在临床上采用针药并治取得良效。

1. 针灸治疗取穴

①关元、大赫、三阴交穴。②肾俞、命门、太溪穴。操作：以上 2 组穴位交替使用。腰腹部穴位针刺用补法加灸，下肢穴位针刺用平补平泻法。留针 30min，每 10min 行针 1 次，10 次为 1 个疗程。休息 5 日，再行第 2 个疗程。3 个疗程后，禁同房 1 周，取精液检查 1 次。

2. 内服中药

①肾阳虚：五子衍宗丸合赞育丹加减。②肾阴虚：六味地黄丸加菟丝子、覆盆子、女贞子、枸杞、桑椹、首乌。③脾肾阳虚：五子衍宗丸加党参、黄芪、白术、茯苓、淫羊藿、蛇床子、炙甘草。④湿热下注：龙胆泻肝汤加银花、蒲公英等。⑤无精子：八珍汤去川芎加山药、泽泻、附子、枸杞、柴胡、丹皮。

黄老认为：精子减少症与肾、冲、任、督及膀胱诸经关系最为密切，故选取该经的关元、大赫、三阴交、命门、肾俞、太溪穴为治本病的主要穴位。关元为足三阴、任脉的交会穴，为人体元气发源之本，有培元扶阴、补益元气的作用，配以大赫穴补肾气、温下焦。三阴交穴乃足三阴经交会穴，可调补肾气及三阴经气，为主治生殖系统疾病的主要穴位之一。命门属督脉，为命火寄附之宅，有促进男性产生精子的作用。肾俞穴为肾之背俞穴，针灸肾俞穴以振奋肾气，可促进人体产生精子并增强其活动力。太溪穴为足少阴肾经的原穴，凡内脏有疾，当补其原。

六、偏头痛

偏头痛又称血管神经性头痛，是一种由于血管舒缩功能障碍引起的发作性头痛，以女性为多见。黄老采用毫针太阳透率谷穴治疗此病，效果良好。

治疗方法：取太阳穴常规消毒，以 3 寸毫针（或 50~75mm）先刺入 0.2 寸许，后呈 10 度角向率谷穴方向横刺 2.5 寸，得气后留针 30min 至 1h。每隔 10min 捻转 1 次，一般 3~5 次可愈。

《玉龙歌》载："偏正头风痛难医，丝竹金针亦可施，沿皮向后透率谷，一针两穴世间稀。"黄老改丝竹空穴为太阳穴，疗效显著。

七、癔症

癔症又名"歇斯底里症"，多与精神因素有关，呈阵发性发作，临床症状复杂而多变，以女性为多见。临床表现可分两类：①精神障碍，其特点为情感色彩浓厚，夸张而做作，易受暗示。患者常有大喊大叫、大哭大笑、跺足捶胸、装模作样等表现，甚者可出现癔症性昏厥。②躯体机能障碍，包括运动障碍（亦称"癔症性瘫痪"）、感觉障碍（视觉、听觉障碍，有自觉喉部梗塞感，称"梅核气"）、自主神经系统功能障碍。黄老采用阴包穴治疗 3 例，立愈。

操作：阴包穴位于足厥阴肝经，于膝上 4 寸、股薄肌与缝匠肌之间。常规消毒后，用速刺法进针至 3 寸深，施以捻捣手法。5min 后稍停 3min，再捻捣 10min 稍留针，再捻捣 5min 起针，立愈。

第二节 治疗中风后遗症七法

黄老从中医脏腑经络、阴阳气血理论辨证，将治疗脑血管意外后遗症的方法分为七法：①活血化瘀，通络熄风法；②养血和营，祛风通络法；③育阴潜阳，熄风豁痰法；④益气活血，化痰通络法；⑤涤痰开窍，熄风通络法；⑥柔肝舒筋，活血通络法；⑦补肾填精，开通经隧法。每法均有其主证主方及针灸主穴，尤对黄芪的益气、白芍的养阴柔筋及针刺的十透穴法等的应用，体现了黄老临床用药与针刺手法的特点。

脑血管意外，中医称"中风"，并有"卒中""类中""大厥""暗痱"等名称记载。其病乃由阴阳平衡失调，阴虚不能潜阳，水亏不能涵木，肝木亢动，火盛化风，挟气血上逆于脑或痰阻窍络而成，其病机概而论之，有风、火（热）、痰、瘀、虚五端。如《黄帝内经·调经论》云："血之与气并走于上，则为大厥，则暴死，气复返则生，不返则死。"人体气血循环无端，周流不息，气行血行，这指的是正常经脉气血循行规律。假如因七情波动、暴怒气上，气滞血凝，血随气上，导致经脉气血运行逆乱，上冲脑窍，引起血离经妄行，上行太过必然造成脑充血，由于脑动脉硬化破裂而成脑出血，或畸形出血，挟痰热上闭神窍则致脑梗死、脑栓塞等，故猝然昏倒，不省人事。综上所论，中风发生总不离开阴阳偏盛偏衰、气血逆乱为本，风火交煽、痰瘀壅塞为标，形成本虚标实、上盛下虚的证候机转。但临床病情有轻有重，病位有浅有深。轻者中经络，见口角㖞斜，语言不利，或半身不遂；重者中脏腑，则见猝然昏仆，不省人事，经抢救苏醒后可遗有半身不遂，口角㖞斜，喉暗不语，口角流涎，吞咽困难等症。

一、辨证论治

1. 活血化瘀，通络熄风法

本法适于初期，中风后神志不清，多属中腑，时间不长，神志恢复后以语言不清、口角㖞斜，半身不遂为见症。主要表现是运动功能丧失，但感觉正常。大便多秘结，小便短数。舌质暗紫或有瘀点，苔微黄，脉弦或细涩。治宜活血化瘀，通络熄风。

方选活血化瘀熄风汤加减，主药：太子参、当归、川芎、丹参、红花、鸡血藤、忍冬藤、钩藤、威灵仙、桑枝、地龙、僵蚕、蜈蚣。

针刺取穴：风池、廉泉、地仓、曲池、内关、合谷、环跳、足三里、悬钟穴。

按语：《金匮要略》载，"邪入于腑，即不识人"。故有神志障碍，但多短暂。河间曰"中腑者多属四肢"，故似中经络见症。《素问·玄机原病式》谓之为"热气太过，郁结壅滞，气血不能宣通"，黄老从病机立论，制活血化瘀、通络熄风法方药，针刺处方随法而出。当归、川芎、丹参、红花、鸡血藤、忍冬藤、威灵仙、桑枝以活血化瘀通络为主，血行必有气帅，太子参益气，亦可用西洋参。钩藤、地龙、僵蚕、蜈蚣以通络熄风为著，针刺地仓、曲池、合谷、足三里穴皆属多气多血阳明之脉，风池、环跳、悬钟穴为少阳之脉，辅以廉泉、内关穴为阴经之穴，从阴引阳，从阳引阴，阴阳互调，经脉通调病可愈。

2. 养血和营，祛风通络法

本法用于中风之初中经络者。多由正气不足、营血失和、脉络空虚、卫外不固、邪阻经络、营血稠浊、气血流行不畅引起。故临床表现为肌肤不仁，手足麻木，突发口眼㖞斜，语言不利，甚则半身不遂或兼见寒热、肢体拘急等症。舌苔白微腻，脉缓。治宜养血和营，祛风通络。

方选用大秦艽汤（当归、川芎、白芍、地黄、羌活、防风、白术、茯苓）加减，如痰湿重者可去地黄，项强加葛根、伸筋草，肢体酸痛者加姜黄、千年健，口眼㖞斜者加僵蚕、全蝎祛风通络。

针刺取穴：地仓、颊车、合谷、肩髃、曲池、外关、环跳、阳陵泉、昆仑穴。

按语：病变部位经络营血失和则按此法，如《金匮要略》云"夫风之为病当半身不遂……邪在于络，肌肤不仁，邪在于经，即重不胜"。或兼有寒热、肢体拘急等。鉴于本型，黄老取法养血和营，祛风通络，方选大秦艽汤之四物以补血养血而和营，羌活、防风、白术、茯苓健中和营生血、祛风通络，甚者加僵蚕、全蝎以搜经络之风。针刺选地仓、颊车、合谷、肩髃、曲池穴为健中生血阳明之穴，外关、环跳、阳陵泉穴为多气少血少阳之穴，更臻益气养血和营、通络风之效。

3. 育阴潜阳，熄风豁痰法

本法用于中风偏瘫，伴有高血压者。证属肝肾阴亏，虚风挟阳内动，痰浊壅盛窜扰络脉而偏瘫。瘫痪以肢体强痉为主，兼有头晕头痛、心烦失眠、腰膝酸软，舌质红，苔黄，脉弦劲或滑疾。治宜育阴潜阳，熄风豁痰。

方选天麻钩藤饮（天麻、钩藤、牛膝、杜仲、桑寄生、茯神、丹参、熟地黄、天冬、麦冬、生石决明、牡蛎、蜈蚣、地龙干）加减，如痰甚者加川贝、竹沥、天竺黄等，以增豁痰熄风之功。

针刺取穴：中脘、足三里、丰隆、风池、肩髃、曲池、外关、阳陵泉、太冲穴。

按语：肝肾阴虚，肝阳易亢，甚则化热生风，上扰清窍；或肝木犯脾，痰浊内生与风热挟杂上蒙清窍。《素问·调经论》云："血之与气，并走于上，则为大厥。"黄老制育阴潜阳、熄风豁痰法，方选天麻钩藤饮加减。以桑寄生、丹参、牛膝、杜仲、熟地黄、天冬、麦冬育阴补肾，治其本虚；投天麻、钩藤、生石决明、牡蛎，治浮越于上的肝阳标实之证。牛膝可引药下行，抑制并走于上之气血以下行，茯神宁心安神，配蜈蚣、地龙干以祛痰搜风通络，痰甚者加川贝、竹沥、天竺黄增其豁痰熄风之力。针刺风池、外关、阳陵泉、太冲穴，其为厥阴少阳经穴，有潜阳熄风活血通络之功；足三里、丰隆、肩髃、曲池穴为阳明之穴，既健中生化气血以填补真阴，又可豁痰以助熄风；中脘穴为胃募穴，能健中运，化赤血，祛痰湿。

4. 益气活血，化痰通络法

本法用于偏瘫中晚期，由于久病伤正，气虚血运不畅，脉络瘀阻，筋骨失养致肢体偏瘫，软弱乏力，全身麻木，气短神疲，纳呆便溏，舌淡紫暗，脉细涩。治宜益气活血，化瘀通络。

方选补阳还五汤（黄芪可用 60~120g）加减。脑中素有充血者（验之于临床，此类证型患者若有高血压病者，其舒张压多超过 90mmHg）方中应加生赭石，重用牛膝，以防对侧血管盗血逆于上。

针刺取穴：用十透穴法，肩髃透极泉穴，曲池透少海穴，外关透内关穴，阳池透大陵穴，环跳透环中穴，承扶透秩边穴，阳陵泉透阴陵泉穴，悬钟透三阴交穴，昆仑透太溪穴，太冲透涌泉穴。

按语：久病伤正，气虚血阻，窍道不通，筋骨失养而偏瘫，其特点是软弱无力。黄老立益气活血、化痰通络法。因气虚为本，故黄芪用量大（首剂依体质即从 30g 起用，后随着临床治疗症状的改变而改变，可至 60~120g），不能取效者，可稍调活血药量，并指出此法用量对肝阳上亢、肝风内动者应慎之。或佐以重镇潜阳之生赭石，并重用牛膝引逆上之血气以下行。针刺十透穴法是黄老的临床经验总结，配之以独特的针刺手法，得气时患者反映肢体有温松畅灵之感，而穴位局部皮肤红晕渐开。

5. 涤痰开窍，熄风通络法

素体肥胖痰盛，并饮食不节，脾失健运，聚湿生痰，痰郁化热，肝火挟痰热上逆，蒙蔽清窍，流窜经隧而成偏瘫，症见语言謇涩，口角流涎。治宜涤痰开窍，熄风通络。

方选解语丹加二陈汤（半夏、茯苓、胆南星、天竺黄、白芥子、菖蒲、远志、郁金、天麻、全蝎、白附子、甘草）加减。

针刺取穴：风池、风府、上廉泉、肩三针、曲池、手三里、合谷、环中、风市、足三里、丰隆穴。

按语：黄老认为，痰湿由脾肾所化，亦由脾肾所生，倘若少壮之年，脾旺胃健，肾强命火盛者，随食随化皆成血气焉，留滞而为痰，或年高体弱，元气渐虚，饮食精微不能尽化而留滞为痰，郁而化热化火，上逆流窜，窍蒙隧阻道闭则成上述诸症。治宜涤痰开窍，熄风通络。方选解语丹合二陈汤健中益气以治本，且以胆南星、郁金、菖蒲、远志、天麻荡涤痰浊闭阻之神昏语謇舌强，用天竺黄、白芥子、全蝎、白附子搜刮经隧之痰阻。针刺取曲池、手三里、足三里、丰隆穴，其为阳明经穴可健中涤痰，风池、风府、上廉泉、合谷穴可通窍启闭，配以肩三针、环中、风市诸穴共臻通经活络、熄风涤痰开窍之功。

6. 柔肝舒筋，活血通络法

由于偏瘫日久，肝肾阴亏，肝血不足，不能荣于筋骨，以致脉络瘀阻，血运不畅，肢体僵硬疼痛，手足拘挛，屈伸困难，上肢多屈曲，下肢僵直，拇指内收，足呈马蹄内翻，视力模糊。治宜柔肝舒筋，活血通络。

方选白芍木瓜汤（白芍、木瓜、伸筋草、当归、丹参、赤芍、地龙、蜈蚣、鸡血藤、防己、薏苡仁、甘草）。

针刺取穴：肩髃透臂臑穴，曲池透少海穴，外关透内关穴，合谷透后溪穴，环跳透风市穴，阳陵泉透阴陵泉穴，纠内翻加丘墟穴。

按语：黄老指出《黄帝内经》明训云"丈夫……七八肝气衰，筋不能动"。今人因偏瘫日久，肝肾阴亏，肝血不足，不能濡荣于筋，需以柔肝养血方能舒筋，以通络活血才能解除手足拘挛、屈伸不利。因此在处方中重用白芍，甚达60~90g之多，配以木瓜柔肝养筋舒筋，当归、丹参、赤芍、鸡血藤补血生血使肝血充足，经筋荣养则"足受血而能步，掌受血而能握，指受血而能摄"，其余诸药味咸，取养筋活络通经之功。针刺六透穴法，为黄老取经筋理论，得其之法，取一经可通三经。肩髃、臂臑、曲池、合谷诸穴位在阳明经上，《灵枢·经筋》曰"阳明之筋……斜外上加于辅骨，上结于膝外廉，直上结于髀枢，结于外辅骨，合少阳"，"上合太阳"；而"足太阳之筋……以腋后外廉结于肩髃"，主治"项筋急，肩不举"；阴陵泉属足太阴之经，而"足太阴之筋……结于膝内辅骨，上循阴股，结于髀"，其治"转筋痛，膝内辅骨痛，阴股引髀而痛"。针药配合功用精专，收效亦著。

7. 补肾填精，开通经隧法

本法多用于中风偏瘫晚期，由于肾精亏损，下元虚惫，致筋骨痿弱，腰膝酸软，步履困难，舌强语謇，大便秘结，小便失禁。方选地黄饮子（熟地黄、山萸肉、肉苁蓉、巴戟天、菟丝子、淫羊藿、熟附片、桑寄生、杜仲、丹参、当归）加减。气虚加黄芪、党参，喉喑语言不利加菖蒲、远志、郁金。

针刺取穴：大椎、百会、腰阳关、命门、肩外俞、肩髃、曲池、外关、合谷、肾俞、环中、足三里、悬钟、太溪穴。

按语：中风偏瘫晚期多指偏瘫期失治，或数发，或双侧前后发病而病程迁延，致阴阳俱损，下元虚惫，筋骨痿弱，症见步履困难，舌强语謇。黄老认为斯期诸证当从肾论治，补肾填精而开通经隧。故用熟地黄、山萸肉、肉苁蓉补精益髓；以巴戟天、肉苁蓉、熟附片、杜仲、菟丝子、淫羊藿、桑寄生等温肾阳补肾精；当归、黄芪、丹参、党参等益气化血生精，充填肾阴肾阳。若有舌强语謇取菖蒲、远志、郁金以化痰开窍，交通心肾。针刺取穴多选督脉之大椎、百会、腰阳关、命门穴，诸阳所会之经穴为主，配以阳明之肩髃、曲池、合谷、足三里穴，太阳之肩外俞、肾俞穴，少阳之外关、悬钟穴，少阴经之太溪穴。阴阳互调互长，气血化生，经脉得养，偏瘫渐得康复。

二、典型病例

王某，男，68岁，1985年6月5日初诊。

家属代诉，患者高血压病已历7年，经常头晕、手麻。前晚因事急怒，突然昏仆不省，经某医院诊断为"脑出血"，注射强心、脱水、降压、止血剂等，仍昏迷不醒，请急诊。查血压156/119mmHg，神志昏迷，体胖，面色潮红，两手握固，脉滑大。急取水沟、十二井、太冲、丰隆、涌泉穴，均用泻法。针涌泉穴后患者呻吟叹息而神醒目开，左侧上下肢稍动。次日复诊时神清、语謇，治法依"育阴潜阳，熄风豁痰法"。三诊查血压168/98mmHg，续治2个月痊愈，血压156/78mmHg，能正常工作。

三、体会与小结

脑血管意外属中医中风范畴，以突然昏倒，不省人事，或口眼歪斜，语言謇涩，半身不遂为主症。发生本病的患者素有气血不足，在阴阳失去平衡的情况下，情绪紧张，忧思恼怒，以致亢盛之火上逆；或饮食失节嗜酒，肥甘厚味过度，困滞脾土而失健运，聚湿生痰郁而化热，肝气或肝火挟痰热上扰；或房事劳累过度，肾阴不足，肝失所养，肝阳上亢。以上诸因均可导致脏腑阴阳失调，经脉气血逆乱而发病，出现昏倒、口眼歪斜、半身不遂等。因其病因病理较为复杂，后遗症状也变异不同，中经络者偏瘫较轻，多数易于恢复；中脏腑者病位较深，病情较重，其后遗症亦较复杂。因此，治疗应根据临床表现论治，师法古人，方从己出，古今合参，变化于临证之中。以上7法可以单独应用，亦可相兼并用。根据患者就诊时的表现而辨证论治，而非机械的模板化生搬硬套，中医治病辨证论治是精华。如血压在195/120mmHg以上者，针刺用泻法，电针应慎用。对瘫痪患者应鼓励其做适当的肢体活动，进行功能锻炼，促进早日康复。

第三节　治疗痹病七法

痹病系病邪阻闭，气血运行不畅，以筋脉、肌肉、关节等处的疼痛、酸胀、麻木、肿大、活动不利等为表现的病症。黄老经 50 余年临床实践探索，将辨证与辨病相结合，采用针灸、中药内外并治，取效满意，归纳如下。

一、经脉阻滞，调和气血以除痹

本法适用于痹病初期，症见关节游走疼痛，肌肉酸痛或麻木，遇风寒冷湿则痛增，面色不华，脉缓，舌淡，苔薄白等。

处方：黄芪桂枝五物汤加减：黄芪 30g，桂枝 9g，当归、白芍、秦艽、牛膝各 12g，鸡血藤 30g，桑枝 20g，伸筋草 15g。风胜者加防风、羌活；湿重者加茯苓、薏苡仁；寒甚者加巴戟天、淫羊藿；热邪著者加忍冬藤、黄柏、知母。针灸取穴以局部与整体相结合，各证型可根据病变部位分别选穴如下：肩部选肩髃、曲池、外关穴；肘部选曲池、外关、合谷穴；腕指部选阳池、合谷、后溪穴；腰背部选大椎、肾俞、昆仑穴；膝部选膝眼、足三里穴；踝部选解溪、丘墟、昆仑穴；足部选太溪、太冲、昆仑穴。

操作手法：一般用平补平泻手法，寒痹针后加灸，或用温针法；着痹加三阴交、阴陵泉穴，并针后加火罐；热痹加大椎、曲池、合谷穴，用泻法，并点刺放血；久痹亦可点刺放血。外用中药主方见后。

苏某，男，41 岁，1989 年 3 月 7 日初诊。

患者诉四肢关节游走疼痛已 5 年，逢风寒加重，屡治即应但反复发作，慕名转诊。症见面色不华，营养差，头颈胸腹均无异常发现，四肢大关节压痛明显，右肩活动受限，膝、踝痛，步履乏力。脉沉滑，舌淡，苔薄白。查血红蛋白（Hb）9.8g/dl，血沉 85mm/h。诊断为"慢性风湿性关节炎急性发作"。依前方内服、针灸与外用（见后），针药共治 15 次，诸关节疼痛已除，功能恢复。查血红蛋白 12g/dl，血沉 20mm/h，痊愈随访 2 年无复发。

按语：本证系经脉为风寒湿邪阻滞，气血失调所致。如张景岳云："风痹之证，大抵因虚者多，因寒者多，故经脉为之不利，此痹痛之大端也。"所以本型以温通经脉、调和气血为主，气行则血行，血行则风灭痛除。黄芪为君药，用量重，以益气鼓舞气机运行血脉；桂枝、白芍和营活血；加减诸药皆为祛风散寒胜湿而设，邪去脉通，气血和调而痹除。

二、着痹缠绵，健脾祛湿以蠲痹

本证因湿邪胜，黏滞凝聚经脉，缠绵久年不愈所致，症见关节肿痛不移，屈伸不利，肢体重著或麻木，纳少形丰，脉沉濡，舌淡，苔白腻。治宜健脾胜湿为法。

处方：四君子汤或平胃散加减。党参、茯苓皮、白术、防己、滑石各 15g，桂枝、羌活、防风、秦艽各 9g，苍术、木瓜各 10g，薏苡仁 30g，甘草 3g。日服 1 剂。针灸上方加足三里、阴陵泉、脾俞穴。外用中药见后。

林某，男，68 岁，龙岩人，1992 年 10 月 26 日初诊。

患者诉四肢关节反复肿痛已年余，双下肢加重 3 个月，经当地中医药治疗无效而转诊。症见双膝、胫踝肿（凹陷性），压痛明显，肢体沉重，纳少，口苦，脉沉缓，舌淡红，苔薄白腻。抗链球菌溶血素 O 抗体＜500IU，血沉 18mm/h，类风湿因子无异常，心电图无异常，小便无异常，证系着痹。以上方去羌活、防风，加牛膝 15g，豨莶草 20g。日服 1 剂。针灸按上穴与加减法，外用中药（见后）加炒大黄、栀子各 15g，治疗 6 次痛减肿消，继续治疗 2 周，基本痊愈，带药回去巩固。

按语：《金匮要略》云，"关节疼痛而烦，脉沉而细者，此名湿痹，当利其小便"。黄老在上方加阴陵泉、三阴交穴通利下焦水湿；中药茯苓皮、防己、薏苡仁、滑石、党参、白术等均为健脾利湿而设以治本，苍术、木瓜、秦艽等祛风胜湿疏经止痛以除标。标本兼顾，内外结合，争取速效。

三、寒痹痛剧，温阳散寒以止痛

此证系素体阳虚或久病体弱而复受寒邪致痹。症见关节疼痛剧烈，屈伸不得，午前轻，入夜甚，形寒畏冷，热天厚衣，舌质胖滑，苔薄白，脉多迟涩或弦紧。治当温经散寒止痛。

处方：麻黄附子细辛汤加减。麻黄、细辛各 5g，制附子 6~9g，川乌 9g，蜈蚣 3 条。腰脊冷痛加熟地黄 18g，鹿角霜 15g；气虚下肢乏力加黄芪 30g，牛膝 15g。日服 1 剂。针灸上方加肾俞、关元穴，针后加灸。外用中药（见后）加胆南星、炮姜、细辛各 15g，用醋炒热，布包熨患处 0.5h，每日 1~2 次，每剂可用 5~6 次。

柳某，女，19 岁，连江幼师，1992 年 12 月 8 日初诊。

患者诉四肢关节游走疼痛反复发作已 7~8 年，加剧 1 年。近因阴寒痛剧不能行走，休假在家。胃脘不适，喜温恶寒而畏冷，面形弱，大便溏软，脉沉细，舌淡，苔薄白，查血沉 25mm/h，抗链球菌溶血素 O 抗体＞800IU，RF（－），血红蛋白 9.5g/dl。诊断为"风湿性关节炎"，证系寒痹中虚。守上方加潞党参 20g，炒白术、当归、桂枝各 9g，熟地黄、淫羊藿各 15g，日服 1 剂。针灸上方加大椎、腰阳关穴，针后加灸。外用中药主方见后。针灸治疗 18 次，服药 30 余剂，关节肿痛已除，能行走，形体见丰。查血沉 20mm/h，抗链球菌溶血素 O 抗体＜500IU，血红蛋白 11g/dl，继续巩固 5 周，痊愈，以补中、归脾调服。随访 1 年正常。

按语：本例为寒邪凝聚，中虚阳气不达，故黄老以麻桂附温阳煦布阳气以除阴寒邪气，潞党参、炒白术、桂枝、当归健脾胃而生气血，尤善用细辛，其辛温窜通，祛阴寒邪气力宏，除痹祛痛效著。

四、热痹肿痛，清热养阴以除痹

症见关节红肿灼痛，不可按触，口渴唇干喜饮，小便短赤，大便结硬，脉滑数，舌红，苔黄燥，宜清热养阴却痛。

处方：白虎汤加减。生石膏（先煎）60~90g，知母、玄参、生地黄、白芍各15g，桂枝、桑寄生各6~9g，忍冬藤、桑枝、水牛角各20~30g；若舌苔黄腻加薏苡仁30g，苍术10g；痛剧加乳香、没药各9g；大便秘结加大黄10~15g，肉苁蓉15g。日服1剂。针灸加大椎、曲池、合谷穴，局部穴位用泻法或刺络放血。外用中药主方见后。

张某，男，45岁，福州人，1992年4月12日初诊。

患者诉双膝关节肿痛、灼热，不能立行已1周，伴口干喜凉饮，小便短赤，脉滑数大，舌红，苔黄燥。上方针药治疗1周，热退痛除。续治1周，肿痛全消，痊愈。随访半年无复发。

按语：热痹邪实正亦盛，可急则治其标。气分热盛者，黄老用白虎桂枝汤加水牛角量多偏重，当邪去则即改扶正固本，中病则止。热盛便秘结者，大黄照用无妨，腑气得通则止。本型治愈快，疗效巩固。

五、寒热错杂，宣通脉络以却痹

寒热错杂痹病，特点为寒热并藏，虚实互见，既有寒痹之症，又有热痹之象。症见关节肿痛，局部灼热，但下肢发凉，背脊畏寒；或上肢发热而口渴，但下肢冷而便溏等。黄老以寒热并调，宣通脉络，调理气血而却痹。选桂枝芍药知母汤加减如下：桂枝、知母、防风各12g，白芍、生姜各9g，白术、徐长卿各15g，麻黄、附子、炙甘草各6g，桑枝、丝瓜络、豨莶草各20g。日服1剂。寒偏甚者加重桂枝、附子量，去桑枝、丝瓜络、豨莶草，热胜者则反之。针灸寒甚则针后加灸，热胜针后刺络放血。外用中药主方见后。

潘某，女，51岁，福州人，1992年4月10日初诊。

患者诉四肢关节肿痛反复发作已3年，加重半年。单位医院给长期服西药治疗，胃脘不适，时寒时热，便或溏或软。关节肿痛与气候变化相应。脉或缓或紧，舌淡红，苔薄白或薄黄。黄老采用温清兼施，针灸、中药、外治并用的治则，调治近5个月而痊愈。随访1年基本巩固。

按语：本型临床较为多见，因寒热并存，虚实互见，可谓错综复杂。黄老在论治过程中，时时权衡寒热轻重，或热重于寒，或寒甚于热，用药、针灸随机应变，温清两端，随病性而运筹切中机要，宣通经脉，调理气血以除痹。

六、久痹正虚，益气养血辅虫类搜剔

症见四肢诸节肿痛，入夜痛剧不寐，或肢节肿变畸形，伴脾胃虚弱，纳减，腰脊疼痛，面色㿠白，形瘦气乏，脉沉细或弱，舌淡暗，苔薄白，治宜益气养血，辅以虫类搜剔顽痹。

处方：黄芪四物汤加减。黄芪、鸡血藤各30g，当归、白芍、熟地黄、川芎、党参、白术、僵蚕、蕲蛇各15g，五加皮、补骨脂、牛膝各12g，丹参20g。日服1剂。针灸取穴参考上穴。外用中药主方见后。

郭某，女，45岁，福州人，护士，1992年1月5日初诊。

患者四肢关节僵硬疼痛，手指变形2年，诊断为"类风湿关节炎"，经中西药、理疗等治疗无效。X线摄手指、腕关节片示双手第1、2、3、4指及腕关节普遍间隙狭窄，符合类风湿病变。痛甚，口服激素已半年，形丰面弱，纳减，便先硬后溏，脉沉细，舌淡暗，少苔。按上方加田七（三七）粉3g冲服，虫类乌梢蛇、全蝎、蕲蛇交替。针灸、中药、外用兼施，治疗半年（每周1、3、5上午）后肿痛全消。间断巩固3个月，疗效稳定。1993年1月19日复查X线示手指3、4指关节间隙狭窄，余正常。

按语：久痹多虚多瘀，黄老治则重健脾胃益气养血、补肝肾舒经壮骨，以除骨节滑膜增生变形，并善依虫类寒温感润之性加减，搜剔久瘀顽闭。治验丰，疗效著。

七、熏洗热敷除痹法

中药熏洗热敷法是外治法之一，黄老对萎痹顽症，尤擅结合本法。以其数十年临床探讨之验方煎汤约一面盆，根据患部使用，有的先熏后洗，有的用毛巾蘸药汤热敷患处，热敷时左右或上下移动，勿烫伤皮肤，冷即再蘸再敷，如法敷熨半小时以上，每日1~2次，药汤可连用2~3日，再换药。外用药之基本方：桂枝、当归、川芎、赤芍、白芷、乳香、没药、秦艽、独活、细辛、大黄、川乌、草乌各15g。寒痹加附子、炮姜各15g；湿胜着痹加苍术、威灵仙各20g，晚蚕砂30g；久痹加雷公藤、鸡血藤、络石藤各15~20g。热痹另方：芦笋根、天竺根、枸杞根、桑枝、忍冬藤、海桐皮、丝瓜络各15~20g。

以上各法各型应抓住主证主型辨证论治，中药主方、针灸主穴按型依证选用，兼杂者可权衡灵活知变，争取速效。

第四节　治疗男性性功能障碍八法

黄老治疗男性性功能障碍以阳痿、早泄为主。从中医脏腑经络阴阳和病因辨证分析为八法：补肾壮阳法、交通心肾法、补益心脾法、宁神益肾法、活血化瘀法、清利湿热法、滋补固涩法、疏肝解郁法。每法均有其主证、主方及针灸主穴，体现了黄老的临床针刺手法与用药特点。

男性性功能障碍包括阳痿、早泄、性恐惧症、不射精等。现仅就阳痿、早泄两症总结黄老的治疗经验。黄老临证以针灸为主，辨证论治，归纳成 8 法，并配以中药，每法均有主证、主方和针灸主穴，取得满意疗效。现整理如下。

一、补肾壮阳法

肾主二阴，作强之官。若命门火衰则作强无能，故症见阳痿或早泄；伴有精神萎靡，头晕目眩，面色㿠白，腰脊双膝酸冷，小便清长，舌质淡白胖嫩，舌苔白润，脉沉迟而弱，尺尤甚。

针灸取穴：肾俞、命门、关元、三阴交穴。

操作：毫针用补法，或针灸并用。日针 1 次，留针半小时。12 次为 1 个疗程，间隔 3~5 日再行下 1 个疗程。

常用中药：熟地黄、巴戟天、淫羊藿、补骨脂、杜仲、肉苁蓉各 15g，山萸肉、山药、当归各 12g，红参、制附子（先煎）各 9g，海狗肾 1 具。

二、交通心肾法

心属火居上，下降于肾，肾属水居下，上济于心，水火既济则心肾相交。若心火亢上，肾水凝滞，而致心肾不交，则症见阳痿或早泄；兼有心烦心悸，失眠多梦，头晕肢倦，或腰脊冷痛，精神不振，舌淡而干且舌尖红，苔薄白而干，脉细尺弱。

针灸取穴：关元、大赫、神门、太溪、心俞穴。

操作：针用平补平泻法。余如上法。

常用中药：党参 20g，熟地黄、茯神、淫羊藿、巴戟天各 15g，麦冬、山萸肉、五味子、柏子仁各 10g，黄连 9g，夜交藤、龙骨（先煎）各 30g。

三、补益心脾法

思虑忧郁伤心脾，气血两虚而阳痿或早泄；兼有面色萎黄，神疲肢倦；心悸怔忡，健忘，食欲不振，口淡无味，食后腹胀闷，大便时溏，舌质嫩，苔白，脉细弱。

针灸取穴：关元、气海、心俞、脾俞、肾俞、三阴交、足三里穴。

操作：针用补法。余如上法。

俞昌德 论医传承集

常用中药：黄芪 30g，党参 20g，酸枣仁、菟丝子、枸杞各 15g，白术、茯苓、当归、覆盆子、五味子各 12g，远志 9g，陈皮 6g。

四、宁神益肾法

恐惧伤肾，《景岳全书·阳痿》载："凡惊恐不释者，亦致阳痿。经曰：恐伤肾，即此谓也。"症见阳痿或早泄；伴有精神苦闷，胆怯心悸，易惊善恐，少气倦怠，舌淡白，苔润，脉弦细。

针灸取穴：心俞、神门、胆俞、肾俞、命门、次髎、太溪穴。

操作：针用平补平泻法，留针半小时。余如上法。

常用中药：山萸肉 12g，山药、杜仲、当归、枸杞、党参、熟地黄、酸枣仁各 15g，远志 9g。

五、活血化瘀法

下焦瘀血，阻滞脉络而阳痿不举；或有外伤史，或络脉曲张或肌肤甲错，舌质紫暗，或有瘀斑瘀点，舌苔薄润，脉细涩。

针灸取穴：气海、中极、三阴交、肾俞、次髎、太溪穴。

操作：针用平补平泻法，留针半小时。余如上法。

常用中药：黄芪、丹参各 30g，当归、赤芍、川芎、牛膝各 15g，桃仁、红花、人参、田七各 10g，茯苓 12g。老年阳痿用活血起痿汤连服 1~3 个疗程，常可获良效。

处方：黄芪 30g，丹参、赤芍、淫羊藿、肉苁蓉各 20g，当归、川芎、牛膝、仙茅、巴戟天各 15g，桃仁 10g，红花 9g。

六、清利湿热法

《类证治裁·阳痿》载："亦有湿热下注，宗筋弛纵，而致阳痿者。"症见阳痿或早泄；伴有口苦口干，或口苦黏腻，小便黄短或尿急而频，尿道灼热或湿痛，阴囊湿疹，睾丸肿痛，舌红，苔黄腻，脉滑数。

针灸取穴：关元、中极、三阴交、阴陵泉、太冲穴。

操作：针用补泻兼施，留针半小时。余如上法。

常用中药：知母、丹皮、山萸肉各 10g，黄柏、泽泻、茯苓、滑石、猪苓各 15g，山药 12g，黄连 6g。

七、滋补固涩法

肾虚精关不固，则早泄为甚者，或有滑精梦遗，腰膝酸软或酸痛，头晕耳鸣，神疲乏力，面色㿠白，或小便清长，尿后余沥，舌质淡白，舌苔白润，脉虚弱，两尺脉重按无力。

针灸取穴：气海、关元、三阴交、肾俞、太溪穴。

操作：针用补法，或针灸并用，留针半小时。余如上法。

常用中药：金樱子、桑螵蛸、女贞子各20g，五味子、黄精各15g，益智仁、补骨脂各12g，龙骨（先煎）、牡蛎（先煎）各30g。

八、疏肝解郁法

情志抑郁，或突受精神刺激而症见阳痿、早泄；兼有胁肋胀闷，多疑善虑易怒，或郁郁不乐，喜太息或嗳气，舌淡红，苔薄白，脉弦。

针灸取穴：气海、中极、内关、阳陵泉、太冲穴。

操作：针用泻法为主，或平补平泻法，留针半小时。余如上法。

常用中药：柴胡6g，白芍、枳壳、香附、郁金、橘核各9g，川芎、陈皮、绿梅花、炙甘草各6g。

九、典型病例

王某，男，29岁，1990年10月12日初诊。

患者新婚失谐，经常争吵，各居一方，苦郁难言。终日头昏神疲，胸闷不舒，性欲减退，逐渐阳事不举已半年余，屡治无效，前来诊治。查体：精神抑郁不乐，神疲体倦，舌淡红，脉微弦。阴囊坠胀，阳痿。黄老认为此证系情怀不畅、肝气郁结、宗筋失养而致阳痿，属实证，非纵欲太过所致之虚证。故治当疏肝解郁而取效。依前方（疏肝解郁法）针药并治1个疗程后，头昏胸闷、囊坠已渐减。依法续治1周，痊愈。阳痿一证，多从心肾论治，肝郁致痿者比较少见，临证不可不辨。

十、体会与小结

《类证治裁》载："男子二八而精通，八八而精绝。阳密则固，精旺则强。"概言肾精肾阳充盛静守，庶能应时而坚。《广嗣纪要协期》载："男女未交合之时，男有三至……谓阳道奋昂而振者，肝气至也；壮大而热者，心气至也；坚劲而久者，肾气至也。"因此，黄老从脏腑辨证着手，以心肝肾为纲要，结合心、脾、膀胱，参以病因归纳成8法，临证时有法可循，针药兼施，收取满意疗效。

针灸取穴：因人体本于阴阳。任督总统全身阴阳脉气，二脉调和则百脉冲和。肾为藏精之所，肝脉绕阴器而上行。黄老的针灸取穴以肝肾、任督诸脉为主，如关元、中极、三阴交等穴均为足三阴经交会穴，交于小腹与腰骶，近于胞中，参以脏腑辨证，配以所属与督脉相邻的背俞穴，如心俞、脾俞、肝俞、肾俞等穴，以调和脏腑经脉经气，手法重以得气。本病病因复杂，见症错综反复，多属功能性疾病。若因肝气郁结、胆怯心虚等而出现心病者，当从心理、生理上加以指导，开其所苦，亦至重要。

第五节 治疗脑性瘫痪 16 例临床报道

16 例小儿脑性瘫痪,按中医辨证以肾虚为主。针灸主穴:大椎、风池、风府、肾俞、腰阳关、环中、风市、四强(经验穴,在髌骨上缘 4 寸处)、阳陵泉、足三里、悬钟、丘墟、昆仑穴,并随症加减。手法:毫针飞刺进针,得气后小幅度快频率捻转。配服中药地黄饮子加减。结果:治愈 3 例,显效 8 例,好转 4 例,无效 1 例。

脑性瘫痪包括多种原因引起的非进行性中枢性运动功能障碍。严重病例除瘫痪外,还有智力障碍,抽搐,视、听或语言功能异常。黄老采用中医辨证,针药并治,疗效较满意,介绍如下。

一、临床资料

16 例中男 12 例,女 4 例;双下肢瘫 12 例,偏瘫 2 例,三肢瘫 2 例;伴语言障碍 6 例,抽搐 2 例,单眼斜视 1 例;16 例均有不同程度的智力障碍;早产 8 例,外伤 2 例,产伤 4 例,高热后 1 例,产后 3 日注射乙肝疫苗而致 1 例;病程最长 8 年,最短 13 个月。

二、中医辨证

脑性瘫痪主要因肾虚导致禀赋不足,早产形小,发育迟缓,语言迟钝;或听力障碍,肢体弱小,舌淡苔薄,脉沉细;或兼有盗汗,五心烦热,大便秘结。兼有脾虚者,面色不华,形瘦,自汗,纳少,进食则哭,或拒食而喜酸、甜、零食,时有便溏,小便清长,舌淡苔薄白,脉缓细。

三、治疗方法

1. 治则

肾虚者以补益肝肾、填精充髓、活血通络为主;兼阴虚者补阴,兼脾胃虚者健脾和胃。

2. 针灸主穴

大椎、风池、风府、肾俞、腰阳关、环中、风市、四强、阳陵泉、足三里、悬钟、丘墟、昆仑穴。语言障碍加哑门、廉泉、增音穴;听力障碍加翳风、完谷、听会穴;智力障碍加百会、风岩穴(耳垂下缘与哑门穴连线中点前 0.5 寸处,针 1.5 寸深)。

3. 操作

常规消毒,取 5~7 个主穴,用 30 号 25~40mm 毫针飞刺进针,得气后小幅度快频率捻转数分钟,留针半小时。隔日针 1 次,10 次为 1 个疗程,隔 3~5 日再行下 1 个疗程。

如有感冒，则针刺暂停。

4. 中药主方

山萸肉、熟地黄、枸杞、骨碎补、川杜仲、肉苁蓉、茯苓、桑寄生各9g，菖蒲、远志、五味子各5g，甘草3g。日服1剂。阴虚加麦冬、生地黄、元参（玄参）；脾胃虚加党参、白术、黄芪；腱反射亢进加白芍、木瓜、制何首乌；语言或听力障碍加丹参、赤芍；下肢障碍加牛膝；上肢障碍加桑枝。

四、疗效观察

1. 疗效标准

①痊愈：症状、体征消失。②显效：症状消失，大部分体征消失，遗有听力弱、行走不自如。③好转：治疗各项均有进步。④无效：症状、体征无改善。

2. 治疗结果

痊愈3例，显效8例，好转4例，无效1例（只针1次，不配合即辍）。

五、典型病例

刘某，女，8岁，1992年3月12日初诊。

主诉：不能站立、行走8年。

病史：母代诉，出生至今不能站立、行走。患儿系7个月早产，母乳喂养，生长发育较同龄儿迟，语言清晰，智力发育一般，饮食、睡眠、二便均正常。1991年在某省级医院神经科诊断为"先天性脑发育不良症、脑性瘫痪"，建议针灸治疗。

查体：神清，面色不华，形体矮小，反应正常，双下肢站立不稳，不能走动，肌肉无明显萎缩，肌力3~4级，右侧肌张力强，病理征未引出。舌尖红，苔薄少，脉细。

辨证：先天不足，筋脉萎弱。

治则：调补肝肾，健腰壮骨，通经活络。

取穴：大椎、肾俞、环跳、阳陵泉、足三里、悬钟、丘墟、三阴交穴。

操作：取上述穴位，日针1次。配服中药，处方如下：熟地黄、山萸肉、麦冬、石斛、巴戟天、肉苁蓉、淫羊藿、杜仲各9g，川续断、牛膝各5g，甘草3g。日1剂，水煎，饭前服。

二诊：双下肢能站稳。针灸同上，中药加骨碎补9g。

如上法继续治疗，至14诊，患儿能走10余步，需双手配合平衡身体。至30诊，行走稳定且较自如，因农忙暂辍，嘱其父母继续指导锻炼。6月15日再诊，基本能稳走于平路上。继续治疗2周，带药回故里调治。随访14个月，行走自如，已上学。

六、体会与小结

（1）本病预后致残率高，国内报道不多。黄老将针灸、中药内外结合应用，取效满意。其中对语言恢复最显著，6例中有5例在1~3个疗程内语言完全恢复。肢体瘫痪恢复中，最快在3诊后即能站稳，30诊后行走平稳。一般治疗3个月至1年，智力、运动恢复良好。

（2）中医认为肾主骨藏精，精生髓，髓聚为脑，脑为髓之海，髓海不足，则致失语，上下肢瘫痪不用。故治宜以补肾填精、益髓健脑、疏通经脉为主，以针刺调和气血、疏通经脉，使废用肢体复健。中药以地黄饮子加减，本方既补阳又补阴，治肝肾又疗四肢不收，可强筋壮骨。针药并治脑性瘫痪，终获良效。

第六节　小儿脑性瘫痪治验

脑性瘫痪是一个综合性名称，包括多种原因引起的非进行性中枢性运动功能障碍。严重病例除瘫痪外还有智力不足，抽搐，视、听或语言功能异常。目前国内外无特效疗法，主张体疗与理疗，但效果不佳。黄老采用中医辨证论治，针灸、中药并用治疗5例，疗效满意，介绍如下。

案例1

谢某，男，3岁半，1992年12月5日初诊。

主诉： 不能站立伴右手拇指内收，不能外展3年余。

病史： 父母代诉，患儿已3岁半，不能站立，伴右手拇指内收，不能外展。患儿系7~8个月早产（因母月经不准），羊水早破，后48h于当地医院催产娩出。产后约1min，经人工呼吸抢救，方有哭声。8个月时开始长牙，但不能翻身，爬、坐、讲话均较同龄孩迟。2岁半时双拳紧握，五指不张，扶之站立时双下肢呈剪刀样交叉，前屈坐位，至今仍不能站立，右拇指内收。纳少，寐可。出生以来无高热、抽搐及其他传染病史。

查体： 神清，身高80cm，体重10kg，五官正常，右眼轻度内斜视，眼底无异常，眼球运动无受限，语言表达基本正确，智力测试相当于2周岁，肢体发育迟缓，右手拇指呈痉挛性内收不能外展，握拳不紧，双下肢等长，右下肢无力，肌张力偏亢，双踝关节活动受限，无明显肌萎缩，扶之站立时双下肢呈剪刀样交叉。膝跳反射对称性活跃，腹平软，右侧隐睾症，病理反射未引出。脉细，舌淡红，苔薄白。实验室检查：脑电图示不正常小儿脑电图，CT示轻度脑萎缩。

诊断： 轻度脑瘫伴右侧肢体轻瘫。

辨证： 禀赋不足，筋脉萎弱。

治则： 调补先后天，健腰壮骨起萎。

取穴： 肾俞、环跳、伏兔、血海、足三里、阳陵泉、绝骨（悬钟）、丘墟、三阴交、右合谷穴。

操作： 常规消毒，取32号25~40mm长毫针，飞针刺入，得气后留针半小时。日针1次，10次为1个疗程，间隔3~5日再行下1个疗程。

配服中药处方： 太子参、黄芪、制何首乌各9g，白术、巴戟天、肉苁蓉、淫羊藿、牛膝、熟地黄、骨碎补各6g，甘草2g。日1剂，3煎3服。

经1个多月治疗，上肢拇指外展已恢复正常，坐、站、下蹲等活动稳健，行走尚难。

案例2

许某，男，4岁，1990年2月3日初诊。

主诉：昏迷 2 年余。

病史：父母代诉，1987 年 5 月 17 日患儿跌伤脑部，昏迷。急送当地医院，查瞳孔不等大，X 线摄片示左枕骨不规则骨折线、左颅内血肿 5cm×4cm 大小。5 月 28 日转某省级医院神经外科行血肿吸取术，术后 3 日突发高热、昏迷，经治疗 3 个月后好转出院。后遗讲话单音、不清，四肢瘫痪，双下肢为甚，不能坐正，左视力差，纳少。

查体：神清，面色苍白，形瘦如柴，左眼轻度斜视，查视力不配合。能讲"爸、妈"，但还欠清晰。四肢肌力弱，肌张力偏亢，不能站立，扶之颤抖，放开即跌倒，肌肉轻度萎缩。CT 示左颞顶不规则低密度软化灶，大小 3.4cm×5cm，左侧脑室扩大，余脑实质未见异常组织影，中线无明显偏移。2 月 8 日复查 CT 示左大脑半球萎缩（外伤性）。

诊断：脑颅挫伤致脑性瘫痪。

辨证：络脉瘀阻，髓海不足。

治法：通督脉，开脑窍，补肝肾。

取穴：风池、风府、大椎、肾俞、环中、风市、健膝、四强、阳陵泉、足三里、悬钟、丘墟、昆仑穴。

操作：大椎、肾俞穴每次必用，其余穴位交替使用。选 5~8 个穴，先针大椎、肾俞、环中穴，后针伏兔、健膝、足三里等穴，行针得气后留针半小时。日针 1 次，10 次为 1 个疗程。配服补肝肾、益精髓、健脾胃中药，处方：山萸肉、生地黄、肉苁蓉、巴戟天、白芍、石斛、麦冬、太子参、茯苓各 9g，五味子、木瓜、菖蒲各 6g，远志 5g。日 1 剂，3 煎 3 服。

五诊（1990 年 3 月 14 日）：饮食增量，讲话清晰，能站立 1~2min，扶手走 20 余步。针药守上法，以杜仲、狗脊、桑寄生、五加皮、骨碎补加减治疗。于 1991 年 3 月 9 日告知，患孩营养佳，语言丰富，智力发育好，配合锻炼（如打小球、骑三轮车），累计治疗 1 年，能走 200 余米路。随访 1 年疗效巩固。

案例 3

许某，男，1 岁 8 个月，1992 年 8 月 17 日初诊。

主诉：出生以来不能站立、行走，伴语言不利 1 年余。

病史：父母代诉，患儿系 7 个月早产，娩出时体重 1500g。住院 1 日后因不能吮乳而用鼻饲人工喂养，约 3 个月后改乳食喂养，至今不能站立、行走，语言不利，少语，只讲单音如"爸、妈"等。现饮食、夜寐、二便正常。经某省级医院检查，诊断为"先天性脑发育不良、脑性瘫痪"。

查体：神清，营养尚可，反应略迟钝，五官端正，听力粗测正常。双下肢肌力 4~5 级，肌张力偏亢，腱反射偏亢而对称，病理反射未引出（不合作），扶之站立时双脚呈剪刀样姿势，以双脚尖着地，前倾。舌正常。

诊断：①先天性脑发育不良。②脑性瘫痪。

辨证：先天不足，后天失调，肢体萎弱。

治则：调补先后天，健脑起萎。

取穴：大椎、足三里、悬钟、合谷、昆仑穴。

操作：常规消毒，取 30 号 13~25mm 长毫针行飞针法，快频捻转数十秒，持针导气片刻，留针半小时，日针 1 次。

配服中药：熟地黄、山萸肉、山药、枸杞、骨碎补各 6g，麦冬、菖蒲、远志、川续断、牛膝各 5g，甘草 2g。日服 1 剂，3 煎 3 服。

治疗 1 个月后，患儿父母反映：讲话双音词增多，视听反应活跃，双下肢扶着站立平稳。针灸同上，中药随症加菟丝子、淫羊藿等，治疗 3 个月，扶双手能于平地慢走，脚跟能着地，上半身能自然站立不前倾，继续治疗，收效显著。

案例 4

林某，男，1 岁 1 个月，1992 年 6 月 3 日初诊。

主诉：反应迟钝、耳聋 5 月余。

病史：父母代诉，患儿足月顺产，出生后 8 个月不明原因高热 3 日，经住院行输液等治疗 1 周后，热平出院，然后发现反应不灵，耳不能听，眼睛经红黄色球移动试测多次而表现为不能随动、随视。至今已 13 个月大，仍无咿呀言语，饮食欠佳，睡眠、二便尚可。经某省级医院小儿神经科检查，诊断为"先天性脑发育不良、脑性瘫痪"。

查体：形瘦，神志呆痴，前囟门已闭。颈软、倾斜不稳，五官端正，心肺无异常，腹软平，肝脾未触及。卧之不能翻身爬动，扶之不能站立。右脚略有内翻，左脚尖点地，未见明显肌萎缩，病理反射未能引出（不合作）。指纹沉隐淡红，脉细，舌淡，苔薄白。

诊断：①先天性脑发育不良。②脑性瘫痪。

辨证：先天不足，后天失调。

治法：补肾健脾。

取穴：大椎、曲池、听会、翳风、完骨、合谷、足三里穴。

操作：常规消毒，取 30 号 13mm 毫针行飞针法，捻转术，大椎穴不留针，余穴留针半小时。日针 1 次。

配服中药：黄芪、太子参、丹参、赤芍、菖蒲各 6g，川芎、远志、桃仁各 5g，甘草 2g。日服 1 剂，煎 1 次分 2 次服。

针药治疗 10 次后，反应转灵，目光有神，手脚挥动灵活，听力测试反应不著。针刺如上法，改中药处方：骨碎补、菖蒲各 5g，山药、黄芪、太参、丹参、赤芍各 6g，川芎、远志、桃仁各 5g，甘草 2g。日服 1 剂，2 煎 2 服。

再针 10 次后改中药处方：骨碎补、远志、黄芪、山萸肉、丹皮、白芍、太子参各 6g，木通、红花各 2g。日服 1 剂，2 煎 2 服。治疗 1 个月后好转。

按语：

（1）本病病因复杂不明，可由多种因素造成，且约有 1/3 的病例虽经追查，仍未能找到病因。一般可将致病因素分为出生前、出生时和出生后 3 类。①出生前因素：主要是胎儿期母体感染、出血、缺氧和发育畸形，以及母亲的妊娠高血压、糖尿病、腹部外伤和接触放射线等，遗传情况反属偶见。②出生时因素：由于羊水堵塞、胎粪吸入、脐带绕颈等所致的窒息或难产、产钳所伤、颅内出血及缺氧，早产婴儿患本病症较多，与其血管脆弱易受损害及并发窒息、代谢障碍有关。③出生后因素：新生儿核黄疸、严重感染、外伤及脑缺氧等，也可致脑性瘫痪。本文 5 例中早产 3 例，外伤所致 1 例，出生后严重感染高热 1 例。

（2）临床根据运动功能障碍的范围和性质可分为：①痉挛型；②运动障碍型；③共济失调型和混合型。本文 4 例因 1 例外伤和 1 例 13 个月检查不合作外，其余 2 例均为混合型。

（3）本病预后致残率高，对家庭幸福和社会经济影响极大，国内报道不多，偶有用单纯针灸或单纯服中药治疗取效者。黄老综合众长，将针灸、中药内外结合应用，取效满意，其中对语言恢复最显著。如前 3 例多在 1~3 个疗程内经治疗及训练，语言随其月龄增加而逐渐丰富，从首次针刺言语不清，因针刺刺激的疼痛和恐惧而哭闹，到经治疗后口齿清晰、语言活泼。过程快者，如例 1 在 3 诊后即能站立稳当，30 诊后能行走平稳，随访已能独立上学。例 2 累计治疗 1 年，智力、语言、运动系统均恢复良好。例 1 也基本能于平地慢走。这与有关教科书所载痉挛双瘫的学习走路"往往到 4~5 岁时还有困难"相比，有较大进步，但由于病例较少，无法对照观察。

（4）针药治疗原则以调补肝肾、疏通督脉及阳明、膀胱经脉为主。取穴主要为大椎、腰阳关、肾俞、伏兔、足三里、健膝、环跳、阳陵泉、悬钟等穴。手法用平补平泻法，飞针术得气以医者手感体会，在周岁内难于掌握体察明显得气感应。语言不利加合谷、廉泉或哑门、通里穴；足内、外翻加纠内、外翻；足下垂加解溪、丘墟穴；智力低下加百会、神庭、内关穴；配中药以地黄饮子合四君子汤化裁。

第七节　针药治疗肩关节周围炎 29 例疗效观察

肩周炎是关节囊和关节周围软组织的一种慢性退行性炎症性疾病。多见于中年以后，以 50 岁左右为多见，故有"五十肩"之称。

本病多由于气血衰退，局部感受风寒或扭伤、慢性劳损而引起。若痛症迁延日久以致局部活动功能障碍，筋肉粘连，故又有"冻结肩"及"肩凝症"之称。

1. 一般资料

29 例中男 11 例，女 18 例；年龄最小者 45 岁，最大者 68 岁，平均 50 岁。按其病程不同可分为：1~5 个月者 10 例，6~12 个月者 12 例，1~2 年者 3 例，3 年以上者 4 例。

2. 疗效标准

痊愈：症状完全消除，恢复劳动。

好转：症状基本消除，可以劳动，但痛点未完全消除，或症状显著减轻。

无效：在治疗过程中稍有见效，过后仍复原状者。

3. 治疗方法

（1）取穴：肩髃、肩贞、肩前穴，条口透承山穴。

（2）方法：用 28~30 号 3.5~4.0 寸毫针针刺肩髃穴，手法为进针得气后强刺激，并可多方向透刺后留针；用 26~28 号 3.5~4.0 寸毫针针刺条口穴并深刺透向承山穴，得气后留针不动；肩三针中的肩髃穴为主穴，可配选肩前穴或肩后（贞）穴施用"6.26"电流治疗仪以连续波刺激，刺激量为患者所能耐受为度，留针 30min 左右后起针。肩前、肩后穴的通电选配当审其痛点孰前孰后而定。

（3）加减：对疼痛固定且剧烈或入夜为甚者可配合中草药外洗（蠲痹汤加减）；手臂上举严重障碍者，给条口穴以强刺激，并同时嘱患者自行运动关节，由慢到快，从弱到强，反复数次，可由术者协助进行；后展不得者可按摩肩前穴，由轻渐重数 10 次；后转困难者去条口穴易阴陵泉透阳陵泉穴，方法同上；表现寒象显著者加局部拔火罐。

4. 结果

治疗次数与结果见下表（表 3-7-1）。

表 3-7-1　治疗次数与结果

治疗次数		5~10	11~15	16~20	21~30
治疗结果	痊愈	10	6	3	2
	好转	—	—	3	4
	无效	—	—	—	1
合计		10	6	6	7

5. 典型病例

案例 1

张某，女，52岁，工人，1976年9月8日初诊。

主诉：右肩冷痛伴活动受限7月余。

病史：患者于七八个月前因右肩关节受冷风侵袭，自后肩部周围开始出现冷痛且逐渐加剧，抬举、后转、外展均受限，关节活动日见困难。曾经中西药及红外线照射等治疗，未见有效。现症见右肩疼痛甚剧，尤以夜间更著，如锥如刺，多因痛醒而影响睡眠，日常生活如梳头、洗脸、脱衣等均感困难。

查体：右臂上举不到面颊部，后转受限于髋关节边缘外展仅约30cm，关节部有粘连现象。

诊断：肩凝症（肩关节周围炎）。

辨证：劳损气血衰弱，外受寒邪侵袭所致。

治宜：以疏调气血，舒筋止痛为主。

取穴：肩三针，条口透承山穴。肩三针中的肩髃穴，应多方向斜下透刺，条口深刺透向承山穴，得气后留针不动。肩三针中重点两穴加用"6.26"电流治疗仪通电30min后起针，然后在条口穴用泻法运针。同时嘱患者活动肩关节，由慢到快，由弱到强，逐渐上举，反复2~3次。

起针后，该患者右手能立即上举，较正常一侧只差约6cm，可以做梳头、穿衣、取物等动作，但后转进步不大。为了消除患者夜间复发疼痛，配以中药外治，拟蠲痹汤为主，方如下：羌活、秦艽、桂枝、当归、川芎、乳香、海风藤、木香各15g，细辛9g。上药共煎汤半脸盆，以毛巾或干净棉布蘸药汤热敷患部半小时。每日1~2次，每剂药汤可再煎留用4~5次。

二诊（1976年9月10日）：经针药并用后疼痛已消除，活动较方便，但后转尚有困难。依前方去条口穴易阴陵泉穴透阳陵泉穴，并嘱患者坚持功能锻炼。

三诊（1976年9月13日）：右肩后转可抵腰部，唯过度时即感疼痛。仍照前法针药并用，连治9次，痊愈。

案例 2

李某，男，52岁，干部，1977年11月22日初诊。

主诉：右肩酸痛伴活动受限6月余。

病史：患者于半年前右肩关节扭伤后，局部复感风邪，因此酸痛日渐加剧，继则肩关节活动受限制，曾服中西药，未感有效。现症见肩关节日夜疼痛不止，尤以夜间为甚，但与气候变化无关。

查体：肩部瘦削，在前肩关节三角肌及后肩部有压痛，右肩活动障碍，只能做轻度的外展、上举及后旋，若稍过度抬举则引起剧烈疼痛，关节无畸形，诊断为肩凝症。

依上法施行针刺 4 次后疼痛显著减轻，至第 10 次时疼痛消失，并嘱患者自行运动肩关节。前后共治 17 次，功能活动完全恢复。

6. 体会与小结

（1）肩凝症为针灸临床中常见病症之一，多发于 50 岁左右年龄，女性多于男性。在祖国医学中它属于"痹病"范围，认为年老气血虚衰而"风寒湿三气杂至合而为痹也"，盖肩臂为手三阴三阳经脉循行所过处，尤以三阳经为枢纽，故治疗中取肩三针之肩髃穴，其为手阳明大肠经与阳跷脉之会穴，有疏风活络、调和气血、通利关节之功；肩贞穴属手太阳小肠经穴，有加强疏风活络、通利关节的作用；条口穴为足阳明经腧穴，阳明经属胃络脾为多气多血之经，为后天之本，调之生化无穷，气血充盛而濡养流通，岂有痛哉！

（2）在古代针灸文献中，对本病早有丰富的临床实践经验记载，如针灸的经典著作《针灸甲乙经》记载说："肩痛不可举，天容及秉风主之。""肩重不举，臂痛，肩髃主之。""肩痛欲折，腰如拔，手不能自上下，养老主之。"《医学纲目》也有云"肩不能动，臂不举，肩髃二寸半，巨骨五分"等。以上所描述的症状，与肩周炎相类似。前人对此病之治疗已积累了宝贵的经验，可作为临床参考。

（3）对痼疾久病、入夜痛甚者，素感棘手。今黄老独寻循审证求因之训，多配以温经散寒、活血通络之中草药煎汤外洗，取效较著，深受患者欢迎。

（4）肩周炎的治疗以针刺为主，但到了晚期肩部关节粘连，引起肩关节僵硬疼痛，除了针刺并中药外用外，必须加以功能锻炼。第一步可做手指爬墙运动，或上肢前后摆动；第二步两手相握做旋转或托举运动；第三步痛肢伸直做大幅度周围运动，以加速取效。

第八节 针药内外合治类风湿关节炎 280 例

类风湿关节炎属于慢性自身免疫性疾病，它是以关节骨膜慢性病变为主的全身疾病。黄老采用针药内外并治 280 例，疗效满意，整理如下。

一、临床资料

1. 一般资料

本组 280 例，男 77 例，女 203 例；年龄 15~30 岁 84 例，31~50 岁 135 例，51 岁以上 61 例；最小 15 岁，最大 60 岁；病程 1 年以内 34 例，1~5 年 78 例，6~10 年以上 168 例；病程最短 8 个月，最长 13 年。280 例中有 265 例接受过中西药治疗但效果不佳，或因服药过程中胃肠反应大，不能坚持治疗。

2. 诊断标准

关节疼痛者 280 例，关节肿胀晨间僵硬者 27 例，关节功能受阻者 256 例，畸形者 196 例，皮下结节者 18 例，因严重关节畸形、生活不能自理者 84 例。

3. 实验室检查

262 例查类风湿因子，其中阳性 172 例；268 例查血沉，其中增快 213 例；265 例查抗链球菌溶血素 O 试验，其中增高 35 例；253 例查血红蛋白，低于 9g/dl 者 67 例；238 例查心电图，其中异常 15 例；218 例行 X 线检查，其中典型类风湿关节炎病变者 104 例；112 例查肝功能，其中异常者 3 例。

4. 辨证分型

偏寒型 153 例，偏热型 78 例，寒热错杂型 49 例。三型中均有脾胃虚、气血弱、肝肾亏的表现。

二、治疗方法

1. 针灸治疗

（1）原则：健脾胃，补肝肾，调督脉，通络止痛。

（2）主穴：大椎、腰阳关、肩髃、曲池、合谷、后溪、环跳、足三里、阳陵泉、悬钟、丘墟、昆仑穴。

（3）加减：腕关节痛甚者加外关、阳池穴；膝关节痛甚者加膝眼、鹤顶、血海穴；踝关节痛甚者加解溪、太溪穴。

（4）操作：以针刺为主，用平补平泻手法得气后留针 30min，每隔 10min 运针 1 次。偏寒者加灸，偏热者（急性期）相应穴位刺血加火罐，寒热错杂者平补平泻法或视病情而定补泻。每日或隔日 1 次，10 次为 1 个疗程。休息 3~5 日，再行下 1 个疗程治疗。

2. 内服中药

（1）偏寒型：生黄芪 30g，潞党参 15g，白术、羌活、防己、当归、白芍、僵蚕、川乌、草乌、桂枝各 9~12g，桑枝 12g，乌梢蛇 15g，细辛、白花蛇各 6g。

（2）偏热型：黄芪 20g，太子参、威灵仙、防己、忍冬藤、海桐皮各 15g，桑枝 30g，生石膏 60g，白术、当归、白芍、地龙、僵蚕各 12g，蜈蚣 2 条。

（3）寒热错杂型：黄芪、桑枝各 30g，潞党参、防己、威灵仙、丹参各 15g，白术、当归、白芍各 12g，桂枝、羌活、防风各 6g，鸡血藤、石膏各 20g，甘草、全蝎各 6g，蜈蚣 2~3 条。

（4）加减：关节畸形、屈伸困难加皂角刺、穿山甲各 12g，阴虚者加熟地黄、麦冬、地骨皮、元参各 12g。每剂分 2 煎 2 服。

3. 中药外治

基本方：当归、赤芍、川芎、桂枝、羌活、乳香、没药、鸡血藤、雷公藤、威灵仙各 15g。加减：偏寒型加细辛、川乌、草乌各 15g；偏热型加桑枝、益母草各 30g，伸筋草、丝瓜络各 20g，海桐皮 15g；寒热错杂型加桑枝 30g，海风藤、川乌、草乌各 15g。用法：上药用纱布袋装好，煎药汤一盆，先熏后洗患部 30min，熏时用布盖上部勿使药气外泄，每日 1~2 次，药汤留用重煎可连用 2~3 日。

三、治疗结果

1. 疗效标准

①治愈：关节肿痛消失，功能恢复，血沉、黏蛋白恢复正常，类风湿因子转阴。②显效：关节肿痛大部分消失，功能基本恢复，血沉、黏蛋白恢复正常。③好转：关节肿痛减轻，功能活动改善一般，血沉、黏蛋白有所下降。④无效：连续治疗 3 个疗程后，症状、功能及血沉、黏蛋白测定值均无改善。

治疗期间除个别原已服用激素者要逐渐减量至停药外，其他药物一律停用。

2. 结果

280 例中，临床治愈 95 例，占 34%；显效 106 例，占 38%；好转 73 例，占 26%；无效 6 例（其中 3 例 1 个月后中断治疗），占 2%。总有效率为 98%。

四、典型病例

案例 1

陈某，女，60 岁，农民，1991 年 3 月 27 日初诊。

主诉： 四肢关节疼痛反复发作 13 年，加剧伴指、趾、踝、腕关节肿大、变形、僵硬 3 年，卧床、生活难自理 5 个月。

病史： 1979 年始每遇寒和水则小关节酸痛，得温痛减，初期忍而坚持劳动。1 年后渐加重，不能行走，当地医生按痹病论治，症得缓解。延约 2 年，1983 年因加剧而加服西药（具体不详）致胃脘不适，关节逐渐肿大变形，因痛难寐，胃纳更差，见瘦。3 年前肘膝以下关节变形加重，并曲屈难伸，呈"O"形膝，不能立。5 个月前生活完全不能自理，终日卧床，入夜痛剧。口干，饮食锐减，畏冷，大便欠畅偏结，小便正常。于 3 月 27 日转黄老诊治。

查体：体温 36.2℃，脉搏 90 次 / 分，呼吸 18 次 / 分，血压 110/70mmHg。神清，痛苦表情，脸色苍白，形瘦如柴，颈项硬，甲状腺无异常，胸廓对称呈鸡胸状，肋间隙凹陷，腹软呈舟状，肝于肋下触及，质软，腹瘦皮薄。四肢关节曲屈僵硬，肘膝曲屈呈 45~90 度状，无法站立，被动伸直困难且疼痛，趾指关节呈梭形肿大，拇趾关节呈 45 度向外侧弯，病理无异常，脉细无力，舌质淡，尖红暗，苔薄白。类风湿因子（＋），血沉 38mm/h，红细胞 35×10^9/L，白细胞 68×10^9/L，血红蛋白 8g/dl。X 线示膝腕踝诸关节间隙狭窄。

诊断：痹病（类风湿关节炎）。

辨证：脾胃虚，气血衰，肝肾亏。

治则：健脾胃，益气血，补肝肾。

取穴：风池、大椎、肩髃、曲池、外关、合谷、阳池、膝眼、足三里、悬钟、丘墟、太冲穴。

操作：按上法操作，每日 1 次，1 个月后改隔日 1 次。

配内服中药如下：黄芪 30g，党参、白术、白芍、防己、黄柏、乌梢蛇各 15g，忍冬藤 20g，木瓜、牛膝、僵蚕各 12g，全蝎、甘草各 6g。服法同上。

外用中药方法同上。

治疗至 6 月 17 日，疼痛基本消除，能自行就诊。饮食量增，形体渐丰，睡眠好转，但关节仍僵硬。内服方中加皂角刺、穿山甲各 12g，继续治疗至 7 月 22 日，气色转佳，面部肤色红润，形体更丰，关节功能基本恢复，行走较自如，生活能自理。随访 1 年，疗效巩固。

案例 2

刘某，男，31 岁，1968 年 4 月 12 日初诊。

主诉：双膝关节肿痛 5 年余，加剧伴步履困难 1 年余。

病史：缘于患者 5 年前双膝关节肿痛，屡治无效，近 1 年疼痛加剧，伴屈伸受限，步履困难。曾查类风湿因子（＋），血沉 120mm/h，X 线摄片示双膝关节明显骨质疏松、部分骨质破坏、关节腔狭窄。诊断为"类风湿关节炎"。曾经抗炎、抗风湿药物及皮质激素治疗后症状不减，出院后多方医治无效，故转来治。

查体：面色不华，痛苦病容，双膝关节能活动，肌肉萎缩，屈伸困难，由家人扶持尚能行走数步。舌质偏红，苔微黄，脉细数。

诊断：顽痹（类风湿关节炎）热郁型。

辨证：气滞血瘀，郁而化热。

治则：健脾益气，清热化湿通经。依上法，热郁型每日治疗1~2次。2周后，膝关节肿痛显著减轻，可下床站立并扶持行走。1个多月后，关节疼痛全消，行走百步无碍。再巩固1周，膝关节活动正常。复查血沉15mm/h，类风湿因子转阴，恢复工作。随访2年未发。

五、体会与小结

1. 体会

类风湿关节炎初以四肢的关节疼痛、肿胀、晨间僵硬、功能受限为临床表现，渐及大关节致活动障碍。中晚期伴有关节畸形，病残率高，属于祖国医学痹病中的"尪痹"范畴，非一般风寒（热）湿邪气致痹之所属，治愈较难。其病因极为复杂，既有外邪，又有内因，如自身体内免疫功能失衡，既见气滞血瘀，又兼经络经筋痰阻瘀滞，不仅脾胃受伤，气血不足，而且累及肝肾，津液不能充润；而经脉经筋拘急挛痛和骨骱关节变形弯曲，功能受碍，治疗非一般单纯一针一方以通痹止痛所能获效。因此黄老采用针药兼施内外并治，取效显著。

（1）针灸以督脉、阳经腧穴为主，配合阴经为辅。取穴准确，补泻之法依病情灵活应用，必求得气，则镇痛效果好，全身反应亦轻松，饮食、睡眠都随之好转。这与现代实验研究的针灸具有良好镇痛效应、提高机体免疫功能、促进胃肠消化功能和调节神经内分泌等作用密切相关。

（2）中药内服，健脾胃贯穿治疗全过程。黄老指出，初、中期以补脾胃、益气血，兼顾肝肾为法，中、晚期以补肝肾、调阴阳，兼顾脾胃为治则。四君黄芪建中汤为健脾胃之基本方，二归丸进退补肝肾，配当归、白芍、鸡血藤、丹参等补血柔肝、疏筋壮骨，参以血肉有情之虫类，如乌梢蛇、白花蛇、僵蚕、蜈蚣、地鳖虫、地龙等善通钻逐涤，搜经筋骨骱间之顽痰久瘀风邪，以改善关节滑膜的微血管病变，减少渗出，促进吸收，消肿止痛。关节变形僵硬加穿山甲、皂角刺，效果良好。

（3）中药外用：以桃红四物汤加温通经脉的藤蔓之品，如雷公藤、鸡血藤、细辛、川乌、草乌、豨莶草等活血化瘀、通经止痛，用蒸气先熏后热敷，使药物功用直接通过扩张的局部血管，开启毛孔，渗透至病灶，祛除病因，改善功能。

2. 小结

本组患者采用针药内外并治，攻补兼施，整体局部同治，使关节疼痛、肿胀、晨间僵硬很快得到改善，如上午针灸，下午或晚间外敷中药，患处关节松软，疼痛消除。内服中药调和脾胃功能，胃口见开，饮食增加，体质康复，正复邪祛，机体得到良性循环，因此取得34%的临床治愈率及98%的有效率，但关节骨膜病理恢复尚难，有待进一步探讨。

第九节 治疗类风湿关节炎的经验

黄老以针灸、中药内外并治类风湿关节炎的临床经验：①用针之要，得气为宝；取穴以督脉、阳经为主，阴经为辅。刺必得气，有良好的镇痛效应，且能提高机体免疫功能、促进胃肠消化功能和调节神经内分泌等。②健脾益胃，贯穿始终。用四君子汤合黄芪建中汤加减，有增强机体免疫功能与抗病能力的作用，对参芪的应用特点尤为明确。③经筋瘀阻，虫类搜剔，归纳虫类药物于辨证施治中的特点。④益肝补肾，以协同增强虫类药物对关节变形、功能障碍的疗效。

类风湿关节炎为自身免疫性慢性全身性疾病，属中医痹病范畴。黄老收治的病例均经西医确诊，多数用过糖皮质激素或非甾体抗炎药治疗，因未见明显效果而转来诊治。现将其治疗特点归纳如下。

一、用针之要，得气为宝

黄老用针灸治疗类风湿关节炎时以督脉、阳经腧穴为主，配合阴经为辅，取穴准确，补泻手法依病情灵活应用，以得气为关键，多能取得较好的镇痛效果。

常用穴位：督脉之大椎、至阳、筋缩、腰阳关等穴；上肢肩、肘、腕关节痛甚者取风池、肩髃、曲池、外关、合谷透后溪穴；下肢关节痛剧者取肾俞、环跳、阳陵泉、足三里、悬钟、丘墟、太冲、三阴交等穴；指关节痛剧变形者加合谷透后溪穴；腕关节痛甚者加阳池穴；肩关节痛剧者加肩髃、肩贞穴；膝关节疼痛屈伸不利者加鹤顶、委中、膝眼穴；踝关节肿痛变形者加解溪、昆仑穴；脊椎病变者加相应节段的夹脊穴。

黄老很重视督脉腧穴的应用，因为督脉下出于会阴，与任、冲一源三歧，上入于脑循行背脊，为阳脉之海，统一身之阳气，针大椎、至阳穴能振奋心阳肺气，以朝百脉主一身之血脉；筋缩、脊中穴能疏肝，主经筋经脉之活动；腰阳关穴能鼓动肾间元气、命门阳气以调动人体抗病能力；尤其大椎与腰阳关二穴，屡用屡效，认为针大椎穴能布达阳气于颈肩肘腕诸关节，腰阳关能疏通腰腿膝踝关节经气，为诸阳气会集所在。现代实验研究表明，针大椎、至阳、腰阳关、足三里、曲池等穴能提高人体的免疫功能和抗病能力。以上穴位视病情与发病部位不同，每次可选 5~9 个穴位，也可左右交叉选用，每日或隔日针灸 1 次，留针 30min，每隔 10min 行针 1 次。12 次为 1 个疗程，休息 3~5 日，再行下 1 个疗程。

针刺手法：躯干部及手足肘、膝关节以上穴位多于得气后行捻转补法；腕踝关节以下穴位多行捻转泻法。黄老强调每个穴位都必须得气，因部分患者关节肿胀变形，腱鞘滑膜瘀滞痰阻，穴位所在处大都变形移位，按常规取穴和行针多难取准穴位与得气，因此得认真循、按、摸、捏，仔细琢磨。如变形后的犊鼻、膝眼穴宽如狮嘴；膝关、阴陵泉穴相依无间；解溪、中封穴高如山峰，较难进针。因此，进针时应指切重按，坚指直刺，过皮后端直缓缓捻转，方能得气，或在穴位两侧按压催气，使气至病所。因为得气与否或得气快慢与疗效息息相关，得气快，疗效就好，得气慢，疗效则差。如《标幽赋》载："气速至而效速，气迟至而不治。"

因此，凡得气快或针刺气至病所，或虚寒证者针下有热感，实热证者针下有凉感，这种得气疗效就好，止痛快，而且全身反应轻松，饮食、睡眠都随之好转。这与现代实验研究的针灸具有良好的镇痛效应、提高机体免疫功能、促进胃肠消化功能和调节神经内分泌等作用分不开。

二、用药之法，三则为常

1. 健脾益胃，贯穿始终

类风湿关节炎患者久病多虚，每有气血不足见证，应以健脾胃而资生化之源为关键。黄老提出健脾胃必须贯穿治疗的始终可以收到扶正有源泉，祛邪不间断的目的。其依据如下：经脉筋骨赖气煦之、血濡之，而气血有赖后天脾胃所生化，而且本病发作每与劳累、耗伤中气或新产气血虚弱有关，因此对本病的治疗不论新发或宿疾反复，健脾胃、顾护脾土中气当为首务，此乃其一。其二，风、寒、湿三气杂至合而成痹者，风邪易宣易疏，寒邪易散易祛，三寇之中，湿为寇首。无湿则风寒之邪难于入里久居，因此祛湿化痰，务必要健脾胃，振中运，输转中焦气机，正气充沛则大气转运，湿气乃散，即所谓土强自能胜湿。其三，本病历时长，易反复，缠绵难愈，久病则必损脾胃；而且治疗用中药如虫类、祛风胜湿藤蔓之类，多对脾胃不利，久服多有脘腹不适、纳果，甚则胃脘疼痛见症。所以黄老十分重视健脾胃，善用四君子汤合黄芪建中汤，或参苓白术散加减健脾益胃、顾护胃气。对参、芪二味的应用尤有匠心，甚为灵活，如黄芪用量从20g开始，用数剂后，观其"动静"，逐渐增加至60g或更多；参之应用，或潞党参，或人参，或童参（太子参），或西洋参，咸由病情而斟酌选用，往往数剂之后患者精神大振，纳腐运化皆得进步。

2. 经筋瘀阻，虫类搜风

经筋瘀阻是对所患之关节痛肿变形、功能障碍的病理而言，其病因病机极为复杂，既有外邪，又有内因如自身体内免疫功能失衡，既见气滞血瘀，又兼经络经筋痰瘀，不仅脾胃受伤，也累及肝肾。肝不主筋则经筋经脉拘急挛痛，肾不主骨则骨骼关节变形疏松。功能受碍，非一般通痹止痛、活血化瘀之草木所能取效，务在辨证用药基础上加用窜达通隧、搜剔于经筋骨骱之间的虫类药物，方可显效。

黄老应用虫类药物还善于区别寒、热、虚、实、瘀、变形诸端而投入。治以健脾化湿，温经散寒。处方：生黄芪30g，党参、白术、桂枝、羌活、当归、白芍、防己各12g，桑枝30g，炙甘草6g。寒湿偏盛加白花蛇、乌梢蛇、蚕沙、蜈蚣之品，桂枝加至20g，细辛6g，川乌、草乌各12g；偏热型者加生石膏60g，地龙12g，全蝎6g，蜈蚣2条；痰湿偏著者加僵蚕、地龙各12g，胆南星10g，白芥子12g等温化顽痰之药；若瘀阻甚者加地鳖虫、穿山甲各 12~15g，蜈蚣 1~3 条等通窜透达之品，配桃仁 9~12g，红花 6~9g；痛剧加全蝎 6~9g，蜈蚣 1~3 条，配乌药、元胡（延胡索）各 12~15g，乳香 9~12g，或研末吞服；关节肿痛变形显著者加僵蚕、地鳖虫、白花蛇、穿山甲或皂角刺各 9~12g。盖虫类药性多偏燥烈，参照病情证型，配以地黄或石斛、元参等养血滋阴之品，以制其偏性而增加疗效。使用蜈蚣、全蝎一段时间（2~3 周）后，要检查肝、肾功能，防范可能发生的不良反应。

3. 益肝补肾，柔筋壮骨

本病后期症见身体羸弱，腰膝酸软，关节疼痛，反复发作，筋挛骨质退化疏松，关节变形，立行困难者，皆为肝肾不足，阴精耗伤，不能充养筋骨所致。因此，黄老认为，不离补肾阴、益肝血。自拟经验方：生地黄、熟地黄、山萸肉、桑椹子、肉苁蓉、龙骨、牡蛎等加减。而兼有肾阳虚者，用右归丸改肉桂为桂枝，加巴戟天、淫羊藿等温补肾阳；如见关节经筋拘急痛者以白芍木瓜汤加当归、鸡血藤以养血柔肝舒筋，或于方中佐以舒筋通络之伸筋草、桑寄生、海风藤、千年健、雷公藤等藤蔓攀缘之品，既解筋挛，又补肝肾，相辅相成。

此外，痛甚变形严重者还有外敷法，其基本方为当归、赤芍、川芎、桂枝、羌活、乳香、没药各 15g，细辛 9g，桑枝 30g，鸡血藤、丝瓜络各 20g。以纱布包药煎药汤一盆，先熏后洗患处约半小时。日 1~2 次，1 剂药汤可用 2~3 日。

总之，黄老认为单纯针灸或内服中药功效有所偏颇，两者并重兼施，相得益彰，缩短疗程，提高疗效。

第十节　针药结合治疗颈椎、腰椎骨质增生410例

黄老以补肾强骨、通经活络、行气化瘀为原则，针药配合治颈、腰椎骨质增生之疼痛、关节功能障碍410例，取得满意的疗效。本法安全方便、疗效稳定、可靠，无牵引、手术之痛苦及并发症，可推广应用。

颈、腰椎骨质增生是中老年人常见的多发病，给患者造成痛苦。近几年来，对410例本病患者用针药配合治疗，取效满意。现分述如下。

1. 一般资料

（1）病例选择：经X线摄片确诊为骨质增生，并伴有相应症状与功能障碍者。

（2）一般情况：410例中，男186例，女224例；年龄最大者81岁，最小者39岁；39~50岁84例，50~60岁226例，61岁以上100例；病程最长25年，最短1年，一般5~7年；发病部位在腰椎者224例，颈椎者154例，合并者32例。

2. 治疗方法

（1）颈椎骨质增生。

治法：补肾气，强筋骨，活血止痛。

取穴：风池、天柱、大椎、肩中俞穴。肩臂麻者加肩髃、曲池、合谷穴。

操作：针刺平补平泻法，留针30min，针后除风池、天柱、合谷穴外，肩背部穴位可加拔火罐。每日或隔日针1次，12次为1个疗程，休息3~5日，再行下1个疗程。

内服中药：葛根、狗脊各15g，桂枝、骨碎补、肉花葵各12g，鸡血藤、威灵仙各21g，白芍30g，木瓜10g，蜈蚣2条。伴有头晕欲呕者加天麻、半夏各9g，钩藤10g；有手臂麻木痹痛者加羌活9g，丝瓜络12g，豨莶草15g，水煎，日服1剂。

外用中药：骨碎补、桃仁、红花、赤芍各12g，当归、葛根、桂枝、没药、乳香、威灵仙各15g，麻黄9g，鸡血藤、桑枝各30g，丝瓜络20g。用法：上药共煎汤一脸盆，置炉上保温，用毛巾蘸药汤趁热敷患部30min；烫则上下移动，凉即换，再蘸再敷。药汤可连用3日。也可用屏山制药厂精制"骨痛灵"药水擦拍患部20~30min，即可止痛。

（2）腰椎骨质增生。

治法：补肾壮骨，活血通络，宣痹止痛。

取穴：肾俞、腰阳关穴，华佗夹脊穴针刺加拔火罐，伴有继发坐骨神经痛者加环跳、阳陵泉、悬钟、丘墟穴。

操作：方法同颈椎骨质增生症。

内服中药：白芍、鸡血藤各30g，木瓜、川续断各12g，杜仲、补骨脂各15g，桑寄生20g，独活9g。水煎，日服1剂。伴有坐骨神经痛者加没药、乳香各9g，丹参15g；腰痛者加枸杞子15g，菟丝子12g。

外用中药：当归、骨碎补、没药、乳香、川乌、草乌、南星、半夏、桂枝、海风藤各15g，桃仁、红花各12g，丝瓜络20g。也可用屏山制药厂精制"骨痛灵"药水擦拍患部20~30min，即可止痛。外用中药方法同颈椎骨质增生症。

3. 治疗效果

（1）疗效标准。症状完全或基本消失，活动自如，阳性反应物消散，随访6个月未复发者为痊愈；症状大部分消失，活动自如，阳性反应物软化或消散者为显效；症状部分消失，疼痛比治疗前有不同程度减轻，阳性反应物基本软化者为有效；症状无好转，阳性反应物未见软化者为无效。

（2）治疗结果。经治疗者，最短12次，一般15~24次，最长70次。颈椎154例中，痊愈95例，显效36例，有效23例，总有效率为100%。腰椎224例中，痊愈14例，显效60例，有效20例，总有效率为100%。合并腰椎及隐性脊柱裂32例中，痊愈16例，显效12例，有效2例，无效2例，总有效率为93.8%。

4. 典型病例

案例1

男，纽约华侨，1992年11月16日初诊。

主诉：颈项背疼痛，转动不灵，右手臂麻痛，拇、食、中3指发麻已年余。

病史：曾在当地诊断为"颈椎骨质增生"，因服西药无效，又不愿手术，病情日重，无法工作，遂千里迢迢来福州诊治。

查体：慢性病容，颈项旋转及俯仰均受限，第5~7颈椎棘突有明显压痛，并向右臂放射，握力差。舌质淡红，苔薄白，脉细。X线示第5~7颈椎椎体后缘唇状骨质增生，椎间隙变窄，椎间孔缩小。抗链球菌溶血素O试验正常，血沉56mm/h。诊断为"颈椎骨质增生症"，依上法治疗1周后，颈部疼痛减轻，转动较灵活；再治1个疗程后，颈部活动灵活，右臂疼痛及手指麻木消失；续治1个月后，行X线拍片复查，椎间孔基本正常，椎体间隙较前增宽，疼痛全消，转动自如。患者感激万分，于1993年元月返美。

案例2

男，81岁，退休干部，1983年5月7日初诊。

主诉：腰部疼痛数十载。

病史：逢劳累或阴雨则疼痛加剧，晨起或静坐久则腰部僵硬，俯仰困难，活动后可减轻。曾经医院X线摄片示第3~5腰椎椎体增生形成骨赘，隐性脊柱裂，局部低陷。屡治无效。后因劳累过度，疼痛尤甚，卧床2月余因延误而医治无效，故请求出诊。

查体：痛苦面容，面黄肌瘦，卧床不能转动，饮食、大小便均由家人侍候。腰椎两侧有压痛感。舌质淡，苔薄白，脉沉细。证属肾精亏损，筋骨失养。依上法治疗5日后，疼痛明显减轻，在床上可以自行转动；如法续治2个疗程后，症状消失，行动自如。1

个月后复查 X 线示第 3~5 腰椎骨赘均消失，随访 2 年未见复发。

5. 体会与小结

颈、腰椎骨质增生，在中国传统医学中并无此病名。从本病临床表现来看，属于中医痹病范畴之"骨痛""骨痹"。此病多发生在中老年人，因年老肾气渐虚，容易受风寒湿邪侵袭所致。《黄帝内经》云："七七天癸绝，八八肾气衰。"故见颈、腰椎强直掣引肢臂，痛着麻木。《灵枢》云："邪在肾则病骨痛。"肾主骨，生髓充脑，年老肾虚，骨质退行性变化。若长期劳损，肾虚体亏，风寒湿邪，流注关节而气血瘀滞，故以疼痛为主证，因此治疗以补肾为主，佐以祛瘀，结合部位、感邪和症状不同，辨证诊治。内服中药中肉苁蓉、补骨脂入肾充髓；桑寄生、杜仲、川续断、狗脊补肝肾、强筋骨；白芍养血敛阴、柔肝止痛；木瓜祛湿舒筋；桂枝温经散寒、通畅血脉；鸡血藤、丝瓜络、豨莶草等药行气活血、通经活络；威灵仙走窜通络。诸药配合，不仅能增强健骨舒筋的作用，而且可收到"通则不痛"之效。针灸依据经络学说，脊椎属督脉，两侧属太阳经；取穴以督脉和足太阳经脉为主，有疏通经脉、活血祛瘀、疏风胜湿、舒筋活络、调经止痛等作用。故以针药互用，相辅相成，而获良效。本法安全可靠，又无手术、牵引等痛苦。

第十一节　治疗腰痛经验

跟师临证中，腰痛患者尤为多见。然本病病因病机较为复杂，应审因论治，兹将几种常见腰痛治疗的特点整理如下。

一、腰脊疼痛，五穴立本

经云：腰为肾之府。肾脉联系腰脊，因此，腰痛多与肾脏虚损有关。诉腰痛连及脊椎如束带一周，或酸痛，或腰部无力，甚时俯仰不得；若久站、久坐，或蹲位而起立者诉腰痛如折，僵硬难于立直。无明显扭损伤史。四诊与辨证虚实相当，病程不长，这类证型临床较为多见。黄老以疏通督脉与膀胱经脉为主，立腰五针为主穴，包括腰阳关、肾俞、腰眼 3 穴 5 针。采用毫针多施补法，得气后留针半小时，或针后加火罐，疗效较满意。如林某，男，33 岁，台胞。以腰脊疼痛伴有俯仰不利 3 个月来诊，甚时直不起腰，无反射疼痛，经当地医生诊治而转来。查体：腰部压痛，直腿抬高试验、屈颈试验皆阴性，X 线示腰椎无明显异常发现，脉微弦，舌质红，苔薄白。按上法治疗，6 次疼痛消除，巩固 2 次痊愈。《素问·刺腰痛论》云："足太阳脉令人腰痛。"肾俞穴为肾之气血流注于膀胱经腧穴，腰府所在；腰阳关穴为督脉阳气聚注之会；腰眼穴为经外奇穴，穴居膀胱督脉之间。此 5 穴疏通二经气血，疼痛可除。

二、反射下肢，三经辨证

腰痛反射腿足，多为单侧，影响坐骨神经，因此应当问清病因，鉴别原发性抑或继发性，辨明部位，按足三阳经循行所过的三经辨证治疗。如疼痛沿后侧足太阳膀胱经反射者为太阳型；沿足少阳胆经走行于足跟外侧者为少阳型；沿足阳明胃经走行于股膝至足背者为阳明型。治疗取穴除腰部五针外，可循经按型取穴，太阳型加秩边、殷门、委中、承山、昆仑穴；少阳型加环跳、风市、阴陵泉、阳陵泉、悬钟、丘墟穴；阳明型加伏兔、足三里、解溪穴等。临床以少阳型多见，太阳型次之，阳明型鲜见。操作手法：得气后针感沿有关经脉感传病所，实则泻之，虚则补之；虚实不著者，以腰部腧穴补法为主，远端腧穴泻法配合，或采用平补平泻法，根据病情与患者针感反应灵活权变，不拘古法。

三、急性疼痛，配以外敷

急性剧痛者多为腰部扭伤所致。此类患者常带痛苦病容，弯腰屈背，体态改变，因腰部经筋经脉突然损伤、气血不通而痛。因此，问病史时应详问受伤时姿势、体位、细察侧弯方向、屈曲后，判明腰部有关经脉所过的主要肌群与经筋痛点关系，找准阿是穴，急用毫针泻法，配以循经远部腧穴补泻，以协调经筋任脉气血运行，大都即刻取得显效。再配以中药局部外敷，大多用 1 剂，经 2~3 日外敷后即可痊愈。外敷处方：当归、赤芍、川芎、桃仁、红花、大黄、泽兰、乳香、没药、川乌、草乌、丝瓜络各 15g，将药用纱布包好煎煮药汤一脸盆，用厚毛巾浸透稍拧，趁热反复敷熨痛处约半小时，烫时移动。下次再将药渣合原药物共煮如上法，每日可敷 1~2 次，1 剂药可用 2~3 日。如陈某，男，56 岁，因提水而急性腰扭伤，家人扶来就诊，于痛点处，如上法治疗 1 次即除；翌日见到仅有酸楚，热敷 2 天痊愈。

四、慢性劳损，针药兼施

慢性劳损腰痛多见中年以上气血渐虚，肝肾渐衰；或由素体不足，感受外邪；或长期负重，体姿不当或房劳过度等因而致。形成慢性疼痛后，不耐劳作，遇劳则腰部疼痛难支；脉沉细弱，舌质淡暗或郁滞，苔薄白，或薄润根部厚浊，治疗取穴腰五针，再参以辨证论治而配穴，若腰脊寒冷之阳气不足者加命门穴，与五穴同针后加灸，或温针、火罐；若阴虚内热者加太溪、照海、三阴交穴，配火罐，并用中药内服，以调补肝肾，舒筋活络。如阴虚者，用生地黄、熟地黄、山萸肉、桑寄生、白芍、木瓜、补骨脂、枸杞、杜仲、鸡血藤、怀牛膝等；偏阳虚者，用桑寄生、白芍、木瓜、骨碎补、杜仲、川续断、淫羊藿、巴戟天、桂枝、牛膝等。外敷方可参照"急性疼痛"用药，处方去大黄而加减。

五、骨质改变，针药并重

肾主骨生髓，腰椎骨质改变引起疼痛者，与肾虚关系密切。本症多见于中老年人，因其"五八，肾气衰，发堕齿槁"。生理功能自然衰减，或兼以长期过度劳累，或寒湿外邪所袭，或房劳不节，肾气渐衰，气血瘀滞，痰湿内阻，而使骨质开始疏松、增生，压迫邻近经脉。表现为剧烈腰痛，反射下肢，或长期疼痛，步伐滞板。《素问·上古天真论》云："七八，肝气衰，筋不能动……今五脏皆衰，筋骨解堕。"所以黄老主张针药并重，予针灸调肝肾、通任脉，取督脉、膀胱经穴以止痛，配服中药续腰壮骨、活血化瘀、软化骨质。

外用热敷药：当归、赤芍、桃仁、红花、川芎、胆南星、白芥子、威灵仙、鸡血藤、乳香、没药、川乌、草乌、骨碎补、地鳖虫。方法如上，一般经 3~4 个月的治疗，腰痛多能消除。

临证者遇有男性因前列腺炎、女性因妇科病证引起腰痛者，当先排除病因而论治。

第十二节 神阙穴敷贴法治疗消化系统疾病 136例疗效观察

黄老系海内外著名老中医,他擅长应用针药同治疑难杂症,现将其采用神阙穴敷贴中药治疗消化系统疾病136例介绍如下。

1.一般资料

136例中,脘腹疼痛20例,腹胀24例,单纯恶心呕吐12例,单纯腹泻21例,肠麻痹5例,小儿消化不良腹泻22例,急性胃肠炎15例,寒疝6例,四肢厥冷11例。

2.方药组成

处方:党参、白术、苍术、厚朴、丁香、木香、小茴香、香附、干姜各10g,吴茱萸、肉桂、附子各5g。上药烘干,共研成细末,装瓶备用。临证取药粉适量(10~15g),用开水调成膏糊状,纱布包裹,敷于神阙穴,用胶布固定,如胶布过敏者,用佩带固定,或外加热敷数小时,或1~2日换药1次。本方以辛温芳香化湿理气之药组成,故其功效是温中散寒、疏通气机、消胀止痛,主治因脾胃虚寒或感受风寒、寒湿邪气所致胃肠受纳、腐熟、运化、输布功能失司的胃痛、腹胀、腹痛、肠鸣腹泻、小儿消化不良、纳呆、脘腹胀满、寒疝、体弱肢厥等病症。

3.疗效

136例消化系统疾病疗效表(表3-12-1)。

表3-12-1 136例消化系统疾病疗效表

	病例	痊愈	显效	无效
脘腹疼痛	20	12	8	
腹胀	24	19	5	
恶心呕吐	12	7	5	
腹泻	21	12	9	
肠麻痹	5	3	1	1
小儿消化不良腹泻	22	15	7	
急性胃肠炎	15	9	6	
寒疝	6	3	2	
四肢厥冷	11	5	6	

4. 体会与小结

神阙穴属任脉腧穴，位于中下腹部，处于消化系统之中央位。神阙穴系冲脉循行之所，又称阴脉之海，与阳脉之海的督脉首尾相连，经气如环相贯，同出一源，故药敷神阙穴可调和阴阳而达"阴平阳秘"。

现代医学研究表明，脐在胚胎发育中为腹壁最后闭合处，其表皮角质层最薄，屏障作用较差，且脐下无脂肪组织、皮肤筋膜和腹壁直接相连。故其渗透性强，药物有效成分易透过脐部进入细胞间质，迅速弥散于血中；而且脐下布有丰富的动、静脉网，药物有效成分可直接扩散于血脉中，而后参与体循环，使口服药物的有效成分不被肝脏或消化酶所破坏。因此作用快，效果较好。

俞昌德 论医传承集

第四章 临证医案

第一节 内科疾病

一、咳嗽

赵某，男，46岁，1992年6月26日初诊。

主诉：咳嗽1个月余，伴胸闷乏力半个月。

病史：缘于1个月前下乡淋雨而感冒、咳嗽。经某省级医院治疗感冒已除，但咳嗽反而加剧。痰黏色白难咳，每临晚间、清晨更甚，伴胸闷气乏。平素喜温暖，偶有胃脘不适。经某地区医院中西药治疗半个月未愈，返省城办事而赶紧诊治。

查体：体温36.5℃，脉搏70次/分，呼吸18次/分，血压113/75mmHg。神清，营养佳，形丰，面色黝黑，着厚衣无汗，双肺听诊未闻及干、湿性啰音。舌质淡，边有齿印，苔腻而白，脉沉细。

辨证：卫外不固，外感风寒，表虚受凉，肺失宣降。

治则：益气宣肺止咳。

处方：党参、白术、茯苓各15g，法半夏、桑白皮、杏仁、百部、紫菀、款冬各10g，甘草3g。日服1剂，连服5剂。

二诊：诉咳嗽基本已除。于上方去宣肺药，加玉屏风散加减，3剂，以固其气。

按语：本案系淋雨感寒而肺失宣降。症见头痛鼻塞流涕，咳嗽喉痒，伴有肢乏，咳而不宣。经治疗，感冒头痛鼻塞除，因劳累肺气见虚，咳嗽缠连有月，虽以中西药兼投，徒为祛邪之举。黄老四诊合参，以健脾益气之四君子汤为主，佐宣肺化痰，5剂见效，二诊告愈。

二、哮喘

杨某，男，77岁，1989年9月4日初诊。

主诉：哮喘痰鸣气促反复发作10余年。

病史：缘于1978年被暴雨淋后，即发哮喘。故逢气温变化或饮食生冷则哮喘发作，喘息声粗，痰鸣气促，胸膺憋闷。初时经当地医院诊治，服西药尚可缓解，近2年来发作频繁、加重，严重时不能平卧，伴有腰酸楚、尿多，动辄气喘、心悸，喘时痰多色白。在当地叠用西药、验方、理疗、食疗等，疗效不著。无烟酒嗜好，饮食减少。

查体：神清，形瘦，动辄气促，痰白，舌淡红，苔薄白，脉沉弦。

辨证：肺、脾、肾三脏俱虚，痰湿内阻于肺。

治则：益气健脾温肾，化痰纳气定喘。

取穴：大椎、肺俞、脾俞、足三里、鱼际、肾俞、风门穴。

操作：毫针用补法，得气后留针半小时，日针1次。配服中药，处方如下：熟地黄、党参各20g，当归、五味子各12g，蜜麻黄、杏仁各9g，法半夏10g，苏子15g，山药、代赭石（先煎）、龙骨（先煎）、牡蛎（先煎）各30g，沉香（后入）3g，甘草3g。日服1剂或2剂。嘱其注意保暖，生冷腥秽之品戒之。针后喘息见平，胸闷得舒。

二诊（1989年9月7日）：针刺已3次，哮喘继续好转、胸闷已除。中药上方加山萸肉12g，巴戟天15g，胡桃肉12枚，继续治疗2周，诸症悉平，能一口气登上4层楼，健步如常人。再巩固1周，带药返回。

三、呃逆

陈某，男，77岁，福州人，1993年3月31日初诊。

主诉：反复呃逆1年余，加剧5个月。

病史：因1991年春寒而发呃逆，初时仅每日1~2次，1个月后逐渐加重，几乎每日皆发，且次数增多，并有呕吐，吐出胃内容物。经当地医院检查诊为"慢性胃炎"，给"甲氧氯普安、胃得安、维生素B"等治疗好转。入冬后复作并加剧，得食呕吐，导致神疲肢乏，体重减轻。再度行钡透检查示慢性胃炎。转当地某部队医院住院治疗3个月无效，复转某省级医院再次住院治疗，后于1993年3月31日转国医堂行针灸治疗。发病以来畏寒，喜温喜按，口干不喜饮，饮食减少，体重减轻，因纳少而大便干结，2~3日通1次。

查体：体温36.5℃，脉搏76次/分，血压180/100mmHg。神疲形瘦，语言不彰，面色不华，呃逆频频而作，声音轻弱。甲状腺无异常，心律齐，心率76次/分，主动脉瓣区第二心音大于肺动脉瓣区第二心音，各瓣膜区未闻及病理性杂音、腹软微凹，肝脾未扪及。呃逆作时腹肌紧，无压痛，反跳痛，肠鸣音正常。舌质红，苔厚腻微黄，脉弦尺弱。

辨证：中焦虚寒，痰湿内阻，升降失司。

治则：温健中焦，胜湿化痰，调和气机。

取穴：足三里、中脘、气海、神门穴。

操作：诸穴皆用毫针施以补法，针后加灸，留针半小时，日针1次。配服中药，处方如下：藿香、厚朴、桂枝、薤白各9g，法半夏、茯苓各15g，苏梗、干姜各6g，白术、白芥子各12g，制附子（先煎）9g。日服1剂。

二诊（1993年4月6日）：诉回去后呃逆已除，精神饮食转佳，胸膈畅舒，纳食不吐。舌质红，苔厚腻微黄，脉弦。

上述方法加耳穴神门、膈、耳迷根，用甲氧氯普安0.5ml穴位注射；用鹿茸精0.1ml注射耳穴耳迷根、肾。中药上方去干姜，加枳壳9g、竹茹12g。

三诊（1993年4月8日）：症状继续好转，进食渐多，大便正常。守上法治疗至5月15日（八诊）基本稳定，体重增加。以后每周1次，至6月28日巩固。随访10个月，痊愈。

按语：呃逆虽为常见症状，但可反映胃府气机虚实情况。一般初发或突受寒气与谷气并而作呃者多属胃腑之气一时失降，瞬息则除；若由于脾胃素弱，或肝胆郁滞克伐太过而致中焦气机升降失司者，治疗可愈；假如脏腑真气衰败至病危而作呃逆、内刚外柔、呃声低沉者，多示危候，治疗颇难。本例呃逆时间虽久，并非危候，故取耳针、体针相结合，药物功用与腧穴作用双重效应，故一次见效，经巩固治疗，终收痊愈之效。

四、泄泻

林某，男，35岁，美籍华人，1991年2月20日初诊。

主诉：腹痛腹泻半年。

病史：抵美后3个月腹痛泄泻日行7~8次，严重时每日10余次，已历半年。在美国当地医院诊疗，口服西药，愈觉神疲乏力，饮食减少，难以坚持在美工作。1990年底假省亲之暇住某省级医院，经肠镜检查诊为"过敏性结肠炎"，用中西药治疗2个月见效不大，转国医堂黄老治疗。诉症如上，饮凉醇酒厚味则腹痛泄泻即发，纳减神疲，厌于应酬，诸关节酸痛。

查体：神清，面色不华，唇色暗淡，腹软平，肝脾未触及，肠鸣音略亢进，无压痛。血沉、抗链球菌溶血素O试验正常。舌淡边暗，齿痕明显，苔白腻，根部厚浊，脉缓。

辨证：中焦湿阻，运化失司，清浊不分。

治则：健运中土，以化水湿。

取穴：中脘、天枢、足三里、风池穴。

操作：取毫针刺中脘、天枢、足三里穴，用补法，针后加灸，留针半小时，风池穴用平补平泻法。日针1次。嘱其肥甘醇腻凉饮之味皆当力戒。配服中药，处方如下：炒白术、云茯苓、白芍、元胡、乌药、佛手干、川黄柏各15g，党参30g，制香附、煨木香（后入）各9g，绵茵陈18g，甘草3g。日1剂。水煎，饭前服。

二诊：腹痛已除，腹泻次数亦减，舌脉如上。中药上方去元胡，加藿香9g，薏苡仁15g。

继续好转，大便每日1~2次，已成形。针灸停，用参苓白术散药汤加减服，2周后痊愈返美，随访1年无恙。

五、中风后遗症

案例1

陈某，女，56岁，1991年1月22日初诊。

主诉：高血压头痛 8 年，右侧肢体瘫痪 3 月余。

病史：患者于 1990 年 11 月突发头痛，神志昏迷数小时。急送地区某医院，经 CT 检查示左侧大脑基底核出血。经抢救苏醒，治疗 20 日好转出院，后遗右侧肢体瘫痪，由家人抬上飞机抵福州，来国医堂求诊。诉头痛高血压 8 年，发病以来纳少寐差。

查体：愁眉不展，情绪低沉，寡言。右口角㖞斜，鼻唇沟浅。右上肢近端肌力 3 级，远端 0 级；右下肢近端肌力 3~4 级，远端 1~2 级。右侧肌张力较左侧亢。病理征无异常，终日卧床，每行必赖轮椅。舌质偏红，苔薄白，脉沉细。

辨证：肝肾阴亏，肝风内动，血阻络脉。

治则：滋补肝肾，平肝熄风，活血通络。

取穴：①大椎、廉泉、右下关、肩髎、曲池、合谷、阳陵泉、丘墟穴；②右颊车、肩髃、外关、后溪、肾俞、环中、悬钟、太冲穴。上两组交替选用。

操作：针刺补泻手法随病情调整，得气后留针半小时。日针 1 次，针 12 次为 1 个疗程。配服中药，处方如下：黄芪、太子参各 30g，白芍、鸡血藤各 20g，生地黄、枸杞、龟板（先煎）、牛膝、杜仲各 15g，地龙、僵蚕各 12g，丹参 18g，蜈蚣 2 条。日服 1 剂，用水 3 煎 3 服。二诊：中药用川续断、桑寄生、丝瓜络等加减。针 1 周后可下床，突然站立稳定，行走数步。2 周后口角㖞斜纠正，语言清晰，饮食增加，夜寐安；愁云驱散，精神大振，记忆力亦得恢复。CT 示脑局部瘀血已见吸收。续治 2 周，肢体、体力均得康复。3 月 15 日上鼓山进大殿观览，游南公园，巡台江市场，百里之游，神采奕奕，行姿如常人。于 4 月 10 日痊愈乘机返家。

按语：本案患者素有阳亢、头眩头痛、高血压表现。突因情志激动，引动肝风内动，危在旦夕，经当地医治转危为安，后遗偏瘫。证系阴虚阳亢，肝风内动。故针取阳经之大椎、肩髎、肩髃、外关、合谷、肾俞、阳陵泉、悬钟穴疏通阳经气血，行以从阳引阴手法；取廉泉、太冲穴阴经腧穴通调阴经血脉，行以从阴引阳手法。配中药黄芪、太子参、白芍、生地黄、枸杞、龟板等益气化阴熄风；鸡血藤、丹参、地龙、僵蚕、蜈蚣通经活络熄风；牛膝、杜仲、川续断等补肾壮筋骨。针为先导，经脉通，手脚动，见效显著，患者精神得振，饮食睡眠好转，辅之适当锻炼，形成良性循环。予滋补肝肾、活血通络中药内服，使肢体活络有源泉，愈病效速。

案例 2

陈某，女，56 岁，台南人，1991 年 1 月 22 日初诊。

主诉：脑出血后右侧偏瘫，口角㖞斜，伴语謇、发音不清约 3 个月。

病史：患者素有高血压、脑动脉硬化症致左侧大脑基底核出血（CT 示），在台湾地区某医院抢救后神志转清，20 日出院。后遗偏瘫治疗无效，来国医堂求诊。

查体：患者情绪消沉，纳少寐差，右口㖞斜，鼻唇沟浅。右上肢近端肌力 2~3 级，远端 0 级，下肢近端肌力 4~5 级，远端 1 级。右肌张力偏亢，病理征无异常。行动靠轮椅。舌质偏红，苔薄白，脉沉细。

俞昌德 论医传承集

辨证： 肝气郁滞，血脉瘀阻，肝风内动，肌肉瘫痪。

取穴： ①大椎、廉泉、右下关、曲池、合谷、阳陵泉、丘墟穴；②右颊车、肩中俞、肾俞、环中、悬钟、太冲穴以上两组交替选用。

操作： 针刺补泻手法随病情调整，留针半小时，日针1次。配服中药，处方如下：黄芪、太子参、石决明（先煎）各30g，白芍、鸡血藤各20g，生地黄、枸杞、怀牛膝、龟板（先煎）各15g，丹参18g，地龙、僵蚕、郁金各12g，蜈蚣3条。水3煎3服。针刺1周后可下床站立，行走数步。针2周后口角㖞斜纠正，语言清晰，饮食增加，寐佳，愁云驱散，上肢能举动，行走稳，上下楼梯。复查CT示脑局部瘀血已见吸收。因春节暂返，3月4日重抵榕续治，体力康复。4月10日痊愈安返。随访2年安康。

按语： 黄老治疗瘫痪，取穴以阳经为主，配阴经会穴，从阳中引阴以协调阴阳。故取大椎为诸阳经之会与阳明、少阳经穴为主，配以任脉、厥阴肝经之穴，从阴经调气求阳，使经脉气血和调达。中药重黄芪配太子参（或西洋参），益气生血化阴；丹参、鸡血藤、白芍、生地黄补血活血而求阳；郁金、丹参解郁通络，气行血充脉道通调，肌肉筋脉得养；石决明、龟板、怀牛膝重镇潜阳熄风，引阳下行；地龙干、僵蚕、蜈蚣搜风通络。针药结合，相得益彰，肢体功能恢复完全（CT示脑局部瘀血已见吸收）。

案例3

王某，女，67岁，台北市人，1992年2月17日初诊。

主诉： 中风后舌謇语涩，伴有右侧鼻唇沟浅约17个月。

病史： 患者于1990年9月12日午睡后发现右侧口眼㖞斜，语言謇涩，伸舌不利，僵硬。经台北某医院检查诊为"脑梗死"，治疗后口眼㖞斜大部恢复，但舌体仍不利，语言謇涩。特来国医堂求诊。

查体： 血压170/100mmHg，脉搏75次/分。神清体丰，艳妆红唇，双侧鼻唇沟略对称，笑时右侧稍浅，语言不利、缓慢，偶有爆破音，吞咽正常，脑神经无异常。舌淡红，苔薄白，脉沉细右近滑。

辨证： 痰湿内阻，郁而挟肝阳上蒙清窍。

治则： 涤痰除湿，潜阳通窍。

取穴： 上廉泉、风池、合谷穴。

操作： 常规消毒，上廉泉穴用1.5~2.0寸30号毫针直刺1~1.5寸深，小幅度提插捻转泻法，得气后将针提至天部，改针尖分别向左、右双侧，行针如上法。术毕将针重新改直刺位，得气后留针20min。每隔10min行针1次。配服中药，处方如下：石决明（先煎）30g，决明子16g，钩藤、茯苓、桑寄生各15g，桑椹子、僵蚕、地龙、白芍各12g，天麻、菖蒲、远志各9g，甘草3g。水煎，日服1剂。连续针3次，发音清晰，舌体活动轻松，原来不爱说话，针刺后很想讲话。因事隔2周后再治，巩固2周痊愈。

六、头痛

赖某，女，46岁，顺昌县人，1992年12月28日初诊。

主诉：头痛月余，伴不寐、呕吐，月经不调。

病史：患者4个月前月经不调，近又见月经前头痛且逐渐加剧，伴有心悸，痛剧影响睡眠并合并呕吐，视力模糊，以晚间为甚；月经量时多时少，历时或长或短，色暗红，伴腰酸痛。家族无类似病史，15岁左右有风湿关节疼痛史。

查体：血压143/98mmHg。神清，痛苦病容，面色㿠白，耳壳颜色苍白，压巅顶则痛减，瞳仁等圆等大，对光反射正常，其余脑神经未发现明显异常。脑血流图、脑CT检查未见明显异常。舌质尖红，苔薄白少，脉右细，左沉。

辨证：肝肾阴虚，心火肝阳上亢。

治则：滋补肝肾，清心镇肝。

取穴：百会、印堂、风池、神门、三阴交穴。

操作：百会、印堂、神门穴用泻法，余穴用补法。得气后留针半小时，每10次为1个疗程。配服中药，处方如下：元参、生地黄、熟地黄、山药各12g，山萸肉、麦冬、茯神各9g，白芍、百合各20g，龙骨（先煎）、牡蛎（先煎）、珍珠母（先煎）各30g，牛膝、五味子各9g。日服1剂。

二诊（1992年12月29日）：头痛减，夜能安睡5h左右，梦多，舌脉同上。中药加白芍30g，余同上。

三诊（1993年1月1日）：头痛不作，夜寐好，舌尖不红。守上法治疗至3月15日，头痛除，但多梦。中药加炒酸枣仁15g，巩固2周。隔日1剂，再治2周。随访1年余，已痊愈。

按语：本案患者系更年期肝肾阴精亏损、肝阳心火上亢而作头痛，故取穴以奇经八脉为主。取督脉百会、冲脉相交会之三阴交穴及印堂、神门穴等以达到增强清心安神止痛的作用。中药用滋补肝肾之阴的生地黄、熟地黄、山药、山萸肉、麦冬、百合、白芍、五味子、茯神可宁心安神镇痛；龙骨、牡蛎、珍珠母则重镇安神。针药并用，治标治本，绝非"头痛治头"之策。

七、失眠

案例1

余某，男，22岁，武警战士，1992年12月18日初诊。

主诉：失眠年余。

病史：患者因欲退伍而致夜寐不安，甚则彻夜不寐已年余，入睡辗转、困难。或迷糊入睡，易被噪声惊醒，白天神疲，记忆力减退，饮食尚好，二便通调。

查体：形瘦，面色不华，甲状腺无异常，舌质暗红，脉细。

辨证：水火不济，神明被扰。

治则：沟通心肾，宁心安神。

取穴：印堂、神门、三阴交穴。

操作：取 32 号毫针针刺得气后行补法，留针 40min，12 次为 1 个疗程。配服中药，处方如下：茯神、太子参、白芍各 15g，炒酸枣仁、夜交藤、百合、合欢皮、龙骨（先煎）、牡蛎（先煎）各 30g，五味子、熟地黄、龟板（先煎）各 12g，甘草 3g。日服 1 剂，早晚分服。

经针刺 6 次，服中药 3 剂，基本能按时入睡。随访 3 个月已痊愈。

案例 2

陈某，女，42 岁，日本人，1993 年 6 月 12 日初诊。

主诉：反复失眠 10 余年。

病史：夜难成寐，时轻时重，反复发作已 10 余年。缘于 12 年前产后育儿夜难成寐，神疲耳鸣，腰酸膝痛，愈累愈难入睡，互为因果，纳减肢乏，记忆力减退。口干喜饮量不多，时有脘胀，大便偏溏，月经近年多有不调，长期睡前口服安定药（量具体不详）。

查体：形瘦，面色不华。舌淡红，苔薄少，脉细尺弱。

辨证：产后劳累，阴血不足，神明失养。

治则：滋补阴血，健脾宁心安神。

取穴：神门、内关、三阴交、足三里穴。

操作：毫针行补法，留针半小时。配服中药，处方如下：生黄芪、茯神、首乌、丹参各 15g，白术、桂圆肉、当归、白芍各 9g，百合、合欢皮、炒酸枣仁各 3g，龙骨（先煎）、牡蛎（先煎）各 30g，日服 1 剂。

三诊后夜寐成佳。因时间所限，带中药返回。半年后托友人带讯说寐安，体质也有好转。

按语：本案患者失眠系产后气血大损，复加育儿劳累，儿扰母心，难于成寐，因而出现饮食减少，脾胃功能失司，生化之源不充。故针灸时取神门、内关、三阴交穴以宁心安神急治其标，加足三里健中和胃以补后天生化之源而治本，中药归脾汤加减，增强中焦统血之力，神舍充养，则神明得安。

案例 3

龚某，男，67 岁，台北人，1989 年 10 月 26 日初诊。

主诉：反复失眠 15 年。

病史：患者夜难成寐，甚时彻夜不寐 15 载。伴头晕目眩，神疲肢倦，口干，饮食无味，心烦胸闷，大便偏结。抵榕后诸症如上，夜寐约 1h。

查体：形瘦，面色不华，舌淡红，苔少，脉沉细数。

辨证：证系阴虚内热上扰，神不守舍。

治则：调养心脾，滋阴清热安神。

操作：取神门、三阴交、印堂穴，行内旋式补法，留针半小时。配服中药，处方如下：百合、酸枣仁、黄芪、合欢皮、夜交藤、石决明（先煎）各 30g，太子参 20g，茯神、白术各 15g，五味子、远志各 9g。水煎，日 3 服。至 11 月 1 日诊：夜能安睡 7~8h，守上方再调 1 周，夜寐酣稳，精神大振，欣喜告返。

按语：本患者反复失眠 15 年，缘于苦心经营，心脾两伤，营血亏虚，心火亢盛上扰神舍，辗转不寐损伤心营，因果互为。故取神门、三阴交、印堂穴共用补法，安神功专。参以太子参、黄芪、白术健中，化和气血充营心神；百合、酸枣仁、茯神、合欢皮、夜交藤、五味子、远志皆有滋心阴、清心火、养心神之功；石决明重镇潜阳。针药并用，收效良好。

八、消渴

林某，女，50 岁，台北人，1991 年 3 月 3 日初诊。

主诉：口渴引饮、食增而形见消瘦 5 个月。

病史：患者在台湾地区确诊为 2 型糖尿病。因服药（具体不详）未见效，特来国医堂求诊。症诉如上，兼腰酸腿软，尿多，饮食自节。家族史不明。

查体：气色欠佳，舌淡红，苔薄，脉沉细数。查空腹血糖 6.9mmol/L，甘油三酯 2.1mmol/L，总胆固醇 6.0mmol/L。

辨证：气阴两伤。

取穴：肾俞、脾俞、三焦俞、足三里、三阴交、太溪穴。

操作：针刺补法，留针半小时，日针 1 次。配服中药，处方如下：生地黄、山药、黄芪、太子参各 30g，枸杞、首乌、麦冬、元参、黄精各 15g，五味子、泽泻、黄芩各 10g。

二诊（1991 年 3 月 4 日）：针后口渴、腰酸减轻。针守上方，中药上方去黄芩，加山萸肉 15g，山楂 10g，并早晚服六味地黄丸各 10g。

三诊：诉诸恙显著好转，针如上，中药去元参加石斛 9g，治至 3 月 18 日，口渴、腰酸已除，诸症基本痊愈，苔薄润有津，脉沉细舌淡红。守上法再治 10 日。3 月 28 日复查空腹血糖 5.9mmol/L，甘油三酯 1.2mmol/L，总胆固醇 5.1mmol/L，高密度脂蛋白 1.1mmol/L，高密度脂蛋白 / 总胆固醇（HDL/TC）2%。

患者于 1991 年 3 月 30 日带中药返台，随访 1 年病情稳定。

按语：本病属中医"消渴证"范畴，因见症不同，可分为上、中、下三消。如《景岳全书·三消》云："三消之病，三焦受病也。上消者，渴证也，大渴引饮，随饮随渴，以上焦之津液枯涸。古云其病在肺，而不知心、脾阳明之火皆能熏炙而然……中消者，中焦病也，多食善饮，不为肌肉，而日加削瘦，其病在脾胃……下消者，下焦病也，小便黄赤，为淋为浊……日渐消瘦，其病在肾。"黄老据证立法，滋阴补肾，益气生津。针药皆依法遣方，随症变通，如肾俞、脾俞、三焦俞穴乃脏腑经气输注背部之穴，分治脾、肾及上、中、下三焦脏腑之病。胃府下合穴足三里、脾俞、三阴交、肾经原穴太溪穴，共调"五脏皆柔弱"之消瘅病。中药生地黄、山药、枸杞、首乌、麦冬、元参、黄精、石斛滋阴液补肾精；黄芪、太子参、山楂健中益气化津；五味子酸涩补肾化精；配泽泻甘淡渗利邪热。立论精确，应策有方，随症灵变，疗效较满意。

第二节 肢体经络疾病

一、痹病（继发性坐骨神经痛）

案例1

柯某，女，47岁，福建长乐人，1989年5月14日初诊。

主诉：右侧腰腿痛如刀割样30余日，转牵掣样2个月。

病史：患者突发右侧腰腿痛20余日，经当地医院行X线腰椎正侧位摄片示第2~3腰椎椎间盘肥大改变，诊断为"继发性坐骨神经痛"，行局部封闭，口服"地塞米松、吲哚美辛、卡马西平、阿司匹林维C肠溶片、盐酸硫必利片、肾舒平"等治疗34日，疼痛减轻，转右腿牵掣痛已2个月。因疗效不著，慕名从某医院转来求诊。

查体：右腿后正中线牵掣疼痛，无法立行，痛苦病容。形体肥胖，被迫体位，查体合作不理想，直腿抬高试验阴性。舌淡边有齿印，苔腻，脉沉伏。体重由70kg增至82kg。

辨证：肾虚、血瘀与湿痰之邪流滞内阻。

治则：祛湿化痰，壮腰通经，活络止痛。

取穴：肾俞、腰阳关、右环跳、阳陵泉、悬钟穴。

操作：肾俞、腰阳关穴针用补法，余穴用泻法，得气后留针半小时。起针后痛减大半，可扶床起坐。配服中药，处方如下：杭白芍、桑枝各30g，木瓜、杜仲、川续断各12g，桂枝、桑寄生、鸡血藤、威灵仙、骨碎补各15g，甘草3g，日1剂，二煎，饭前服。配外敷中药处方：桑寄生、桂枝、乳香、没药、川乌、草乌各15g，桑枝、豨莶草、伸筋草各30g，鸡血藤20g。煮药汤一面盆，去药渣，汤以厚绒毛巾浸透稍拧趁热外敷患腿痛处，烫则移动，反复约半小时。日行2次，药汤可连用3日。

二诊（1989年5月16日）：诉疼痛除半，夜寐得安。已能扶杖慢步行走，但在转动时有牵拉痛。舌淡，苔薄腻，脉沉细。针穴改环跳穴为环中穴，中药改杭白芍40g，余同上。

三诊（1989年5月17日）：诉疼痛基本消除，唯小腿外侧至足背时有麻木感。已能慢步自走，后股部于蹲位时仍有牵胀感。舌淡，苔薄微腻，脉沉细有力。中药改杭白芍50g，余同上。

四诊（1989年5月18日）：以上症状基本消除，改隔日治疗1次。巩固1周，带1周的中药量回故里。随访，2个月后，体重恢复到70kg。至今5年，健康无恙。

案例2

林某，男，35岁，香港九龙人，1990年2月15日初诊。

主诉：腰痛伴右侧腿痛 6 年，逐渐加剧伴跛行近 2 年。

病史：患者缘于 1983 年始出现腰痛，遇劳累更甚。工作期间断续治疗，时轻时重，体位不慎时疼痛放射至右下肢及足背，跛行，不能坚持工作已近 2 年。休息时下肢麻木、咳嗽、下蹲位疼痛加剧，与气候变化无关，有时因痛而寐不佳，饮食尚好。经当地医院 X 线摄片示第 2~5 腰椎椎前后缘均有轻度骨质增生。慕名赴榕求诊。

查体：形瘦，面容痛苦，腰骶部略有侧弯，腰椎旁压痛反应明显，屈颈试验阳性，直腿抬高试验阳性，舌淡红，苔薄腻，脉弦细。

辨证：肝肾不足，肾虚骨质增生痹阻而痛。

治则：调补肝肾，壮骨通络止痛。

取穴：肾俞、腰阳关、环中、阳陵泉、悬钟、丘墟穴。

操作：行毫针得气后用平补平泻手法，留针半小时，日针 1 次，12 次为 1 个疗程。配服中药，处方如下：白芍 30g，木瓜 12g，杜仲、鸡血藤、骨碎补、威灵仙、乌药、元胡各 15g，川续断、牛膝各 12g，田七粉（分冲）3g。日 1 剂，2 煎 2 服。

二诊（1990 年 2 月 16 日）：疼痛明显减轻，夜能安睡，舌脉如上。针刺同上，药加黄芪 30g。

三诊（1990 年 2 月 17 日）：继续好转，中药白芍增至 40g，余法同上。随后白芍渐增至 60g，于 3 月 2 日疼痛全消，行走为常。巩固 1 周返港。来讯，已 2 年无复发并恢复正常工作。

案例 3

叶某，女，48 岁，香港屯门人，1991 年 11 月 26 日初诊。

主诉：左侧腰腿麻痹疼痛，不能行走 5 个月。

病史：患者诉 1962 年腰扭伤疼痛，后治愈，1984 年受寒复作，痛及下肢，至上海治疗而愈。于 1991 年 6 月因受寒腰腿痛复发，无法站立、行走，不能坚持工作。经当地医院 CT 示第 3~5 腰椎骨质增生。服药治疗无效后医生建议手术治疗，故请黄老治疗。既往有十二指肠溃疡病史。现症见口苦，腰腿痛，伸、转痛甚，足背麻木畏冷，遇冷痛更剧，便溏日 2~3 次，饮食尚好。

查体：形丰，能站立，重心侧于患肢时则痛剧，不能行走。屈颈试验、直腿抬高试验皆阳性。舌边紫暗，有齿印，苔薄微黄根部浊，脉沉细无力。

辨证：脾肾两虚，寒湿内阻，久病多郁滞，经脉为寒湿之邪所阻痹（继发性坐骨神经痛）。

治则：健脾温肾，通经散寒，活络止痛。

取穴：肾俞、腰阳关、环中、殷门、委中、阳陵泉、足三里、悬钟、昆仑、环跳、风市穴。

操作：每次取 2~3 穴，进针得气后留针半小时，日针 1 次，12 次为 1 个疗程。配内服中药，处方如下：黄芪、白芍各30g，木瓜、川续断、牛膝、僵蚕、地龙各12g，威灵仙、杜仲、桑寄生各15g，鸡血藤、薏苡仁、桑枝各20g，甘草、田七粉（分冲）各3g。日1剂，2煎2服。外敷处方：当归、赤芍、川芎、白芥子、胆南星、桂枝、川乌、草乌、乳香、没药、威灵仙各15g，桃仁12g，红花10g，鸡血藤、丝瓜络各20g。煎药汤法同上，先熏后热敷患处。

二诊（1991年11月27日）：诉站立时左臀股部发麻有减，行走较前便利。治疗同上。

三诊（1991年11月28日）：诉腿部麻痛明显减轻，行走步伐加大。舌苔根浊见退，脉沉有力。内服中药白芍增至40g，加桑椹子12g，余同上。随后针刺加腰夹脊穴并随症加减，内服中药加黄芪60g，白芍增至50g。治疗至1992年1月1日，完全康复，上街远走均不痛。继续巩固治疗至2月24日，疗效稳定，完全康复返港。

按语：本组3例皆是继发性坐骨神经痛，从现代医学的观点看，病因是腰椎骨质增生。案例2、案例3在港诊断明确，治疗了一段时间取效不明显，当地医生建议手术治疗，但患者不愿接受。改用中医针灸治疗，中医理论用经络辨证，可分为足太阳膀胱经型、足少阳胆经型、太阳少阳并病型及较少见的足阳明胃经型。案例1、案例2同属足少阳胆经型，故治本选肾俞、腰阳关穴为主穴；治标取环跳、风市、阳陵泉、悬钟穴；案例3属太阳少阳并病型，既取足太阳膀胱经之肾俞、殷门、委中、昆仑穴，又取足少阳胆经的环跳、风市、阳陵泉、悬钟穴。从病机论治，案例1、案例3均有痰湿阻滞久积经络，故治疗中要温脾胜湿化痰散结，配合足三里穴等；这是由于病因不同，证型有别，选经取穴亦不同。中药辨证，案例1由于湿痰流阻经脉，故治则应重化痰祛湿通经；案例2因肝肾阴虚，故治则重在补肝肾滋阴血而通络止痛；案例3系感受寒湿外邪，故治则应温经散寒，宣通经脉。

二、骨痹（左股骨头缺血性坏死）

高某，男，7岁，学生，1992年8月21日初诊。

主诉：上下楼梯时左下肢关节僵直，跑步时跛行约1年。

病史：母代诉，缘于1991年暑假，患儿自诉腿酸无力；家长发现其上下阶梯时左下肢关节活动不利，呈挺直状，跑步时呈明显跛行状。往某省级医院检查，发射型计算机断层扫描仪（ECT）、X线摄片示左股骨头有点片状、云雾状阴影（排除小儿麻痹后遗症、骨结核病），建议卧床休息，2个月后发现患侧肌萎缩，不能行走，又转某医院予通经活血化瘀、肌营养药等治疗，无效，故今来求诊，转针灸治疗。患儿曾在4岁时跌倒，神志不清约1min，无头部外伤史。

查体：神清，营养发育尚好，五官端正，发音清晰。左下肢废用性轻度肌肉萎缩，肌力3~4级，左区腰肌及臀肌明显萎缩、松弛，跛行，跑步更著，髋关节抬举无力，浅、深感觉及反射存在正常，病理反射未引出。舌质红，苔薄白，脉细。

辨证：脏气未充，外邪侵袭筋脉。

治则：补肝肾，调阴阳，壮筋骨。

取穴：肾俞、环跳、风市、健膝、足三里、阳陵泉、悬钟穴。

操作：每次取 3~4 穴，毫针飞针刺法，得气后留针半小时，隔日 1 次，12 次为 1 个疗程。配服中药，处方如下：黄芪、太子参、白术、五加皮、杜仲、白芍、生地黄各 12g，茯苓 15g，川续断、牛膝各 9g，珍珠母（先煎）20g，甘草 3g，日服 1 剂。配外用中药方：鹅不食草 30g，鸡血藤 20g，当归、赤芍、川芎各 15g，浸白酒 500ml。1 周后用药酒外擦患处。二诊：去珍珠母加山药 9g，取穴和针法同上。以后数诊中药内服治疗以肉苁蓉、淫羊藿、骨碎补、菟丝子、山萸肉、何首乌、千年健、巴戟天、桑寄生、狗脊、谷芽、麦芽、鸡内金等随症加减。累计治疗半年时间，功能基本恢复正常，萎缩肌肉与股关节摄片均恢复正常，现已上学 1 年余。

按语：儿童股骨头缺血性坏死，又称股骨头骨骺骨软骨病、扁平髋病，是一种累及股骨头骨骺的疾病。其发病原因尚不明确。大多数学者认为，股骨头的局部缺血和外伤是引发本病的主要原因。中医认为与小儿先天肾气不足、脏腑成而未健有关，加之外伤劳损、骨端血脉受损、气血运行受阻瘀滞所成。因此治疗原则为补肝肾、调阴阳、壮筋骨。取肾俞、环跳、风市、足三里、阳陵泉等穴皆能通经活络，又能健腰壮骨。中药黄芪、太子参、白术、茯苓可健脾胃、补中益气、生血充养；白芍、何首乌等可生血活血；五加皮、川续断、杜仲、生地黄、肉苁蓉、淫羊藿、骨碎补、菟丝子、巴戟天、山萸肉等均可补肝肾、壮筋骨；桑寄生、狗脊、千年健既有补肾又有祛瘀通络健筋骨之作用。加活血化瘀药物借酒性通达之性，使局部经筋脉络充养通畅。针药内外结合，取效更快。

三、背脊寒冷症

严某，女，48 岁，福州人，1993 年 9 月 13 日初诊。

主诉：背脊部寒冷 5 年，加重 2 年。

病史：患者于 1988 年初冬出现颈部发红疹，后用清热解表药治愈，但每遇寒冷则从四肢末端逆冷至肩、肘、膝、腰，渐甚，如冬季冲冷水，近 2 年集中于背部。数医皆以阳虚、营卫失调诊治，予中药汤方桂枝汤、理中汤、当归四逆汤、参附汤等配以附子、肉桂、鹿茸等治疗 3~4 年，寸效未收，反而加重。三伏天穿厚绒毛衣 2 件及毛背心、毛裤；乘公交车时旁人不敢靠近，而患者最喜欢人多拥挤之处。经西医内分泌、心、肾等项功能检查，未发现明显异常。发病以来伴有神疲乏力，嗜睡，纳少，余正常。已婚，丈夫与女儿（18 岁）均健康。

查体：神清，面㿠无力，形瘦。诊时炎热暑天仍厚衣长裤，穿着如冬，四肢末端冰冷。舌质淡暗，苔薄白，脉沉细。

辨证：阳虚证。

取穴：大椎、风池、肾俞、足三里穴。

操作：针用补法，留针半小时。日针 1 次。配服中药，处方如下：黄芪 50g，党参 30g，首乌、山萸肉、仙茅、淫羊藿、白术、杜仲、酸枣仁各 15g，锁阳 12g，干姜 3g。日服 1 剂。

五诊时诉证如故。嘱其中药暂停，但存针灸取百会、大椎、神阙三穴大壮艾炷针后隔姜灸，分别 3、5、9 壮，自觉舒服。复诊诉夜寐觉暖，加命门、腰阳关穴交替进针，如上法。再三诊，衣减穿衬衫与毛背心，夜寐佳，不梦，口不干渴。改隔日 1 次，治疗几次后，仅早晨需加背心和外套，余时着衬衫、长裤即可。继续治疗，并嘱其少吃饭，多进菜，加荤，以牛、羊、鸡、鸭肉等炖当归、大枣等食补，并于立秋后可加干姜、桂粉少许。翌年随访，痊愈。

按语：本例阳虚显见，前医数投大温大热之品未能启动，一则药量轻，二则数剂之后患者见无效则急于改弦易辙。辗转无策，来求诊时虽嘱其需治疗一段时间，但五诊时患者又复思迁。当即舍药，以火热直攻肌肤而安其心，留人治病。乃取督、任脉为主之百会、大椎、命门、腰阳关穴，皆壮元阳生发之所，神阙穴救逆回阳要穴，施以大壮艾炷，隔生姜走表及里，布达阳气；再以温性之血肉有情之品食补之。

四、颤症

叶某，女，32 岁，工人，南安人，1994 年 2 月 21 日初诊。

主诉：头颈部摇动 7 年，紧张时加剧。

病史：患者缘于 1987 年头胎难产后不久发生头颈摇震，逐渐加重有时影响进食，睡眠中则安静。前后数年分别在当地、泉州、福州等医院检查，未发现明显阳性体征，颅脑 CT 示正常。先后拟"痫病"等给口服西药治疗（具体不详），无好转。发病以来，饮食、睡眠、二便均正常。

查体：神清，面色黧黑，甲状腺无异常，四肢躯干对称正常，无肌肤甲错，头颈部不停摇动，口述略受影响，血压正常。舌尖红，苔薄白，脉微弦。

辨证：产后失血，血虚生风。

治则：补益气血，熄风止痉，滋阴潜阳。

取穴：风池、百会、曲池、合谷、外关、太冲穴。

操作：毫针刺合谷、太冲穴得气后用泻法，余穴用平补平泻手法，并留针 30min。每日针 1 次。配服中药，处方如下：女贞子、何首乌、熟地黄、桑椹各 15g，当归、赤芍、生地黄、僵蚕各 12g，天麻、川芎各 9g，酸枣仁 20g，龙骨、牡蛎、珍珠母（均先煎）各 30g，甘草 3g。日服 1 剂。

二诊：诉症减。中药加龟板（先煎）12g，余同上。

三诊：症除大半，精神振作，信心倍增。上方去龙骨、珍珠母，加全蝎 6g，余法同上。

四诊：症状基本消除。继续治疗 10 次，服药 10 剂，基本痊愈。带中药回故里。

随访半年无复发，已正常上班。

按语： 本证属"颤证"范畴，有因于湿，因于痰，因于风，因于虚。本患者系产后血虚，不能营养筋脉而作。如《景岳全书·痉证》篇载："凡属阴虚血少之辈，不能养营筋脉，以致抽挛僵仆……产妇之有此者，必以去血过多、冲任竭也。"故黄老取风池、曲池、百会穴以滋阴生血、却虚风，开四关以增强熄风潜降，外关穴佐诸穴通经活络。配服中药以女贞子、何首乌、生地黄、熟地黄、桑椹、当归、赤芍、川芎、酸枣仁补血益阴、血行风熄，佐以天麻、龙骨、牡蛎、珍珠母、龟板、僵蚕等增强潜降熄风之力。辨证准确，针灸、中药并中肯綮，七载痼疾，半月得愈。

五、气功走偏

王某，男，30岁，福州人，1991年6月1日初诊。

主诉： 阵发性抽搐、哭笑不休4个月。

病史： 练气功后引起阵发性抽搐、哭笑不休4个月。患者神经衰弱4年，夜寐不安，梦多呓语，或通宵不寐，神疲肢乏，但精神意志尚正常，无抽搐、啼笑失常等情感障碍表现。当年1月参加学习气功，以图解除"神经衰弱"。两旬后出现自发功，四肢抽动不能控制，恐惧叫喊不休，必得同道者拍打其肩等处方可停止，否则将继续致哭笑无常。后不参加练功，但仍时有发生，症状如故，多次经气功师指导纠偏，并服中药调治，未见好转。发病以来，视、听、神识完全清楚，但睡眠、饮食更差。

查体： 神清形瘦，气色㿠白，谈吐清楚，语感激动。余无阳性体征发现。舌质淡，苔薄少，脉弦近数。

辨证： 素体阴虚气弱，复因邪气扰道，虚阳越扰亢动，神明失守宅舍。

治则： 引气归经，宁心安神。

取穴： 百会、安眠、印堂、膻中、中脘、气海、内关、阳陵泉、太冲穴。

操作： 常规消毒，太冲、阳陵泉穴进针得气后行泻手法，其余穴位用平补平泻手法，得气后留针1h。每日1次。治疗18次后已基本控制，不想练功，夜寐安，饮食正常。再隔日针刺治疗巩固2周，并以丹栀逍遥丸、归脾丸交替口服。1个月后来告已痊愈。

按语： 练习气功健身除疾较为多见，尤对老人更为适合。年轻人练功亦不乏其人，但年轻人为阳刚之体，思维活跃，可能未必如老者一般认真接受功法指导，或急于求成，以致产生气乱常道而走偏的副作用，并非罕见。练功走偏民间俗称"走火"或"入魔"，所谓"走火"是借用炼外丹术时的俗语，比喻烧火的强度和时间超过限度，即火候失控。这里的"走火"是指练功中运用了强烈意念或同时结合了急重的呼吸，掌握火候不当而造成的偏差。走火的表现一般为自感躯体不适，"气"在周身乱窜或外功不适。所谓"入魔"是由于练功时极度专注而出现烦恼、疑惑、迷恋等异常精神活动，并产生幻觉、错觉，甚则怪异错乱的严重精神障碍。正如明代伍守阳兄弟于《天仙正理直论》中对"入魔"的记叙："或见其异，或闻其异，或有可喜事物，或有可惧事物，或有可信事物，或张妖邪魔力。"也就是说"入魔是精神感觉上的异常表现"。

诊断单纯气功所致精神障碍的依据是：

（1）发病前有明确的练功经历，或接受气功师的外气，或虽未练功却迷恋气功的书刊。

（2）练功中出现的精神症状在收功后不能消除，或症状明显地妨碍心理功能的发挥。

（3）有理由推断其暗示和自我暗示，在发病过程中起重要作用。

（4）临床症状与气功文化内容有密切关系。

（5）此类似症状表现作为治病或获取财物的手段，或达到其他目的者，不能诊断为精神障碍。

（6）此类疾病可出现神经症状、幻觉、妄想、短暂意识障碍及其他精神病性症状为主要临床相，但必须排除下列精神障碍：①脑器质性与躯体所致的精神障碍；②精神活性物质所致的精神障碍；③精神分裂症；④情感性障碍；⑤偏执性精神障碍。

学术界将练功走偏归纳为三类：纯粹的躯体症状、表现为精神症状合并躯体症状、表现为精神症状。在临床上以后二者为多见，尤其是第三者，主要表现在精神症状上，如在感知、思维、情感和行为等方面发生了障碍，也就是说产生了精神上的异常表现，如错觉、幻觉、妄想、精神运动性兴奋、精神运动性抑制、冲动行为、自伤和自杀等。

总之，练功走偏产生的精神障碍是由于练功不当而引起精神症状的病态表现。练功不当包括：选练功种的不适当、练习方式方法的不适当、时间长短掌握不适当、心理状态自我处理不适当和练功人身体素质（包括有无精神病的既往史、家族史和有无性格缺陷）的不适当，等等。一旦走偏，务必及时请有关老师指导加以纠正。针灸首取任督二脉腧穴以调和阴阳，故取百会、膻中、中脘、气海穴以回归小周天之功道；手法多以平补平泻，或先泻后补，较少用先补之法，其余四肢穴位可用泻法。对针灸、中药疗效不佳者，应及时找精神科医师予以诊治，但患者往往拒绝，其家属应加以注意并做好动员工作。

六、面肌痉挛

黄某，女，29岁，福州人，1992年6月13日初诊。

主诉：面肌痉挛性跳动复发约1个月。

病史：患者因劳累致右侧面肌痉挛性跳动复发约1个月，日抽动数次至数10次，与睡眠、情绪不佳有关。本病缘于1985年冬出现不明原因右侧眼眶下肌肉跳动，开始轻微，照镜可见面肌跳动，1周发作1~2次，睡眠不佳或情绪紧张、急躁则加频加重。医院诊断为"面肌痉挛症"，给电针、中药治疗约半年，毫无效果，反觉不适。后转诊某省级医院针灸科，反复治疗近2年，疗效不明显。于1990年10月转国医堂治疗半年，黄老以其特殊手法行针，配服中药辨证论治。经治疗症状显著好转，停针后，疗效更佳，保持 1 年半没有发作。本次因过度劳累、睡眠不佳而复作。其母亦出现右侧面肌痉挛，但较她晚发约 2 年余。

查体：神清，五官端正，面色白，右侧眼眶下面肌不停抽搐，致使眼裂缩小，右鼻唇沟抽向外上方,甚时右侧胸锁乳突肌亦见有轻微抽动。舌质暗淡，苔薄白，伸舌居正，舌下脉络略紫暗，脉细。

辨证：肝郁气滞，气血不足，经脉失养。

治则：疏肝解郁，补益气血以充养经脉。

取穴：右四白、颧髎、下关、地仓、天应、合谷穴。

操作：毫针透刺、深刺法，四白穴应刺入颧下孔，颧髎、下关、地仓、天应穴应斜刺、深刺，得气后留针 0.5~1h，不行针。日针 1 次，10 次为 1 个疗程，休息 5~7 日再针。配以口服中药，处方如下：当归 9g，川芎 7g，赤芍、白芍各 10g，生地黄、熟地黄、白术、太子参、酸枣仁、龟板（先煎）各 15g，鸡血藤 20g，黄芪 18g，龙骨（先煎）、牡蛎（先煎）、珍珠母（先煎）各 30g，甘草 3g。

二诊（1992 年 6 月 15 日）：诉针后面肌不抽动，但受强光刺激后仍抽动，针后几小时特别舒服。再守上方治疗 1 个疗程后基本痊愈，巩固 1 个疗程后痊愈，但需远期随访疗效。

七、左下肢深静脉血栓性静脉炎

邹某，女，25 岁，福州人，1992 年 12 月 4 日初诊。

主诉：左下肢反复胀肿约 20 个月。

病史：患者于 1991 年 4 月出现左下肢不明原因肿胀，有沉重感，无疼痛及皮肤冷热感。经本单位医院检查诊为"左深部静脉血栓阻塞症"。治疗 2 个月未收显效，复转省级医院检查，无凹陷性水肿，血丝虫未检出，左下肢于髌上 10cm、髌下 15cm 处较右侧大 2.5cm 围径。ECT 示①淋巴回流正常；②左下肢血压高于右下肢；③右下肢静脉扩张。B 超示左髂外静脉（远端）扩张，内见低声絮状物阻塞，范围约 12mm×40mm，左下肢深静脉内径扩张，股静脉（近端）内见低回声絮状物（不完全阻塞），其远端静脉血流明显瘀滞，左右下肢动脉未见明显异常。诊断：左髂处静脉、左下肢深静脉血栓性静脉炎。用"冠脉苏、复方丹参潘生丁、阿司匹林、维生素 E、海群生、红霉素"等治疗。后于同年 10 月 9 日转上海中心医院检查、诊治，行静脉通畅度及瓣膜功能测定示左下肢静脉回流在正常值边缘，左下肢静脉瓣膜功能正常。影像检查示左下肢深静脉血栓形成（DVT）可能，给"盐酸氟桂利嗪胶囊""菠萝蛋白酶"等治疗。症如上，后转针灸治疗。

查体：局部皮肤温度、色泽正常，足背动脉搏动存在。舌质红，苔微黄，脉沉细涩。

辨证：湿热下注，气血瘀阻。

治则：清利湿热，活血化瘀通痹。

取穴：伏兔、阳陵泉、足三里、承山、昆仑穴。

操作：常规消毒，毫针进针得气后行透天凉手法，并留针半小时。日针1次，12次为1个疗程。配服中药，处方如下：生地黄、防己、冬瓜皮各15g，白芍、伸筋草、丝瓜络各20g，木瓜、忍冬藤、地龙、僵蚕各12g，甘草3g。日服1剂，2煎2服。外用处方如下：透骨草、芒硝各30g，防风、艾叶、当归、乳香、没药各15g，苏木18g，大黄10g。煎药汤一面盆，外熏患肢半小时。日1~2次。二诊：中药以茯苓、毛冬青、泽兰、大腹皮、夏枯草、半夏等加减口服。治疗2个月，基本痊愈。随访1年余安好。

按语：本患者自述症状颇重，但特殊检查却未见明显异常。经较长时间的中西药内服治疗，没有效果，反见加重。后行针灸治疗，开始亦考虑是否会加重静脉功能失常。经过几次治疗后，诉下肢肿胀减轻，因而医患双方均有信心，再配中药内服，外敷熏洗，以活血化瘀、通络清热利湿为主。针灸者局部取穴，通经活络。两者相结合，故取得显著疗效。

八、痿证

案例1

沈某，男，46岁，福州人，1992年5月2日初诊。

主诉：左眼上睑下垂6年余。

病史：1985年患者不明原因左眼上睑下垂，难于上启，多为早轻晚重。经某省级医院检查诊为"眼肌型重症肌无力"，给"新斯的明、激素"等治疗，一度好转。1985年12月至1986年6月抵上海虹口医院治疗半年，好转回来后，口服补中益气丸，疗效巩固1年。复发后经黄老治疗一段时间，已1年余未发。这次因工作连续熬夜而复发，饮食、睡眠均正常。

查体：神清，面色不华，左上睑下垂遮盖瞳仁，眼裂小、无复视，眼球运动正常，眼底、甲状腺无异常，胸骨无压痛。舌质淡红，苔薄中间少，脉细左近弦。

辨证：清阳之气不足以举动眼睑。

治则：补中气，益阴精。

取穴：左阳白、上星、瞳子髎、足三里、合谷穴。

操作：常规消毒，取32号毫针，针刺得气后留针半小时。日针1次，12次为1个疗程；1个月后转隔日1次。配服中药，处方如下：黄芪、太子参各30g，白术、山萸肉、山药各12g，升麻、柴胡、陈皮各6g，熟地黄20g，甘草3g。日服1剂。经治疗2个月，基本恢复正常，午后眼睑开启正常。后停中药，只间断巩固。至今已2年，疗效巩固。

按语：黄老治疗重症肌无力经验丰富，有专篇论述。本例取阳白、上星、瞳子髎诸穴，皆升发清阳之气，配足三里、合谷穴以振奋阳明经气而生化阴精，使生化有源，再用补中益气汤加减内服，经治疗其效果比西药更为稳定且巩固。一般在症状、体征消除后再巩固一段时间为好。此为黄老经验之一。另外，本病表现以中医脾胃虚、中气不举或下陷为主症，故全程治疗中健脾胃、补中益脾胃中气不可忽视。

案例 2

庄某，男，23 岁，1991 年 12 月 2 日初诊。

主诉：右手不明原因颤抖伴无力、掌间肌逐渐萎缩约 4 年，左手类似见症约 3 年，全身肌肉跳动约 2 个月。

病史：患者缘于 4 年前在漳州排球训练基地强化运动训练后，觉神疲乏力；开始不予重视，后发现右手指颤抖；日久，又发现掌间肌逐渐萎缩；翌年，左手也有类似见症。经当地医院诊断为"肌病"，给中西药治疗，未见效。1991 年 11 月到某省级医院神经科检查，经肌电图、肌肉活检，诊断为"运动神经元疾病（进行性脊肌萎缩证）"，遂住院，予神经肌肉营养剂等治疗 1 个月，无效。慕黄老之名，前来治疗。诊时诉症：纳食正常，不呛，口干喜饮，胃纳不多，有胃炎史；因腰部以上肌肉颤动常影响睡眠，睡时多梦；平时易感冒，且治愈所需时间长；二便尚可。

查体：神疲形疲，表情忧郁，面色不华，口唇淡红，双手大小鱼际肌、骨间肌明显萎缩，可见右前臂肌肉颤抖，肌力 3~4 级，语言清晰。舌淡暗，苔薄白，脉浮数，左细尺弱。

辨证：气阴两伤，肝旺脾虚，虚风内动。

治则：气阴两补，补土抑肝潜阳。

取穴：大椎、风池、肩井、肩髃、曲池、合谷、肾俞、腰阳关、足三里、太冲穴。

操作：以毫针刺大椎、曲池、肾俞、足三里穴，行补法，余穴用平补平泻法，每于得气后留针 30~60min。每隔 10min 行针 1 次，12 次为 1 个疗程。配合内服、外敷中药。内服中药处方如下：葛根、白术、何首乌各 15g，生黄芪、炙黄芪、酸枣仁各 20g，白芍、茯苓、生地黄、僵蚕、地龙各 12g，桂枝 9g，桑枝、珍珠母（先煎）、龙骨（先煎）、牡蛎（先煎）各 30g，炙甘草 3g。日服 1 剂，可 3 煎 3 服。另兑八百光 10g 炖服。

外敷中药方：鸡血藤 20g，当归 20g，鹅不食草 30g，用高粱酒 500ml 浸 1 周，以酒外擦患肌群，日可 2~3 次，擦至皮肤潮红为度。

二诊（1991 年 12 月 30 日）：诉针药后浑身肌肉颤动明显减轻，睡眠转佳，舌脉如上。针灸如上，上方内服中药去酸枣仁、生地黄，加龟板胶、熟地黄各 15g。

三诊（1992 年 1 月 6 日）：肌颤基本已除，脉转微弦有力，舌质淡红，苔薄白。针药守上方进退，嘱其可服八百光或西洋参 3~6g，另炖服。于 3 月 7 日诉肌颤已除，肌力有增，饮食正常，形体不疲，体重增加。诸症好转。于 3 月 8 日返原籍，随访半年，疗效基本巩固。

第三节　男科、妇科疾病

一、前阴痛（外伤性）

游某，男，18 岁，学生，1993 年 4 月 2 日初诊。

主诉：外伤后前阴疼痛 45 日。

病史：患者缘于足球训练时被击中前阴部，当即剧痛卧滚动于球场上，约半小时方得缓解。当天小便不通，遂至某医院泌尿科行导尿，并经相应治疗。2 日后小便自通，时有不畅；小腹前阴与双髋部疼痛未解，伴双下肢无力，不能行走。总复习之时休学在家，心急如火燎。经多方求治而转来本室治疗。B 超等检查无明显异常发现，小便检查正常。

查体：神清，查体合作，行走步伐不自如，呈屈髋弯腰状，挺直则小腹前阴与髋部疼痛，髋关节后展疼痛，余无明显异常发现。舌象质红，苔薄白，脉象微弦。

辨证：外伤络脉，气血郁滞。

治则：理气通络止痛。

取穴：肾俞、关元、气海、环中、三阴交穴。

操作：环中穴用 4 寸毫针向前阴方向斜刺约 3 寸深，使针感扩散至前阴部，其余穴位按常法行平补平泻法，分前后治疗，各留针 20min。针后活动，患者诉轻松许多。配服中药，处方如下：太子参、赤芍、白芍、川芎各 12g，生地黄 15g，柴胡、枳壳、小茴香、泽兰各 6g。日服 1 剂。针刺治疗 3 次后基本痊愈。

按语：本例前阴部疼痛乃外伤所致，为临床常见病。西医检查难发现明显异常体征，但症状却较严重。如本案患者经多次治疗无效而病休在家，可见疼痛之苦。针灸治疗多应前后结合，任督同治、循经取穴，务必得气，手法柔和，方取效多佳。

二、滑胎

马某，女，30 岁。

主诉：婚后 5 年妊娠 3 次均滑胎，月经不调 2 年。

病史：患者于 1985 年元旦结婚，妊娠 3 次，均因不明原因阴道出血而滑胎。经服药"甲状腺素、维生素 E"等保胎治疗仍未见效，于 1989 年 8 月 24 日请黄老治疗。症见头晕目眩，耳鸣心悸，腰酸肢楚，稍劳则神疲乏力，关节疼痛，面目虚浮不华，纳少，时有脘胀，口干不欲饮，嗜坐卧，便溏，月经不调，多延期 10 日以上，带少。舌质淡红边略暗，苔薄白，脉沉细无力，左脉小弦。证属血虚肾亏，宫寒不孕，久病肝气郁滞。治以养血补肾，温胞宫，疏肝理气。

取穴：关元、中极、子宫、三阴交穴。

操作：三阴交用平补平泻法，其余各穴用补法，得气后留针 30min，日针 1 次。配服中药。

处方：当归、香附、玫瑰花各 9g，川芎 7g，白芍 12g，生地黄、熟地黄、覆盆子各 15g，柴胡 6g，合欢皮 10g，菟丝子 18g，甘草 3g。3 剂，每剂水煎 2 次，日服 2 次。症状逐渐改善，中药加减：巴戟天、麦冬各 12g，川芎 6g，杜仲、桑寄生、山药各 15g，熟地黄 20g 等。经 17 次诊治，诸症明显改善，月经正常，于 1990 年 7 月 20 日足月顺产 1 男婴。

按语：本例系滑胎后血虚肾亏，宫寒不孕，久病气滞所致月经不调而不孕（无排卵性月经）。第 3 次滑胎后证见脾肾两虚表现，前医病案皆从调补脾肾论治，几近 2 年周折仍为不孕。黄老诊时见证，肯定前医论证，但他从无证处提出欲补脾胃、益气血，必先疏肝气、解郁结，因人而异，抓住病久必郁的仅有舌边暗、左脉小弦的矛盾特征，配合针灸 3 次则枢机转动，胃口大开，面目肢体浮肿见消，药中肯綮，效如桴鼓。脾胃气机得振，化生气血源源不断，为后之补肝肾、调冲任奠定基础。如《傅青主女科》云："妇人有经来断续，或前或后无定期，人以为气血之虚也，谁知是肝气之郁结乎？夫经水出诸肾，而肝为肾之子，肝郁则肾亦郁矣……肝气之或开或闭，即肾气之或去或留，相因而致，又何疑焉？治宜疏肝之郁，即开肾之郁也，肝肾之郁既开，而经水自有一定之期矣。"古训今验，弥足珍贵。三诊气血渐充，头晕、目眩、心悸即除，水液运化，浮肿见消，胃纳量增，气血生生有源。第二步论治重点在于补肝肾、调冲任，经过 2 个周期调治，血海充盛，月经定期而致，基础体温呈双相，则摄精成孕。然 3 次滑胎，辰刻得孕，应补脾肾，固胎元，选派景岳之泰山磐石散去黄芪、川芎，加自家秘验艾叶煮鸡蛋方而精心调治，终于大功告成，母婴顺安。

第四节　头面五官疾病

一、右动眼神经麻痹

纪某，女，64岁，福州人，1992年10月14日初诊。

主诉：右眼上睑下垂，伴有视物不清1年半。

病史：患者于1991年4月始右眼视物模糊，上睑下垂，开合不利，眼球向上、向下、内侧转动不利。1个月后经某省级医院眼科与神经科检查，摄CT片等诊断为"右动眼神经麻痹"，给"尼莫地平、地巴唑、维生素E"等治疗。约半年未见好转，特来就诊。

查体：右眼上睑下垂，盖住眼球，睑板皱纹较左侧浅，部分消失，举眉较健侧高，右眼球向上、向下、内收活动差，瞳孔散大，直径5mm。血压160/79mmHg，面色不华，舌质淡，苔厚浊，脉沉细。

辨证：中焦脾气不升，湿邪阻滞，大筋软短，小筋弛缓。

治则：健中益气利湿。

取穴：阳白（右）、攒竹、丝竹空、合谷（双）穴。

操作：用平补平泻法，得气后留针40min。隔日1次，12次为1个疗程。配服中药，处方如下：黄芪、太子参各30g，白术、女贞子、生地黄、麦冬各12g，决明子15g，柴胡6g，升麻、密蒙花各9g，甘草3g，火麻仁（另包）20g。日服1剂，水煎，分2次服。

三诊：诉针药后，右眼周感觉舒服，继续守上方，黄芪增至40g。按上法再治疗3个月后痊愈。随访2个月疗效巩固。

二、暴聋

宋某，女，24岁，南平人，1992年6月12日初诊。

主诉：阵发性眩晕3日后突发耳聋6个月。

病史：患者于1月初突发眩晕，视物旋转不清，耳鸣，呕吐之后，突觉听力骤降，以左耳为甚，3日后左耳全聋。经省、市级医院检查诊为"突发性耳聋"，并认为是不可逆之耳聋。后经中西药治疗无效，于6月12日请黄老诊治。诊时诉症如上，且饮食量偏少，睡眠正常，月经正常，二便通调。

查体：面色㿠白，形体瘦小，舌淡，苔薄白，脉细弱。

辨证：禀赋不足，后天虚弱，官窍失养。

治则：补气生血。

取穴：听会、翳风、完谷、合谷穴。

俞昌德 论医传承集

操作：常规消毒，毫针慢慢深刺得气后行补法，留针半小时。日针 1 次，12 次为 1 个疗程。配服中药，处方如下：白芍、生地黄、太子参各 15g，丹皮、钩藤各 12g，黄芪 20g，当归、川芎、菊花、菖蒲、远志各 9g，红花 6g，甘草 3g。日服 1 剂，饭后服。

三诊（1992 年 6 月 16 日）：诉针后回家 1h，耳鸣突然消失，能听到清晰的声音，欣喜若狂。舌质略有转红，脉转有力。守上法巩固治疗 2 个疗程告返。随访 8 个月听力正常。

俞昌德临床治疗经验集萃

第五章 临床报道

第一节 电针加服硫酸镁治疗胆石症 10 例临床观察

胆囊炎胆石症为外科常见症之一。笔者对已明确诊断的 10 例患者用电针加服硫酸镁治疗，取得较满意的效果。现简单介绍如下。

1. 一般资料

10 例中男性 4 例，女性 6 例；年龄最大 64 岁，最小 40 岁；病史最长 40 年，最短 3 个月。

2. 适应证的选择

（1）位于胆总管、肝胆管中直径在 1cm 以内或泥沙样的结石。

（2）胆总管中较大结石，但无严重并发症。

（3）肝胆管广泛结石，手术难以治疗。

（4）胆囊内较小的结石，胆囊收缩、排泄功能良好者。

3. 治疗方法

（1）取穴。①主穴：日月、期门、丘墟、阳陵泉穴。②配穴：呕吐加内关穴，痛剧加胆俞或至阳穴，高热加大椎、曲池穴，体虚加足三里穴。

（2）操作与注意事项：①用 28 号 2 寸长毫针，常规消毒，按针刺手法进针，得气后，在主穴上加用 G "6805" 或 B "701" 电针治疗仪，继续通电刺激 30~40min，强度以患者能耐受为宜。每日 1 次，疼痛剧烈、病情较重者日行 2 次。②起针后即服 33%~50% 硫酸镁溶液 40ml。③对有脱水、酸中毒、中毒性休克等并发症者，应给予相应处理。在病情许可下，再行针刺治疗。④针后每次大便均要淘洗，观察是否排石。

4. 疗效观察

10 例中有 8 例大便淘洗发现泥沙样结石，外观为胆色素性，结石最大的为 0.6cm×0.5cm×0.4cm；1 例电针刺激有排石，停止刺激就无排石；另 1 例行胆总管切开取石并置 "T" 型管引流，因术中发现肝内二、三级肝管内有难以取尽的泥沙样结石，故术后第 5 日开始应用中药排石汤加本方法，发现引流量明显增加，浑浊度增高，颜色加深，沉淀物多，后有意单用排石汤，引流量减少，色泽变浅。3 日后停用排石汤改用电针刺激加服硫酸镁引流量又增多，且每次治疗后观察都排出粟粒状、泥沙样的结石。临床观察，排石快者于电针后次日即有排石，迟者针后第 6 日排石，若超过 1 周无排石者，说明本法无效。

第二节　胆石症排石困难 10 例原因分析

笔者于 1979~1981 年在采用中西医结合治疗胆石症中，对 10 例排石困难的患者的原因进行分析，现报告如下。

1. 一般资料

本组 10 例中，男性 6 例，女性 4 例；年龄最大 66 岁，最小 22 岁；病程最长 17 年，最短 10 个月。

2. 治疗方法

10 例中，4 例先用电针加服硫酸镁治疗 1 周后，无排石，改用中药排石汤加用电针治疗仍未见明显好转，后转手术治疗；4 例用中药排石汤加电针治疗 1~2 周后，转手术治疗；2 例入院时体质差，其疼痛不剧烈，黄疸也不明显，拟为正虚邪不实，经中药扶正治疗 1~2 周后，无变化，转手术治疗。10 例中，有 6 例行胆囊切除加外引流术，有 3 例行胆囊切除加胆总管切开取石并内引流术，1 例行胆囊侧壁与腔肠吻合术。10 例中胆囊或胆总管内均有结石，其中结石最大者为 4.1cm×1.5cm×1cm，小者呈泥沙样的结石，结石大小约在 2cm×2cm×1.5cm 以上者 5 例。合并胆囊下垂者 5 例。

3. 讨论

（1）胆道结构的变异。包括先天性胆道畸形和后天性的变异。先天性胆道畸形以胆囊缺如及胆总管的畸形、异位等为常见，后天性胆道的变异主要是由于长期炎症，水肿，囊壁肌纤维变性、退化、萎缩和胆囊底下垂等所造成。胆道结构变异可引起胆石症难排石，本组 10 例中见有胆囊底下垂者 5 例，其变异特点为胆囊底部较长，并沿胆囊床外缘反折下垂，此类患者多病程较长，反复发作，体质虚弱，尤以年龄大的患者为常见，在门诊中常因没有详细地询问病史或未行认真的体检，而误诊为高位阑尾炎或阑尾周围脓肿（因下垂胆囊可降及右脐旁甚至降及右下腹之麦氏区）。这类患者不宜采用"扶正祛邪"之法攻下排石，宜及时施行手术治疗。

（2）胆道系统动力学的改变。包括胆囊舒缩功能障碍、胆总管蠕动功能失调、Oddis 括约肌的开放功能失调等，其中任何一项改变均会影响结石的排出。从本组 10 例手术中还发现，不但胆道系统自身炎症、水肿、胆囊底萎缩、胆囊壁肌层变薄、肌纤维张力减弱退化等会引起胆道系统动力学的改变，而且胆囊组织与周围组织之间的粘连，造成组织间的牵拉，亦可改变胆道系统的结构，从而再进一步导致其动力学的改变，并造成恶性循环，减弱或阻碍了胆液等内容物的转送与排空，引起胆液的壅滞、胆石的嵌顿、胆囊的胀大，甚至穿孔而致胆汁性腹膜炎等严重后果。

（3）结石过大。结石过大不是保守治疗的适应证，但由于行胆道造影术时所摄制出的 X 线片未能准确测得结石的大小而暂行保守治疗。本组 10 例中，有 5 例因结石过大而影响胆石的排出率。

第三节　中西医结合治疗多发性硬化症 7 例

多发性硬化症（MS），在国内并非少见。其病理特点是在神经系统任何部位可留下散在性的髓鞘脱失与胶质增生的病灶，所以临床上也出现相应的多种多样的神经症状。病变部位好发于脊髓、视神经、脑干、小脑等处。在疾病早期，相应的症状大都可以完全或不完全地缓解，但间歇不久，同一部位或其他部位的症状，又可再发，反复复发，导致病情日趋恶化。这种缓解、复发、再缓解、再复发的过程，包括了时间方面的多发和病位方面的多发，这就是多发性硬化症的特征和命名的由来。本病使用皮质激素治疗，虽然有一定疗效，但只限于缩短恶化期的持续时间，甚至有的病例因多次或长期应用该药而药效锐减，如能结合中医治疗可提高疗效。现报道 7 例如下。

1. 诊断标准

诊断标准：①在中枢神经系统中至少有 2 个或 2 个以上不同部位病变存在的证据；②具有至少 2 次缓解与复发的病史；③病变主要在脑白质；④发病年龄为 10~50 岁；⑤症状和体征存在的病程超过 1 年；⑥不能用其他病因解释所观察到的神经功能障碍。

2. 一般资料

本组病例中男 3 例，女 4 例，年龄 22~50 岁，以急性或亚急性起病。病程最短 3 个月，最长 3 年。神经系统损害累及 4 个病灶（视神经、脊髓、脑干、小脑或大脑半球）、3 个病灶（视神经、脊髓、脑干或小脑）、2 个病灶（视神经、脊髓）者各 2 例，单纯脊髓型者仅 1 例。3 次复发者 2 例，2 次复发者 3 例，首次发作后呈波动性进展者 2 例。其中有 5 例出现肢体强直发作，4 例有不同程度排尿障碍，2 例出现前核间型眼肌麻痹综合征。4 例由于外感、劳累而诱发，3 例有热水浴后症状加重、冷水浴后症状改善的病史。

本组病例的中医症候表现有情志失常，视物不明，眼球震颤，头晕耳鸣，语言不利，吞咽困难，步履不稳，四肢麻木，肢体疼痛挛急，四肢萎软无力，小便不利或遗溺，舌质淡红，脉细弦。证系肝肾不足，阴精亏损，尤以肾虚为主，故乃风阳上浮，虚火妄升。治宜养肝肾，益阴精。

脑脊液（CSF）检查 9 人次，压力均正常。压颈试验椎管通畅，仅 1 例白细胞稍增加呈每立方毫米 15 个。2 例蛋白轻度增加，分别为 520mg/L、600mg/L。2 例脑脊液圆盘电泳见少克隆带。脑电图仅 1 例显示中度异常，其余正常。1 例 CT 颅脑扫描见右丘脑及侧脑室周围区密度减低。全组病例均见舌质淡红，苔薄白，其中脉细弦 2 例，细弦带数 3 例，沉细和沉缓各 1 例。

3. 治疗方法

（1）西药治疗：在急性活动期，用氢化可的松 150~300mg/d 或地塞米松

10~20mg/d 静脉滴注。1~2 周后改口服泼尼松 30~40mg/d，在病情稳定后逐渐减量至停药，同时使用大剂量神经营养药。

（2）中药治疗：治宜养肝肾、益阴精，方选左归丸加减。处方：熟地黄、生地黄、枸杞、山萸肉、鹿角胶（烊化）、龟板胶（烊化）、川牛膝、女贞子各 10g，巴戟天、五味子各 9g，何首乌 12g，生甘草 5g。日 1 剂，水煎服。加减法：小便失禁去女贞子，加菟丝子、益智仁、金樱子；大便失禁去何首乌，加菟丝子、芡实；大便秘结重用何首乌，并加郁李仁、肉苁蓉；强直发作加僵蚕、菖蒲、白芍；自汗加太子参、白术、浮小麦。

案例

吴某，男，27 岁。左眼视物模糊、复视、左肢体乏力、步态不稳、语言含糊、排尿困难等反复发作已 3 年，时伴进食打呃、肢体闪电样抽痛。前后就诊于上海、福州等地医院，诊断为"多发性硬化症"，应用皮质激素治疗仅暂时好转。1985 年 10 月 9 日因再次发作入院。

查体： 血压 120/80mmHg，情绪波动，时显欣快，记忆力与计算力减退，呈吟诗样语言。视力左眼 0.3，右眼 0.4，视野轻度向心性缩小，眼底视乳头色淡，左眼外展、内收均受限，双眼球震颤。右鼻唇沟浅，伸舌略偏右。第 2 胸椎水平以下感觉减退。双侧指鼻试验及跟膝胫试验均不稳，闭目难立征阳性。左上下肢肌力 4 级，右侧肌力正常。四肢肌张力增强，腱反射亢进，双侧巴宾斯基征阳性。舌质淡红，苔薄白，脉细弦近数。

实验室检查： 血、尿常规正常，血沉 10mm/h，脑脊液压力 150mmH$_2$O（毫米水柱），压颈试验椎管通畅，Cs 圆盘电泳见少克隆带，CT 颅脑扫描显示丘脑及侧脑室周围区密度减低。

入院后给予地塞米松 10mg/d，静脉滴注，并用神经营养药。初诊辨证：下元虚衰，痰浊上泛。采用滋肾阴，补肾阳，开窍化痰，投以地黄饮子加减。处方：干地黄、麦冬各 12g，山萸肉、肉苁蓉、枸杞各 10g，巴戟天、茯苓、五味子、石菖蒲各 9g，远志、制附子（先煎半小时）各 6g，肉桂、炙甘草各 3g。日 1 剂，水煎服。连服 6 剂后，患者感口干、全身乏力、视力减退、头晕耳鸣、吐字不清等症状明显加重。细审病机后改滋阴补肾的左归丸加减，其处方剂量随证加减，详见本文治疗方法。3 剂后症状旋即改善。连服 14 剂后患者自觉病情好转的速度较历次单用激素治疗为快，好转程度亦较前显著。

4. 体会与小结

根据实验观察，多发性硬化症患者的神经传导处于边界状态时，温度略为升高将会引起传导阻滞；已处于传导阻滞的某些神经纤维，降低温度可以恢复传导。临床上见到多发性硬化症患者在高热或热水浴时症状加重，在降温或冷水浴时症状可以得到减轻。如有残留后遗症，采用红外线、恒温水疗等各种温热治疗法，常使症状恶化，必须注意避免，本组有 3 例患者亦有此切身体验。笔者曾对前述案例患者应用地黄饮子或在滋阴补肾法中加入桂附等辛热之品，结果病情出现急转直下的恶化。据此推测桂附易于伤耗阴血，激越风阳，不仅达不到"温通"之效，反而使神经传导速度更加缓慢，症状随之加重。药物实验也证明乌头碱对中枢神经和各种神经末梢有先兴奋后麻痹的作用。

　　本病与脊髓痨同属"风痱"范畴，但治法显然不同，应注意鉴别。后者应用发热疗法及温补肾阳的方剂可以获效，前者宜降温疗法及滋阴补肾。一重在阳虚，另一重在阴虚，两证有别，辨证不可不慎。至于多发性硬化症既有肾阴阳两虚证候，又不宜应用桂附等辛热之品，它的治疗机制有待今后进一步探讨。

（此文与他人合作，笔者系第二作者）

第四节　黄芪建中汤的临床应用

黄芪建中汤出自《金匮要略》。由黄芪、桂枝、甘草、大枣、芍药、生姜、饴糖7味药物组成，功效能温中、益气、补虚、和胃缓急，治疗虚劳里急，腹中时痛，按之软，喜得温按，脉弦涩，以及阳虚发热，腹痛食少，心中动悸，汗出虚烦不宁，面色无华，眩晕，肾虚遗精诸症。

《金匮要略·血痹虚劳病脉证并治第六》载："虚劳里急，诸不足，黄芪建中汤主之。"《金匮要略心典》云："里急者，里虚脉急，腹中当引痛也，诸不足者，阴阳诸脉并具不足，而弦、悸、喘、咳、失精、亡血等证，相因而致也，急者缓之必以时，不足者补之必以温，则黄芪尤有专长也。"由于中焦虚损生化失司，则滋生阴阳气血俱不足之虚劳诸证，阳虚生寒则里急腹中痛，或四肢欠温、不仁；阴虚生热则衄血，手足烦热，咽干口燥；心营不足则心悸自汗，甚则盗汗；肾虚阴不能内守，则梦遗失精；气血虚衰不能营外，则面色无华或四肢酸疼不仁。此皆中焦脾胃虚衰以致阴阳气血不足之征象。笔者常以此方加减治疗胃、十二指肠溃疡和慢性萎缩性胃炎的中焦里虚腹痛，梅尼埃病、神经衰弱、脑震荡后遗症的眩晕，风湿性心脏病（风心病）病毒性心肌炎的心悸汗出，肾虚遗精等符合本方所主病理的疾病，其疗效较著，兹报告如下。

一、胃脘痛

原因杂多，但以脾胃虚寒证属的胃、十二指肠溃疡和慢性萎缩性胃炎之脘腹痛为切合。

1. 一般资料

俞某，男，40岁，干部。胃脘痛5~6年，X线钡餐透视诊断为"十二指肠溃疡"，屡服中西药未愈。诉胃脘隐痛绵绵，偶骤发攻撑两胁，喜温按，手足欠温，纳减，神疲无力，甚则起卧站立均感眩晕，便溏，舌质淡，苔薄白，脉弦紧。

2. 辨证论治处方

证系中焦虚寒，兼有肝气克伐。治以温运中焦，佐以疏肝和胃，拟黄芪建中汤加减。具体处方如下：炙黄芪30g，桂枝15g，柴胡、炙甘草、赤芍、白芍各6g，干姜4.5g，大枣10枚，川楝子、潞党参各9g，饴糖（另冲烊）2匙。3剂，饭前服。

二诊：诉药后痛减，形神稍振。上方又进10剂，诸症消失，大便转软。去川楝子加砂仁（后入）4.5g，再进10剂。后改用炙黄芪20g，桂枝10g，炙甘草、白芍各6g，潞党参、淮山各12g，大枣10枚、砂仁（后入）4.5g，续服2周。至今已7年，饮食无忌，体质改善。

二、眩晕

头为诸阳之会，赖气血清阳充养，若气血虚弱，清阳不升，则出现眩晕。本方常用于治疗梅尼埃病、神经衰弱及脑震荡后遗症等。

1. 一般资料

薛某，女，61岁，农民。眩晕10余年，近2年加剧，于1986年1月入院。发病前有劳累史。血压120/80mmHg，脉搏72次/分，呼吸22次/分，心音弱，律齐，脑神经无异常，眼底正常，内科检查无明显异常发现。实验室检查：血流变学提示血沉增高，血小板聚积功能大致正常。头颅正侧位片、同位素脑扫描、CT片、电测均未见异常。诊断为"梅尼埃病"。余诊时见患者静似假寐，双眼畏光，动辄眩晕加剧，以头低右侧位为甚，无呕吐，偶有恶心，面色苍白，爪甲无华，肢末欠温，神疲懒言，纳呆，舌淡苔薄，脉细弱。

2. 辨证论治处方

证系气血虚弱，清阳不升，脑窍失养，取黄芪建中汤加减以生化气血、充养脑窍则眩晕可除。具体处方如下：炙黄芪30g，葛根、桂枝、当归、熟地黄各9g，白芍12g，炙甘草6g，大枣10枚，生姜3片，升麻4.5g，红参（另炖）3g。3剂。为防止呕吐，服药时用针刺内关穴，服2剂后不用针刺，连服15剂。随访至今未复发。

三、惊悸自汗

惊悸伴有汗出，多属心气虚、心阳不足所致。风心病二尖瓣狭窄、二尖瓣关闭不全、神经衰弱、冠心病患者出现本症，多用本方加减治疗。

1. 一般资料

刘某，女，21岁，工人。以左上下肢体偏瘫伴右侧上眼睑下垂、复视8个月为主诉入院。查体：神清，欣快感，脑神经中右侧动眼神经完全性麻痹，余正常。左侧上下肢偏瘫，肌力3~4级，肌张力偏亢，伴有震颤，病理征无异常。听诊：心尖部闻及3/6级收缩期杂音和1/6级舒张期杂音，心界向左下扩大，余无异常。实验室检查：三大常规和脑脊液均无特殊可载，头颅正侧位片和脑电图均未见异常，心电图提示符合二尖瓣狭窄、二尖瓣关闭不全表现。经三磷酸腺苷辅酶A、激素、盐酸苯海索、地西泮、吡乙酰胺、消栓再造丸等治疗2周后，出现心悸、自汗多，当时正值寒冬时节，日换内衣1~2套。患者体虚胖，面色㿠白，形寒肢冷，舌体胖大，质淡，苔薄润，脉沉细。

2. 辨证论治处方

证属病后体虚，心阳受损。方选黄芪建中汤加减，具体处方如下：炙黄芪30g，桂枝、煅龙骨（先煎）、煅牡蛎（先煎）各15g，大枣15枚，干姜4.5g，白芍、炙甘草、五味子、白术各9g，红参（另炖）6g，3剂。药后感心悸有减，形神振作，仍自汗，舌脉无明显变化；再 6 剂，悸除汗少；再稍加进退服药 36 剂，于 1986 年 4 月汗除体复出院。

四、虚劳

病因较复杂。本证系气血阴津过耗，损及心脾，生化乏源，如人工流产后虚损、贫血、月经过多症。

1. 一般资料

郑某，女，26 岁，会计师，产后 8 个月（哺乳期），2 次人工流产史，内科、妇科检查无明显异常。实验室检查血红蛋白值 7.8g/L，胃肠钡透提示轻度胃下垂，心电图提示窦性心动过速。患者要求服中药。诊时见形瘦，神疲懒言，关节酸楚，面色㿠白，记忆力减退，近 2 周觉心烦易怒，纳少，脘胀冷痛闷坠，便软，舌淡苔薄，脉细弱。

2. 辨证论治处方

此系多育引产，气血屡耗，损及五脏，元气未复。故当先建中复元气，选黄芪建中汤加减。处方如下：炙黄芪 30g，白芍、龙眼肉各 12g，大枣 15 枚，高良姜、升麻各 4.5g，炙甘草、熟地黄、桂枝、当归各 9g，人参（另炖）3g，饴糖（另冲烊）2 匙。3 剂。

二诊：诉精神大振，舌脉如前。再进 10 剂，并嘱隔日炖瘦肉或禽肉、大枣、龙眼肉、花生仁各适量服 1 次；1 个月后，体质恢复如常。

第五节　带状疱疹辨证施治经验

带状疱疹是由水痘－带状疱疹病毒感染所引起，沿身体一侧皮肤感觉神经分布区呈带状成簇水疱样为特征，常伴有局部受侵的神经烧灼样或闪电样刺痛为主症的疾病。当人体抵抗力低下或劳累、感冒、感染时，病毒可侵袭机体肌肤，并生长繁殖，使受侵犯的神经和皮肤产生强烈的炎症反应。本病夏秋季节的发病率较高。发病前，常有低热、乏力症状，发疹部位有阵发性烧灼样或锥刺样或闪电样刺痛，皮疹多发生在单侧胸、腹部、头面、四肢皮部位，严重影响患者的工作和生活。

本病属于中医学"蛇串疮""缠腰火丹"等病症范畴。其发生常与劳累、情绪不畅、过食辛辣厚味不洁、感受火热时毒湿邪等因素有关。基本病机病理是火毒湿热蕴蒸于肌肤、经络。其病位在体表皮肤，与肝、脾、肺相关。

此病西医确诊后，治疗常以抗病毒药与糖皮质激素等为主，疗效多不确切、疗程慢或有后遗症。笔者在几十年的行医过程中，治疗本病不下千例，治愈率达98%以上（排除个别并发脑炎、脑膜炎等急重症），具有治法简便、镇痛快且治愈率高、疗程短的特点。现将临床上根据不同带状疱疹病证辨体质、辨病位、辨病证三辨指导下的辨证论治常用疗法介绍如下。

一、沿皮针刺治疗法

本法多用在发疹区，沿皮疹走行，从疱疹发端离健康皮肤约2mm处刺入，平行于皮疹下组织水平推针（手法有特别），直达到另一端健侧皮下，根据皮疹分布距离判断，选用30号1.5寸毫针，距离长者，可选用30号3寸毫针，如疱疹发在肱骨长骨皮肤处、腋窝处或腰胁部。留针30min，行捻转手法，不做提插法，每日进行1次。面积大者可以围针刺。笔者曾治疗一男性患者，54岁。疱疹发在左眼上眶，引左上额颞部至耳后发际，阵发性闪电样刺痛4日，不能入睡，服止痛药效果差。晨起见其痛区起疱疹，疹形呈丛集状双峰米粒样，剧痛，发作时呻吟不止，精神紧张且烦躁，舌质红，苔少干燥，脉弦数，左眼睑及额部肤肿色紫暗，从目内眦向上至额颞头维发际至耳后完骨穴下，直上头顶有数个聚簇疱疹，呈带状分布。此属足太阳膀胱经与少阳胆经分布区，证系湿热外邪聚蕴成毒，阻滞不通，湿热蕴阻，诊为"蛇串疮"，即带状疱疹。采用30号1.5寸毫针沿皮呈15度角平刺入皮肤，随之推针，平刺达1.2寸深，行捻转手法治疗，留针30min，每日1次。经5次治疗，患者疼痛消失，疱疹干涸结痂，续针2次痊愈。

二、棉花絮灸法

用棉花灸病损区，先令患者充分暴露患病发疹处，取医用脱脂棉，根据发疹区长短宽窄不同大小，把棉絮细心展拓成微薄棉片，越薄越好（不要人为地将厚棉压成薄片，薄棉片中间不能有洞眼或空隙，以免烧灸时影响疗效，同时防止操作时烧伤肌肤），将薄棉片按病疹区大小覆盖在患部疱疹上，如发疹区在头面者，薄棉片不宜过大以免灼烧不均匀，漏过疱疹，烧灼时间不超过2s。待一切准备就绪，令患者闭目，安抚其心理，用火柴点燃棉片一端灸之，薄棉片急速（在2~3s内）燃烧完，患者会感觉有轻微烧灼感即可消除残余物。观察有灼烧疹尖，无损伤正常皮肤，结束。按上法，每日灸1次，2~3日可愈。俞老曾用此法治愈福建省国医堂内科一女性患者，60岁，本校教授，带状疱疹分布在左侧胸肋间至腰臀，已一周，经他院治疗效果不佳，遂来诊。观察，初发疱疹边底不红、疹将萎缩，新发疹成片带状分布，用此法治疗2次，一周后随访告知已痊愈。

三、艾灸法

按常见症状疱疹又可分为以下两种灸法。

疱疹似一条带状，呈宽窄不一分布，两端不分叉。治疗此种疱疹时，可将艾绒捻成黄豆或米粒大小2粒，分别置于成簇水疱的头尾两端（需要找准疱疹的首发点和末发点即新发点），在疱疹点附近，将艾绒点燃，先灸一端，待艾绒燃到近皮肤处（或者患者感觉到烧灼疼痛时），立即将余下艾绒移开清除（无须深灸），接着再依此法灸另一端。

疱疹两端分布多、呈开叉状。治疗此种疱疹时，艾灸粒可较花生仁大小，因有皮部皱褶，艾炷底座贴切处不紧，灸力欠稳劲。灸治时，将艾炷置于首发出疹两端分叉中间位，点燃灸法同前。如某男性，年近古稀，疱疹发在颈肩皮部皱褶处，且疱疹头尾两端分布，都有分叉，采用本法，隔日灸1次，3次疹消结痂，痛除痊愈。

四、刺络疗法

即用采血针，对初发病，体健正气较充实者，疱疹内可见有清莹水疱者点刺水疱或皮疹区边缘，之后用火罐吸液（如有抽气罐更好）。在异地或带状疱疹治疗后期，产生的神经痛后遗症中也多用此法。刺络之法，能吸血排瘀，祛除疹毒邪气，疏通经络，能迅速缓解带状疱疹神经痛后遗症。本法也适用于发疹部位，疹消结痂肤净，后遗神经痛者，该痛特点以突发闪电样刺痛，或灼热样钝痛，持续数分钟不等。不计发病多长时间（常见者3个月至2年内）都适合。也可配服甲钴胺口服片，或者患痛处皮下取甲钴胺注射液注射治疗，一般用1~3次即可痊愈。

五、内服方药法

在带状疱疹初发症时，患者感知有口舌干苦，烦躁怒急，因痛扰夜寐不安，痛苦不堪，饮食乏味，小便短赤，大便干结，脉弦滑或弦数，舌苔厚黄或黄腻者，证系邪毒郁滞、灼瘀筋络皮部、肝胆湿热型，可内服龙胆泻肝汤方药加减，组成：生甘草、龙胆草、木通各6g，黄芩、炒栀子各9g，泽泻、柴胡、车前子（布包）各12g，当归、重楼各8g，生地黄20g。加减：热甚者加金钱草、金银花各9g；大便秘结者加大黄（后入）12g、黄柏9g；胁部痛甚者加川楝子、元胡各9g。服用此汤药可清泻肝胆实火，祛瘀解毒，通经止痛，能加速缩短病程。

■ 六、外用中药涂抹法

此法适用于带状疱疹治疗不及时或方法不当，造成疱疹区抓破溃烂者，可用食醋调雄黄粉成稀糊状，或用新癀片适量研粉，外涂抹于带状疱疹皮疹区，此法能加速水疱干瘪、结痂，可杀毒祛邪，预防再次感染。

总结：以上所举诸法，主要以疱疹初起，诊断明确后运用，应辨析疱疹形态、分布及疼痛特点，疹状应与风疹、湿疹、昆虫伤疹鉴别；疼痛要与运动系统伤筋、伤络扭痛鉴别；诊断准确，结合患者年龄、老幼、性别、发疹部位及发病时间久暂不同而选取以上诸疗法中之适应一种。①初发病有畏冷或脾胃寒虚者，发疹为簇集状，疹尖呈双峰形，发病部位较宽平，在肩背部或腰胁部者常用药棉法；②初发病皮肤紧急剧烈烧灼痛，或闪灼锥刺样剧痛，如发病部位在头面三叉分布区域者，用沿皮刺法并结合龙虎交战手法，该法有异于疱疹发在皮肤下层肌肉，脂肪较厚者施针，沿发疹皮肤轨迹准确不偏沿疱疹皮下层组织透刺，并慎防刺伤五官，手法不熟练者，不可贸然施针，可用电针疏密波代替为好；③首发疱疹有穿越肢体关节者，如从肩胛区穿越循肱二头肌长短腱附连处，或臀部穿越髋股者，多用艾灸法配合沿皮针刺法，尤为臀髋者较宽坦处。④四诊合参，其证型常以湿热蕴聚，肝胆湿毒，郁火炽盛者多见，如配用龙胆泻肝汤加减，或普济消毒饮，于下肢者用四妙勇安汤合五味消毒饮加减疗效也佳。

本病证首诊中医证型多属肝胆湿热蕴阻、郁滞，疹大片底紫暗者，其脉滑数或弦数居多；脾胃虚寒者少见，按证型施治。以上诸种针灸治法，证型判断准确，操作方法精准者，取效显著，则1次消除者较多。外用雄黄末调醋外敷者，系处理不慎，患处皮肤破损时用之。本法系笔者初入职时，师从陈以教教授习得，其在莆田医院时常用此法。

第六节 从 2620 例婴儿出生时间讨论中医学和时间生物学

人类生命活动环境的周期性变化——昼夜与季节交替影响着我们的行为，从而表现出几乎所有的生理和精神功能的变化都具有一定的周期性，这就给新兴的时间生物学提出了广泛的研究课题。《黄帝内经》等中医学文献中已有系统的记载，其中与现代时间生物学相似的核心思想内容"人与天地相应，与日月相参""人以天地之气生，四时之法成"，以及"子午流注"的十二时辰气血循经运行，脏腑功能随之盛衰的规律性变化等，概括地体现和指导着人体各种生理和精神功能活动，以及生、长、壮、老、病、死的全过程。因此，历代中医针灸医家都加以发掘、探讨相关的内容，由他们撰著的论文、论著，留给后人许多宝贵遗产，有待我们进一步研究探索。本文就福建省妇幼保健院 1986 年顺产 2620 例婴儿的出生时间相关性进行了调查并讨论如下。

出生与昼夜时辰相关。十二时辰按昼夜分成两组，即白天（5 时至 17 时）、黑夜（17 时至 5 时）各 6 个时辰，昼夜出生分别为 1264 例和 1356 例，比值近似于 1 ∶ 1.1。从各时辰出生数表明，子、卯两时辰最高，午、亥两时辰最低，子时与午时相差 2.54 倍。经统计学处理（$P < 0.05$）有显著性差异。中医学认为：子、卯两时辰为"阳中之阳""子时一阳生""平旦至阳中，天之阳""阳气隆"且"阳主动"；而午、亥两时辰皆为阴，"日中至黄昏，天之阴气""而阳气已虚，气门乃闭""午时一阴生"且"阴主静"。阴阳消长功能对足月胎儿的娩出有直接影响，但其机制如何，值得深入探讨。

出生与季节月份相关。月份按农历统计，春季为 470 例，夏季为 520 例，秋季为 782 例，冬季为 848 例，各季出生数由春至冬成递增相关。四季中，冬季出生数最高，春季最低，两者比值为 1.8 ∶ 1。在 12 个月中，10 月份出生数最高（达 337 例），3 月份最低（132 例），最高是最低的 2.55 倍。经统计学处理（$P < 0.05$），有显著性差异。这不仅与《素问·四气调神大论》中的"春生，夏长，秋华，冬实"成递增相关，而更主要的是"春三月春阳上升，发育庶物"，为育龄人群春阳萌动、情勃交合之"良辰"，以致 10 月份开始为生育的高峰；"夏三月，阳旺已极，物极必反，良机已过""秋三月，阴升阳降，收敛神气""冬三月，阳气藏伏"以致出生数逐渐下降。若进一步探讨，将对人类生育大计不无裨益。

出生时间与性别相关。①全年出生男 1358 例，女 1262 例，比值为 1.1 ∶ 1。②出生季节与性别相关：春季男女比为 1.1 ∶ 1，夏季男女比为 1 ∶ 1，秋季男女比为 1.3 ∶ 1，冬季男女比为 1 ∶ 1。③出生昼夜时辰与性别相关：白天出生 1264 例，黑夜出生 1356 例，昼夜比例为 1 ∶ 1。以上 3 项经统计学处理均无显著性差异（$P < 0.05$），这与"阳中有阴""阴中有阳""阴阳和调"使自然万物处于动态调和状态相一致。

选择巨大胎儿（4kg 以上）和双胞胎（双胎体重合超过 4kg）共 90 例的出生时辰调查发现，子、巳两时辰最高（共 25 例），而午、未两时辰最低（共 7 例），前者是后者的 3.6 倍。经统计学处理（$P < 0.01$），有显著性差异。

以上统计验证了中医时间医学中的"子时一阳生"、"午时一阴生"、"阳主动"、"阴主静"、阳气隆盛对出生的影响是正相关的，而阴盛时辰则为负相关，反映了古老中医时辰医学与现代的时间生物学的一致性。

第七节 针灸治疗遗精 12 例临床报告

治疗选穴：选百会、会阴穴为主穴。心肾不交者加神门、内关、照海、三阴交穴；脾肾阳虚者加足三里、肾俞、关元、命门、次髎、气海穴。操作方法：会阴穴用粗圆利针（针尖稍钝）抵住穴位不刺入，刮针约 3min（150~200 次）；百会穴先针后灸，选 30 号 1.5~2 寸长毫针，针刺深度 1~1.5 寸，行捣捻针术 2~3min，留针 10min，后再灸 2~3min（局部温热为度）。配穴每次取 2~3 穴，行补法，留针 20~30min，行针 2~3 次。肾阳虚甚者，关元、气海、命门、肾俞穴针后加灸。前后所取穴位分开交替选用。每日 1 次，10 次为 1 个疗程。疗效：痊愈 9 例，有效 3 例。

翁某，男，28 岁，未婚，1979 年 3 月 2 日就诊。5 年来遗精频作，伴多梦，眩晕，心悸健忘，腰膝酸软，舌红，苔少，脉细弱。证系水亏火旺，扰动精室。治以宁心安神，滋阴补肾。取百会、会阴、神门、内关、三阴交、太溪穴，按上法治疗 3 次后，睡眠佳，遗精减少，眩晕及心悸已除。针 10 次后诸恙消失，后予杞菊地黄丸巩固 1 周。

体会：经治遗精 12 例，大多系劳心暗耗精血，阴损及阳，水亏火旺，扰动精室而发病。处方根据"脑为元神之府"，百会穴为三阳五会之穴，功能调神府，理阴阳；会阴穴为任、督、冲脉之会，为三经脉气血之所输注，既能调摄诸阴（任脉为诸阴之海），又能统治诸阳（督脉为阳经之海）及十二经血气（冲脉为十二经之海）。治疗先补（兴奋）会阴穴，继调元神之腑，后取百会穴，下病上取，百会、会阴穴上下相配，加肾之原穴太溪穴，佐以三阴交穴滋肾；加心之原穴神门穴，佐心之别内关穴清心宁心；加足三阴会穴关元穴、气海穴纳气，命门、肾俞穴壮阳，并取次髎穴直接刺激兴奋局部。因配经得当，故宁心安神，滋阴潜阳，壮元固摄，力专而取效。

第八节 两会穴治疗遗精 60 例临床报告

本文对 60 例遗精患者，采用会阴、百会二穴为主治疗。操作要点：会阴穴用浅针抵住穴位进行刮针法，百会穴先针后灸，下病上取，上下配合调整任督二脉振其一身阳气，以固摄精关，取得显著效果。其他配穴依据证型选取 2~3 穴，大都在 3~5 次内获得显效。

自 1983 年至 1989 年 3 月，用会阴、百会两穴为主治疗遗精，取效满意。报告如下。

1. 一般资料

60 例中教师 8 例、学生 42 例、工人 5 例、驾驶员 3 例、营业员 2 例。17~25 岁 54 例，26~42 岁 6 例；最小 17 岁，最大 42 岁。遗精次数以周计，3~5 次者 48 例，6~10 次者 10 例，10 次以上者 2 例。病程 3 个月~1 年者 36 例，1~2 年者 15 例，2~3 年者 8 例，3 年以上者 1 例；最短 3 个月，最长 5 年。60 例中于遗精后均伴有头晕目眩、神疲健忘、失眠多梦、心悸、腰膝酸楚等不适。

治疗方法：选会阴、百会穴为主穴，心肾不交者加神门、内关、照海、三阴交穴；脾肾阳虚者加足三里、肾俞、关元、命门、次髎、气海穴；肝经湿热下注者加三阴交、行间穴。

2. 操作方法

取侧卧位，常规消毒后，会阴穴浅针或粗圆利针（针尖磨钝）抵住穴位不刺入，刮针柄 3~5min（150~200 次）；百会穴取坐位，先针后灸，选 30 号 1.5~2 寸长毫针，针刺深度 1~1.5 寸，行捣捻针术 2~3min，留针 10min；后再灸 2~3min（局部温热为度）。配穴每次取 2~3 穴，行补法，留针 20~30min，行针 2~3 次。肾阳虚甚者，关元、气海、命门、肾俞穴针后加灸，其他腧穴采用平补平泻法。前后所取穴位分开交替选用。每日 1 次，10 次为 1 个疗程。

3. 疗效观察

治疗 1 个疗程后，遗精每周少于 2 次，伴随症消除为痊愈；治疗 2 个疗程后，遗精每周少于 3 次，稍有腰酸为好转；经 3 个疗程治疗后遗精或少或多，伴随症状改善不多者为无效。结果：痊愈 54 例，好转 6 例。

4. 典型病案

郑某，男，38 岁，驾驶员，已婚。1989 年 4 月 2 日初诊，2 年来遗精频作，伴多梦、头发掉落多、神疲乏力、眩晕、心悸健忘、腰膝酸楚，舌淡红、苔少，脉细弱。证系水亏火旺，扰动精室。治宜宁心安神、滋阴补肾。取会阴、百会、神门、内关、三阴交、太溪穴。按上法治疗 3 次后，睡眠佳，遗精减少，眩晕及心悸已除，针 10 次后诸证消失，后给予杞菊地黄丸巩固 1 周。随访 6 年余未诉异常。

5. 体会与小结

本组病例大多系劳心暗耗精血、阴损及阳、水亏火旺、扰动精室而发病。处方根据"脑为元神之府"，百会穴为三阳五会之穴，功能调神府、理阴阳；会阴穴为任、督、冲脉之会，为三经脉气血之所输注，既能调摄诸阴（任脉为诸阴之海），又能统治诸阳（督脉为阳经之海）及十二经血气（冲脉为十二经之海）。治疗先补会阴穴，继调元神之腑，后取百会穴，下病上取，百会、会阴穴上下相配，调整任督胸腹背腰阴阳二脉，共振一身阳气。更加肾之原穴太溪穴，佐以三阴交穴滋肾；加心之原穴神门穴，佐心之别内关穴清心宁神；关元、气海穴纳气；命门、肾俞穴壮阳，并取次髎穴直接刺激兴奋，共得宁心安神、滋阴潜阳、壮元气固摄作用，力专而取效。

（此文与王惠民合作）

第九节　针药并治慢性前列腺炎 120 例临床观察

近 3 年来，选择确诊、经治疗半年以上的慢性前列腺炎患者 120 例，随机分组，采用针刺、中药治疗，并随机抽查未经针灸、中药治疗的病历 60 例对照观察，报告如下。

1. 一般资料

120 例均为门诊患者，曾服过或注射过抗生素等药物，效果不佳，或稍见效又再复发。年龄最小 21 岁，最大 56 岁；病程最短 9 个月，最长 6 年，其中 1 年以内 38 例，1~2 年 58 例，3 年以上 24 例；已婚 83 例，未婚 37 例。120 例都出现会阴部胀痛、触痛或腰骶部反射性酸痛。87 例性功能紊乱或障碍、神经衰弱。106 例排尿异常，如小便白浊或间段白浊、混浊、尿灼热等。63 例前列腺液培养阳性，主要菌种有金黄色葡萄球菌、表皮葡萄球菌、白色葡萄球菌、绿色链球菌、产碱杆菌、溶血性嗜碱球菌、衣原体、支原体等。118 例用高倍镜检测前列腺液白细胞在 10 个以上，73 例卵磷脂小体减少。

2. 治疗方法

取穴：关元、肾俞、次髎、百会穴。

操作：①针刺组。上穴常规消毒，针百会穴向后针刺 0.5 寸。再针关元穴，得气后使针感传向前阴，留针 15min，起针后转俯卧位。针肾俞、次髎穴，深刺 3~3.5 寸，得气后小幅度捻转，使针感达会阴部，留针 15min。每日 1 次，尿频急者可 2 次，15 次为 1 个疗程，间隔 3~5 日再针下 1 个疗程。②针药组。针刺方穴同上，加服中药主方：黄芪、败酱草、白花蛇舌草、太子参各 20~30g，白术、土茯苓、丹参、萆薢各 10~15g，枳壳、王不留行各 10g。随症加减：会阴或阴睾疼痛加乌药、川楝子各 10g；腰骶痛加川杜仲、徐长卿各 10~15g；白浊淋沥加六一散 20~30g 冲服；前列腺液白细胞增多加蒲公英、野菊花各 15~20g；前列腺液红细胞增多加茅根 15~20g、琥珀（研冲）2~5g。每日 1 剂，3 煎 3 服。

3. 治疗结果

疗效标准（以 4 个疗程累计）。①显效：症状消失，前列腺液检查 3 次以上白细胞 3 个以下、卵磷脂小体 70%~75% 以上，指检前列腺无触痛、形态恢复正常，半年以上无复发；②好转：主要症状消失或明显减轻，白细胞减少一半以上，卵磷脂小体比治疗前升高达 75% 左右，指检前列腺形态基本正常；③无效：症状反复发作如前，检查前列腺液与形态无改善。

治疗结果见下表（表 5-9-1）。

俞昌德 论医传承集

表 5-9-1 治疗结果

	例数	显效（%）	好转（%）	无效（%）
针刺组	48	22（45.83）	20（41.67）	6（12.50）
针药组	72	37（51.39）	28（38.89）	7（9.72）
对照组	60	12（20.00）	28（46.67）	20（33.33）

组间疗效经统计学处理：针刺组与针药组，$P > 0.05$，无显著性差异；而针刺组、针药组与对照组，$P < 0.01$，有显著性差异。

4. 典型病例

陈某，男，28 岁，干部，未婚，1992 年 9 月 12 日初诊。患者会阴部胀痛，伴有腰骶酸痛，小便白色混浊反复发作，神疲、头晕、记忆力减退已 2 年。经某省级医院泌尿科检验为前列腺炎，给"诺氟沙星、头孢氨苄胶囊、山莨菪碱"等治疗 1 年后，症诉如故，时轻时重，复转服中药 1 年，亦时好时差。经同病者介绍来诊，诉症如上。每周有 3~4 日小便白浊，伴有神经衰弱，咽干不喜饮，食量大，易饥，大便正常。

查体：神清，面色不华，外生殖器发育正常，指诊前列腺中央沟浅，触痛明显。前列腺液化验：脓细胞（+++），卵磷脂小体 25%，红细胞 5 个/HP。舌质红，苔厚白微黄，脉细近数。证属中虚湿热郁滞下焦。治疗按以上方法，中药加女贞子、海金沙（布包）各 15g。经 45 次治疗症状基本消除，查前列腺中央沟明确，触痛不明显；前列腺液化验：白细胞 3 个/HP，卵磷脂小体 70%~75%。再继续加 1 个疗程，随访 2 年半，基本稳定。

5. 体会与小结

慢性前列腺炎是青壮年多发病，且有反复发作、时轻时重的表现。本组 120 例，均有服药史半年以上。疗效不巩固主要是：①抗菌药物难透过前列腺被膜渗入腺体组织；②首次治疗未及时进行专科病系统查测针对性药敏与规范治疗；③治疗期间不是严谨按医嘱要求用药，且生活起居、饮食与烟酒，不严格按要求控制，进而影响疗效。

本病属中医淋证范畴，慢性者虚中夹实，因此宜标本兼治，扶正祛邪。针刺取关元、次髎、肾俞穴以扶正祛邪，通经止痛，改善局部血循环，消除局部症状。中药也是以党参、黄芪、白术、茯苓等健运中焦以化水湿，泽泻、败酱草、白花蛇舌草、蒲公英等清利湿热而解毒，病程长者可依证于上方主方中加活血化瘀的郁金、丹参、三棱等。

本病易复发，且造成神疲、肢乏、腰酸之虚弱见症，这缘于邪气伤损心肾，致气阴精血不足，尤其出现性功能不足、遗精阳痿者，易造成患者的精神负担。因此，应消除患者的精神负担，予以心理指导，要求配合治疗，同时叮嘱一定要戒酒，不吃刺激性食物。治疗本病过程中对医嘱认可并执行者，预后疗效良好；而无控制饮酒，甚至酗酒者，则预后疗效差。

第十节　针刺箕门穴治愈产后尿潴留 19 例

笔者采用箕门穴为主治疗产后尿潴留，效果尚可，简单介绍如下。

19 例患者年龄在 25~28 岁，均为初产妇，尿潴留时，曾保留导尿管在 12h 以上，拔管后仍不能自解小便。

操作与结果：取箕门穴（双），将 28 号 4 寸毫针在该穴呈 45 度进针，针尖向上，左手压在针穴下方，让针向上推进 3 寸，平补平泻捻针法，进行提插捻转手法，每隔 10min 行针 1 次，留针 30~40min；然后配合温针灸中极、曲骨穴，增加少腹及会阴部的针感。经上述处理产后尿潴留患者 19 例，其中 17 例针灸 1 次即愈，2 例针灸 2 次而治愈。

（此为省妇幼医院妇产科和铁路医院合作课题，此文笔者系第一作者）

第十一节 针灸治疗急症 4 则

一、中暑脱症案

翁某，男，22 岁，1985 年 5 月 13 日初诊。

主诉：发热伴头痛、纳呆、恶心呕吐 3 日．

病史：患者诉在烈日下自百公里外开手扶拖拉机来榕探亲，是夜即出现高热（39.5℃），肌肤烫热，神识欠清，偶有错语，自服"四环素、退热片、维生素 C"等。翌日头痛，纳呆，恶心呕吐。就诊时体温仍停留在 39.7℃，神昏体倦，问之不答，面色苍白，肩、额部汗出如细珠样，肢末冷湿感，脉细缓。证系中暑重症（脱症），取用 26 号毫针刺人中穴，捻转加震颤手法，中冲、耳尖穴放血，并嘱其兄泡糖盐水一杯（约 100ml），徐徐含咽之。在听诊器监听下（临时无血压计）在人中穴行手法，心音弱，率速，每分钟 110 次；约 3min 后心音逐渐转有力，汗敛，并能呻吟；过半小时后心音有力，律齐，每分钟 72 次；约过 1h 测体温 37.8℃。傍晚能进稀粥，第 2 日体温 37.2℃，能进常食，休息 1 周后康复无恙。

按语：此例中暑脱症病情危重，按经典或教科书中记载，法当回阳救急，取神阙、关元、气海穴大壮艾灸。但因症急，时间条件不允许，一时难得艾条，故治取人中、中冲穴皆为救急要穴，可醒脑开窍、清热救逆，配以耳尖放血，以增强泻热之功，经大胆细心治疗，化险为夷。本症系暑厥，暑邪突袭、郁表历时数小时，未得疏泄，逆犯心包而热在里，四肢厥逆。若不及时急诊治之，拖延时间恐有脱证之虞。

二、产后痉证神昏案

陈某，女，24 岁，1976 年 7 月 6 日初诊。

主诉：发热半小时许。

病史：患者头胎足月顺产，值弥月突然发热，神昏错语，约已持续半小时许。经查问，得悉产后经常以老姜、醇酒、糯米为食。视其颜面潮红，两目上视，手足抽搐有劲，角弓反张，口气臭浊，舌诊不配合，脉弦劲有力。证系产后痉证实闭，即取人中、中冲（双）穴，以毫针强刺激。约捻转 1min，抽搐、角弓反张渐停，全身肌肉松弛。出中冲穴针，再取合谷穴提插捻转。须臾，患者额面臂颈汗出如淋，为防意外，出针后嘱用干布擦汗，给淡盐糖水口服。少顷，患者呻吟并诉口渴、身痛。即时询问病史：3 日未大便，腹诊软。脉证合参，当系阳明热盛实结之证而发于产后，拟增液承气汤加减。

处方：生地黄 20g，沙参 15g，大黄（后入）、芒硝（另冲烊）、枳实、麦冬、肥知母各 10g，生石膏（先煎）30g。1 剂，嘱即购并水煎顿服。翌日出诊诉药后泻下大量宿粪，精神已清爽。

按语：本例因产后阴血亏虚，饮食不节，多食辛热厚味致阳明热结腑实，邪热逆犯心包，出现神昏谵语及热极生风的四肢抽搐、角弓反张之危重见证。先针救急的人中穴、心包经的井穴中冲穴及阳明大肠之原穴合谷穴，三穴五针，用泻法，标症即除，安慰诸位家人紧张情绪，再用中药增液承气汤加减，荡涤腑实邪热，取得全功。

三、输尿管结石

陈某，男，38岁，教师。

主诉：左腰腹部绞痛1时许。

病史：患者于1984年9月10日突发左腰腹部绞痛，坐、立、卧不得，汗出淋漓。服"溴丙胺太林"后痛稍缓解，约1h后复痛剧，按左肋脊角痛感明显，重压之觉舒服，左承山穴亦然。即给针刺泻法留针半小时，痛除，饮水约500ml，2h后得尿，见肉眼血尿。往某医院检查，透视拟诊为左输尿管中段结石（因周日无摄片），遂按尿路结石给中药治疗。

处方：猫须草、金钱草各20g，瞿麦、海金沙（布包）、冬葵子、车前子（布包）各10g，滑石15g，牛膝、桃仁、元胡各6g，琥珀（研冲）2g，水煎，空腹服。药后半小时，嘱缓饮凉开水500~1000ml，再过半小时，针刺阿是穴、阴陵泉、三阴交、照海穴（双穴左右交替），泻法，留针15min后起针，嘱患者于阶梯逐层蹭跳，30~50次，以后每次稍有腰酸痛时即按此法治疗。

1984年10月19日摄片示左骶髂关节下缘内侧处有黄豆大密度增浓影。意见：左输尿管下段结石。后每次发作即按上法治疗，于翌年4月22日从前尿道排出一椭圆形、约半粒花生仁大小的表面粗糙的结石。随访7年后相遇诉一切安好。

按语：后尿路结石排出较难，本案用针、药、跳三法结合促进排石。先取通淋利尿活血主药；次大量饮水，储备冲决之物质；再取阴陵泉、三阴交、承山、肾俞、照海及阿是穴等脾、膀胱、肾三经之穴，针刺泻法，收通络解痉、止痛利尿之效；后用跳跃方式增强所储物质对结石的冲击推移作用，因而得以排出。此法对诊断明确，结石小于1cm者，数10年来治疗有数10例，疗效良好。

四、目赤肿痛案

林某，男，37岁，工人，福州人，1987年9月18日初诊。

主诉：右眼疼痛涩燥、畏光羞明1周。

病史：患者右眼因棉絮飞入揉擦后疼痛涩燥、畏光羞明已1周。5日前至某省级医院眼科检查，右眼球结膜混浊、充血中度，4点处角膜斑片状混浊，诊断为"右眼急性球结膜炎、角膜溃疡"。给"病毒唑"眼药水、0.1%"利福平"眼药水滴眼，"庆大霉素"8万单位肌内注射（日2次）、"B族维生素"等口服共5日。诉右眼涩痛毫无减轻，影响睡眠，伴有烦躁，口苦，右偏头痛，脉弦数，舌边尖红赤，苔薄黄偏燥。

《黄帝内经》云："肝藏血，开窍于目。"今肝胆郁热上攻于目，与外邪相搏结而损伤眼之络脉，则目赤肿痛，畏光难视。治当疏肝胆，清邪热，取三棱针于右太阳穴、耳穴右肝区、耳尖按常规消毒后点刺放血，太阳、耳尖二穴出血任其自然凝止，后用消毒棉球擦拭干净，肝区穴无需处理。

二诊： 诉回去后即感轻松，当晚好睡。第二次再用圆利针于患眼周按常规消毒后挑治攒竹、鱼腰、丝竹空、球后、承泣、睛明穴，毫针刺左合谷、双太冲穴，均泻法。

三诊： 继续好转，球结膜充血轻度、混浊已除，4点处角膜斑混浊明显缩小，混浊色淡，脉弦缓，舌红，苔薄黄。再用梅花针叩眼周，毫针刺双合谷、双太冲穴，1周后诉已上班，查球结膜已痊愈。

按语： 目赤肿痛多为异物邪毒或强电光所引起。急性者用针刺太阳穴及耳尖、耳穴肝区，放血泻热，取效甚捷。本案因病发有旬，虽症在眼，然肝经实热证著。证见肝胆郁热上攻于目，与外之邪毒相搏结而损伤眼之络脉。合谷穴为手阳明之合穴，四关穴之一，取之能增强泻热毒作用。睛明、攒竹、丝竹空、承泣、鱼腰及球后诸穴，为按经临近取穴，又为治眼疾之经验穴。远近配合，所以取效较快。

俞昌德 论医传承集

第十二节　耳穴药针治疗顽固性呃逆 100 例

耳穴注射解痉药物治疗顽固性呃逆 100 例，其中男 86 例，女 14 例。呃逆诱因为胃、十二指肠溃疡手术后 53 例，胃癌手术后 24 例，胃癌晚期 8 例，胆囊炎胆石症手术后 6 例，脑血管意外 3 例，脑内肿瘤 2 例，不明原因 4 例。呃逆持续时间 2 日以内 41 例，2~3 日 48 例，4 日以上 11 例。本组经安定、解痉、中药、针灸、二氧化碳、蒸汽吸入、膈神经封闭治疗者占 81 例。

治法：取双耳穴膈区为主穴，配以相应脏腑耳区为配穴，用 1ml 注射器与小号针头吸取盐酸甲氧氯普胺注射液或消旋山莨菪碱注射液 1ml，严格消毒后，向上穴区注入该药液 0.1~0.2ml，使局部呈丘疹状苍白点，出针前用无菌干棉签压迫针孔退针，以防药液溢出。如属胃、十二指肠疾病或术后者，针尖透向相应耳穴区；属肝胆疾病者加肝胆区，量同上；系脑血管意外与颅内占位者加脑干或脑区（即内分泌区）。每次取一侧，相隔 4~6h 后注射另一侧。

疗效观察：注射后在数分钟内见呃逆消失或减轻（如次数少，呃声轻微），或隔 4~6h 复注 1 次，观察 12h 以上不发作者为有效；经 3 次治疗，症状虽有减轻，但持续 12h 以上者为无效。100 例中有效 97 例，仅 3 例无效。无效原因一例系胆总管结石并急性化脓性梗阻性胆管炎手术后，另两例为晚期胃癌患者。

王某，男，61 岁，1986 年 5 月 10 日初诊。

患者突发头痛，伴有恶心呕吐，继则意识呆滞，尿床，左侧肢体无力 3 日，于 1986 年 5 月 10 日拟 "脑血管意外" 住院，既往有类似发病史两次。查体见左鼻唇沟浅，伸舌偏左，左下上肢轻度萎缩，肌张力亢进，近端肌力 2~3 级，远端 0 级。脑脊液压力 1.4kPa，色白无凝块，蛋白（+++），定量 1600mg/L，糖 1~5 管（+），白细胞 27.2×10^9/L，红细胞 10×10^9/L，氯化物 204mmol/L。住院确诊为 "复发性蛛网膜下隙出血"，给予止血剂、脱水剂、激素等治疗，病情好转。自 5 月 12 日开始打呃，持续 4 日。曾给地西泮 10mg 肌内注射，每日 3 次；灭吐灵 2ml，每日 4 次，仍未缓解。遂请针灸科会诊，症见神疲，消瘦，呃声频作，脉沉细无力，舌诊不合作，察耳右神门区有一色泽晦暗小丘点，左耳膈区有小隆起，压之变色。于耳穴膈区、神门区严格消毒，按上法各注入解痉药 0.1ml，观察 20min 后呃逆锐减，患者安睡 6h。复于异侧上述耳穴重复注射 1 次，呃逆消失。

讨论：耳穴膈区治疗呃逆有效，但不稳定，用少量盐酸甲氧氯普胺注射液或消旋山莨菪碱注射液穴位注射取效快且可靠。本组 81 例患者经耳针等其他治法后效差，再改用本法而有效，大都 1~2 次即可获效，可见是药物与耳穴起协同作用的结果。

（此文与王惠民合作）

第十三节　针刺治疗周围性眼肌麻痹 35 例临床观察

1. 一般资料

本组病例分别于同期（1993 年 3 月至 1995 年 10 月）选择于福建中医学院国医堂针灸科和福建医科大学附属第一医院针灸科与眼科就诊。按就诊时间顺序，随机分为针刺治疗组 35 例，西药对照组 32 例。其中针刺治疗组男 25 例，女 10 例；年龄最小 12 岁，最大 61 岁；病程最短 8 日，最长 15 个月，其中 1 个月内 28 例，1~3 个月 4 例，4~6 个月 2 例，1 年以上 1 例；右眼受累 18 例，左眼受累 17 例（包括 1 例双眼损伤）；单纯动眼神经受累 15 例，动眼神经、滑车神经、外展神经合并受累 17 例，外展神经受累 3 例。病因：外伤 6 例，外感 9 例，高血压性视网膜病变 18 例（包括合并糖尿病 3 例），不明原因 2 例。药物治疗组 32 例中，男 21 例，女 11 例；年龄最小 11 岁，最大 59 岁；病程最短 6 日，最长 13 个月，其中 1 个月内 26 例，1~3 个月 3 例，4~6 个月 2 例，1 年以上 1 例；右眼受累 18 例，左眼受累 14 例；单纯动眼神经受累 14 例，动眼神经、滑车神经、外展神经合并受累 16 例，外展神经受累 2 例。病因：外伤 5 例，外感 8 例，高血压性视网膜病变 16 例（包括合并糖尿病 2 例），不明原因 3 例。两组间性别、年龄、病程、受累脑神经、病因均有可比性。

2. 诊断标准

依照侯熙德主编《神经病学（第三版）》（人民卫生出版社出版），①动眼神经麻痹：上睑下垂，外斜视，复视，瞳孔散大，对光反射及调节反射消失，眼球不能向上、向内运动，向下运动也受到明显限制。②动眼、滑车神经、外展神经合并麻痹：眼球固定于中间位置，不能转动，瞳孔散大，对光及调节反射消失。③展神经麻痹：内斜视，眼球不能向外侧转动，有复视。

3. 治疗方法

针刺取穴。①临近取穴：动眼神经受累者取睛明、攒竹、鱼腰、承泣、球后、四白、阳白穴，动眼神经、滑车神经、外展神经合并受累者加瞳子髎、太阳、头维穴，外展神经受累者加瞳子髎、丝竹空、睛明穴。②远部取穴：四关、内关、光明、三阴交穴。③加减：头痛、呕吐加涌泉、足临泣、内庭穴，视物模糊、复视加风池、天柱穴及头针平衡区。

针刺手法。将上述临近与远部腧穴分成 3 组，每 3 日轮换 1 次。常规消毒，以押手拇指或食指指腹固定眼球于一侧，取 30 号长 13~40mm 毫针（苏州产），对睛明、承泣、球后等眼眶周穴行指切快速进针法，后沿眼球切面方向轻捻、腕下沉推针 0.8~1.2 寸深，使眼眶酸胀为度。如果刺痛或针下有阻抗感应退针少许，略变针尖方向再如法推针，得气即可，留针 20~30min。出针时按三步退至皮下，留针 2min 出针，用消毒干棉球

俞昌德 论医传承集

压迫 1min 左右，防止出血。其余腧穴常规刺法，每日或隔日 1 次，10 次为 1 个疗程。

药物治疗组。维生素 B_1 0.1g、维生素 B_{12} 0.5μg，肌内注射，每日 1 次；肌苷 0.2g，泼尼松 10mg，复方丹参片每次 4 片，每日 3 次。10 日为 1 个疗程，2~3 个疗程后统计效果。

4. 疗效与结果

疗效判定。痊愈：上睑启闭自如，眼球活动正常，瞳孔对光反射与调节正常；好转：上睑启闭基本正常，眼球能活动，平视时上睑缘位于瞳孔上缘，外展、内聚留有白线 1~2mm，复视距离缩小或重影；无效：经 2 个疗程治疗后，各项均无改善。治疗结果总结如下（表 5-13-1）。

表 5-13-1　治疗结果

	例数	痊愈（%）	好转（%）	无效（%）
针刺治疗组	35	17（48.6）	13（37.1）	5（14.3）
药物对照组	32	8（25.0）	11（34.4）	13（40.6）

经统计学处理 $P < 0.05$，有显著性差异。

5. 典型病案

患者，女，56 岁，华侨，1995 年 11 月 5 日初诊。

主诉：右眼复视，眼球不能转动 2 周。

病史：因感冒后右眼复视，眼球不能转动 2 周。经某省级医院诊断为"动眼、滑车、外展神经合并麻痹"。给维生素 B_1、维生素 B_{12} 肌内注射，口服肌苷、泼尼松、复方丹参片，2 周无效，转针灸治疗。

查体：右眼球居中，不能转动，瞳孔散大，对光反射及调节消失，舌淡红，苔薄白微腻，脉弦细。证系风湿之邪阻于窍络，治宜祛风胜湿，开窍活络，按上述取穴治疗，日针 1 次。治疗 1 个月后右眼可外展、内聚，3 个月后复视重影消失，各方向转动正常，眼外展遗有 0.1mm 露白，随访 10 个月痊愈。

6. 体会与小结

周围性眼肌瘫痪的针刺治疗尚少报道，本组 35 例患者经针刺治疗 2~3 个疗程与 32 例药物治疗组对照，其疗效经统计学处理（$P < 0.05$），有显著性差异。受累肌群，单肌较多肌者恢复快。外展神经损伤恢复优于动眼神经损伤，而二者的恢复又优于 3 对脑神经合并病，合并病时复视恢复最慢。

针刺眼眶内穴位，操作应注意针尖方向及针下感应，并密切观察患者皱眉等眼肌反应，如患者诉痛或针下有弹性阻抗感，应退针少许沿眼球切面方向徐缓进针，借腕掌下沉之力推针深入，以眼眶内胀为度。出针时慎防出血，宜行三步退针法。

第十四节 "骨痛灵"对100例类风湿关节炎关节疼痛镇痛效果的临床观察

"骨痛灵"系黄老治疗关节痹痛的临床经验方，对类风湿、风湿、老人增殖性关节炎疼痛与软组织急、慢性损伤疼痛均有良好的镇痛作用。两年来，对100例类风湿关节炎关节疼痛患者进行镇痛治疗，并随机分组对照进行治疗观察，疗效满意，经统计学处理有统计学意义，兹报告如下。

1. 一般资料

（1）病例来源与选择：本组病例来源于福建中医学院国医堂、福建省第二人民医院、福州市第三医院门诊和住院病人。

性别与年龄：100例中男28例，女72例；最小年龄16岁，最大55岁，其中16~30岁42例，31~40岁39例，41~50岁16例，大于50岁者3例；男性平均32.13岁，女性平均30.65岁；从发病年龄看，男性高峰值在壮年时期，女性高峰值在青中年时期。

（2）病程与病情：病程在1年以内者32例，1~3年者36例，3~5年者20例，6年以上者12例，平均2.23年。病情：轻度（发病以四肢小关节疼痛为主，晨僵，未变形，不影响正常生活和工作，病程在1年以内者），54例；中度（疼痛包括小关节5~8个，手指关节晨僵，轻度梭形变，疼痛时轻时重，或能坚持日常生活和工作，病程在3年左右者），27例；重度（受累关节在8个以上，四肢关节明显变形，或X线摄片示关节符合类风湿关节炎病变，生活不能自理，病程在3年以上者），19例。

（3）实验室与X线检查：100例中红细胞沉降率、类风湿因子有检查者87例，其中红细胞沉降率高于正常者65例，类风湿因子阳性者76例；X线摄片100，符合类风湿关节炎病理变化者59例。

（4）辨证分型：参考《最新国内外疾病诊疗标准》（学苑出版社1991年1月第1版）。①病状：小关节为主，多为多发性肿痛或小关节对称性肿痛（单发者须认真与他病鉴别，关节症状必须持续6周以上），晨僵。②体征：受累关节肿胀，压痛，活动功能受限，畸形或强直，部分病例可有皮下结节。③实验室：类风湿因子阳性，红细胞沉降率增快。④X线：重点受累关节具有典型类风湿关节炎X线所见。

偏寒型：①具备以上诊断条件。②患者畏寒，遇寒痛甚，喜温暖和按摩，大便溏软，小便清长，舌质淡或淡红，苔薄白或白腻，脉缓或沉。本型59例。

偏热型：①具备以上诊断条件。②关节红、肿、痛、灼热，口干，喜凉饮食，大便燥结，小便短赤，舌质红，苔黄燥或黄，脉弦数或滑数。本型34例。

寒热错杂型：①具备以上诊断条件。②寒、热症状兼有，孰轻孰重不甚明显，舌淡红，苔薄白或薄微黄腻，脉弦或细。本型7例。

2. 药物制备与治疗

（1）药物制备：治疗组药物骨痛灵原系外热敷用药，为了方便患者使用，由屏山制药厂科学配制成骨痛灵酊剂（每瓶 20ml）。其配方由当归、川芎、桃仁、乳香、没药、川乌、草乌等组成。

（2）对照组药物：理通喷雾剂，由中国湖北中外合资南洋药业有限公司出品。

（3）方法：治疗组将骨痛灵酊剂涂抹患处，对照组用理通喷雾剂按其使用说明喷洒患处。之后，两组患者都用手法揉按擦摩，拍打至皮肤潮红为度。每患处持续操作 10~20min，每日 2~3 次，1 个月为 1 个疗程。按统一表格填写两组治疗情况，每周评定 1 次。

3. 治疗结果

疗效评定参考《最新国内外疾病诊疗标准》中风湿四病的中西医结合治疗标准。①近期控制：经治疗后受累关节肿痛消失，关节功能改善或恢复正常，类风湿因子、红细胞沉降率阴性，且停药后可维持 1 个月以上。②显效：受累关节肿痛明显好转或消失，红细胞沉降率、类风湿因子滴度降低，或红细胞沉降率、类风湿因子恢复正常。③有效：经治疗后受累关节疼痛或肿痛有好转，但尚未消失。④无效：经 1~3 个疗程（每个疗程 30 日）以上治疗，受累关节肿痛无好转。

表 5-14-1 治疗结果

	近期控制（%）	显效（%）	有效（%）	无效（%）
治疗组	18（18）	29（29）	38（38）	15（15）
对照组	8（11）	13（19）	21（30）	28（40）

经统计学处理 $P < 0.05$，有显著性差异。

4. 典型病例

郭某，女，50 岁，护士，1993 年 4 月 7 日初诊。

主诉：四肢关节游走性疼痛，指晨僵 7 年，加剧 3 年。

病史：于 1985 年不明原因四肢小关节游走性刺痛，晨僵疼痛时轻时重，数年内逐渐病及腕、踝、肘、膝。于所在地医院诊断为"类风湿关节炎"，给"布洛芬、吲哚美辛"等治疗，初效显著。近 3 年反复发作且加剧，再施以上药与 B 族维生素等，胃肠反应明显，后改理疗、中药等治疗无效而来诊。诉症如上，兼有口干喜凉饮，大便时结时溏，小便正常。查面色不华，指趾腕踝关节肿大，活动辄痛，舌质暗红瘀点兼有齿印，苔薄白，脉弦细。实验室检查：类风湿因子（+），红细胞沉降率 62mm/h，抗链球菌溶血素 O 抗体 < 500IU。X 线示指关节间隙狭窄，骨质疏松，符合类风湿关节炎关节改变。

病情中度，按寒热错杂型治疗 6 个月，疼痛消除，类风湿因子（-），红细胞沉降率 20mm/h。X 线示指关节间隙清晰，病情得到近期控制。随访 3 个月，疗效巩固。

5. 体会与小结

（1）本实验治疗组（100 例）用骨痛灵酊剂对类风湿关节炎关节疼痛进行镇痛治疗，用理通喷雾剂治疗作为对照组（70 例），其结果经统计学处理有显著性差异，结论有统计学意义。

（2）本剂型对偏寒、偏热与寒热错杂型均可适用，且镇痛时间较对照组长。对照组偏寒型患者刚喷洒理通喷雾剂后，感到局部寒冷不适，但经按摩后则消除。

（3）本剂型有运输、携带、保管、使用简单方便等优点。

第十五节 以阳池、大陵穴为主穴温针灸治疗腕管综合征56例临床观察

自1991年2月至1995年10月，以阳池、大陵穴为主穴治疗腕管综合征56例，疗效满意，报告如下。

1. 一般资料

本组56例中，男19例，女37例；左侧23例，右侧33例；年龄最小18岁，最大52岁，平均32岁；病程最短1个月，最长3年；其中38例有明显外伤劳损史。

临床表现：症状表现不一，主要取决于神经受压部位，以患手桡侧三个半手指感觉异常、麻木或刺痛，腕臂疼痛，无法忍受强力的前臂旋后，夜间及温度增高或劳累后痛加剧为主要诊断依据。偶有向上放射至前臂或肩部，手指活动不利，拇指外展肌力差等表现。严重时有大鱼际肌肉萎缩、皮肤发亮、指甲灰厚、营养不良等表现。

查体：正中神经分布区叩诊试验（+），屈腕试验（+），止血带试验阳性，出汗试验阳性，部分病例还可结合肌电图或X线检查。

2. 治疗方法

取穴：取阳池、大陵穴为主穴，配内关、威灵、手三里穴。

操作：患手伏掌于桌上，常规消毒，用1~1.5寸28号毫针速刺进针阳池穴，酸、麻、胀或触电样针感传向腕背或二、三手指，慢转腕掌与桌面呈垂直状，速刺法针大陵穴，针感传向掌心，将预先备好的1cm长、于中心打好小孔的艾炷，准确套入针柄，点燃使之温灸，连续两壮为度，轻叩灰烬掉落后稍候片刻即可出针。每日或隔日1次，10次为1个疗程。2~3个疗程后统计疗效。

3. 疗效与结果

（1）疗效判定。痊愈：经2个疗程治疗后腕臂关节疼痛消失、活动自如，拇指外展有力、灵活，各项试验均转阴；显效：腕臂关节疼痛基本消失，能较正常活动，拇指外展尚有力，但于劳累后或夜间偶有疼痛，各项试验大部分转阴；有效：腕臂关节疼痛于劳累或夜间仍有发生，拇指能外展，各项试验尚有阳性表现；无效：经2个疗程治疗后各项改善不大或无改善。

（2）结果。痊愈28例（占50.0%），显效17例（占30.4%），有效9例（占16.1%），无效2例（占3.6%），总有效率96.4%。1年后随访36例，8例复发，症状较治疗前轻，再按上法治疗有效。

4. 典型病例

叶某，48岁，女，某工程师，1992年7月24日初诊。

主诉：右手腕疼痛 1 年余，伴拇、食、中指等麻木，前臂疼痛 8 个月。

病史：于 1991 年秋参加区域性羽毛球赛训练时，右手腕关节酸痛，至比赛结束后疼痛加重，入夜腕掌发热，经理疗可减轻。于 8 个月前因工作繁忙无暇及时治疗，腕痛加重，伴有拇、食、中指及无名指发麻，掌腕痛针刺样。

查体：神清体健，腕关节叩诊试验阳性，屈腕试验阳性，掌、腕肌无萎缩。脉沉细，舌淡红有暗点，苔薄白。

辨证：劳损经筋，气滞血瘀。

治则：通经活络止痛。

按上述取穴与方法治疗，每日 1 次，共治 36 次痊愈，随访 5 年无复发。

5. 体会与小结

（1）腕管综合征发生多由局部长期刻板用力劳累引起，如手工用力敲打，或打网球猛力屈腕扣杀，或局部骨折脱位，以致韧带增厚或腕管内肌腱肿胀、膨大，引起腕管相对变窄，压迫正中神经而引起的一系列症状。

（2）针刺加温针灸。阳池、大陵穴为局部取穴，分别为手少阳三焦经与手厥阴心包经原穴，靠近正中神经通过之腕管处，针刺此两穴能温通局部经脉之气，消肿缩胀；内关穴为手厥阴经的络穴、八脉交会穴，通阴维脉，针之可促使经气通向掌心；威灵穴位于第二、三掌骨骨间隙后缘，属经外奇穴，为治疗本病之有效穴；加上阳池、大陵穴温针法，增加温通经脉、行气活血、消肿止痛的作用。

（3）腕管综合征主要表现为手指麻木，应与颈椎病、前斜角肌综合征、末梢神经炎等所引起的手麻木作鉴别。

坐骨神经痛表现为沿着坐骨神经分布呈放射性疼痛的临床综合征，是针灸临床常见病和多发病，好发于青壮年，男女皆可罹患。本病属中医学痹病范畴，也可将腰腿痛的治疗作为治疗参考。中医学对本病有比较深刻而全面的认识和记载，认为本病乃本虚而标实。感受风寒湿外邪是本病常见的外发原因。由于感受风寒湿外邪或体位不当，突施暴力使腰部筋脉受损者，其证型多实，发病多急；由于体虚长期劳损，或肾精亏损所致者，其证多虚，发病多缓。根据临床表现，一般将本病分为风寒湿型、湿热型和肾虚气血不足型而予辨证论治，但临床上往往虚实挟杂，寒热兼有，或寒热不甚典型，部分患者感受不明显。论治以腰为肾之府，肾虚则经筋失养，邪实乃因外感寒、湿、热诸邪挟杂，反复发作，致气滞血瘀、经脉不通论治，方能取效。

1. 诊断要点

以腰骶部或臀部疼痛，沿股后向小腿后或外侧、足背外侧呈放射性钝痛（或刺痛、灼痛），持续性或阵发性加重，行走、弯腰常有疼痛加重。急性损伤发病者，突发致坐骨神经循行部位如刀割样剧痛，动弹不得，必须卧于硬板床或厚褥垫床上。慢性病久者病侧踝反射减弱，臀肌或小腿肌肉无力或轻度萎缩，小腿外侧、足背外侧和第4、5趾处皮肤感觉减退。令患者平卧，骤使病足背屈，可引起疼痛。病程久长，可引起小腿肌肉轻度萎缩。

临床根据病因可将此病分为坐骨神经炎、根性坐骨神经痛、干性坐骨神经痛三种类型。①坐骨神经炎：发病前多有受寒、感冒或病灶感染史，发病较急，先感腰背疼痛发硬，活动不利，其后出现沿坐骨神经通路的持续性钝痛，有烧灼样或针刺样阵发性加剧。疼痛多由臀部或髋部开始，向下沿大腿后侧、腘窝至小腿外侧向远端扩散、放射。患者常有特殊的减痛姿势，如卧时患侧屈曲，患侧不敢朝下；坐位时，健侧臀部先着椅；站立时，身体略向健侧倾斜，患肢微屈，足跟不敢着地。②根性坐骨神经痛：以往常有腰骶部损伤，如椎体受伤、椎间盘突出症、腰椎退行性改变、外伤、腰痛及类似症状发作史。一般起病缓慢，病因以腰椎间盘突出症为多见，其次为腰椎关节病如腰椎骨质增生症、腰骶神经根炎、腰椎管狭窄症、腰椎崩裂和脊椎滑脱、马尾肿瘤等。常因咳嗽、喷嚏和屏气用力而出现疼痛加剧，并呈放射状，卧位时减轻。以下两种试验阳性，常为根性坐骨神经痛的特点：患者仰卧，检查者将其颈项被动前屈，使下颏触胸壁，如激发或加剧下肢疼痛为阳性，称为颏胸试验阳性；压迫两侧颈静脉直至出现头部发胀为止，如激发或加剧下肢疼痛为阳性，亦提示为根性坐骨神经痛。③干性坐骨神经痛：疼痛也是沿坐骨神经分布区，或触痛，或灼痛等。大多起病较缓慢，常有骶髂关节炎、盆腔病变、髋关节炎、梨状肌综合征、臀部注射刺激性药物部位不当等病史。临床表现与坐骨神经炎相似，但有明显的感觉障碍和肌肉萎缩。此外尚有原发病的症状和体征。

X线检查对明确坐骨神经痛的病因有重要意义，CT、MRI对根性坐骨神经痛的病因及其性质有明确的诊断作用。必要时可做腰穿或椎管造影。

2. 治疗

（1）针灸治疗。针灸治疗本病主要是在加强四诊整体对体质寒热虚实辨证论治的前提下，进行经络辨证，即按疼痛部位而选经取穴。①太阳型：疼痛从腰部以下沿经络足太阳膀胱经走向，即从臀部股后正中至腘窝至小腿后直下至足跟后下而放射者。取肾俞、大肠俞、环中、秩边、委中、承山、昆仑等穴。②少阳型：疼痛从臀部以下沿经络足少阳胆经走向，即从股骨大转子方向股外侧至下肢胫外侧直下至足踝关节而放射者。取大肠俞、环跳、阳陵泉、悬钟、丘墟等穴。③混合型：疼痛为上两型混合，可选用上述两组穴位，每次3~5穴。

操作：患者按以上各辨证取穴治疗。如属少阳型者，须以侧卧位为宜。对各型取穴不得至疼痛的坐骨神经干部，避免发生急促的患肢跳动等不良反应。一般环跳、环中穴进针后针感要传到跟部或脚尖，阳陵泉要传到足背，其他各穴有得气即可。留针30min，每隔10min运针1次，以保持适量针感。12次为1个疗程，休息5日后，再行下1个疗程。

（2）电针治疗。

处方：按上述证型选主穴1~2对。

操作：取主穴1~2对，将负极接在近端，如大肠俞、环跳穴，正极接在阳陵泉或丘墟穴上。按电针使用注意事项，采用疏密波或密波，强度根据病证虚实及患者忍受度而调节，于10~15min再调整电流量大小，留针10~20min，每日治疗1次。

（3）穴位注射法。按上述证型取上部近端1~2穴，或最明显的痛点。药物选择：当归、丹参、红花、川芎等注射液中任取一种，不能两种或两种以上混合使用，或维生素B_1、维生素B_{12}、盐酸普鲁卡因混合使用。

操作：每次取1~2穴，每穴用中药注射液2ml或上述西药2~3ml注射。注射环跳穴或环中穴时，当患者有放射感，则应略提针尖后注入药液。推注速度宜缓慢，需认真观察局部肌肉、肌肤与患者整体反应情况，若出现不适反应，应立即停止注射，密切观察。

应消除病因，如椎间盘突出者，应配合牵引或按摩，尽量减轻痛点的不良反应。

（4）中药论治。辨寒热虚实、外因内伤，配以中药、外敷处方。①风寒湿阻型：沿着腰臀部向坐骨神经分布区放射痛，受寒冷则痛剧或抽痛，伴有形寒畏冷，得温则舒，舌淡苔薄白，脉紧或浮紧。多为急性坐骨神经炎。处方：荆芥、防风、威灵仙、苍术、川芎、草乌、细辛、桂枝各15g，络石藤、薏米根（薏苡根）、海风藤各30g。纱布包药，煎汤趁热熏洗、外敷患处半小时，每日1~2次，每剂药可连用3日。②湿热型：疼痛较剧烈，沿下肢后外侧放射，有灼热感，步履困难，伴有口干苦，小便黄，大便硬结，舌质红，苔黄，脉滑数。多为急性风湿性腰关节炎、骶髂关节炎、急性坐骨神经炎等。处方：苍术、黄柏、牛膝、桂枝、忍冬藤、豨莶草、海桐皮、防己各12g，桑枝、蚕沙各30g。用法如上。③虚寒型：患者病程较长，常因劳倦、受寒而疼痛加剧，得温暖则痛减；形体瘦弱，患肢肌肉或有萎缩无力，舌质淡红，苔薄白脉细弱。多为慢性腰椎关节炎、骶髂关节炎、腰骶部陈旧性挫伤、骨盆部病变等。处方：独活、桑寄生、秦艽、防风、当归、赤芍、桂枝、牛膝、没药、乳香、川乌、草乌各12g，川芎、细辛各9g，杜仲15g。用法如上。④外伤型：沿腰、臀、大腿、小腿后外侧及足背等处发生放射性刀割样疼痛，患者有外伤史，腰骶部疼痛及压痛明显，转侧弯腰受限，舌质暗红，苔薄黄，脉涩。多为腰骶部外伤、腰椎间盘突出、腰部韧带及软组织扭挫伤等。处方：当归、赤芍、桃仁、没药、乳香、杜仲、川续断、牛膝各12g，红花10g，川芎、细辛各9g。用法同上。

继发性坐骨神经痛，如因急性椎间盘突出压迫痛者，应在热敷后，以侧扳法为核心手法，在助手牵引下，行复位手法；慢性者应配合按摩逐步推按让其复位。以上各型必要时可适当配合服些中药。

1991年至1996年10月,用针灸治疗原发性坐骨神经痛138例,疗效满意,报告如下。

1. 一般资料

本组病例为门诊患者,男 95 例,女 43 例;最大年龄 56 岁,最小 23 岁;病程最短 2 周,最长 3 年。全部病例均排除腰椎、椎间盘、肿瘤及妇科盆腔炎症等原发疾病所致。诊断要点:①有外感病史,或感受风寒湿邪,或劳累;②臀部或腰骶部一侧沿坐骨神经分布区放射性疼痛,下至足跟;③胫外侧或足背外侧麻木;④直腿抬高试验阳性。

2. 治疗

选经取穴:取膀胱经、胆经穴为主,适当配阳明经穴。取肾俞、大肠俞、腰眼、环跳、白环俞、承扶、殷门、委中、阳陵泉、足三里、悬钟、丘墟穴。

操作:每次取 3~4 穴,腰骶与下肢各 2 个,常规消毒,用三棱针点刺腧穴局部络脉,放血数毫升不等,出血不多可再加火罐。隔日 1 次,12 次为 1 个疗程。

3. 疗效与结果

(1)疗效判定。①痊愈:经 1 个疗程治疗疼痛完全消失,行走自如,直腿抬高试验阴性。随访 3 个月无再发。②显效:经 2 个疗程治疗疼痛消失,激烈活动或远走时仍有酸痛,直腿抬高试验阴性或阳性。③好转:经 2 个以上疗程治疗疼痛减轻,能独自行走,弯腰时有酸痛,直腿抬高试验弱阳性或阳性。④无效:经 3 个疗程治疗无明显好转,直腿抬高试验阳性。

(2)结果。138 例中,痊愈 86 例,占 62.32%;显效 47 例,占 34.06%;好转 5 例,占 3.62%,有效率 100%。

4. 典型病例

冯某,女,48 岁,1991 年 3 月 5 日初诊。

主诉:下肢疼痛反复发作 9 个月。

病史:感冒后右下肢疼痛,反复发作约 9 个月,疼痛时轻时重,或从腰臀至股后侧放射至足后跟,伴有患肢冷痛,得温则舒。经某省级医院神经科检查及 X 线、CT 辅助检查,排除根性坐骨神经痛,口服止痛药,疼痛时轻时重,针灸数次无明显好转而转诊。诉症如上。

查体:走路有跛行,无患肢肌肉萎缩。病理征阴性,直腿抬高阳性。舌质淡红,苔薄白,脉弦细。

辨证： 原发性坐骨神经痛，属风湿寒型。

治则： 温经散寒，通络止痛。

取穴： 肾俞、大肠俞、腰阳关、环跳、殷门、委中、阳陵泉、丘墟穴。

操作： 按上法取三棱针放血，其中腰阳关温灸。隔日 1 次，治疗 10 次痊愈。随访 3 年无复发。

5. 体会与小结

原发性坐骨神经痛多因感受风寒湿邪而致，无腰部扭伤史。X 线摄片、CT 可资诊断，并可排除继发性坐骨神经痛。针灸治疗本病采用三棱针穴位放血法，要找准穴位周围的血络，可离穴但不离经。在委中以下腧穴放血可适当任其自流。一般急性者多在 1~3 次即可痊愈。当放血 1 个疗程后尚未痊愈则改用毫针刺激，或隔 3~5 日放血 1 次。务必消毒好。寒湿型可刺后加火罐或温灸。

中风又称"脑卒中""脑血管意外"，是指一种急性非外伤性脑局部血供障碍引起的局灶性脑神经细胞损害。临床特点为起病急，意识、语言障碍和肢体偏瘫。本病多见于中老年人，与心肌梗死、癌症同为中老年人三大主要病死原因。中风可分为出血性中风与缺血性中风两大类。

中风的主要临床表现为有发作前头晕、头痛、耳鸣、目眩、面赤、易怒、腰酸、神疲，发病时突然昏倒，不省人事，口眼㖞斜，舌强语謇，半身不遂，牙关紧闭，口噤不开，两手握固，大小便闭结，肢体强痉，或者目合口张，流涎，鼻鼾息微，手撒肢冷，汗多，大小便自遗。急性期肢体软瘫。经救治神志清醒后，多留有后遗症，如半身不遂，语言不利，口眼㖞斜等。

中风的病因与动脉血管功能器质变性硬化及其血管内血液变化有关，如动脉粥样硬化变性，血管畸形，动脉瘤破裂，血管腔狭窄、闭塞或进入血液循环的栓子将脑动脉堵塞而造成脑局部血供障碍。

一、诊断要点

（1）脑梗死：多发于中老年人，伴有动脉硬化史、血液流变动力学异常、血液黏稠度高、糖尿病、红细胞增多症等。起病缓慢，多在睡醒时发现偏瘫，神志大多清醒，可能有失语，无脑膜刺激征，脑脊液清澈且压力正常。CT 显示低密度影。

（2）脑出血：多发于老年人，伴有动脉硬化、高血压病史。起病急骤，常突然倒扑，昏迷，偏瘫，严重者四肢瘫痪，瞳孔不对称或缩小，脑膜刺激征不明显，脑脊液呈血样且压力高。CT 显示高密度影。

（3）脑栓塞：多发于青中年人，常有心脏病史，或因长骨骨折等其他因素产生的各种栓子引起。起病急骤，神志清醒或昏迷（昏迷程度轻重不一），偏瘫，可出现惊厥，无脑膜刺激征，脑脊液检查多属正常。若因心脏病引起可有心脏体征；若因细菌性心内膜炎引起，可有发热、出血点、脾脏大，血培养可检测到致病菌。

（4）蛛网膜下隙出血：多发于中年人，常发生于有颅内血管病或有动脉硬化史的患者。起病急骤，有剧烈头痛、呕吐，继而转昏迷，少数有偏瘫，脑膜刺激征明显，脑脊液呈血性且压力增高。

（5）短暂性脑缺血发作：起病急骤，有眩晕、头痛、呕吐等先兆，同时血压显著升高，立刻出现偏瘫、失明、失语或昏迷、抽搐等。病程较短，往往 1~2h 自愈，一般不超过数日，且无后遗症。但在短期内容易反复发作，部分病例可发展为脑梗死。

（6）急性脑血管疾病起病突然，来势凶猛。中医对本病的认识较早。《黄帝内经》

中有"薄厥""偏枯"的论述，其病因病机历代医家立论各有偏重，然究其根本，不外风、火、痰、瘀、虚五端。由于脏腑阴阳平衡失调，阴虚不能潜阳，水亏不能涵木，肝木亢动，火盛化风，挟气血上逆于脑，或痰闭瘀阻经脉窍络而成。临床表现可分为中脏腑与中经络，中脏腑者常有神志不清，病情较重；中经络者一般无神志改变，病情较轻，或中脏腑经救治后所遗偏瘫等表现。诊治本病，当审明标本缓急、虚实闭脱，以辨证用药和决定针灸补泻原则，有的放矢，才能提高疗效，降低死亡率。急性期用药一般不宜滋腻呆补，否则必致痰火湿浊胶固不化，招致神志昏蒙不苏、肢体萎废难复之不良后果。

二、辨证

（1）气虚血滞神窍瘀阻型：病前或起病之初常出现肢体麻木，甚或无力，活动不灵，渐次出现瘫痪。也可于安静时或疲劳后突然发病，症见半身不遂，偏身麻木，气短神疲，口眼㖞斜，头晕，面色不华，舌謇语迟，吞咽呛咳，声低汗多，体胖，纳呆便溏。舌质暗淡而胖，边有齿印，或舌质紫暗有瘀斑，苔薄白，脉沉细或细涩，重按无力。眼底检查：视网膜动脉反光增强，动、静脉压迹较微。检查血液流变动力学改变，如红细胞电泳减慢、血沉加快、血沉方程 K 值比较高、血液黏稠度增高等。

（2）肝阳上亢肝风内动型：病前多有头晕头痛，头胀面赤肢麻（高血压病史），心烦失眠，平时情志易于激动。每于用力、饱餐、饮酒或情绪激动后，突然晕倒，偏身麻木，无力，瘫痪，口眼㖞斜，语言障碍，或语言增多，头痛烦躁，面色潮红，口苦，大便结闭，可有意识障碍如昏迷等，舌质暗红，苔薄黄，脉弦劲或滑疾。眼底检查：视网膜动脉反光明显增强，动、静脉交叉压迹征明显，比例增大或见出血。血液流变动力学明显异常，如血细胞压积高、全血黏度高、血沉增快、血沉方程 K 值增高等。

（3）风痰阻络神窍闭阻型：平时嗜好醇酒厚味，痰热偏盛，发病时神识不清，偏身麻木无力，瘫痪，口眼㖞斜，头痛泛恶，痰鸣，形体肥胖，舌质红或红绛，苔黄或黄腻，脉弦滑。眼底检查：视网膜动、静脉交叉压迹明显。血液流变动力学异常，如血细胞比容增高、全血黏度增高、全血还原黏度增高、红细胞电泳减慢等。

（4）肝肾亏虚肝风内动型：发病前出现头晕、眼花、耳鸣，记忆力减退，工作能力下降，腰酸肢楚或麻木。发病突然，出现偏身不遂麻木，口眼㖞斜，语言障碍、不清或智力下降，反应呆滞，计算不能，忘名、失用、失读、失写等表现，舌质淡暗，苔薄白，脉沉细且弱。眼底检查：视网膜动脉反光强，动、静脉交叉压迹征不甚明显。血液流变动力学异常，如血细胞比容低、血浆黏度增高、纤维蛋白原增多、红细胞电泳时间延长等。

三、治疗

（一）针灸治疗

1. 毫针

取穴：大椎、内关、人中、中冲、极泉、三阴交、涌泉或十二井穴。气虚血滞加中脘、脾俞、足三里、气海穴；肝阳上亢加合谷、劳宫、行间、太冲、太溪穴；风痰阻络加合谷、中脘、足三里、丰隆、太冲穴；肝肾亏虚加肝俞、肾俞、照海、太溪、行间、神门等穴；表现为面色苍白、流涎、汗出如珠、二便失禁者急用神阙、关元、气海穴，艾炷隔盐灸疗；假性延髓性麻痹加风池、天容、风府、哑门、廉泉穴；血压高加人迎、足三里穴；失语加哑门、上廉泉、合谷、通里穴；运动障碍加委中穴；上肢全瘫或屈伸困难加肩髎、肩髃、曲池、外关、中渚、合谷穴；下肢全瘫或屈伸不利，站立困难加环跳、风市、伏兔、阳陵泉、足三里、悬钟、昆仑、丘墟、太冲穴；尿失禁加关元、中极、曲骨、太溪、会阴穴；大便失禁加长强穴；中枢性面瘫加下关、颊车、地仓穴。

操作：急性期可选主穴 1~2 穴或配穴 2~3 穴用泻法，后遗症期施以提插捻转术之平补平泻法，或适当结合补泻手法。

2. 头针

取穴：对侧运动区，配以感觉区、足运感区。运动性失语，选对侧运动区下 2/5 段。感觉性失语，选对侧语言三区。命名性失语，选对侧语言三区。患肢浮肿，选血管舒缩区。失用症，选对侧运用区。

操作：按照头针手法操作，急性期与发病后 1 个月内可用泻法，以后用平补平泻或补法，或快速捻转术，或抽插调气术。每次留针 30min 至 6h。隔日 1 次，10 次为 1 个疗程。

（二）中药治疗

1. 辨证论治

①气虚血瘀。治则：益气活血化瘀法，即选补阳还五汤加减。处方：黄芪可用 60~120g，当归尾、赤芍、川芎、桃仁、红花、鸡血藤、丹参、地龙、牛膝、党参（太子参）。②肝阳上亢。治则：育阴潜阳、熄风豁痰法，即用天麻钩藤饮加减。处方：天麻、钩藤、牛膝、杜仲、桑寄生、茯神、丹参、熟地黄、天冬、麦冬、冬蜂、生石决明、牡蛎、地龙干。③风痰阻络。治则：涤痰开窍、熄风通络法，即选解语丹合二陈汤加减。处方：半夏、茯苓、胆南星、天竺黄、白芥子、菖蒲、远志、郁金、天麻、全蝎、白附子。④肝肾亏虚。治则：调补肝肾法，即选地黄饮子加减。处方：生地黄、熟地黄、山萸肉、肉苁蓉、巴戟天、菟丝子、淫羊藿、熟附子、桑寄生、杜仲、丹参、当归。以上证型有兼挟者应随证加减，权变论治。

2. 功能锻炼

中风后遗症除了进行针灸、按摩等治疗之外，根据病理恢复不同时期选择相应的功能锻炼，显得十分重要。就临床实践，概括为如下几个阶段。

（1）早期，即软瘫期：本期是中风的早期，又称休克期，2周至1个月时间。这段时间功能锻炼主要是注意将患肢保持于生理位置，预防某些肌群、肌腱或韧带因不当体位或肢体重力改变而影响下一阶段患肢功能的康复。如防止髋关节松弛外展位，防止下肢踝关节内翻或下垂等。因此，应注意以下几点：①让患者保持健侧卧位，将患肢摆于屈曲状；或仰卧位时，于臀股外侧部垫小枕头，以保持生理位置或纠正患侧髋关节的外展。对踝关节内翻、下垂，白天可要求陪伴人帮助活动踝关节，并多做外旋、上托动作，上托用力稍大些，时间稍持久些，一般可用2∶1或3∶1时间来掌握，也可行内外侧按摩。②及时造模具防止踝关节内翻或下垂，以便适时固定踝关节于生理位置。每次可固定1~2h，固定时要注意与关节头、肌腱接触部应宽松，防止压迫或损伤皮肤，更不能影响其血液循环。如果造模不便，可用简便法，如用硬质厚纸皮或用弹性较好的三合板皮等加工，即做成贴合关节并起到纠正或预防内翻、下垂作用的模型，再按上法加以保护固定；若不如造模那么贴切舒适，固定前应注意在关节、肌腱接触部垫上纱布或棉花，并随时注意其活动、皮肤与血运情况。这期间一般不主张过早站立行走，防止髋关节、膝关节面的磨损，如时间久，则影响脊柱生理曲度。

（2）患肢恢复期：又称神经休克期，此期1~3个月。这期间抓紧时间进行合理的功能锻炼是肢体康复的关键。功能锻炼的原则要循序渐进、逐步加量，按照关节生理角度，协调屈伸肌力，克服上肢屈曲僵硬，防止下肢伸屈失调与内翻。配合利用适宜的康复设施，平衡双侧肌力和肌张力，保持体位平衡，维护关节韧带刚柔相济。这一阶段每日功能训练时间可安排在6~12h。如先局部后整体，锻炼数十分钟或半小时，稍事休息再行重复，或休息后另换部位或种类。当肌力有所进步，可加量进行，如可增加锻炼力度，也可增加锻炼时间，或根据情况可站立行走，或到适当场所进行锻炼。

（3）小关节功能的康复锻炼：当主要肌群肌力恢复至关节功能基本平衡时，应抓紧对小关节功能的康复治疗。做到这一点在20世纪70年代还较难，进入20世纪80年代以来，人们对康复要求更加严格，为了让患者能够更好地康复，使其生活更加自立、丰富，我们重视了这一难点的攻克并取得可喜的进步。这一期着重经络的皮部理论，尤其是四肢末梢的皮部理论。①可利用梅花针沿着十二经脉皮部循行部位叩击，开始每次坚持轻叩不出血，以潮红为度；十二井穴隔日1次，叩击令其微微出血。结束后稍事休息，再行关节功能训练，主要是被动活动，如背屈腕伸或踝关节的背屈跖伸等，反复20~100次不等，每日坚持2~3次，持之以恒。②待手指稍能握屈或展动时，可利用器械进行锻炼。如训练手指功能，可先以粗的短棒，像擀面棍、健身环、橡皮球、塑料瓶之类，放其掌中，让其握捏，或被动按压，促进掌指关节肌肉活动及血液循环。经过一段时间后，可改用直径小些的粗笔让其训练写字，这时其实是画字；或用报纸、牛皮纸让其翻动，开始能翻开即可，不论其一次能翻开几张，能把厚纸用手指夹住翻开就算成功，反复训练后，直至能一次翻一张。如此持之以恒地训练，就可以重新完成系纽扣、写字、点钞票等细小动作，恢复其精细功能。尤其是因脑外伤引起的偏身瘫痪者，尤其不可放弃训练。通过锻炼，各个年龄组的患者都能较理想地得到恢复。对脑出血部位不在内囊或基底节中心部，脑栓塞病灶不在基底节的前后脚处的患者，一般经过3~6个月的锻炼，就可以完成以上动作，恢复到生活能自理或基本自理。

（4）痉挛僵直期：本期病理变化有如下几种影响因素。①病灶位于内囊或基底节且脑组织软化灶较大，在休克期过后的恢复期中上述几个环节得不到很好的纠正。②功能训练掌握不当或配合不够。这一类患者在情绪上存在严重的心理压力，甚至灰心待毙，或因病情绪不稳，心情急躁，或由于突然伤病，元气大伤，体力不支，都将直接影响功能训练与肢体的康复，导致上肢屈曲性痉挛僵直，下肢伸直僵硬。这期间应多配合头针针刺运动区、足运感区、舞蹈震颤区，配合体针治疗张力弱侧，强侧用梅花针轻叩。以按摩、水针治疗，或十二井穴每2~3日放血1次，或用梅花针叩击经脉皮部能防止继续痉挛僵硬。其他有效的治疗方法或有效的药物还需进一步探讨。

第十九节　眩晕的辨证论治

眩晕是以头晕目眩、旋转为主的病证。轻者闭目静卧则止；重者如坐舟车，旋转不定，以致不能站立；严重者坐卧皆感眩动，不敢睁眼，伴有恶心、呕吐、出虚汗、心慌等。引起眩晕的原因较多，历代医家的认识各有不同并不断完善。《黄帝内经》从肝肾立论，有肝阳上亢、肝风内动之说，如"诸风掉眩，皆属于肝""肾主骨生髓，髓海不足虚动而眩晕""上气不足"等。元代朱丹溪则有脾胃虚论说，脾失健运，化生痰湿，上扰神舍而眩晕，认为"无痰不作眩"。明代张景岳则将眩晕分为虚实两端，但却强调"无虚不作眩"，可见五脏之虚皆可引起眩晕，从而使眩晕辨证论治理论更臻完善。

本病可见于高血压、动脉硬化、椎基底动脉供血不足、颈椎骨质增生症、梅尼埃病、贫血、神经衰弱及不明原因的发作性眩晕。

本病以头晕旋转、眼眩昏暗为主，或伴有耳鸣、胃脘不适，甚则呕吐、昏眩欲扑。如因肾水不足，肝阳上亢、肝风内动而致者，多兼有腰酸、面赤、耳鸣、舌红、脉弦数如多因情绪波动刺激恼怒而发作，多为肝阳上亢或肝风内动，风阳上扰而眩晕；如见精神疲倦、面色淡白、心悸失眠、舌淡脉细，为气血不足、神明失养而眩晕；若兼有胸脘满痞、恶心呕吐、心烦、食欲不振、苔厚腻、脉滑者，为痰湿中阻、上泛神舍而眩晕。临证论治可根据表现分为虚、实和虚中夹实而论治。

一、肝阳上亢

伍某，男，62岁，退休工人，1990年3月初诊。

主诉：头昏目眩反复发作1年余，加重1个月。

病史：头昏目眩反复发作1年余，近1个月来伴有四肢乏力，心悸失眠，易怒，尿黄，大便干燥。查体：血压168/120mmHg，舌苔微黄，脉沉细。证系肝阳上亢，需谨防肝风内动。

取穴：太冲、风池、曲池、足三里、肩中俞穴。头痛者加印堂、太阳、百会穴，血压高加涌泉穴，失眠多梦取内关、神门、安眠穴，肝肾阴虚加肾俞、肝俞、太溪穴。

操作：每日针1次，每次选2~3穴，配穴可对症取1~2穴，用平补平泻法，10次为1个疗程。连治3次，症状明显减轻，续治7次，自觉症状消失，血压降至154/82mmHg，改隔日1次，继续巩固2周。以后用杞菊地黄丸内服，每周口服1瓶，并嘱其注意调整情志。随访3年正常。

二、气血不足

周某，女，42岁，干部，1991年12月3日初诊。

主诉： 头昏目眩 8 年余。

病史： 头昏目眩已经 8 年余，但发作不重，近数月来发作频繁，发时伴有汗出。面色㿠白，舌质淡，脉细弱。辨为气血不足证，治宜培补脾胃为主。

取穴： 脾俞、胃俞、足三里、百会、气海穴。心悸加内关穴，少寐加神门穴，耳鸣加听宫穴。

操作： 每日针 1 次，留针 20min，加艾条熏灸，10 次为 1 个疗程。配服中药归脾丸，每日早晚各服 9g。连治 1 个疗程，头晕、心悸、失眠好转，续治 2 个疗程痊愈。随访 5 年无眩晕发作。

三、痰湿中阻

张某，男，47 岁，工人，1992 年 5 月 3 日初诊。

主诉： 眩晕 3 月余。

病史： 眩晕已 3 月余，发作时心胸痞闷，恶心呕吐，平时痰多，苔厚腻，脉滑。拟为痰湿中阻，清阳不升证，治宜健脾化痰为主。

取穴： 足三里、内关、丰隆、中脘穴。

操作： 每日针 1 次，用平补平泻法，留针 30min，连针 5 次而愈。随访 1 年无发作。

四、胆经湿热

曹某，女，60 岁，教师，1993 年 3 月 29 日初诊。

主诉： 突发眩晕、坐立不安 1 月余。

病史： 患者于 2 月 5 日不明原因突发眩晕，坐立不安，即由家人扶卧床上，仍感自身旋转不安，闭眼并需抱住头部稍得安定。发作时无恶心呕吐、耳鸣，与颈部转动无关，发病来进食如常，但有口苦口臭。请外医给"地西泮"后即送某省级医院，经颅脑 CT、经颅多普勒超声（TCD）、颈椎正侧位片、心电图、脑电图（EEG）检查均示无明显异常发现，血糖、血流变、生化等示总胆固醇（TC）、甘油三酯（TD）偏高，余项均在正常值内。住院期间请五官科、神经内科、中医科会诊无特殊意见。经治疗 9 日好转而出院。休息 3 日后眩晕复作，请笔者应诊。证诉与上大同，口苦臭如故，脉弦细，舌暗红，苔薄微黄。证系胆经郁热、上扰神府而眩晕。

取穴： 风池、翳风、耳门、内关穴。

操作： 常规消毒，得气后留针半小时，每隔 10min 行针 1 次，用泻法。起针后眩晕大减，神志清醒，配中药，处方：黄芩、赤芍、白芍各 12g，泽泻、柴胡、龙胆草各 10g，木通、当归、旋覆花（布包煎）各 6g，生地黄 15g，代赭石（先煎）30g。3 剂。针刺 3 次，痊愈。随访 6 个月无恙。

五、梅尼埃病

王某，男，39岁，1992年3月12日初诊。

主诉： 眩晕、呕吐2年余。

病史： 频发性眩晕、呕吐已2年余。发病时静卧不敢转动，自感周围景物在转动，伴恶心或呕吐，并有耳鸣和听力减退。经检查，诊断为梅尼埃病。

取穴： 翳风、风池、内关、足三里、太冲穴。

操作： 每日针1次，共针12次痊愈。随访3年无眩晕发作。

六、药物中毒眩晕

吴某，女，45岁，1993年10月5日初诊。

主诉： 头晕、头胀痛，行动困难半年余。

病史： 于1986年12月因病注射链霉素后，即出现头晕，有如坐舟车之感，伴有轻微胀痛，不能站立和行走已半年余。曾经服药（具体不详），未感有显效。近来双目昏花，视物不清，头晕目眩，动辄欲倒，心烦欲呕，口苦食少，苔薄微黄，脉弦。治宜疏肝理气，升清降浊。

取穴： 四神聪、曲池、安眠、神门穴。

操作： 每日针1次，用平补平泻法，留针30min。经针治7次后，头晕已好转，视物比较清楚，心烦已解。改针百会、风池、率谷、太冲穴，留针30min。经针治1个月，诸症消失，行走如常，恢复正常工作。随访1年未复发。

梅尼埃病发作期间应少饮水，进淡食。痰湿重者，应少食或忌食肥腻生痰之品。如有长期使用链霉素、新霉素、卡那霉素等药物史者，多属药物中毒引起的眩晕症，往往以失听耳鸣为主。若听神经损害严重，则针灸疗效多不理想。

第二十节　失眠的辨证论治

失眠即不得眠、不得寐或睡不安，证情不一，轻重悬殊。轻者入睡困难，或睡而不酣，时睡时醒，或醒后不能再睡；严重者可整夜不能入睡，反复经年，恶性循环，造成心烦、心悸、头晕、耳鸣、健忘、纳呆、神疲、大脑不能正常运转活动，或因长期依赖服食安眠药物，影响脏腑功能，出现早衰等表现。数年来临证中所遇失眠患者不一而异，诱发病因及症状错综复杂，临证时要因人因时因证而异。辨证论治较为得心，故收典型案例归纳如下。

一、心脾两伤，神不守舍

本型患者失眠严重，常因工作劳倦思虑太过、生活节奏紧张，或生活不规律，劳伤身心，身心俱衰，于临睡前，总要助食安眠药物，以致纳呆，偏食厌食，化源不足，阴血暗耗，营血亏虚，不能上滋涵养于心，神不入舍，而成不寐。本型属事业心、责任心强者，或以女性患者多见。

赖某，女，39岁，某企业总管，1993年4月1日初诊。

主诉：反复失眠1年余，伴有心悸头晕、神疲、记忆力减退、脱发3个月。

病史：患者于1992年秋来榕筹建公司，因初来乍到、环境陌生、万般事肇、运作困难而致失眠日甚一日，严重时则彻夜不寐，无法自调。每晚依赖吞服安眠药（具体不详），方能入寐几小时，伴有梦景翻幻，醒来头晕神疲，纳呆，记忆力减退，伴脱发。月经不调，或月行二至，或历时旬余。舌淡苔薄白，脉沉细数。

证系劳伤心神，身心双衰，心脾两伤。治宜补心安眠、健脾催化之源。处方：太子参30g，麦冬、生地黄、枸杞、淮山各15g，当归10g，五味子、川楝子各6g，沙参12g，酸枣仁、龙骨（先煎）、牡蛎（先煎）各30g。3剂，日服1剂。

二诊：服药剂后，夜寐深酣，精神得振，四肢有力，知饥思食，舌脉如上。药能中病，原方去龙、牡加代赭石（先煎）30g，神曲6g。5剂，日服1剂。法同上。

三诊：继续好转，舌淡红，苔薄白，有津，脉细。处方：太子参30g，麦冬、生地黄、山药、枸杞各15g，生黄芪20g，当归10g，五味子、川楝子、神曲各6g，酸枣仁30g，柏子仁15g。10剂，法同上。

再历三诊，上方加减共服48剂。病证已除，睡眠正常，身心完全康复，事业运转得心应手。

二、肝郁气滞，扰动神舍

吴某，女，50岁，1996年5月28日初诊。

主诉：失眠1日。

病史： 因受委屈，频发争吵，气郁化火，肝火扰动神舍，致彻夜不寐，伴有口干而苦，声哑咽痛，纳呆，小便短频痛，大便秘结，舌红苔薄黄，脉弦数。

证系肝郁化火、上扰神舍，治宜清肝泻火，解郁安神。处方：龙胆草、大黄、柴胡、当归各6g，黄芩、生栀子、泽泻、白术各10g，车前子、百合各15g，生地黄、六一散各30g。3剂，日服1剂，连服3日。

二诊： 药后当天晚上睡好，翌日大便通畅，但仍有咽痛口苦，小便短赤，舌苔薄微黄，脉弦近数。处方：龙胆草、柴胡、当归各6g，黄芩、生栀子、泽泻、白术各10g，车前草、百合各15g，生地黄30g，薄荷5g。再服3剂，痊愈。

三、肠胃不和，夜寐不安

临证中有虚实两端。《黄帝内经》云："胃不和则卧不安。"此多见有脘胀满闷不适，嗳腐吞酸而卧不安，兼有舌苔厚浊或腐浊，脉滑或弦滑。多因宿食阻滞、脘膈不利，升降不和则卧不安。治宜消食化滞、和胃宁神，多属实证。

李某，女，28岁，1997年4月25日初诊。

主诉： 脘闷失眠。

病史： 昨天午餐恣食厚味黏腻后，腹部憋胀阻塞不适，右胁胀痛，伴有腰酸隐痛，卧寐辗转反侧，嗳腐吞酸，欲吐不出。曾患胃窦炎与慢性胆囊炎。舌质红苔厚浊，脉滑。

证系饮食无度、胃失和降、阻滞不通而不得安睡。处方：川朴（厚朴）、法半夏、连翘、鸡内金、谷芽、麦芽、青皮、陈皮各10g，茯苓、莱菔子、川楝子、蒲公英、山楂肉各15g，神曲、木香各5g。2剂后胀消滞化膈通，夜寐如常。再以香砂六君子丸合保和丸加减，调治6剂，痊愈。

本型如有胃腹空虚肠饥而寐不安，属虚证。

陈某，男，58岁。

主诉： 失眠1月余。

病史： 近1个月，因劳作而晚餐进食特多导致胀闷，若得适量则夜半醒来失眠，感到胃腑空虚，反复辗转不得再睡，伴有右肩胛区彻背之不适，嘈杂，纳差。舌淡红，苔薄白，脉弦细。

证系中焦虚荡、无以充养而失眠。处方：生黄芪、太子参、淮山药、合欢皮各20g，白术、茯神、当归、生地黄、熟地黄各10g，糯米、扁豆各30g。每日1剂，连服20剂，夜寐得安。

四、心虚胆怯

王某，女，22岁，本地人，1993年3月2日初诊。

主诉： 失眠2周。

病史： 因家人走亲，留守独居，每于夜幕垂临则惊恐不安，前门后窗紧固加防仍心慌不安而致失眠，已 2 周。素体柔弱，胆小气怯。舌淡红，苔薄白，脉细小。

证系心虚胆怯、神舍不安，治宜益气镇惊安神。处方：人参（另炖冲）6g，茯神、知母、当归、柏子仁各 10g，龙骨（先煎）、牡蛎（先煎）、酸枣仁各 30g，合欢皮、鸡血藤各 20g。日服 1 剂，连服 6 剂，基本得愈，再以补心为巩固。

失眠一证，每多复杂。临证时，多因人而异，辨证论治。虽有基本类证方药，但随证加减总感疗效颇佳。

俞昌德
论医传承集

第二十一节　糖尿病的证与治

糖尿病是一种常见的内分泌功能紊乱引起的代谢疾病，基本病理改变是由于胰岛素分泌绝对或相对不足，进而导致糖、脂肪、蛋白质代谢失常。其主要特点是高血糖和糖尿。世界卫生组织对糖尿病分类的标准为：① IDDM 型，是胰岛素绝对分泌不足引起，简称 1 型。② NIDDM 型，是胰岛素相对分泌不足造成，又称为 2 型。③其他类型，既往称之为"继发性糖尿病"，原因复杂，包括各种疾病或药物诱发的糖尿病。临床上早期可无症状，发展到症状期出现多尿、多饮、多食等症，并有疲乏、肥胖或消瘦等症群，已是病理改变的主要阶段。本病病程冗长，病变累及全身，包括脑、心血管、肾、神经、视网膜、皮肤及四肢，危急时可发生酮症酸中毒、非酮症高渗性糖尿病昏迷、脑血管疾病、心肌梗死、慢性肾功能不全等。

根据糖尿病的主要临床表现，如口渴多饮，消谷善饥，饮一尿一，形体羸瘦，或尿有甘甜等，可归属于中医学的"消渴"范畴。早在 2000 多年前的《黄帝内经》中，就有关于此病的"消渴""消瘅""肺消""膈消""消中"等名称的记载。中医学认为，本病病因包括：①素体禀赋不足，如《灵枢·五变》载："五脏柔弱者，善病消瘅。"②长期情志失调，如《灵枢·五变》说："怒则气上逆，脑中蓄积，血气逆流……转而为热，热则消肌肤，故为消瘅。"《三消论》说："消渴者耗乱精神，过违其度……之所成也。"③饮食不节，如《素问·奇病论》云："此肥美之所发也。此人必数食甘美而多肥也，肥者令人内热，甘者令人中满，故其气上溢，转为消渴。"④外淫侵袭，如《丹溪心法·消渴》说："酒面无节……脏腑生热，燥热炽盛，津液干焦，渴饮水浆而不能自禁。"⑤劳欲失度致五脏柔弱，久郁气滞，阴血内耗滞瘀，化热伤津，火灼阴虚，耗精伤肾所引起。本病关键为阴虚。阴虚为本，燥热为标，阴虚则内热，内热则耗阴，两者互为因果，贯穿消渴病的整个病变过程中。本病涉及多个脏腑，但主要为肺、胃、肾，即上消、中消、下消，尤其以肾为最。肺、胃、肾之间又常互相影响，如肺燥阴虚，津液失于敷布，则胃失濡润，肾失滋养；胃热炽盛，上灼肺津，炼液成痰，返耗肾阴，肾阴不足，阴精源泉涸竭，则阴虚火旺，又灼肺胃，终至肺燥、胃热、肾虚并存。故多饮、多食、多尿可相互并见。

消渴日久，阴损及阳，或气阴两伤，可累及五脏与气血。如气虚运行无力，血流缓慢而瘀滞；阴亏无以载血，血液干渴易成瘀；阴虚内热，热邪内耗，久则炼血成瘀。瘀血内结，阻滞气机，至心脉则胸痹，至肢体则麻痛，至目则视蒙，至脑脉则头晕头痛或半身不遂，终致阴血枯竭，燥热内炽，阴竭阳衰，阴阳离决，危症变生。

据不完全统计，在我国糖尿病有 0.6%~1% 的发病率。由于生活水平的提高及饮食结构的改变，典型的"三多一少"表现并不突出，而在肥胖者中的高血糖症和糖尿病发病率日渐增多。此外，尽管目前病因学尚未肯定，但从临床调查中发现本病有遗传易感性倾向，尤其是 1 型糖尿病被认为是自身免疫缺陷，有遗传易感性，基本病变是胰岛淋巴细胞浸润，β 细胞破坏。遗传易感性与人类白细胞组织相关抗原（HLA）中 A-class 基因密切相关，在有关因素影响下，它可诱发细胞的自身免疫过程，导致 1 型糖尿病。病毒感染现被认为可能是糖尿病发病中的始动因素和媒介作用，它选择性作用于易感个体，诱发自身免疫缺陷而发病。2 型糖尿病则以胰岛素受体缺陷为主而发病。研究发现受体缺陷又可有受体前缺陷、受体缺陷和受体后缺陷。受体前缺陷者，胰岛细胞可较正常人减少 50% 以上，β 细胞储备功能降低，或存在胰岛素结构异常，或胰岛素抗体形成，终成 2 型糖尿病；受体缺陷者，靶细胞膜上胰岛素受体数目及与胰岛素的亲和力下降，或产生胰岛素受体抗体而影响胰岛功能的发挥；受体后缺陷者，表现在 β 细胞内酶系统异常，如腺苷酸环化酶等失常，影响胰岛素对细胞内物质代谢调节的控制，降低胰岛素的生物效应。以上结果造成高胰岛素血症，长期将导致 β 细胞功能衰竭。这也是肥胖患者的临床特征。此外，环境因素、葡萄糖受体学说、双激素学说也是 2 型糖尿病的发病因素。总之糖尿病病因虽未完全肯定，但自身免疫和胰岛素受体缺陷已是公认的病因。

一、临床表现

本病常见的中医证型及表现特点为：①阴虚内热，症见烦渴多饮，饮不解渴，食多而又善饥，口干舌燥，怕热心烦，尿频量多，或大便秘结，舌红苔燥，脉弦数或滑数。②气阴两虚，症见口渴喜饮，心烦失眠，神疲乏力，消谷善饥，神疲无力，气短懒言，面色不华，形体消瘦，自汗盗汗，尿赤便秘，舌红少津，苔薄或无苔，脉弦细或细数无力。③气虚阴伤兼瘀，除气阴两虚证候外，伴有胸闷气憋，心前刺痛，头晕头痛，视物眼矇，肢体麻木疼痛，或肌肤瘙痒，或半身不遂，舌多紫暗或光剥，也可见瘀斑或舌下静脉曲张，脉细涩或沉滞不利。④阴阳两虚，症见四肢不温，甚则形寒怕冷，面色㿠白或黧黑，自汗盗汗、耳鸣腰酸，阳事不举，大便溏薄，脘胀纳呆，口臭酸苹果味，尿少水肿，舌质淡红，舌体胖嫩，边有齿痕，苔薄白或白腻，脉沉细或细数无力。

本病如发生于儿童或青少年者，症状较急、较重；发生于中、老年者则较缓、较轻。典型表现有：①多尿，甚者每日可达数 10 次，量大于 10L。老年人则夜尿频多。②多饮，饮水量一般与尿量成正比。③多食，量较病前大幅度增加，常伴饥饿感，应及时进食，否则表现为四肢无力，头晕。若出现厌食、食欲减退，预示病情加重。④消瘦、疲乏，体重进行性下降并称之为进行性消瘦，甚至日达 500g，易感疲倦，虚弱无力，面容憔悴。⑤皮肤瘙痒，多见于阴部，也可发生于全身，症状顽固，迁延难愈。⑥性欲减退、阳痿不育、月经失调、视力障碍、高血压、心脑血管病变、肾病等多于病程较长者中出现。无并发症者大多无体征。非典型表现有：①无"三多"症状，或仅有食欲旺盛和夜尿增多。②往往以其并发症为首要症状就诊。如疖痈，反复发作的尿路、胆道、肺部和其他部位感染，知觉障碍或痛麻的周围神经炎，早期出现的动脉硬化症状，如心绞痛、白内障或视力减弱、顽固性便秘或腹泻、尿淋漓不尽或尿潴留、浮肿及蛋白尿等。③多见于老年（貌似健康）与肥胖者。

二、诊断要点

（1）本病为进行性疾病，病程中出现典型症状者，如多饮、多食、多尿、消瘦乏力等，一般已有一定的病程，诊断并不难。但对于无症状或不典型，以及以糖尿病并发症为首要临床表现求诊者，则要依赖实验室检查确诊。继发性糖尿病需要作出病因等鉴别诊断。

（2）实验室检查：①血糖测定。空腹血糖不小于7mmol/L，或餐后2h血糖不小于11.1mmol/L。②尿糖测定。若班氏法或试纸法均显示阳性，则注意排除由饥饿性糖尿、肾性糖尿、麻醉及精神过度紧张所致的暂时性糖尿、乳糖尿（孕妇临床及产后哺乳期可出现）以及药物性糖尿（匹拉米洞、水合氯醛、对氨基水杨酸等），此时应测血糖等以进一步确诊。③糖基化血红蛋白测定。这是较客观、稳定的指标，能反应患者两个月内的糖代谢情况，干扰因素少，糖尿病患者较正常人可升高2~3倍。④胰岛功能检查。

三、治疗方法

（一）辨证论治

1. 阴虚内热

治以滋阴清热。常选白虎人参汤或消渴方合增液汤加减。处方：石膏、知母、生地黄、元参、麦冬、天花粉、玉竹、圆羊齿（肾蕨）、人参（太子参、西洋参）。若渴甚者，加天花粉、沙参、石斛；便秘者，用调胃承气汤；善饥者，加黄连、玄参，或加重甘草用量。

2. 气阴两虚

治以益气养阴。常选六味地黄汤合生脉散或益气养阴方化裁。处方：大生地黄、山萸肉、淮山、丹皮、人参、天冬、麦冬、玉竹、元参、圆羊齿等。若潮热、盗汗者，加糯稻根、黄柏、知母、地骨皮（量要重）；失眠者，加豆豉（淡豆豉）、生栀子、柏子仁；腰酸膝软者加桑椹、枸杞、杜仲。

3. 气阴两虚兼瘀

治以益气养阴，活血化瘀。常选调气活血方、益气养阴活血方或桃仁承气汤合生脉散变通。处方：桃仁、大黄、天冬、麦冬、人参、生地黄、白薇、黄芪、地龙干、凤凰蛋等。若头昏、头痛者可重用川芎，加决明子；胸闷憋痛者，加田七、丹参；肢体麻木者，加鸡血藤、威灵仙、玉竹、忍冬藤。

4. 阴阳两虚

治以温阳滋阴固肾。常选金匮肾气丸或滋阴补肾方化裁。处方：生地黄、淮山、山萸肉、丹皮、泽泻、生地、车前子、桂枝、淫羊藿、凤凰蛋等。若遗精早泄者，加菟丝子、女贞子、金樱子；夜尿多者加桑螵蛸、益智仁、覆盆子；水肿者，加益母草、玉米须、车前子。如阴阳两虚，用鹿茸丸阴阳双补。此型瘀血并非少见，如出现者，除选用上述气阴两虚兼瘀型方剂外，还可用补阳还五汤和血府逐瘀汤。

糖尿病古今辨证论治，法多方广。有人报道目前仅分型就达 130 余种，而且疗效肯定，特色各有千秋，故应根据个体病变证候与性质，从整体、阴阳、气血失衡角度加以调治，结合现代医学科技，遵古而不拘泥于古，才能获得更佳的疗效。

（二）西医治疗

1. 合理控制与调配饮食

按年龄、性别、身高查出标准体重，根据标准体重和工作性质，估计每日所需热量。简便方法为：病情轻、中度者每日给主食 350~400g，重度者 250~300g；蛋白质按 1~1.5g/kg，脂肪按 1~1.2g/kg 给予；淀粉含量较少的蔬菜可随意食用，肥胖者限制食油，所有患者勿食糖食。本法是治疗基本大法，必须长期严格执行，才能减轻胰岛负担，恢复功能。

2. 药物疗法

因药物治疗进展较快，应根据当时临床情况而选择。此处暂略。

（三）其他疗法

1. 针灸疗法

（1）体针。适合 2 型糖尿病轻、中度者，尤其肥胖者。①阴虚内热：治以清解肺胃之热，生津止渴。取穴：以肺俞、鱼际、膈俞、胰俞、合谷穴为主。加减：渴甚加金津、玉液或承浆穴；便秘加天枢、胃俞、丰隆穴。操作：肺俞穴用补法，余穴用泻法，或用中、强度刺激，以得气为指标。均针双侧，留针 30min，隔 10min 行针 1 次。每次选 3~4 穴，每日 1 次或隔日 1 次，轮换施治，10 日为 1 个疗程。②气阴两虚：治以健脾益气，养阴增液。取穴：以肺俞、脾俞、中脘、足三里、胰俞、地机为主穴。加减：神疲乏力甚者加百会、胃俞穴；肢体困重者加三阴交或阴陵泉穴。操作：脾俞、足三里、地机穴用补法，余穴用泻法或中度刺激。操作时间、疗程同①中。③气阴两虚兼瘀：治以益气滋阴，活血化瘀。取穴：除上述气阴两虚主穴外，尚须加四关、膈俞、太溪、照海穴。操作：诸穴用平补平泻法，或中、强度刺激，或十宣穴放血，有肢体麻木、疼痛加刮痧法。操作时间、疗程同①中。④阴阳两虚：治以温阳补肾培元。取穴：以肾俞、关元、三阴交、胰俞、太溪为主穴。加减：两虚甚者加百会、中脘、气海穴。操作：百会穴可针后加灸，肾俞、关元、三阴交、太溪穴用补法，余穴用泻法或弱度刺激。操作时间、疗程同①中。

（2）灸法。适宜体弱、阴阳两虚偏甚者。治以疏调脏腑，益气和血。取穴：以百会、胰俞、脾俞、肾俞、膈俞、足三里、三阴交、太溪为主穴。加减：肺热盛者加鱼际穴，脾胃郁热者加中脘穴，肾气不足者加关元穴。操作：用隔姜灸、艾灸均可，每日2次，每次5~10壮。

（3）耳针。适应证同体针与灸法。取穴：上消取内分泌、肺俞、渴点穴，中消取内分泌、胃穴，下消取内分泌、肾、膀胱穴。操作：中度刺激，每次3~5穴，留针30min，隔日1次，10次为1个疗程。

（4）耳穴贴压。取穴：渴点、内分泌、皮质下、胰点、奇穴。埋针或将王不留行籽紧压固定于穴位上留置2~3日，两耳交替使用，并常用手按刺激以达到治疗目的。用此法时要严防耳部感染。

2. 穴位注射法

可采用黄芪注射液2ml，每日或隔日进行1次穴位注射，对降血糖和尿糖转阴疗效显著；或用丹参注射剂2ml，维生素B_1、维生素B_{12}等。

3. 气功疗法

以益肺、健脾、固肾法，运化功、调神功、鹤翔庄功及生转乾坤等交替练习，早晚各1次，每次0.5~1h。也可运用内功推拿治疗。本法适宜1型、2型糖尿病病情稳定者。

4. 运动疗法

这是治疗糖尿病的另一基本大法，适用证同气功法，但宜在饭后1h开始，应持之以恒。具体为：①轻度糖尿病患者，每分钟按90m速度步行，路程为1.8~2.7km；或按每分钟80m速度步行，路程为1.6~2.4km；或每日步行6km。②中度糖尿病患者，每分钟按60m速度慢行，路程为1.2~1.8km；或按每分钟80m速度步行，路程为1.6~2.4km；或每日散步2~3次。

5. 单方验方

①金花捷报：取其花（果），每次30~60g，炖汤频饮。②马齿苋：每次30~60g药汤验服，或新鲜马齿苋500g洗净绞汁代茶。

俞昌德论医传承集

第二十二节　泌尿系统结石的证与治

泌尿系统结石属中医石淋范畴，是常见的泌尿系统疾病之一，属于中医的"砂淋"、"石淋"、"血淋"（有出血者）、"膏淋"（如脂如膏者）等范畴。临床以腰腹部阵发性绞痛、尿血、排尿困难为主症。在我国，患此病的男性多于女性，其比例约为（4~5）：1。多发于成年人，在30~60岁为多。据不完全统计，其发病率为1%，复发率为25%。

原发部位在肾、膀胱或前列腺，经运动或活动后促使结石离开原发部位，刺激周围组织而产生临床症状，如疼痛或血尿等。因此，临床上据此分为后尿道的肾、输尿管、膀胱以及前列腺等结石。

一、病因与病理

尿路结石的形成机制，目前尚未阐明。一般认为尿液过饱和、抑制活性物质减低和（或）促进活性物质增强、尿道管内壁细胞损伤是结石形成的三个主要因素。结石形成实际上是体内的一种病理性生物矿化过程，从物理化学角度讲，一般要经历成核、凝块等阶段。在正常时，尿中溶解有多种晶体盐类，如尿酸盐、草酸盐、碳酸盐等，其溶解度比在水中高7~14倍，称"过饱和状态"，因为正常尿中有胶体物质（黏蛋白、核酸、软骨素等）的存在而维持上述晶体物质的"过饱和状态"。如胶体与晶体之间的平衡失调，尿中晶体则会发生沉淀，此时若有肾乳头或肾盏的病变，炎性物或坏死物便可构成肾石中心，晶体游离其上而形成结石。

二、发病机理

泌尿系统与遗传、钙磷代谢异常、梗阻、感染、生活习惯和环境等有关。对于此类疾病，中医认为，尿石的形成与环境因素、全身功能状况及泌尿系统本身疾病密切相关，多由肾虚气化失司，饮食五味失调，湿热蕴结下焦以致尿中杂质凝结成块，小者为砂，大者为石，砂石停蓄尿路，阻碍气机，水液流通受阻，故腰腹绞痛，小便不畅；或砂石被冲动，流阻前尿道，发生排尿突然中断，疼痛无比；气郁化热，热伤血络则发热、尿血等。

三、诊断

有一部分泌尿系统结石患者无症状，多在体检或因其他疾病检查时发现。临床诊断的症状主要是结石所在部位钝痛或阵发性绞痛，位于一侧背部肋脊下或侧腹部，可向阴部放射，并常伴有恶心、呕吐和冷汗。肾盂积水时，可触及肿大肾脏，也可发生少尿或无尿。尿液镜检可发现以红细胞为主的改变，结石活动刺激致输尿管痉挛，除疼痛外，还可发现肉眼血尿。X线腹部平片检查90%的结石可显影。静脉尿路造影可明确结石的位置及双肾功能。还可进行膀胱镜检查及逆行尿路造影等，以明确诊断。

四、治疗

（1）中医药治疗淋证按照传统的石淋、血淋、膏淋等辨证论治。石淋：在结石活动期，以清热利湿、通淋排石为原则，如八正散或石韦散加减。处方：萹蓄、瞿麦、栀子、木通、车前子、滑石、石韦、金钱草、海金沙、鸡内金、郁金等，尿血加仙鹤草、小蓟草等。血淋：实证以清热利湿、凉血止血为原则，取小蓟草、生地黄、蒲黄、藕节、琥珀等。虚证则以知柏地黄丸加仙鹤草、小蓟草、藕节、旱莲草（墨旱莲）、金钱草等。膏淋：实证以清热利湿、分清泌浊为原则，取程氏萆薢分清汤加减，处方：萆薢、菖蒲、黄柏、茯苓、车前子、莲子心、丹参、金钱草等。虚证则六味地黄丸加菟丝子、莲须、芡实、金钱草等。中医多在淋证中进行辨证施治，愈趋向简单定型。传统的中药排石，可用于1cm以内的没有严重梗阻的肾、输尿管、膀胱的结石。可采用溶石，排石，扩张输尿管、膀胱、尿道平滑肌，利尿等方法进行。

（2）西药一般对症治疗，尿路感染给氨苄青霉素或庆大霉素静脉滴注，绞痛除应用止痛剂外，还给予解痉药物肌内注射或静脉滴注，以解除肾、输尿管、膀胱平滑肌痉挛，减轻结石对管壁的刺激及其下降阻力，以利结石排除。腰部捶打、多饮水、用力排尿等手段有助于结石排出。大量饮水是一重要环节，饮水后尿量增加，尿液稀释，块状结石周围附着的细砂状结石被冲而碎裂松脱，随排尿而下，造成块状结石松动，能改善和消除结石周围部位的炎症的粘连，促进血液循环，消除梗阻，获得排石之效。

（3）中西医结合治疗。近年来大力开展了中西医结合治疗泌尿系统结石，采用"冲、松、攻"的治疗方法，通过口服排石中药，先使结石蚀化松动，再予强利尿剂增加尿量"冲刷"结石，同时予解痉剂扩张输尿管，利于结石下行。临床治疗有溶、排、碎、取等各种方法，如服药溶石、体外震波碎石、膀胱-输尿管镜直接取石、肾盂-输尿管镜超声碎石、经皮肾穿刺造瘘取石等。较大结石者，中西医结合，双管齐下，排碎成功率较高，疗效满意。

五、疗效判定

根据当时卫生部颁发的"中药治疗泌尿系结石的临床研究指导原则"。治愈：结石排出，由X线腹部平片静脉肾盂造影及B超复查，结石阴影消失，症状清除，尿常规正常或接近正常；显效：部分结石排出，或下移，或结石缩小；有效：症状明显好转，结石位置下移3cm以上或裂碎缩小，尿常规正常或接近正常。

六、治验

笔者自1984年至1997年12月兼用加减三金汤治疗泌尿系统结石，疗效较好。处方：

金钱草、海金沙、郁金、猫须草、瞿麦、冬葵子、车前子、牛膝、滑石、桃仁、虎杖、琥珀（研冲），随证加减。结石大于 1cm 以上者，加重金钱草用量，并加石韦、石燕，煎汤频服；疼痛剧者加元胡（延胡索）、白芍、王不留行；肉眼血尿者加侧柏叶、蒲黄；疼痛持续 1 日以上者加重虎杖用量，并加黄柏、知母；胃脘不适或疼痛者加白术、党参、木香等。在治疗泌尿系统结石 328 例中，配合大量饮水，针刺阿是穴、阴陵泉、三阴交、照海穴，并结合跳跃，经过 3 个月至 1 年的治疗，取得 100% 的排碎效果，排尽率达 57.8%。

七、典型病例

参见第五章第十一节"针灸治疗急症 3 则"。

八、按语

（1）后尿路结石因路径长，且要通过三个狭窄部，结石排出困难。本案用针、药、跳三法结合取得排石效果。在每次疼痛时，先用针刺阿是穴止痛，再取通淋利尿、活血止痛的中药煎煮，量宜多，空腹服下，约过半小时后大量饮水以储备冲决之物质；再过半小时，取阴陵泉、三阴交、承山、肾俞、照海及阿是穴分别为脾、膀胱、肾三经之穴，针刺泻法，可收通络解痉、止痛利尿之效；后结合跳跃可增强所储物质对结石的冲击推移作用，而使结石排出。

（2）处方主药：金钱草、海金沙、猫须草、郁金为君药。金钱草可增强输尿管的蠕动，提高其平滑肌的动作电位，并有利尿效应。猫须草有很强的促进尿道蠕动和利尿作用，对肾性水肿利尿显著。该四味药协同作用，有利于推动输尿管结石下移，促进结石排出，同时又能活血行瘀、软坚散结。兼用止血、利水通淋的瞿麦、牛膝、车前子、生蒲黄、冬葵子、琥珀为臣药，以增强主药排石通淋、止痛、止血和保护肾功能的作用。研究证实：牛膝能增强输尿管平滑肌的收缩功能，消除因结石刺激而形成的瘢痕。本方用活血养血、缓解拘挛疼痛的桃仁、元胡，淡渗健脾、运行水湿停滞的茯苓等，从现代医学角度来看，对泌尿系统结石有较强的溶解作用。活血化瘀药对输尿管管壁的水肿、炎症、粘连有抑制和吸收作用，可增加输尿管蠕动频率并长时间持续，促使结石下降，并可使结石的构成成分发生某种变化而对结石产生解裂、溶解、碎排、消除的作用。诸药共用，切中病机，奏效显著。

（3）注意多饮水，每日尿量维持在 2000ml 以上。磁化水加中药的预防作用最好。饮食上少吃含尿酸多的动物内脏和含草酸多的菠菜、巧克力和浓茶，多吃杂粮，保持尿液酸碱平衡。

第二十三节 针药结合治疗脑血管意外 1280例临床报告

本组自 1991 年 3 月至 1997 年 12 月用针刺加服中药辨证论治脑血管意外偏瘫 1280 例，取效满意，报告如下。

1. 一般资料

1280 例患者包括同期在福建中医学院国医堂门诊和附属医院、福建医科大学附属第一医院、福建省老年医院、福州市中医院住院患者及其他医院住院会诊治疗患者共 865 例，门诊诊治 415 例。其中男 844 例，女 436 例；年龄最小 4 岁，最大 93 岁，55 岁至 65 岁占 72%；病程最短 1 周，最长 2 年；脑梗死 663 例，其中首次发病 596 例，第 2 次发病 54 例，第 3 次发病 13 例；脑出血 512 例，其中首次发病 467 例，第 2 次发病 38 例，第 3 次发病 7 例；脑外伤 105 例，左侧偏瘫 713 例，右侧偏瘫 567 例；左右侧先后不同时间发病 32 例，伴语言障碍 192 例，伴中枢性面瘫 165 例。所有病例都经 CT 或 MRI 确诊。脑出血、脑外伤患者经手术治疗或药物治疗后，脑梗死大多已过神经内科治疗的急性期，病程稳定，肢体功能、肌力未能明显恢复者接受本组方案治疗。

2. 治疗方法

（1）针刺治疗。①头针取穴。运动障碍取脑部患侧的运动区、足运感区，感觉障碍取感觉区，语言障碍、运动性失语取主半球运动区下 2/5 段，感觉性失语取主半球语言三区，命名性失语取主半球语言二区，失用症取对侧运用区，患肢浮肿取双侧血管舒缩区。②体针取穴。患侧上肢：肩髃、极泉、肩髎、上臂瘫（极泉直下 3 寸）、曲池、外关、臂中、内关、合谷穴。患侧下肢：环跳、伏兔、阳陵泉、足三里、阴陵泉、悬钟、太冲穴，随症加减。语言障碍：哑门、廉泉、聚泉、通里、金津、玉液穴。中枢性面瘫：翳风、地仓、迎香、牵正、颊车穴。患肢末端浮肿：八风、八邪、十宣穴。

（2）操作。①头针：常规消毒，选 30 号 1.5~2.0 寸长毫针沿头皮下平刺深 1.2~1.5 寸，行快捻转（频率为 200~240 次 / 分），捻针 3min 左右，致穴区有很强的胀、麻、酸、痛感及全身发热感，留针 1~6h，或于睡前出针。②体针取穴：将上述体穴根据临床表现分成 3 组，轮流交换，常规消毒，选 32 号 1.5~2.0 寸长毫针，行基本补泻手法，致患者有较强的酸、胀、麻、痛、触电感或患肢抽动，留针半小时，其间每隔 10min 行针 1 次。以上两种取穴针刺每日 1 次，或隔日 1 次，10 次为 1 个疗程。可于 3~6 个疗程统计疗效。

（3）中药处方。依四诊主证，结合实验室检查，将其分成如下证型：①气滞血瘀型：本型见于脑梗死与脑出血后患者，有如下主症者可参考之。主症：眼眶下缘暗滞，口唇淡暗，胸膈闷满刺痛，肢体痹痛或麻木，舌淡润或紫暗瘀点，苔薄白或薄润，脉弦或沉涩。血液流变动力学（血流变）中全血黏度、血浆黏度、红细胞压积、纤维蛋白原、甘油三酯、总胆固醇（TC）、高密度脂蛋白（HDL）与总胆固醇比值等主要项目指数增高。出血型早期 CT 示高密度影，缺血型发病 4~7 日出现低密度阴影。缺血型或出血型 2 周后呈软化灶表现，或 MRI、H1H2 值改变。治则：益气活血化瘀法，选补阳还五汤加减。处方：黄芪 30~120g，当归尾、赤芍、川芎、桃仁、红花、地龙、丹参、鸡血藤、党参（或太子参）、白薇等。②肝阳上亢型：本型见于脑出血、蛛网膜下隙出血、高血压脑动脉硬化、高血压脑病或部分脑栓塞患者，有如下主症者可参考之。主症：头痛且胀，头重足如踩绒，或头晕目眩，目赤或兼胀痛或视物模糊，急躁易怒，口苦咽干，腰膝酸软或疼痛，耳鸣或暴聋，失眠多梦或健忘，入夜筋脉挛痛，大便干结，舌质红（绛）少津，苔薄燥或薄少，脉弦劲或细数。血流变中各项指数大都高于正常值。急性期 CT 多示病灶有高密度影，数周后 CT 对照常有软化灶表现。经颅多普勒超声示多有脑血管改变，或痉挛，或畸形等。MRI、H1H2 值改变失调。治则：育阴潜阳、熄风通络法，选镇肝熄风汤加减。处方：赤芍、白芍、玄参、天冬、龙骨、牡蛎、龟板、牛膝、生地黄、白薇、丹参等。③脾肾阳虚，痰瘀内阻：本型常见于脑梗死、脑栓塞、腔隙性脑梗死患者，有如下主症者可参考之。主症：神疲，食欲极差或不振，或脘胀，大便量少溏薄，腰酸肢软欠温，或头晕目眩，耳鸣健忘，腹部脂肪肥厚，舌淡红，苔白浊或厚白腻，脉缓濡或滑。血流变中各项指数偏高。急性期 CT 多示病灶有低密度影或软化灶，MRI 也有相应改变。治则：健脾补肾、涤痰开窍通络法，方选涤痰汤或解语汤加减。处方：半夏、茯苓、陈皮、胆南星、白术、淮山、白芥子、菖蒲、远志、郁金、桑寄生、淫羊藿、地龙干、女贞子等。④肝肾不足，筋脉失养：本型见于脑血管后遗症病程较长患者，且有肌张力增强、肩手综合征、关节痉挛、上肢屈肌群和下肢伸肌群张力增强或痉挛、血压不稳等主要症状，有如下主症可参考之。主症：头晕目眩，腰膝酸软，行走不便，多走则疲乏或抽筋，情绪不稳，心烦急躁，舌淡红或暗红，苔薄白或少苔。血流变各项指标均高于正常值。治则：补肝肾，柔筋养脉，活血通络。处方：白芍 30~60g、生地黄、熟地黄、赤芍、当归、丹参、地龙、山萸肉、肉苁蓉、淫羊藿、木瓜、伸筋草等。

3. 疗效与结果

（1）疗效评定：卡茨（katz）指数分级法。本法将日常生活活动（ADL）分为沐浴、穿着、使用厕所、转移、大小便控制和进食 6 项，每项评定结果分为自理和依赖，据此将功能状态分为 A、B、C、D、E、F、G7 级，分级标准如下。

A 级：6 项动作完全自理；B 级：仅 1 项依赖；C 级：仅沐浴和其余 5 项之一依赖；D 级：沐浴、穿着和其余 4 项之一依赖；E 级：沐浴、穿着、使用厕所和其余 3 项之一依赖；F 级：前 4 项及其余 2 项之一依赖；G 级：6 项动作完全依赖。

痊愈：卡茨指数分级达 A 级；显效：卡茨指数分级达 B、C、D 级；有效：卡茨指数分级达 E 级；无效：卡茨指数分级为 G 级。

（2）结果：1280 例经 3~6 个疗程治疗后统计痊愈 128 例和显效 250 例（占

29.5%），有效 696 例（占 54.4%），无效 206 例（占 16.1%），总有效率 83.9%。

4. 典型病例

黄某，男，84 岁，教授，1995 年 7 月 8 日初诊。

主诉：突发右侧上下肢体无力，伴言语障碍 4h。

病史：于清晨 5 时许起床发现右侧上下肢体无力，不能动，右口角流涎，伴有言语含糊不清，因而情绪不稳、烦躁。发病前因事劳累，休息不佳。

查体：神清，血压 142/80mmHg，脉搏 70 次 / 分，呼吸 16 次 / 分。脉左弦尺弱、右沉涩，舌淡红边有瘀点、苔薄白。面色潮红，双腮部暗红，情绪急躁，因热汗出。

神经科检查：右侧中枢性面瘫，余脑神经无异常；右侧上下肢软瘫，上肢远端肌力 0 级，近端 2 级，肌张力增高，下肢远端肌力 0 级，近端 2~3 级，肌张力增强；病理征：右巴宾斯基征阳性。血流变示全血黏度、血浆黏度、红细胞压积、纤维蛋白原、甘油三酯、总胆固醇等均高出正常值，心电图示右束支传导阻滞，B 超示轻度脂肪肝，CT 示左脑基底节可见 2cm×1.5cm 大小低密度灶。诊断为"左脑基底节梗死、右侧上下肢体偏瘫"，给"低右旋糖酐、腹蛇抗栓酶、丹参"等治疗，第 2 日配合针灸、中药治疗。

证属气滞血瘀型，按上证型给补阳还五汤加减和针刺所述方案治疗。每日 1 次，治疗 28 日后言语清晰，能行走，见右下肢微跛行，右手能练习写字，1 个月后生活基本自理，活动自如。随访 2 年 9 个月，思维清晰，行走正常，生活自理，右手书写正常，参加社会活动。

5. 体会与小结

（1）本组脑血管病有脑血管意外和脑外伤。脑血管意外临床有缺血性和出血性的区别，但两者病理改变在意外血管供血区共同存在。缺血缺氧，脑细胞能量生成障碍，毒性酸性代谢产物堆积，羧基、氨基等活性物质以及不配对的游离电子等可使局部自由基增加，导致膜结构的磷脂不饱和脂肪酸过氧化，产生大量脂质自由基及其分解产物而进一步损伤脑细胞。脑出血时，红细胞破坏，氧合血红蛋白自身氧化产生各种自由基，可诱发慢性脑血管痉挛。甘露醇可清除引起脑血管痉挛的羟基自由基，因此对改善脑缺血有良好的作用，但该药物治疗有一定的应用期（7~10 日），且甘露醇结晶体有阻塞肾小管区引起血尿之虞。急性期过后的康复治疗包括针灸、按摩、中药等方法的实施，使临床症状和体征得到康复，如端坐、站立、行走、穿衣、洗浴、进餐、排便、排尿、写字等功能得到改善，并能逐步自行完成。损伤灶周围血管痉挛得到改善且开放复通，微血管扩张，血流量增加，血流动力学改善，血管通透性增强，从而促进营养物质及氧的交换、代谢产物和以上病理产物排除、侧支循环的建立和供血。此外，从分子生物学和神经科学研究较为活跃的脑啡肽与血管内皮素方面也得到进一步证实。本组治疗观察临床症状与体征的改善和恢复，以及对部分患者用巴塞尔

（Barehel）数记分法中日常生活活动项目的进食、洗澡、穿衣、大小便控制、床椅转移、平地走、上下楼梯等的康复，发现与脑血管损伤区功能有正相关关系，与康复治疗时间呈正相关关系，同时发现急性期脑缺血性较出血性康复指数为高，但脑啡肽与血管内皮素有何变化，正在探讨中。

（2）言语的康复较其他功能更有意义，但其康复是相当复杂的过程。正常言语建立在健康的言语中枢结构上，它把言语特征转为音素和各个音素序列信息，再经信息整合，在顶下叶的角回和缘上回对接收的视、听语言信息进行综合、交换，唤起和回忆贮存在脑内的各种感觉信息与刚传入的语言情报综合、联想，产生语义及表达这些语义的语言符号和句法编码，把语言运动信息转变为运动冲动，经锥体束至运动神经核团，支配构音器官及锥体外系纤维共同支配核团，协调发音肌的张力和平衡，以保证正常的声音。本组病例伴有言语障碍的有 192 例，但分类较为粗略。新近对部分病例采用贝叶斯（Beuson）分类，仅以患者口语的理解和表达难易、文字阅读和书写难易为测试内容，发现颅脑外伤言语障碍的疗效较脑血管性慢性病变发生意外影响言语障碍者为好。这与外伤性脑血管功能和伤后及时而充分的供血供氧有一定关系。而在脑血管意外后的运动性失语患者中，伴有右上肢为重的偏瘫且情绪抑郁、沉默者的言语恢复较不理想。这不但与损伤功能区有关，而且与情绪抑郁、沉默、不善配合言语训练有一定关系。感觉性失语，由于对语言理解丧失，因此虽然发音尚流利，但因既不能准确理解对话中的语言，又不能理解自我所言，所以实际言语恢复意义尚有争议。命名性失语，仅对物品（人物）命名障碍，临床疗效较好，意义也较大。对于经皮质运动性失语、经皮质感觉性失语和完全性（球性）失语，因发病时未做准确区别，治疗后言语康复的评定则缺乏对照依据，因此有待进一步的探讨。

（3）对于第 2 次或第 3 次发病者，康复较慢且困难；若超过半年者，预后大都不佳，巴塞尔指数较少达到 C 级。

（4）中医辨证分型与疗效关系。初步观察发现，气滞血瘀型、脾肾阳虚型、痰瘀内阻型疗效较好，康复时间较早；而肝阳上亢型、肝肾不足、筋脉失养型疗效偏差，尤其对后者的肌张力增强、腱反射亢进等方面疗效较差，这与损伤功能区有关外，还与高血压病史、动脉硬化及其他循环系统并发症有一定的关系。

第二十四节　针刺治疗去皮质状态的现状与体会

一、概述

去大脑皮质状态，又称去皮质综合征。它是由于各种原因造成大脑皮质广泛损伤，而皮质下功能尚保存或部分保存的一种特殊意识障碍状态，是昏迷的一种特殊类型。患者只保留有呼吸、营养代谢和排泄、分泌等最低生命功能，所以被称为植物人。

本病目前国内外尚无有效的治疗方法。

二、病因

1997年4月在南京召开的会议上，来自北京、上海、南京、福建等地的神经内、外科专家所报告的资料表明：本病的病因有脑外伤、一氧化碳中毒、电击伤、产前子痫、产后感染、高热缺氧昏迷、脑炎（如结核性脑膜炎、病毒性脑炎、隐球性脑炎）、农药中毒（误服灭鼠药、甲胺磷）、溺水等。而脑外伤中，以严重的脑挫裂伤，尤其是脑干损伤最多见，也有全脑对冲伤。功能性障碍、意识障碍多系传入神经系统损伤所致，一般认为是由于大脑皮质和脑干网状结构神经间兴奋介质丧失，不能传导神经冲动，关闭了意识"开关"。

三、临床表现

（1）意识：意识严重丧失，认识功能丧失，无意识活动，对外界任何刺激均无意识反应。

（2）体征：处于木僵状态；或处于去皮质强直状态；某肢体呈僵直状态（与脑组织损伤部位有关），如上臂屈曲于胸前或后弓于腰背侧，下肢僵直，踝关节阵发痉挛性内翻等；手足徐动，脑外伤者多是健侧支配的手足徐动，患侧多呈木僵状态。

（3）有睡眠觉醒周期，有睁眼动作，眼球无目的转动，但可受强光线影响。

（4）面部反应：面肌有间歇性抽搐，偶尔伴有非哭非叫的声音，也有发出哭声、强笑声的，但无表情反应。当针刺刺激时，有肢体徐动、牙关咬动作响、呈哭笑脸、喉间非哭非痰鸣作响等表现。

（5）吞咽功能尚存在，进食尚顺利，一般不呛食，但早期常用鼻饲管供应营养。

（6）反射：保持一些无条件反应，如对光反射、角膜反射、痛觉逃避反应。

（7）自主神经方面，表现为多汗，如大汗淋漓，掌心出汗，面色苍白或潮红（多在受刺激状态或欲排便时）交替出现。个别表现为阵发性心动过速或过缓。

（8）大小便失禁，或小便失禁，大便结秘，靠被动排便。

（9）病理反射：霍夫曼征、吮吸反射、掌反射、巴宾斯基征均阳性。

四、治疗

（一）西医治疗

（1）高压氧治疗。

（2）促脑醒药物、脑神经营养剂等。

（二）中医治疗

原则：醒神开窍，活血化瘀，熄风止痉。

1.针灸治疗选经取穴

（1）十二经脉的特定腧穴：在井穴中选中冲、涌泉、关冲、至阴穴；辅穴：素髎、人中、百会、脑清（解溪穴直上2寸许，胫骨外缘）、内关、血海、三阴交穴；大小便失禁：长强、会阴穴。

（2）奇经八脉：任督二脉中取素髎、人中、哑门、风府穴。大小便失禁：取穴同十二经穴。吞咽困难：翳风、廉泉、天容穴。

（3）耳针：脑干、心、肝、肾、交感、神门、皮质下反射区。

（4）舌针：语门穴（舌尖旁1cm往舌中心、舌根直刺2~2.5寸），隔日1次，主要用于醒神开窍。聚泉、金津、玉液穴治疗语言障碍。

（5）经络导平仪法：作用于头部穴位，用较小功率、慢频率（2.5Hz）、频率交替，苏醒后可加大功率。

（6）电针加超声治疗。

2.中药治疗

（1）补阳还五汤加减治疗。补阳还五汤：黄芪（60~120g）、赤芍、当归、川芎、桃红、红花、地龙干。加开窍药：菖蒲10~25g、郁金10~20g、白芷3~10g、冰片0.05~0.1g；化痰药：胆南星、法半夏、天竺黄或鲜竹沥汁；破瘀血药：水蛭、土鳖虫、乳香、没药、田七粉；熄风解痉药：全蝎、蜈蚣、蕲蛇；阴虚加鳖甲、龟板、元参。

（2）大定风珠加减：炙鳖甲、龟板、生牡蛎、丹参、白芍、阿胶、茯神木、夜明砂、望月砂、钩藤、鸡子黄。

五、体会与小结

（1）针刺治疗以醒神通窍、活血化瘀、熄风止痉为原则。①醒神通窍：由于大脑皮质和脑干网状结构神经间兴奋介质丧失，不能传递神经冲动，所以针刺以上腧穴以兴奋结构间的介质，从而传导神经冲动。②活血化瘀：活血是改变血流速度，化瘀是改变血液的黏稠度。③熄风止痉：去大脑皮质状态，表现为肌张力亢进，部分骨骼肌呈张肌状态。

（2）精心护理相当重要。

（3）多种方法结合，尽早治疗。治疗方法有高压氧疗、针灸、中药、按摩、理疗、音乐等。尽早治疗这里指针灸、中药、按摩等方法尽早进行。昏迷患者，尤其是脑外伤一氧化碳中毒等应与西医药、高压氧疗同时配合治疗。

（4）小孩较易有哭声，尤其出现正常的或有伤感的哭声时，就很有希望苏醒。小孩在治疗中身高会增长，如某患儿住院 7 个月长 10cm，指甲、毛发继续代谢生长。

（5）成人观察 5 例，男性均无阴茎勃起反应。

（6）苏醒后，对外伤性所致之患者，还要进一步对脑功能区损伤所出现的肢体或器官功能障碍进行治疗，如上运动神经损伤的瘫痪、语言障碍、智力障碍等。

（7）如在植物状态中出现视乳头苍白、萎缩，将有致盲的可能，应较早治疗（高压氧疗），并给予神经营养药如神经生长因子、脑活素等。

（8）外伤性患者苏醒后的继发性癫痫，多表现为症状性，按症状性癫痫分型治疗。

第二十五节　针刺治疗去皮质状态7例临床报告

笔者自1992年至1998年4月诊治7例去皮质状态患者，其中成功2例。报告如下。

1. 一般资料

7例中男6例，女1例；年龄最小4岁8个月，最大42岁，平均27岁；发病原因车祸4例，高处跌下2例，溺水1例；植物状态时间最短2个月，最长11个月；7例中除1例溺水所致者外，其余6例均经2次以上的CT或MRI检查示颅骨骨折、严重脑挫裂伤、硬膜下血肿、脑组织软化、脑积水。经高压氧、促脑醒药物、脑神经营养剂等治疗后，请求针灸治疗。

2. 诊断标准

（1）认识功能散失，无意识活动，不能执行指令。

（2）保持自主呼吸和心跳。

（3）有睡眠觉醒周期，或颠倒性睡眠觉醒周期。

（4）不能理解或表达语言。

（5）能自动睁眼或在刺激下睁眼。

（6）可有无目的性眼球跟踪运动。

（7）丘脑下部及脑干功能基本保存。

（8）患者的植物状态持续1个月以上。

3. 治疗

治疗原则：醒神开窍，活血化瘀，熄风止痉。①体针处方主穴：十二井穴中的中冲、关冲、涌泉、至阴、人中、百会、素髎、哑门、风府、内关、三阴交、四关穴；大小便障碍加长强、会阴、曲骨穴；言语障碍加翳风、廉泉、金津、玉液、天容、聚泉、语门穴。②耳针处方：脑干、心、脾、肾、交感、神门、皮质下反射区。

操作：将上述体、耳穴分成3组，每次选1组，交替轮换。常规消毒后体针用阳中隐阴法，突出九六数，有节奏地反复提插。十二井穴用捻转手法并使肢体抽动，或屈缩逃避反应，留针0.5~1h，每间隔10~15min行针1次。耳针行捻转手法：用较粗的针如24~26号尖钝，或用浅针行九六数捻动，每日1次，每1个月为1个疗程。

4. 疗效与结果

疗效判定参照格拉斯哥结局表（南登昆等著《康复医学》人民卫生出版社1993年版）。

（1）死亡。

（2）植物状态：无意识但有心跳和呼吸，偶有睁眼、吸吮、呵欠等局部运动反应。

（3）严重残疾：有意识，但认识、言语和躯体运动有严重残疾，24h均需照料。

（4）中度残疾：有认识、行为、性格障碍，有轻偏瘫、共济失调、言语困难等残疾，但在日常生活、家庭与社会活动中尚处勉强独立的状态。

（5）恢复良好：能重新进入正常社交生活并能恢复工作，但有各种轻度的后遗症。

结果：恢复良好1例，严重残疾1例，植物状态1例，死亡5例（包括严重残疾1例在苏醒后7个月衰竭死亡）。

5. 典型病例

陈某，女，4岁8个月，1995年2月28日初诊。

父母代诉：1994年10月3日从三层楼的窗门上不慎摔下昏迷，立即送当地医院，CT示颅底骨折、左前额颞颅骨裂伤、左额颞硬膜下高密度影约3cm×4cm大小、左额脑挫裂伤。

诊断：①昏迷；②颅底骨折；③左前额骨裂；④左额颞硬膜下血肿；⑤严重脑挫裂伤。经抢救开颅取血肿，3日后昏迷不醒，转送某省级医院神经外科行气管切开、给氧、抗感染、降颅压、止血、调节酸碱平衡、胃管营养等治疗4个月处于植物状态。表现有自主呼吸与心跳，营养代谢存在，无意识，有睡眠觉醒周期，但后2个月呈颠倒性，伴有啼哭、睁眼、眼球无目的跟踪表现，眼球偏斜于左侧。左巴宾斯基征、吮吸反射、对光反射、双霍夫曼征均阳性，汗多，大便干结，小便失禁。于1995年2月28日邀诊，父母诉症如上。住院约4个月，其间4次CT示左颅前额颞部脑软化囊性积水。诊为重度脑挫裂伤后植物状态4个月。

治疗：取风府、哑门、素髎、人中、中冲、涌泉穴，每次前后各取1穴用龙虎交战手法，以九六数为主提插手法，每日1次。十二井穴除涌泉穴外用三棱针点刺放血，每次取2~3穴，对称放血。针5次神志逐渐苏醒，表现烦躁，夜间哭吵不能安眠，声音弱小，定向、时间、地点、人物、年龄都认识不清，右上肢远端瘫痪，肌力3级，双眼左侧斜视，颈左斜歪。再对症治疗1个月后，基本能走动，语言恢复良好，但并发症状性癫痫。半年后随访，右眼轻度斜视，语言多，偶有错话、无逻辑重复，偏食严重，右手浅感觉迟钝，精细动作不能，笨拙，时有指颤。随访1年无错话、无重复，右手浅感觉基本恢复，偶有指颤。现已上小学一年级，好动，学习成绩中等，计算力差。继续口服"丙戊酸钠"等抗癫痫药物。

6. 体会与小结

（1）针刺治疗以醒神通窍、活血化瘀、熄风止痉为原则。醒神通窍，由于大脑皮质和脑干网状结构神经间兴奋介质丧失，不能传递神经冲动，所以针刺以上腧穴可兴奋结构间的介质，从而传导神经冲动；活血化瘀是改变血流速度和改变血液的黏稠度；熄风止痉是改善肌张力亢进的去皮质强直状态。

（2）本病症应尽早采用多种方法结合治疗，如高压氧同时配合针灸、中药、按摩、理疗、音乐、导平仪等，在昏迷期、颅内压稳定期即可施用，尤其脑外伤、电击伤、一氧化碳中毒等。

（3）精心护理，防止各种并发症的发生，如呼吸道和泌尿道感染、压疮、呛食等。

（4）小孩在针刺中力求有哭声，尤其出现发病前的哭声，或能有伤感哭声，则很有希望苏醒。

（5）神志苏醒后，脑外伤患者还要继续治疗其脑功能区损伤造成的功能障碍，如肢体瘫痪、言语障碍、智力障碍等，症状性癫痫应根据其表现诊断治疗。

俞昌德 论医传承集

第二十六节　乳腺增生的辨证论治

一、概述

乳腺增生症，简称乳腺增生，属祖国医学的"乳癖"范畴，是妇女的常见病、多发病，患病率约占健康妇女的 10%。中青年患病率高，发病率表现为城市高于农村，脑力劳动者高于体力劳动者。患者一侧或两侧乳房内可触及多个大小不一的结节（肿块），如蚕豆大乃至鸡蛋大不等，多散在或融合成不规则的团块，质韧稍硬，有压痛，与皮肤及深部组织之间无粘连，可被推动。患侧乳房常感坠胀不适，疼痛，多与月经周期有关，部分患者月经来潮前症状加重，个别患者乳头有溢液或溢血。

乳腺增生的发生、发展与卵巢内分泌功能紊乱有关。卵巢能周期性分泌雌激素和孕激素，促进腺体发育，维持女性的主要特征，在正常情况下，两者呈周期性相对平衡状态；一旦由于情绪、气候、饮食影响而出现紊乱，则表现黄体分泌不足和雌激素相对或绝对过多，造成腺体的增生和复原过程失调。单纯性乳腺增生具有一定的自限性，早期只要从情志、饮食方面加以注意，一般情况不予治疗，有可能自愈。无痛性肿块为纤维腺瘤可能性大，特别是巨大纤维腺瘤内的上皮细胞增生活跃，以及乳腺小叶、小管和末梢导管高度扩张，呈囊肿样改变时，有恶变可能，应引起患者的高度警觉。中医"乳癖"包括囊性乳腺上皮增生症（乳腺增生，又称局限性囊性增生）和乳房纤维腺瘤两种。其病因病机多与肝肾、冲任失调及情志变化有关。

乳腺增生多发生于 25~40 岁的中青年女性，主要表现为肿块在月经来潮前明显胀痛，感觉增大变硬，月经干净后胀痛减轻或消失，肿块软小，呈周期性变化。也有少数无周期性持续疼痛，而重者可涉及同侧腋下区、肩内侧或向颈背放射。肿块皮色不变，表面光滑，质韧而不硬，与周围组织分界不太清楚，活动度不大，腋窝淋巴结不肿大。本病个别有变性可能，故应及早就诊治疗。乳房纤维瘤是好发于 20~30 岁未婚女性的良性瘤，发病率仅次于乳腺增生。本病肿块特征多为单一性，直径多在 5cm 以内，位于乳房的外侧上方。肿块皮色如常，表面光滑，质地较硬，边界清楚，有明显的活动度。

二、病因

中医认为本病多由思虑伤脾、郁怒伤肝、肝气郁结、气滞痰凝乳络或冲任不调所致，以乳房肿块、疼痛为特征，根据其兼证可辨证如下。①肝郁：胸闷不舒，食欲不振，咽中梗阻，月经不调，舌质略暗，苔白，脉弦。②肝火：头目眩晕，急躁易怒，胸胁胀痛，口苦咽干，舌红苔黄，脉弦数。③肝肾阴虚：目干眼花，耳鸣耳聋，腰膝酸软，五心烦热，舌红少苔，脉弦细。④气血两虚：面色不华，少气无力，易睡易醒，稍动汗出，腹胀纳差，舌淡，脉沉细。

治则：疏肝解郁，舒畅胃经之气，并按证加减。

取穴：胸部穴组，屋翳、膻中、合谷穴；背部穴组，肩井、膏肓俞、肝俞穴。加减：肝火加太冲、太溪穴；肝肾阴虚去肝俞加太溪穴；气血两虚去合谷加足三里穴；月经不调加三阴交穴。

操作：屋翳体针呈 15 度角向外平刺 1.5 寸，膻中向下平刺 1.5 寸，从后向前平刺肩井 1 寸，针尖向下 45 度角刺膏肓俞深达 1 寸，其他穴位按常规刺法进行。两组穴交替使用，每日 1 次，每次留针 20~30min，行针 2~3 次。手法依病情而定，虚则补之，实则泻之，10 次为 1 个疗程，每个疗程结束后，休息 3~4 日，再行下 1 个疗程。

三、典型病例

案例 1

李某，女，34 岁，工人，1994 年 4 月 1 日初诊。

主诉：双乳房疼痛、肿块 1 年余。

病史：平时呈阵发性刺痛，多在经前 1 周或气怒、劳累时加重。伴有胸胁胀闷、纳差，月经不调，双乳房对称，乳头、乳晕及乳房皮色无异常。经前 7 日取卧位，于左右乳外上象限分别扪及 3.5cm×3.5cm 和 3.5cm×3cm 肿块，压痛明显，活动好，质中等硬，边界尚清楚，腋下淋巴结未触及，舌不红、脉弦。B 超示乳腺增生。

证属肝气郁结，选穴如上，交替针。治疗 35 次后，乳痛及肿块消失，B 超复查未发现乳房肿块，病愈告返。

案例 2

陈某，女，29 岁，农民，1994 年 5 月 3 日初诊。

主诉：双侧乳房胀痛、结块压痛反复发作约 2 年余，胀痛加重伴心烦易怒约 3 个月。

病史：缘于 1992 年初因经营不顺而影响情绪，逐致胸膺胀闷不舒，每于月事将至双乳胀痛，经当地中医药调理好转。一段时间后疼痛复作且有加重，发现双乳有结块状压痛，可随着月经周期的变化而变化。经某省级医院妇科检查，诊为"乳腺增生"，给中药疏肝理气散结方，西药"谷维素、维生素 E"等治疗，后来诊。

查体：神清，甲状腺无异常，双乳房内上象限可触及多个大小不等的痛性结块，质韧稍硬，活动好，与皮肤及深部组织无粘连，红外线示双乳腺增生，分别约为 3cm×4cm、3cm×3cm 大小。脉细，舌边暗红，苔薄白偏少。

证系肝郁气滞，郁久化热炼液成痰，痰瘀互结，形成乳癖。治宜疏肝理气，祛瘀化痰散结。因其经营时间不允，改针灸治疗为服中药。处方：赤芍、白芍、柴胡、川楝子、黄芩、浙贝母、夏枯草、广郁金、川芎各 10g，橘核、丹参、瓜蒌各 30g，5 剂，日服 1 剂，饭后分服。

二诊: 胸部气顺, 痛胀减轻, 舌脉如上, 上方去川芎加当归 10g、全蝎 6g, 再服 5 剂。

以后以本方加减连服 3 个周期, 症状消除, 复检红外线示基本正常。随访 5 年正常。

案例 3

肖某, 女, 35 岁, 职员, 1996 年 11 月初诊。

主诉: 左侧乳房结块伴胀痛, 压痛 1 年余, 右乳结块伴胀痛、压痛半年。

病史: 双乳结块伴胀痛、压痛在情绪改变时更甚。伴有晨间口苦口臭, 时有胃脘不适, 饮食减少, 夜寐有时不佳, 或有头晕或腰酸, 月经正常。1996 年 4 月行妇科检查, 子宫、附件无异常, 左乳房外上象限痛性结块约 4.5cm×3cm 大小, 右侧的约 2cm×2cm 大小, 活动度好, 质中等硬, 无粘连, 红外线示双乳小叶增生。

查体: 神清形丰, 左乳外上象限之结块约鸡蛋大, 质韧, 活动度好, 推之可动, 乳头无溢乳。脉弦, 舌质暗, 苔薄白, 根浊。

证系肝郁气滞, 久滞郁热, 克伐脾胃。治宜疏肝泻火, 培土祛瘀散结。处方: 龙胆草、黄芩、当归各 6g, 炒栀子、泽泻、柴胡、黄药子、浙贝母、瓜蒌、漂白术、制香附各 10g, 木通、甘草各 3g。3 剂, 日服 1 剂, 法同上。

二诊: 药后胸膺得舒, 饮食有进, 夜寐转佳, 结块大小如故。上方去龙胆草, 加橘核 20g, 再服 5 剂。同时加外用处方: 黄药子、山慈姑、夏枯草、浙贝母、瓜蒌、橘核、半枝莲、川楝子、山豆根各 30g, 露蜂房、全蝎、地鳖虫各 10g, 加酒、醋各半捣烂, 外敷患处 5~8h, 日服 1 次。药渣干涸可再用酒、醋捶捣再敷, 每剂药连用 5 日。

▦ 四、体会与小结

（1）乳腺增生系青壮年女性多发之症, 发病年龄多在 25~40 岁, 部分患者有家族倾向, 即母亲曾经有, 女儿产后数年内亦发生, 但从数例家族倾向中没有发现恶性变。现代医学认为本症是由于乳腺腺泡囊状样变性, 囊壁增厚, 引起小叶间组织增生、粘连而逐步形成结块, 多伴随女性月经周期的雌激素周期变化而形成乳腺腺泡囊状充胀、囊壁增厚而发生肿块增大。

（2）中医学对乳癖的认识, 系患者为七情抑郁, 肝气郁结, 月经周期激素疏泄失常, 导致肝经乳络气滞血瘀, 久则成块结癖; 或酒食不节损伤脾胃, 久则痰食凝聚, 与气血瘀滞结搏, 凝成结块。

（3）本症治疗原则是疏肝理气、软坚散结或兼以清泄肝经郁热, 或佐以调补肝肾阴液, 或辅以健中化痰消导。①可用针灸治疗近、远部腧穴结合, 近部如屋翳、膻中、库房穴和背部的膏肓俞、肝俞穴, 远部取四关、内关、肩井、合谷等穴为主穴, 可随症加减。手法多用泻法。②中药内服以柴胡疏肝汤、丹栀逍遥散、龙胆泻肝汤、化核汤、金铃子散、橘核丸加减。③中药外敷方药: 黄药子、山慈姑、夏枯草、浙贝母、半枝莲、全瓜蒌、穿山甲、橘核、乌药、香附、全蝎、地鳖虫等。少则直接加酒、醋捣烂外敷结块处，多则可用纱布包裹围敷乳房。对尚未结婚与哺乳患者的乳头、乳晕部应用纱布或其他敷料隔开以保护局部皮肤。外敷方便可靠，一般经 3~4 个周期结块即可大部分消散。用此外用方已治疗患者数 10 例（另行报告），疗效显著，已 10 余年未再复发。

第二十七节　乳癖消外治乳腺增生 154 例临床报告

笔者自 1987 年 3 月至 1997 年 12 月，用自拟纯中药乳癖消治疗乳腺增生 154 例，疗效满意，报告如下。

1. 一般资料

154 例均系门诊治疗，临床诊断为乳腺增生，即乳房胀痛或刺痛随月经周期而变化。肿块多在外上象限或偏内上象限，触痛，活动度良，周边清楚。部分患者经红外线检查确诊。本组患者中，最小年龄 21 岁，最大 42 岁，平均年龄 30±1 岁；发病最短时间 3 个月，最长 6 年；已婚 148 例，未婚 6 例；单侧 37 例，双侧 117 例；95% 以上患者因伴随月经周期出现乳房胀痛、刺痛而就诊。

2. 治疗方法

乳癖消方：柴胡、赤芍、白芍、香附、川楝子、橘核、延胡索、瓜蒌、全蝎等 12 味中药基本等量研末备用。

治疗：根据增生肿块大小，取药末 50~100g 于锅中炒热，待冒烟时倒入酒、醋各等分，文火搅均匀或呈糊状，取出装于缝好的 20cm×15cm 大小的双层纱布袋内，根据肿块大小展匀，热敷于结块上。以晚上热敷为好，白天用时贴于胸罩内。持续敷 8h 后，可取下药末再次如上法炒热外敷，一包药末可连用 3 日。连续敷贴至下次月经来潮时去除，待月经干净后一周，再开始下一周期敷贴，如此连续 3 个月经周期，总结疗效。

3. 疗效与结果

疗效判定标准如下。

痊愈：症状消除，结块消失，连续观察 3 个周期以上者。

显效：症状基本消除，结块缩小 1/2 以上且变软，连续观察 3 个周期以上者。

好转：症状大部分消除，或于月经前仍有胀感，时间很短，较前有明显减轻者。

无效：经 3 个周期敷贴后症状、肿块均无改善者，或反而有加剧者。

154 例中痊愈 45 例，占 29.2%；显效 67 例，占 43.5%；好转 29 例，占 18.8%；无效 13 例，占 8.4%。总有效率为 91.6%。

4. 典型病例

案例 1

林某，女，28 岁，已婚，银行职员，1995 年 3 月 26 日初诊。

主诉： 双侧乳房胀痛，反复发作 1 年。

病史： 缘于去年初小孩断乳后，渐感一侧乳房胀痛，后双侧俱痛，与月经周期变化有关，经前更甚。胀痛时伴有乳房肿块增大，压痛明显，每月于月事后 10 日左右最感舒畅，时有情绪不稳、易怒、心烦等表现，经专科医院诊断为双侧乳腺增生。慕闻中药外用效佳而转诊。

经查症状与体征符合乳腺增生诊断。应用本方治疗，连续外用3个周期，基本痊愈。随访半年未见复发。

案例 2

叶某，女，29岁，未婚，1996年11月6日初诊。

主诉： 双侧乳房肿块胀痛，反复发作半年。

病史： 胀痛于月经前加剧，有时触碰不得，影响情绪和进食。经介绍转诊妇科检查诊断为双乳房外上象限小叶增生。

给本方中药外敷治疗3个周期痊愈。随访1年余基本稳定。

5. 体会与小结

（1）乳腺增生为中青年女性的常见病、多发病。近年发现，城市发病率较农村高，脑力劳动者高于体力劳动者。本病与情绪、饮食、季节有关，且有乳房胀痛、胸闷、烦躁等伴随症，多于月经前加重，经后减轻或消失。

（2）本病用中医药针灸治疗疗效较好，但有疗程太长之嫌，或因中药口感不佳而不能坚持。改用局部外敷中药，方法简便，止痛、消胀、缩块见效快，患者治愈信心足，乐于接受。乳腺增生与中医病因学的情绪不佳、肝气郁结、阳明经脉郁滞乳腺有关，久滞结核结块，或伴随月经周期胀满疼痛。本方主药柴胡、赤芍、白芍、香附、川楝子、橘核具有疏肝理气、消滞散结作用，元胡理气止痛，瓜蒌、全蝎为治疗乳腺增生经验药，可消散郁结的腺体，将以上药末用酒、醋炒热外敷乳房结块之上，通过皮肤从乳络脉管直接速达肿块，起消散作用。

（3）对病程长者应坚持敷用。病程在1~2年内，经3~4个周期的治疗，疗效达90%以上；5年以上者坚持半年的治疗，亦有80%左右的疗效。本外敷方对乳房纤维瘤者疗效不佳。如对连续治疗6个月以上而疗效不高者，或痈肿涉及腋下或淋巴结者，应警惕其他变化，务必及时进一步检查。

第二十八节 耳穴染色与脏腑相关性的研究

——急性乳腺炎患者的耳穴染色临床观察

急性乳腺炎是妇女产后哺乳期较常见的急性痛性疾病之一，偶有发生于怀孕后期。其主要症状和体征是局部疼痛、肿、热、红，全身恶寒、发热等。祖国医学以"乳痈"为名，屡载于历代有关文献中。1983 年 9 月至 10 月间，我们对 60 例均经西医检查诊断为急性乳腺炎的患者，应用耳穴染色方法，进行了临床观察，现将结果报告如下。

1. 一般资料

实验组 60 例，均系黑龙江省医院乳腺炎科西医确诊后的急性乳腺炎患者。

年龄分组：21~25 岁者 13 例，26~30 岁者 40 例，31 岁以上者 7 例；其中最大年龄 34 岁，最小 22 岁。

发病时间：产后 1 个月以内者 15 例，产后 1~3 个月以内者 17 例，产后 4~6 个月以内者 10 例，产后 7 个月 ~1 年以内者 15 例，产后 1 年以上者 3 例；其中最短发病时间于产后 3 日，最长于产后 16 个月。

左右侧乳房发病情况：双侧乳房同时（实际有前后时差）发病者 11 例；单侧发病者 49 例，其中左侧乳房发病有 26 例，右侧乳房发病有 23 例。

2. 方法与步骤

样本选择：以黑龙江省医院乳腺炎科门诊西医检查确诊的急性乳腺炎患者为实验对象，共 60 例。选择与实验组相近年龄的哺乳期健康女性为对照组，共 30 例。

耳廓染色步骤：耳穴染色由经过耳针门诊学习训练、技术操作符合要求且较为熟练的一人进行。主要步骤有：①用"0 号液"（5% 碳酸氢钠液）全面清洗耳壳。②用"Ⅰ号液"（0.25% 高锰酸钾液）清洗、擦干。③用"Ⅱ号液"（5% 草酸液）清洗。④用"Ⅲ号液"（蒸馏水）清洗、擦干。⑤用干棉球蘸透染色液（不应过饱欲滴），于耳壳内侧面连续均匀地涂抹 2~3 遍（约 30s）。⑥立即用"Ⅳ号液"（95% 乙醇）冲洗 2~3 遍，使非着色部位呈现本色为度，并立即擦干。

记录：每次染色后的记录均用专印的耳廓图表来描绘着色位置、形状大小、深浅度等。

对照组样本的染色方法、步骤同上。

3. 实验结果

耳廓染色后，有一只耳壳或双耳壳的任一穴区着色即按有耳区着色计。所着色区最多开始依次统计，列出前 6 位耳区（表 5-28-1）。

表 5-28-1　耳区着色情况表

| 耳区 | 组别 | | | |
| 有着色的样本 | 实验组 | | 对照组 | |
着色耳区名称	阳性例数	百分率	阳性例数	百分率
心区	45	75.0%	25	83.3%
三角凹陷（子宫穴）区	33	55.0%	17	56.7%
神门区	28	46.7%	14	45.7%
胸区	26	43.3%	13	43.3%
膀胱区	19	31.7%	12	40.0%
艇角区	14	23.3%	7	23.3%

表中的结果指出，实验组 60 例中"心区"着色最多，为 45 例，占 75%；"三角凹陷（子宫穴）区"着色者 33 例，占 55.0%；"神门区"着色者 28 例，占 46.7%；"胸区"着色者 26 例，占 43.3%；"膀胱区"着色者 19 例，占 31.7%；"艇角区"着色者 14 例，占 23.3%。而对照组 30 例中，也是"心区"着色为第 1 位，有 25 例，占 83.3%；"三角凹陷（子宫穴）区"着色者 17 例，占 56.7%；"神门区"着色者 14 例，占 45.7%；"胸区"着色者 13 例，占 43.3%；"膀胱区"着色者 12 例，占 40.0%；"艇角区"着色者 7 例，占 23.3%。其余各区由于数个耳区的着色数相同，且呈现数也少，略之。从以上结果可以看出，实验组"心区"有 75.0% 的样本呈现了着色，与对照组样本的"心区"着色率 83.3% 相比，经 α^2 测验（$\alpha^2 = 0.81$，$P > 0.05$），无显著性差异。同样的，"三角凹陷（子宫穴）区"等 5 个耳区，以两组的百分率对比，可知无显著性差异。所得出的这一结果与"耳穴染色"一文的结果不能一致或相近。

4. 体会

北京、上海等地曾用耳穴导电量的高低为指标，通过对头痛患者和不同妊娠期孕妇等耳壳低电阻点的探测，均获得了预期的结果。这些实验进一步地表明了耳穴与内部脏腑的相关性。寻求某种有色化学物质对耳穴进行染色研究，也是必行之径。本实验运用"耳穴染色"方法，对 60 例急性乳腺炎患者进行重复实验并作了 30 例对照。

结果指出，实验组与对照组耳区染色均以"心区"为最，依次以"三角凹陷（子宫穴）区""神门区""胸区""膀胱区""艇角区"而递减；对着色区呈现率最高的 6 对穴位进行了 α^2 测验，结果表明无显著性差异，但仅此是无法否定耳壳与脏腑有相关性的。

对着色率高的心区、神门区除可用急性炎症主热主痛解释外，对照组中该组穴的高着色率可能与产后育儿、睡眠不足有密切关系。至于三角凹陷（子宫穴）区、膀胱区（与子宫相邻）及艇角区等穴区呈现率高，是否由妊娠、分娩及泌乳期内分泌系统异于平常所造成的？要回答这一问题，目前仍是相当复杂而困难的事，还需进一步地探讨、研究。

5. 小结

本实验以 60 例急性乳腺炎患者为实验组，以 30 例哺乳期健康女性为对照组，进行耳穴染色对比观察。

实验结果指出：从着色率最高开始，依次以 6 个着色率高的耳区进行统计学处理，无显著性差异。

本实验的阴性结果提示，实验对照有待进一步地调整，以便进一步对比观察。

第二十九节 "龙虎交战"法的临床应用

一、概述

"龙虎交战"法首载于明代著名针灸医家徐凤所著《针灸大全》中的《金针赋》，该赋系一位隐居西河、号称泉石的老人所著，《针灸聚英》《杨敬斋针灸全书》亦曾刊载。其云："龙虎交战，左捻九而右捻六，是亦住痛之针。"说的是进针得气后左捻九次（左转从子，属龙为阳，九也为阳数），然后右捻六次（右转从午，属虎为阴，六也为阴数），如此左右交替而施，称之为龙虎交战。在临床具体操作时，左手拇指按切穴位，食指与拇指相对将皮肤撑紧张开，或用食、中二指对称按压张开。右手持针，用捻转或速入捻转法进针，得气后拇指向前捻，运九次；在拇、食二指紧持针柄的同时，借腕关节稍下沉之力，将针体向下按压九阳数，达适宜深度不移，保持得气；随之拇指向后，右转捻运六次，随着捻针将针向上稍提六阴数，达适宜浅度不变，保持得气。如必要时可照上法反复数次。一般不分天、地、人三部，只分浅、深二部行针。本法具有疏通经脉气血、调和营卫之气的作用，能起到"住痛""移痛"之功效。故临床多用于急性痛证，略举用验于次。

二、典型病例

案例1

陈某，男，20岁，学生。因参加福建省高校运动会前的田径赛集训时，不慎将腰部扭伤，不得动弹，随即行点穴、按摩、针灸治疗后仍痛，由双人扶抱就诊。急性痛苦面容，被动体位，左侧腰肌紧张，棘肌痉挛，第二腰椎旁压痛明显。舌淡红，苔薄白，脉弦，证系急性腰扭伤。取肾俞、委中（左）、太溪（右）穴行龙虎手法，紧夹持针柄约2min，留针5min。起针后疼痛大减，可自行站立活动腰部。每日1次，连针2次，稍息2日，又投入训练。于1984年8月参加福建省高校运动会，获田径个人全能冠军。

案例2

患者，男，19岁，学生。因打球而冲撞阴部，即痛剧倒于地，稍息遗隐痛。3日后反加剧，上引少腹，尤在内裤紧或站立位为甚而来诊。查左侧精索静脉曲张，睾丸肿大，阴囊皮肤无明显变化，皱叠低平，触痛甚。舌质偏红，苔薄，脉弦近数。病因外伤，气血瘀滞肝经阴器。选曲泉（左）、三阴交（双），行龙虎交战法，每日1次，复针共2次，痛消失，随访3个月已痊愈。

三、体会与小结

"龙虎交战"法属补泻兼施的复式补泻手法，具有疏通经脉气血、止痛移痛的作用，故大都用于痛证，以急性暴痛更适宜。一般针 1~2 次即能止痛，很少用 3 次以上。但对体质弱或有畏针者最好不用。取穴以四肢与腰腹部肌肉丰厚处的腧穴施行为主，使用本手法时，应全神贯注，注意针下得气感应及针刺的深浅度。

第三十节　新型冠状病毒感染证治验案

案例1

洪某，女，72岁，2022年2月14日初诊。

主诉：畏冷、发热，头痛1日。2022年2月13日核酸测试阳性，确诊新型冠状病毒肺炎（今称"新型冠状病毒感染"）。

病史：2022年2月12日有畏寒、发热，头痛，伴全身关节疼痛。13日当地医疗保障基金管理中心（医管局）进行核酸测试，14日下午2时许被通知"核酸检测阳性"。当时香港地区新型冠状病毒肺炎（新冠肺炎）疫情暴发，所在区各医院对该病治疗或隔离已处崩溃边缘，无法入住医院治疗。其子忧母之病，于恐急之中，来电告知于大陆福建中医药大学国医堂笔者处网络诊病中药处方。询知患者并有咽腭部疼痛，示舌质淡暗，舌苔前薄白，根微浊，脉象不具条件提供。证系新冠肺炎病毒传播感染者，时值该区阴雨寒湿之地，该患者受疫毒寒湿相搏，综合诸因处以宣肺健脾解毒，祛湿散寒化痰法则。

处方：羌活、独活、藿香、佩兰、黄芩、陈皮各9g，茯苓15g，川芎、厚朴、姜半夏、川牛膝各12g，蔓荆子、甘草各6g，5剂，早、晚饭半小时后服，连服5日，再传舌苔。

鉴于患者配偶及儿子等有密切接触，存在被传染风险，也需提前服药以未病先防。预防方：柴胡、黄芩、防风、荆芥各9g，黄芪12g，荷叶、甘草各6g，连服3日。这是个人量，休息2日再服3日。

以上为患者治疗方与密切接触者预防方，经各自服药，19日患者与密切接触者核酸结果都为阴性。患者诸症已除。继续每2日一测，均为阴性，再后来隔离时间结束，在社区中心核酸测试无异常。

按语：上述洪氏患者，居住于疫情暴发小区，由于受疫发病者暴增，港民一时均无加强早防备自保措施，感染疫毒，措手不及，故以电话相告，询知其母病情显属阴寒雨湿之季与疫情表现相关，故取羌活、独活胜湿，藿香、佩兰和陈夏六君加减，连服5剂，后医管局送来核酸测验包，查示结果转阴。患者诸症皆已消除，以获痊愈。再过2周复查于社区中心测验核酸结果显示阴性，皆大安心。家人服用预防方，亦安康。

案例2

陈某，8岁，2022年3月9日初诊。

主诉：发热头痛3日（36.8~38.3℃）。

病史：3日前，不明原因发热、头痛，咽喉痛、腹痛、腹泻，面色不华，神疲，舌质淡，苔薄微腻。证示疫情流行，新冠病毒核酸快测结果阳性。综合现有诊断资料，拟清热解疫毒治腹泻。

处方：葛根、黄芩、野麻草各8g，黄连、木香（后入）各3g，薄荷（后入）、厚朴、甘草各5g，取1剂，煎2次，混合药汤约300ml，每次服100ml，隔3h1次，晚约9时前3次服结束，约8:30返询1次。嘱饮食稀软，如稀饭、线面等，不饮牛乳、饮料。

二诊（2022年3月10日）：其外公林氏代诉，精神比昨日好，发热退36.5℃，头痛腹泻已除，还有一点喉咙痛、腹痛，舌苔薄白。

处方：藿香、佩兰、厚朴、茯苓、黄芩、牛蒡子各9g，柴胡、白芍、竹叶、枳壳、薄荷（后入）、甘草各5g，1剂，煎服法同上。

三诊（2022年3月11日）：其外公代诉，今日核酸检测结果阳性，精神尚好，只是有点喉痛，咳嗽，痰稀。

处方：柴胡、黄芩、桑叶、菊花、百部、白前、陈皮、桔梗各9g，旋覆花（包）、杏仁、川贝粉（分冲）、甘草、太子参各6g，取2剂，煎服法同上。

四诊（2022年3月13日）：今早起床，腹泻两次，颜色没有留意，觉得肚子痛，有点儿头痛、感觉疲倦，今早检测核酸还是阳性。

处方：太子参15g，茯苓、芦根各12g，金银花、山药、白术、丹皮各9g，苍术、黄连、贯众各6g，川贝粉（分冲）、木香、甘草各3g，取3剂，法同前。

3月14、15日核酸检测结果阴性，13日开始每日早上起床后有打喷嚏和流鼻水，吃过早餐后就没事。治法：①早晚按摩鼻旁迎香、鼻通穴，顺着鼻翼两旁按摩到双眉毛中点（印堂穴）反复上下做20次，再揉耳廓至发红则止；②桑叶、苏叶、枇杷叶、桂枝各9g，薄荷（后入）、甘草、辛夷花各5g，法同前。

案例3

陈某，男，50岁，3月8日初诊。

主诉：持续咳嗽、咳痰9日。

病史：2月27日确诊新冠肺炎，3月8日检测呈阴性结果。现持续咳嗽，有黄痰少许，舌淡润，苔白腻偏厚。

处方：藿香、佩兰、厚朴、茯苓、黄芩、牛蒡子各9g，柴胡、白芍、竹叶、枳壳、薄荷（药汤温度保持在约50℃，不烫可服）、甘草各5g，取1剂，同昨日服。

另密接者予清邪方：桑叶、菊花、连翘、苦杏仁、桔梗、佩兰、竹茹、苍术各10g，北沙参12g，甘草6g，3剂，煎服法同前，供家中3个人同服，把3方合同煎，加入3倍水量，分各人服。

二诊（3月9日）：患者咳嗽和口干减轻，咳痰好出，但还有痰卡住喉咙咳不尽。咳嗽也有改善，多发生在白天咳嗽，晚上睡觉没有咳嗽，大便不畅顺。

处方：桑叶、菊花、百部、枇杷叶、杏仁、桔梗各10g，贯众8g，甘草、薄荷（后入）、旋覆花（包）各5g，芦根12g，3剂，同上法。3月14日患者痊愈。

案例4

患儿，女，3月15日初诊。

主诉：左侧头痛月余。

病史：母亲代诉女儿以前没有偏头痛，但因为染上新冠病毒后，于左边眼角到头部有刺痛的感觉，舌质淡红、苔薄少不干。证系感新冠疫毒后遗症偏头痛。

处方：法半夏、柴胡、黄芩、金银花、玄参、党参、川芎各9g，白芷、蔓荆子、甘草各6g，2剂，法同上，饭后30min服100ml，到晚10点服3次结束。

案例5

施某，女，68岁，3月24日初诊。

主诉：咳嗽、喑哑1月。

病史：2月25日，患者因发热（38.5°）咳嗽、痰白腻，接受核酸检测，核酸检测结果为阳性。经当地治疗于3月8日始连续隔日检验核酸3次均已转阴。3月24日还有咳痰、声音沙哑，舌苔薄白中间微厚。证系新冠疫毒余邪未清。清肺化痰方：金银花12g，连翘、竹茹、芦根、款冬花、紫菀、杏仁、牛蒡子各9g，蝉衣（蝉蜕）、薄荷（后入）、甘草各6g，2剂，煎服法同上。

二诊（3月28日）：患者及家属三人舌苔薄白，质淡红，主证有相似。其妻及女儿共同用方：银花、连翘、竹茹、牛蒡子、芦根、佩兰、藿香、太子参各10g，薄荷（后入）、荷叶、竹叶各6g，3剂。

2022年4月7日随访，家中4人核酸复查全部阴性，4人全部康复正常。

按语：本文前2例异地遥诊治疗新冠肺炎核酸测试阳性患者，生活、病发在同一瘟疫暴发感染区，为上受于肺卫症状者。经医患双方两地密切频繁微信联系传递四诊症状等信息，除切诊不可及外，根据望、闻、问诊及核酸测试结果阳性所供依据，辨证论据以国家卫生健康委员会（卫健委）新型冠状病毒肺炎防控方案（第九版）方案，参合时令病因地、因时、因人体质，谨慎初诊，详辨拟方，供药方宁可一日一诊一方之辛勤，不图首诊多剂之方便，以应疫情瞬息之变。

两例新冠肺炎患者居地水文时令同属阴雨湿地，主症相同，但临床表现因年龄童叟悬殊，小者男孩8岁，首发以发热（36.5~38.5℃），兼有咽腭痛、呕吐、腹痛不甚、拉稀便多次，消化系统症状为突出；老者70岁，以头痛、全身关节酸痛为主症，发热轻微。这2例首发主症与感染在肺部炎症以咳嗽、干咳、痰少为主症的新冠肺炎明显不同，因其核酸结果阳性，并非无症状带菌者。因此辨证论治，理法方药，应突出疫区天人合一，以中医理论思想为主导，中医临床辨证为依据，主治处方以中医病的即时病因病机为目标，结合童叟个体，处方各异。案例1患者，女，72岁，疫毒寒湿阴邪袭受肺卫头身关节，以抗疫驱寒胜湿解表为法则，给予藿、朴二陈汤加羌活、独活、川芎、牛膝等为处方，每日1剂，服5剂后，全身症状已全除，核酸测试结果显示阴性，疫病告愈。案例2为幼童，8岁，因发热头痛，腹痛拉稀便辨证为卫胃主证，拟香连葛根厚朴野麻汤加味薄荷，1日1剂，随症应变。首剂用后热退、便稀改善；二诊胃肠主症已除，转喉头痛脾胃湿困，处方调以藿朴夏苓汤加减，服1剂，头腹痛已除，湿滞亦通；三诊咽痛咳嗽痰稀，核酸检测显示阳性，拟宣肺清疫解毒方联合，给予止咳祛痰方，服2剂，3月11日测核酸显示阳性。四诊，上方加重太子参、山药、木香药量，服3剂，服后诸症消除，食欲转佳，3月14、15日连续测试核酸结果显示阴性，统计中药治疗后6日痊愈。与2例核酸检测阳性患者有密切接触的家属均给予预防汤剂，2家密切接触者共7人均服用，都平安无恙，经过医管局多次核酸检测均为阴性。未有更可靠的科学项目证明预防有效，仅供参考。

第六章　临证医案

第一节　内科疾病

一、发热

案例 1

陈某，女，30岁，1994年9月29日初诊。

主诉： 反复寒战、高热40余日。

病史： 真菌性口腔炎反复发作80日。经当地县医院治疗后见反复寒战、高热约40日，转某省级医院拟诊为"高热待查"，于9月12~26日行如下诸项检查：白细胞（WBC）4.0×10^9/L，血小板（PLT）150×10^9/L，血红蛋白（HGB）81g/L，中性分叶粒细胞比例0.55，淋巴细胞比例0.4，嗜酸性粒细胞比例0.05，凝血时间4min；钾（K）4.2mmol/L，钠（Na）138mmol/L，钙（Ca）2.1mmol/L，尿素氮（BUN）3.8mmol/L，氯（Cl）100mmol/L，二氧化碳结合力（CO_2CP）21mmol/L，葡萄糖（G）4.0mmol/L，肌酐（Cr）65.1mmol/L；血沉（ESR）38mm/h，抗链球菌溶血素O试验<250u，类风湿性因子（RF）（-）。B超示①慢性胆囊炎；②脾肿大、脾门静脉扩张；③肝、双肾、子宫、双附件及膀胱未见异常。X线摄片示左肘鹰嘴撕裂性骨折，肘部软组织肿胀。全身骨骼显像（MDP）示左肘部软组织、左膝关节及踝关节异常浓聚。胸透无异常。骨穿涂片未找到瘤细胞；查后上脊骨穿骨髓液示①感染；②增生性贫血。中性粒细胞碱性磷酸酶染色液（NAP）：（-）62%，（+）27%，（++）10%，（+++）1%；积分=50。生物工程中心免疫学检测：抗ENA抗体等13项，仅IgM4.17g/L。M蛋白：血清蛋白电泳图谱未见异常，五类免疫球蛋白双扩检测也未见异常升高，尿蛋白电泳在快r区隐约见细小的一条带，由于含量低，五类免疫球蛋白双扩无明显线。血培养+药敏7日无生长；骨髓液培养7日无生长；分泌物细菌+药敏未检出致病菌。硝基四氮唑蓝（NBT）还原试验阳性，细胞为4%。碱性磷酸酶（AKP）17金氏单位，血清酸性磷酸酶（ACP）1.3金氏单位，血清磷酸激酸激酶（CPK）15.4IU/L，乳酸脱氢酶（LDH）700u，（LDH_2）正常。总蛋白（TP）50g/L，白蛋白（ALB）26g/L，球蛋白（GLB）24g/L。三磷酸鸟苷GTP50u，谷草转氨酶（GOT）38u，谷氨酰转氨酶（r-GT）163；乙肝表面抗原（HBsAg）（+），乙肝表面抗体（HBsAb）（+），乙肝病毒e抗原（HBeAg）（-），乙肝e抗体（HBeAb）（+），乙型肝炎病毒核心抗体（HBcIgG）（-）。

患者不堪病情毫无改善的痛苦及经济上负担，要求自动出院。家兄慕名要求出院前请会诊，于 9 月 29 日联系应诊。

查体：形瘦神疲，颜面潮红，口干，发热（39.5℃），皮肤灼烫。心肺听诊无异常，左肘、膝部肿大，四肢有散在紫斑，右腿肚肿大，于某省级医院外科切开流出血水，创口填黄纱布，压之周围无液波感，无压痛。舌质红绛，苔少，脉细数。

辨证：证系邪热炽盛，传入营血分。

治则：清热凉营，以防耗血动血。

处方：白芍 30g，丹皮 9g，生地黄、生石膏各 30g，沙参、天冬、麦冬、蒲公英、知母、夏枯草各 15g，丹参、草河车各 12g，黄药子 10g，羚羊角 1g（另冲服）。2 剂。

二诊：诉药后大便通，先结后溏，热退在 36.5~38℃，发病 80 余日来体温首次下降，精神得振，有食欲感，但食而无味。舌尖红，苔薄少，脉数。上方去草河车加生石膏 50g，元参 20g。2 剂。

三诊：10 月 1 日傍晚有一阵（数分钟）背部畏冷，约 1h 后体温复升，神疲，纳呆。请某中医外科专家会诊，处方：黄芩 10g，青蒿 3g，生地黄、蒲公英、牡蛎各 30g，白芍、地丁（紫花地丁）、丝瓜络、元参各 20g，丹皮、紫草各 15g，石膏 60g。2 剂。服药 1 剂后当晚高热 40℃不退，患者神志迷糊，家属要求出院回家。再来笔者处诊治，处方：赤芍、白芍、生石膏、生地黄各 50g，沙参、麦冬、忍冬藤、白花蛇舌草、蒲公英、草河车、太子参各 20g，丹皮 10g，羚羊角粉（另冲服）1g。2 剂。

四诊：前后 2 日来体温波动在 36.5~38℃，神志转清，精神较好，进半流质饮食，量不多，一日数次。回家后，以中药汤与果汁肉汤为饮类。舌尖红，苔薄少，脉细。药有效，守上方进退如下：赤芍、白芍、生地黄、太子参各 30g，沙参、麦冬、忍冬藤、白花蛇舌草、草河车各 20g，丹皮、白术各 10g，羚羊角粉（另冲服）1g。3 剂。

五诊：10 月 7 日来诉体温波动在 36.5~38℃，热高时间短，多在晚间有 3h 左右。饮食进步，右腿肚创口继续换药，有新鲜肉芽生长，分泌物不多。舌脉同上。处方：赤芍、白芍、生地黄、太子参各 30g，沙参、麦冬、忍冬藤、草河车各 20g，丹皮、白术、银柴胡各 10g。3 剂。

经过约 1 个月的调整，体温平稳，胃气渐得康复，创口基本愈合。

按语：本例患者先以双膝胫疼痛、发热恶寒在当地治疗后症无减，反复发作真菌性口腔炎，反复寒战、高热治疗 40 日，某省级医院以"高热待查"为诊断收住外科，于 2 周中，普查生化全套、肝功能、骨髓穿刺、生物工程中心免疫学检测；影像 DR、CT、MDP 等提示左膝关节及踝关节异常浓聚。血培养抽取分泌物细菌＋药敏，硝基四氮唑蓝还原试验阳性，细胞为 4%，右膝腿部脓肿，外科切开无脓液，有血水，诊为蜂窝组织炎，予黄纱布填堵。诸项检查、培养细菌无阳性结果。患者纳减、高热消耗、体重下降，不堪痛苦，要求出院。租住民房，邀笔者出诊，改中医辨证治疗，证系温热邪毒内伤气营之分，用犀角地黄汤合清营汤加减，2 剂后病症转机，药后大便通降，80 余日来，体温首次下降，波动于 36.5~38℃，精神振作，有食欲感。创口继续换药。

中药守上法调治 8 剂，饮食半流质与蔬菜汁营养汤搭配，经半个月治疗，体重增加，创口趋向愈合，带中药 7 剂回家继续康复。3 个月后来榕办事特相告完全康复正常。

案例 2

黄某，男，35 岁，1991 年 10 月 19 日初诊。

主诉：感冒后咽喉疼痛 3 日，高热 10h。

病史：患者 3 日来因感冒咽喉疼痛，伴发热，饮食减少。自服"抗生素、退热片"（具体不详），热症减退。今中午沐浴后突发高热（腋下 39.5℃），同学叫其起床听课，仍昏睡。再给服"抗生素、退热片"，至夜 10 点，高热不退，头痛嗜睡，口渴多凉饮，纳呆。其同学遂来叩门邀诊。诉头胀痛，口干渴，咽喉痛，声音嘶哑，神疲。

查体：神志呈蒙睡状，面色潮红，诉症尚清楚，双侧咽部充血，扁桃体Ⅱ°肿大、充血，右侧扁桃体中央布有点状脓苔，舌质红，苔薄微黄，脉洪数。

辨证：证系阳明气分热甚。

治则：治宜清气泻热。

取穴：少商、扶突穴，耳背热点。

操作：常规消毒后，少商穴用三棱针点刺放血，待自流出数滴后再挤压排血；耳背热点在耳尖部，轻拍后消毒找血络，取三棱针对准血络点刺 1 次即成，任其自流，将凝固血用消毒干棉球擦拭干净；扶突穴针刺得气后留针 20min。针后诉口干，令其饮开水，吞咽诉不痛，嘱夜间可多饮水以泄热。

翌日诉，针后约 1h 热平安睡，翌日晨按时起床，坚持听课。晚间再针合谷、扶突穴，取泻法，声音嘶哑亦除。

按语：针灸治疗高热常用三棱针，取效较著。三棱针刺络放血，邪在卫分、气分取效见著。但急则治标之后，务必要审证求因，以除致热之因，方可治本，热退身平，疗效巩固。本案系邪热稽留阳明气分，经用"抗生素"（具体不详），体温降低，数小时后反复，高热稽留不退。应诊时查患者 1 日多来发生咽痛、扁桃体肿大，使用"抗生素"后一时体温见降，但降不彻底。至晚夜再发，辨证乃系邪热传留阳明气分，审因论治，当泻阳明气分之热。用三棱针点刺少商穴放血泻热，耳背静脉放血，常为临床治急性扁桃体炎症而高热者常用的有效方法。扶突穴属阳明经穴位置近咽喉，既有泻热，又有利咽治声音嘶哑的功效。特定穴清泻阳明气分热证咽痛有效，现代研究表明，刺络放血具有抗炎、退热的作用，其作用机理是改善炎症灶微循环和淋巴循环，减少血液和淋巴的瘀滞，促进炎性渗出物吸收，减少水肿，以及调整、重新组合周围神经与中枢系统对产热、散热的平衡调节。

案例 3

刘某，男，43 岁，1992 年 11 月 2 日初诊。

主诉：头痛、发热 10 日，加重 3 日。

病史：患者头痛如裹、恶寒发热、脘痞 10 日，午后高热已 3 日。缘于 2 周前出差，夜间晕车呕吐而感寒，抵家时恶寒轻，发热重，头痛如裹，无汗，口渴不饮，胸闷脘痞纳减。于某省级医院查：白细胞 9×10^9/L，中性粒细胞比例 0.68，淋巴细胞比例 0.32，1 日后服中药竹叶石膏汤加减，清晨体稍凉，午后热张，入夜尤甚，持续 3 日。寒热如疟，测腋下体温 39.5℃，凌晨 38℃，但欲漱水不欲咽，口苦脘痞纳滞、心烦夜寐不安，小便短少，大便溏薄量少。

查体：神似醒似寐，面赤，肌肤热，胸腹触听无明显异常。舌质红，舌苔厚滑腻，中部微黄，脉濡近数。

辨证：证系暑湿邪热伏郁少阳，枢机阻滞，温邪酿蒸欲将逆传蒙蔽包络。

治则：治宜消暑化湿，疏通枢机。

处方：藿香、栀子、淡豆豉（后入）、黄连、菖蒲、佩兰各 9g，厚朴、法半夏、茯苓、连翘各 12g，薏苡仁 15g。3 剂。水煎，日服 1 剂。

二诊：药后微汗出，热退身凉。转子夜 1 时许发热至凌晨退，体温徘徊在 37.2~38℃，头痛已除，胃口见开，饮食量增，小便清长，大便通畅。舌质红，舌苔退薄仍黄腻，脉右濡左微弦。此乃湿热之邪郁伏膜原未彻底开达，仍循上方加减如下：藿香、栀子、黄芩、草果、柴胡各 9g，厚朴、黄连各 6g，法半夏、茯苓、白茅根各 12g，薏苡仁 15g。3 剂。日服 1 剂。

11 月 7 日晚来电话诉：热退净，饮食基本恢复，已上班。嘱用薏苡仁、莲子各适量调理。2 周后来舍告知已痊愈，舌正常。

按语：伏暑，历代医家认为夏日摄生不慎，感受暑邪未即发病，延至深秋霜降或立冬节气前后，复感当令之邪而诱发。所以古人认为本病系伏气温病，前贤认为伏暑越晚发，病情越重，如吴鞠通云："霜未降而发者少轻，霜既降而发者则重，冬日发者尤重。"本案病发近于立冬，故见证较重，延至 2 旬，持续高热 3 日，邪热有蒙蔽包络之虞，故用藿朴夏苓汤清暑化湿，循前贤之"治暑者须知其夹湿为多"而治。栀豉清热除烦，解胸脘痞闷、虚烦不眠、湿热秽浊、邪阻郁伏膜原，故二诊中加柴、芩、草果增其疏转少阳枢机，开达膜原门户，配黄连、连翘、薏苡仁、白茅根清热利湿，使邪从水道而出。

二、哮喘

案例 1

林某，女，13 岁，学生，1986 年 7 月 19 日初诊。

主诉：哮喘反复发作 11 年。

病史：患者缘于 2 岁时感冒而发生哮喘，此后一年四季都会发作，以冬季、秋冬之交及寒温变化时为甚。多为急性发作，表现为呼吸急促伴有喉间鸣响。发作后可在数分钟内缓解，严重时可持续 1~2h。痰不多，色白。经多方诊治，叠用中药、西药、单方、验方、食疗等治疗，时愈时作，时轻时重。发作严重时影响饮食与睡眠，缓解期尚好，二便正常。

查体：神清形瘦，营养、发育较差，稍有驼背，面色不华，无畏冷、发热。胸部对称，肺部听诊右肺中上可闻及高音调哮鸣音，余正常。心率 88 次 / 分，律齐，各瓣膜区未闻及病理性杂音。舌淡，苔薄白，脉滑近数。

辨证：肺、脾、肾三脏俱虚，痰邪内阻。

治则：温肺健中暖肾，祛湿化痰。

取穴：大椎、肺俞、膏肓俞穴。

操作：取姜片 5 片，分别置于各穴上再用艾绒捻成底径约 3cm 的圆锥形艾炷，置于姜片上点燃，待艾炷自然燃尽为止。如灼烫可移开须臾再灸，尽量避免起泡。每周 1 次，反复 3 周为 1 个疗程。经治疗 3 次，随访已 20 个月，均稳定，且小孩已经发育，体质、体形判若两人。

按语：哮喘为常见病、多发病。小孩发病多与素体有关，一旦感受四时邪气，每易感而即发。久则肺失宣降，宗气虚衰，导致脾肾亦虚。治疗以温肺健中暖肾为法，取诸阳之会督脉经上的大椎穴、肺脏之背俞穴肺俞和具有健中强肾的膏肓穴，在辛温之老姜片上置大温大热且具有温经散寒走十二经之艾绒灸之，共奏驱寒温肺、健中暖肾的作用。用本法治疗小孩哮喘约数例，疗效较好，有此体会：在小孩发育前施灸最好，可以取得显著效果。

案例 2

俞某，男，67 岁，退休干部，1987 年 10 月 23 日初诊。

主诉：咳嗽、喘息数年，加重 9 日。

病史：宿有咳喘痰疾，新感寒邪，咳喘复发，自服常备"痰咳净、海珠喘息定片、氨茶碱、四环素片"等无效，咳喘益甚。10 月 14 日被送往当地医院，按"哮喘"治疗。经静脉给"激素、氨茶碱、抗生素、10% 葡萄糖水"等治疗 3 日，咳嗽已除，变哮喘为持续状态，日夜不息。18 日转县医院住急危特护病房，经检查诊为"哮喘持续状态"，给"激素、氨茶碱、维生素、抗生素（加量）、10% 葡萄糖水、10% 碳酸氢钠"等治疗，每隔 4h 把"氨茶碱"0.1g 加入 50% 葡萄糖水 40ml 静脉推注，低流量持续输氧。至 21 日哮喘仍无缓解。患者自 18 日以来由兴奋发展为极度烦躁，不能坐卧，日夜由陪伴人扶撑双侧腋下过时度日。

查体：精神烦躁，哮喘息粗，痰鸣音小，口唇干裂，咽喉燥，声音嘶哑，几乎听不清发音，每隔数秒钟用棉签蘸淡盐水以润之。心率 95 次 / 分，心音强弱不等，律不齐。呼吸 22 次 / 分，呈明显三凹征。患者极度痛苦，要求安乐死。22 日间断给"异丙肾上腺素"蒸汽喷吸，哮喘声音稍减。但因体力过耗极度兴奋，时有谵语。于 22 日查心电图示心律不齐，有部分心肌供血不足，表现为呼吸喘息气促，张口抬肩，呼多吸少。患者失去理智，输液管、输氧管多次被拔除，不自主动作加频，有自汗，大小便失禁2日。家属要求出院，出院前给强心剂、呼吸兴奋剂各肌内注射1次。回家的当晚哮喘诸证依旧，无法给任何药物治疗。23日凌晨突想针灸试治。

辨证： 肺肾两虚，心阳欲脱。

治则： 益气定喘，纳气回阳。

取穴： 定喘、翳风穴。

操作： 定喘穴用消旋山莨菪碱注射液10mg作穴位注射0.5ml，翳风穴用地西泮10mg穴位注射0.5ml，双侧皆用。约20min后哮喘大减，患者安定，并能安卧。再给口服鲜竹沥汁1支，安宫牛黄丸半粒（重庆产），随之能安睡6h。午后14时许，按上穴如法治疗1次，继续安卧。15时许给鲜竹沥汁1支，安宫牛黄丸半粒。晚间继续好转，神清，诉口渴身痛，再给鲜竹沥汁1支兑淡糖盐水口服约200ml。夜间频给少量流质。

24日晨排稀便1次，改鱼际穴注射消旋山莨菪碱0.3ml，定喘穴注射庆大霉素2万U，并服中药方：蜜麻黄5g，苦杏仁10g，生石膏（先煎）30g，赤茯苓10g，五味子10g，制胆星10g，川贝粉（分冲）10g，紫苏子（布包）15g，细辛2g，葶苈子（布包）25g，全瓜蒌15g，鲜竹沥汁1支。日1剂，分2次服。

25日哮喘平息，病情稳定，口服补液，日进量约3000ml，出量约2000ml。继续针灸、中药、食疗调理1周，逐渐康复。至今3年，慎调养，勤护理，基本稳定。

按语： 本案属哮喘重症，西医诊为哮喘持续状态并发精神症状，若持续不解，可发生亡阳虚脱。《临证指南医案·喘》云："在肺为实，在肾为虚。"本例见证在肺有邪气宿伏，痰涎浮涌，壅阻于内，哮喘声粗，上气促急之实证；在肾有喘息促气，呼多吸少，汗出如珠，张口抬肩，二便失禁，谵语之肾虚阳衰欲脱之重症表现。经中西药特护抢救治疗持续1周无效，反并发精神症状。后用针灸定喘施治，在定喘穴注射有抗胆碱作用的山莨菪碱，在翳风穴注射具有安神定志作用的地西泮。20min后获得意外显效，使患者能歇息安睡了6h，此乃病情转愈之关键。后经中药、针灸配合调理而获病愈。

案例3

邓某，女，81岁，老红军，1991年3月10日初诊。

主诉： 反复咳喘10余年，哮喘加剧5个月。

病史： 10余年前体弱邪盛，咳喘发作。随后每年于寒冷之季反复发作，先咳后喘，经当地医院治疗，都能稳定一段时间，诊断为"慢性支气管炎、肺气肿"。有时病情发作不定，拿药在家服用；有时严重则住院治疗，这样时轻时重，反复发作已10余年了。去年深秋不胜气候突寒，感邪后咳喘加剧，住北京某医院诊断为"慢性支气管炎伴肺气肿"，经治疗好转出院。3月8日南下住温泉宾馆，有关部门通知福建中医学院组成二人治疗小组，10日开始前往诊治。诉证如上，动辄气促而喘，喉间有痰声，早晚咳有痰稀黏，不易咳出，胸闷气憋，肩酸背痛，腰部以下无力，肢体酸楚。饮食量少，二便通调。有慢性支气管炎、肺气肿、陈旧性肺结核（已钙化）、冠状动脉粥样硬化性心脏病（冠心病）、动脉硬化、第二腰椎陈旧性压缩性骨折、左股骨陈旧性骨折、老年性白内障等病史。

查体： 神清，面色不华，桶状胸，有呼吸三凹征但不严重，双肺闻及哮鸣音，无干湿性啰音。心脏听诊主动脉瓣听诊区第二心音强度大于肺动脉瓣听诊区第二心音强度（A2 ＞ P2），律齐，率稍快，80 次 / 分。腹软平，腹壁松，第 2、3 腰椎压痛。舌淡暗，苔厚腻，脉弦尺弱。

辨证： 虚证，肺、脾、肾俱虚，湿痰上阻肺部气机失宣。

治则： 急则宣肺理气、化痰定喘，缓则补脾肾、健中化痰纳气。

取穴： 大椎、定喘、肺俞、脾俞、肾俞、足三里、丰隆、风门、内关穴。

操作： 常规消毒，取 1.5 寸毫针得气后用补法，留针半小时，隔 10min 行针 1 次，灸、针后加火罐、点穴、按摩。于每日下午 3~4 点治疗 1 次。配服中药，处方：蜜麻黄 5g，杏仁、射干、蜜紫菀、款冬花、法半夏、盐陈皮、紫苏子各 10g，莱菔子 15g，五味子 6g，生姜 3 片，另蛤蚧 1 对，大枣 5 枚，另炖药汤兑服。

10 日后哮喘基本消失，胸闷背痛已除，饮食量增，改用如下中药处方：生黄芪、淮山、茯苓各 15g，党参、薏苡仁各 20g，白术、枸杞、狗脊、当归、杜仲、桂枝、巴戟天各 10g，制附子 6g，口服分 3 次，每日 1 剂。针灸、按摩治疗如上法。

经 3 个月零 8 日的治疗，哮喘已除，腰背活络，能在本地名胜游览。于 1991 年在榕过了建党生日后回京。1993 年笔者从电视节目中见其精神、气色颇好，讲话流畅连续，颇显中气有足。

按语： 本案患者系革命老红军，长征中历尽千辛万苦，体质虚弱，而哮喘多年来更伤肺、脾、肾等脏腑之气。经 301 医院、首都医院等检诊有 11 种疾病，其中一半以上是由于当年为革命事业而罹患遗留下来的，以致五脏六腑气血日有减衰。尤其哮喘，每于气候寒冷、邪气侵袭则发生。因本次历时较长，希望改变环境到比较温暖的南方来能减轻症状。通过 1 周会诊 1 次，确定基本治疗原则，制订较为具体的治疗方案，结合病情辨证施治，如在急则治标，标症缓解则抓紧扶正治本，而在培本中如有标急则又复祛邪。全过程严谨细致，既因标邪特点而祛邪，又循本质特殊而扶正本；同时尽量贴近患者的情志，服务周到，有利于病体的康复。

三、胃痛

林某，男，30 岁，1988 年 6 月 8 日初诊。

主诉： 胃痛 2 个月，加重 2 周。

病史：诉心窝部饥饿性疼痛 2 个月，加剧 2 周，伴有嗳气、反酸。经用温中散寒、消导和中诸法治疗未效，易诊针灸。诉饥时痛作，入夜尤甚，喜按，得食痛减；近 2 周遇冷痛甚，口泛清涎，纳减，四肢不温，大便先硬后溏，如水样，小便正常。

查体：腹平软，心窝部压痛明显，无反跳痛，足三里穴压痛明显，舌紫，苔薄浊，脉滑。

辨证：中焦虚寒，痰湿内阻，通降失司，疼痛内作。

治则：温中散寒，健脾和胃。

取穴：上脘、中脘、足三里、公孙穴。

操作：上午取上脘、足三里穴，下午取中脘、公孙穴，日 2 次。除公孙穴用毫针行补法外，其余各穴针补法后加隔姜片艾灸 2 壮。3 日后疼痛消除能进软食。改针灸，日 1 次，继续好转，饮食量增加，四肢温暖。10 日后改自灸，隔日 1 次。兼服中药，处方：炙黄芪 15g，炒白术 10g，良姜 5g，桂枝 10g，潞党参 15g，法半夏 10g，陈皮 5g，缩砂仁（后入）5g，制附子 5g，小茴香 3g。5 剂。

1 个月后针药俱停，钡餐示十二指肠溃疡已愈合。至今 15 个月，饮食如常，未有复发。

按语：本病系常见多发病，治法颇多，但常有反复，时轻时重，时愈时作。针灸足三里、上脘、中脘诸穴既属近远取穴相配，又足三里穴属胃之下合穴。现代研究表明，针刺溃疡病患者的足三里等穴时，可使胃酸减少，或使胃酸的总酸度和游离酸趋向正常。此外，针刺足三里等穴，还能加速肉芽组织的形成，增强细胞的修复、再生及瘢痕化过程，增强机体的免疫力。结合辨证施以中药，取得病理上的愈合。本法治疗虚寒型胃、十二指肠溃疡 20 余例，均获较好疗效。

四、胃出血

林某，男，45 岁，技术员，1995 年 3 月 4 日初诊。

主诉：胃痛反复发作 2 年余，吐血 2 次。

病史：缘于 1993 年初与友人聚餐饮酒，随后感觉心窝部饥饿性闷痛，进食后缓解。随着时间的推移，隐痛发作频率增加，未饮酒时，闷痛亦常有发生，严重时则来诊，处以中药补中健脾、疏肝益气等治疗症状能缓解。劝其戒酒，但常因盛情难却。忽于 1995 年 3 月 4 日晚空腹豪饮高度五粮液后呕吐，连续 2 次吐出血性胃内容物数百毫升，电话急诊。

查体：酒气扑鼻，面色苍白，和衣侧卧，问而不答。腹软，压之不痛，足三里穴压痛明显。舌暗红，苔厚浊，脉沉缓。

辨证：中虚湿阻，酒醇毒气冲伤胃络。

治则：健中化湿，急则治标。

取穴：足三里、中脘、内关穴。

操作：常规消毒，取 2 寸毫针得气后留针 20min，并用白开水送服云南白药胶囊 3

粒。嘱其该胶囊每次 2 粒，每日 3 次，续服 1 周后，改归脾丸再服 2 瓶。

按语： 若胃腑有慢性病变者，在饮高度酒或量多后，常见有出血，而未被发现的胃出血者亦未必不加重。本例病因明确，已有多次出血。本次吐血量多而精神紧张，应诊时虽腹软无压痛，但足三里穴反应明显。故急则治标，先取胃经下合穴足三里、八脉交会穴、手厥阴心包经络穴内关和腑会中脘穴以通调腑气、通经活络止血，加口服云南白药胶囊，出血即刻得止。再连服 1 周以巩固疗效。历次自知所病之因，所害之大，告诫其戒酒。随访 3 年，未再发生明显类似异常。

五、中风诱发顽固性呃逆

王某，男，61 岁，1986 年 5 月 10 日初诊。

主诉： 左侧肢体无力 3 日，伴呃逆。

病史： 突发头痛，伴有恶心呕吐，继则意识呆滞，小便失禁，左侧肢体无力 3 日，于 1986 年 5 月 10 日拟"脑血管意外"收住神经科病房。查体：意识不清，血压 150/100mmHg，呼吸 22 次 / 分，心率 92 次 / 分。神经科检查：眼底动脉与静脉的管径比例（A：V）＝ 1：3，眼底潮红，视乳头边界清晰，未见明显斑片状出血。左鼻唇沟浅，伸舌偏左，左上下肢轻度萎缩，肌张力亢进，近端肌力 2~3 级，远端 0 级，浅感觉、反射迟钝，腱反射左（++）、右（++），左卡达尔氏征阳性。实验室检查：白细胞 15.6×10^9/L，血小板 138×10^9/L，血红蛋白 110g/L，脑脊液：压力 1.44Ka，白色无凝块，蛋白（+++），定量 1600mg/L，糖 1~5 管（+），白细胞 272×10^6/L，红细胞 10×10^6/L，分类多核细胞比例 0.74、单核细胞比例 0.26、氯化物 204mol/L，总胆固醇 6.2mol/L，甘油三酯 0.79mol/L，高密度脂蛋白 0.7g/L。遂按"复发性蛛网膜下隙出血"给予止血剂、镇静剂脱水剂、激素等治疗，病情好转。自 5 月 12 日开始持续性打呃 4 日整，影响治疗。曾给地西泮 10mg 肌内注射，每日 3 次；甲氧氯普胺注射液 2ml，每日 4 次，仍未缓解。16 日请有关科室会诊，建议行双膈神经封闭术，但因颅内出血者行此术要慎重而暂辍，改请针灸治疗。

查体： 神疲，消瘦，呃声频作，脉沉细无力，舌诊不合作。察右耳神门区有一色泽暗晦小丘点，左耳膈区有小隆起，压之变色。

辨证： 胃失和降，上逆作呃。

治则： 降逆和胃止呃。

取穴： 耳穴膈、神门穴。

操作： 严格消毒该区，取 1ml 注射器配小号针头抽吸甲氧氯普胺注射液 1ml，于以上穴区（单侧）各注入 0.1ml。观察 20min 后呃逆锐减，患者安睡 6h。再于异侧上述耳穴重复注射 1 次，以巩固疗效。

按语： 甲氧氯普胺注射液具有抗呕吐和改善胃功能的作用，常用于呃逆，每与地西泮配伍，本例曾每日 3~4 次配合给药未效。改用耳穴小剂量穴位注射，1 次获效。

耳穴神门有宁心安神作用,膈区是临床治疗呃逆有效穴位。由此可见,采用甲氧氯普胺注射液耳穴给药,可获相得益彰之效。笔者曾治多例胃肠吻合术后诱发呃逆,均获良效。

六、噎膈

林某,女,61岁,农民,1985年12月25日初诊。

主诉:进食困难伴呕吐4月余,加重1个月。

病史:4个月前进米饭、馍片时有阻塞感,近1个月来半流质食物也难进,常伴呕吐黏液。诊时已2日滴水未进,全靠静脉输液维持生机。经某县级医院钡餐透视诊为"食管下段近贲门癌梗阻",患者拒绝手术而来就诊。

查体:形瘦,舌暗,苔薄腻,脉沉细。

辨证:癥瘕聚结,发为噎膈。

治则:化痰辟浊,软坚散结,宽胸利膈。

取穴:天突、膻中、内关、足三里、中脘、公孙穴。

操作:天突穴进针后改变针尖方向呈30度角进针约0.8寸,得气后留针30min;膻中、内关穴得气后针感向胸部传导。出针后,患者即可咽食赤肉汤约100ml。3次后改庆大霉素与山莨菪碱行上述穴位注射,10次后能进半流质食物。以后按上法隔1周穴位注射1次,11个月又10日后因患恶病质而死亡。

按语:用针灸辅助治疗食管癌,缓解梗阻,能改善营养状况,为化疗或延长生命提供条件,对改变其精神状态起着重要作用。

七、急性食管炎

余某,男,48岁,干部,1984年2月2日初诊。

主诉:胸骨后咽食疼痛1周。

病史:1周前吃油炸热食突感胸骨后一阵刺痛,立即停食。不多时,复感一阵灼刺痛后随之吐出一口鲜红血液,挟有食物,即请所在地医生出诊,根据病史诊断为"急性食管炎",建议送医院检查。因新鲜出血灶不宜行X线摄片,给抗炎、止痛、补液治疗,5日来未见效,进食疼痛,以静脉输液支持生机。改邀笔者出诊。时诉进流质痛苦,呈痛苦面容,轻度脱水外观,面暗红,舌红,苔薄黄,脉弦近数。X线钡餐示急性食管炎,输液抗炎等治疗已7日。

辨证:燥热壅灼食管,脉络损伤。

治则:清润疏导,理气通络止痛。

取穴:肺俞、膈俞、膻中穴。

操作:常规消毒,取毫针用泻法,每隔5min行针1次。30min后出针,试饮水,吞咽通过时胸骨后疼痛消失,通过顺利。如法治疗5次,饮食谨慎调理,痊愈。

按语：急性食管炎症状表现与"胸痛""噎膈"所述相近。本案缘由饮食燥烈不慎，暴食燥热辛辣硬物或吞咽过速，以致邪热灼伤食管脉络。正如《济生方·噎膈》云："寒温失宜，食饮乖度而致血气灼耗，脉络损伤。"因此出现吞咽胸痛、饮食困难，甚则口吐鲜血，挟有食物，可资鉴别。本病用药物固然可治，但因急性疼痛吞咽直接再损病灶，以致病程迁延，轻则十余日，重则数十日，患者甚为痛苦。采用针刺既能镇痛，又能疏通脉络，取肺俞、膈俞穴为足太阳膀胱经在背部俞穴，分别位于第3、第7胸椎棘突下，后正中线旁开1.5寸，前邻食管，具有宽胸利膈、调理胸膺上下气机的作用。《针灸大成·卷六》载肺俞穴主治"食后吐水，时如结胸，下痞硬者"，膈俞穴主治"吐食翻胃，食饮不下，食则心痛"，膻中穴位于两乳间陷中，"气会膻中"，主治噫气、不下食、胸中如寒、心胸痛（《针灸大成·卷七》）。三穴共臻理气宽胸、疏通食管脉络、止痛之效。笔者曾以本组腧穴治疗多例食管炎和食管癌难于切除者，均获减轻阻梗痛苦症状之效。

八、纳呆

王某，女，62岁，离休老干部，1986年7月初诊。

主诉：纳呆、畏食、脘腹满闷不适、消瘦3个月。

病史：患者于1985年12月就诊某医院内科，经胃镜检查诊为"慢性浅表性胃炎"，服"复方氢氧化铝、贝那替嗪、食母生、谷维素"等未见明显好转。日进食量不足100g，体重从70kg降至48kg。于1986年7月25日经某医院神经科改诊为"神经性厌食症"，给"多虑平、谷维素、吡拉西坦片"等治疗2周，亦未见好转。改邀陈以教教授诊治。

查体：患者面色不华，神疲，诉苦喋喋不休，声音低弱，日夜胡思乱想，痛苦不堪，莫可名状，无法自制，厌食，舌淡，苔薄白，脉沉缓无力。

辨证：思虑太甚，劳伤心脾，脾失运化则纳呆。

治则：健运中焦，佐以安神。

取穴：中脘、足三里、百会穴。

操作：采用烧山火法，得气后，患者诉腹中先有一阵紧缩感，后呈灼热感。足三里穴行补法，百会穴针后加灸。针3次后脘腹胀满得减，并有食欲，每日能进半流质稀食150~250g。再针2次进一步好转。后改归脾丸日服2次，早晚各10g。1个月后诸症消除。4个月后饮食恢复如前，体重达70kg，起居活动正常。

按语：神经性厌食症，古代医籍未有此名，属纳呆，乃脾失运化所致。该患者年逾六旬，精力渐退，多思忧虑，伤及心脾，遂致阳明胃腑不主受纳，肠腑化生转输失司，以致纳呆形瘦、脘闷等。陈教授选胃腑之会募穴中脘穴，配以下合穴足三里穴，施用烧山火法，起振奋中焦脾胃之作用，再配诸阳之会的百会穴，穴在巅顶，元神所在，针后加灸，共振一身之阳。辨证准确，施术得当，应效显著。

九、泄泻

案例1

林某，男，30岁，1989年7月18日初诊。

主诉：便泻，先水样后溏已6个月。

病史：今年春节遇冷，饮食失调，而致便溏，日3~4次，甚则5~6次。经当地中、西医院检查，粪常规示"脂肪球（++）"，余无明显异常发现，钡剂灌肠诊断为"慢性结肠炎"。服中西药2月余，均未见效。来诊时晨起便泻3次，均为水样，便后肛门不爽，有灼痛感。但发病以来饮食未见明显改变，唯感四肢疲乏无力。

查体：腹部软，未扪及包块，无明显压痛、反跳痛，叩诊音正常，舌紫，苔薄白，有津，脉濡近数。

辨证：肠腑失调，湿热下迫。投葛根芩连汤加减2剂，药后诉症反加重，日泻5~6次，肠鸣，纳减。察舌脉如恒。证属久病正虚，易感寒邪。因患者久服中药无效，要求针灸治疗。

治则：温中散寒。

取穴：神阙、天枢穴。

操作：神阙穴隔姜灸2壮，天枢双穴先针后灸。翌日欣喜若狂来告，今晨安睡至7点起床，至今未便，要求再如法治疗。后治疗3次痊愈。因在外地工作，嘱口服乌梅丸以巩固疗效。赴岗后1个月来函告大便复常，体力增强。

按语：患者系春节感寒、饮食失调所致的泻泄，经服中药数10剂未效，首剂中药未得病机反而加重病情。二诊细辨乃虚寒之证，改温灸神阙、天枢二穴，2次获效。《针灸大成》曰，"天枢，乃大肠之募。主泄泻，冬月感寒泄痢"，"神阙，当脐中。主腹中虚冷，泄痢不止"。证治一贯，取穴精专，收效亦捷。

案例2

赖某，女，55岁，1992年8月25日初诊。

主诉：腹痛、泄泻2日。

病史：于前日午餐饮食生冷不洁，夜间突发腹痛、泄泻，泻前痛剧，泻后痛减。是夜急诊入某院，后取药回家服（具体不详）。翌晨仍泄2次，呈水样，无里急后重，无寒热。口乏味不干，纳食呆减，脘不适，欲呕。

查体：神疲，轻度脱水外观，肠鸣音活跃，舌淡，苔薄白，脉缓。

辨证：证系饮食生冷，肠胃乃伤。

治则：温中化湿，理气止痛。

处方：藿香、白芷、盐陈皮、法半夏、白芍各9g，防风、佩兰、白蔻仁（白豆蔻）（后入）、木香（后入）各6g，茯苓15g，甘草3g。1剂。

复诊电话告知：服药后腹痛、泄泻即止，晚餐胃口见开。嘱于上方去佩兰、防风、木香加淮山、白术各 9g。再服 1 剂，来电告痊愈。

按语：本例系腹痛、泄泻兼作。腹痛位于中焦，其病因非一，辨证审证求因，务分标本缓急、寒热虚实。泄泻病位主要在脾胃和大、小肠。病因分为外感和内伤，外感病因为寒、湿、生冷、暑、热邪气，内伤病因为郁结、宿食、肥甘积滞。本患者因饮食生冷不洁之品，乃伤胃、大肠、小肠，致脾失健运、胃失腐熟、肠失分清别浊，一时水食相杂，清浊不分，并乱下而泄泻急迫。故宜温中化湿、理气止痛。方取藿香正气散与痛泻要方加减，藿香、白芷、陈皮、法半夏、茯苓、佩兰、白蔻仁等健脾温中化湿，陈皮、白芍、甘草、防风、木香等理气止痛。古曰"无湿不成泻"，本治法以温中化湿为主，泻止痛亦除，肠胃气机调顺，则饮食胃口见开，脾胃功能得以及时恢复。

十、腹痛

陈某，女，81 岁，1993 年 3 月 8 日初诊。

主诉：突发腹痛，泄泻水样 3 次。

病史：患者于 3 月 7 日晚饮食不洁，下半夜突发腹痛肠鸣，腹泄水样便 3 次。不愿上医院，自服西药（不详），泄泻症状有减。腹痛依然邀诊。诉证如上，无呕吐，口干。

查体：血压 105/68mmHg，脉搏 75 次 / 分，呼吸 18 次 / 分。神疲体倦，面色晦暗，肢冷，轻度脱水外观，口唇干，肺部听诊无异常，心律不齐、心率 75 次 / 分，房性期前收缩，主动脉听诊区第二心音强度大于肺动脉瓣听诊区第二心音强度。腹软，肠胀气，叩之鼓音，肠鸣音活跃，无气过水音，心窝部压痛明显，肝脾无异常，双下肢轻度凹陷性水肿。舌质淡红，苔薄白，中间腻，脉沉结代。

辨证：年高体弱，饮食不洁，乃伤肠胃为腹痛；清浊不分，并走大肠，发为泄泻。

治则：健中和胃，消食化滞，理气止痛。

取穴：足三里、中脘穴。

操作：常规消毒，取毫针行补法，得气后留针 10min，加温灸。配服中药，处方：党参、山楂肉各 15g，炒白术、鸡内金、乌药、茯苓各 10g，麦冬、桂枝、谷芽、麦芽、木香各 6g，五味子、干姜各 3g。2 剂。

针后腹痛除，药服 2 剂后能进食，第 3 日体力已恢复，并能帮做家务。

按语：耄耋之年，虽患有高血压、冠心病（急诊当日测血压不高，反低），但胃肠素较健康。平素节俭，因进食隔餐回锅饭菜而停滞中焦、运化失司，不通而痛，泄泻 3 次，年高体弱，不堪痛苦。急取足三里、中脘穴针灸以理气通经活络，和降腑气以止痛。再用中药党参、麦冬、五味子益气生脉和营，配山楂之酸甘化阴，助鸡内金、谷芽、麦芽、木香、茯苓健脾消食化滞，乌药、木香、干姜、桂枝温中散寒、理气止痛，辅佐生脉散益心阳、除水湿。本例与后例赖氏同属腹痛泄泻，急性而发，而后例年纪较轻且无心脏胸阳气机失调，故本例用药标本兼顾，既要及时除痛，又需同时扶正固本。

十一、单纯性肥胖

高某，女，28 岁，某公司炊事员，1987 年 4 月 15 日来诊。

主诉： 肥胖已 4 年，加剧 1 年。

病史： 自 1983 年 3 月分娩后肥胖 3 个月，上班后渐趋正常，半年许又逐渐肥胖，近 1 年来体重增加迅速，行动不便。经某省级医院检查诊为"单纯性肥胖"。动辄气促，心慌易汗，纳减多睡，肢体臃肿，大便稀溏，小便次数多量少，但化验多次示正常。

查体： 全身肥胖，尤以腹部为甚。舌质淡，边有齿印，苔薄腻，脉沉有力。按压颜面、四肢，无凹陷反应。测身高 156cm，体重 78kg，腰围 90cm。心率 80 次 / 分，律齐，血压 135/90mmHg。

辨证： 脾虚湿阻证。

治则： 健脾利湿。

取穴： 列缺、曲池、阴陵泉、三阴交、足三里穴。

操作： 以上各穴均采用平补平泻法，每日 1 次，得气后留针 20min，其间行针 2 次。耳穴分肺、脾、三焦与肝、肾、内分泌两组，每组用胶布贴压王不留行籽于穴上 4~5 日，每日自己揿压 3~5 次，有饥饿感时及睡前必按，每次约 5min。梅花针叩打肺俞、膈俞、脾俞、三焦俞穴，以皮肤发红微出血为度，每日 1 次。如法治疗 1 个月后，体重减为 69kg、腰围 75cm，血压 125/80mmHg，其他症状基本消失。嘱带艾条自灸足三里、中脘、气海穴，坚持每晚 1 次，以巩固疗效。

按语： 肥胖患者，脉症合参，多属中医脾虚湿困，水不化津，谷化成浊，痰浊内生，阻滞经络，气机不畅而变生他症。故《素问·至真要大论》曰"诸湿肿满，皆属于脾"，且与肺、肾、三焦、膀胱亦有密切关系。因此，手太阴肺经的列缺穴、阳明合穴曲池穴，可宣肺通调水之上源；助足太阴脾经之合穴阴陵泉穴、足三阴交会穴三阴交穴、足阳明胃经下合穴足三里穴以及脾俞、膈俞、三焦俞穴，健脾利湿，化水谷为精微；上、中、下三焦通调，经络舒畅，则水湿痰浊得除；耳针、梅花针合用，协同提高体内代谢、分泌、排泄功能，以增强扶正祛邪之效。治病求本，主症既除，兼症亦消。

十二、胁痛

高某，女，35 岁，农民，1990 年 7 月 31 日初诊。

主诉： 反复胁痛 4 年，加重 1 年。

病史： 患者 4 年前右上腹突发剧痛，诊为"胆道蛔虫病"而治愈。1 年前右胁肋部胀闷隐痛，常伴有畏冷发热，口苦，或欲呕，饮食欠佳，神疲乏力。痛甚时用西药（具体不详）治疗，痛止而愈。反复发作。大便时结不畅，小便黄赤。

查体：面色不华，巩膜黄染，口唇暗，神疲。心肺无异常，肝脾未扪及，墨菲征阳性，肝区叩击钝痛，腹软平，未扪及包块，无压痛、反跳痛。舌质暗，苔薄黄，脉沉细。

B超示胆总管轻度扩张、胆道炎症、胆总管结石（大小约2.6cm×1.6cm×1.6cm）。

辨证：肝胆郁阻，气滞血瘀。

治则：疏通肝胆，理气化瘀。

取穴：日月、期门、至阳、胆囊穴。

操作：按常规消毒，日月、期门穴用28号3寸毫针行透针法，得气后以快频捻转0.5min。至阳、胆囊穴用28号1.5寸毫针行泻法，留针30min，间行针2~3次。并配合中药，处方：软柴胡、杭白芍、法半夏、黄芩、川楝子、鸡内金、大黄（后入）各10g，青皮、陈皮各5g，枳壳、炒栀子、金钱草各15g。3剂，日服1剂。

二诊：畏冷发热已除，疼痛减轻，小便较清，舌脉如上。患者同意总攻疗法。①取耳穴胰胆、肝、十二指肠、神门、内分泌，用王不留行籽消毒后以胶布贴压双耳穴位，嘱在疼痛时或口服中药后1h撳压耳穴王不留行籽30~50次。②中药处方：软柴胡8g，青皮、陈皮各5g，杭白芍、枳壳、川楝子、郁金、绵茵陈、麦芽、谷芽、鸡内金各10g，木香（后入）6g，四川金钱草15g。3剂，日服1剂，服药后1.5h左右口服10mg山莨菪碱。③猪蹄2个炖烂，于口服中药后约1h顿服。

三诊：隔1周后，诉疼痛不适全无，饮食倍增，精神大振。巩膜黄染已退，舌质转红润，苔薄少中间有剥，脉沉细。复查B超示①胆道胆囊慢性炎症；②胆囊内胆泥。上穴再行针灸1次，带上述处方的中药3剂以善其后。

按语：本病属中医学"胁痛""黄疸"范畴。如《灵枢·五邪篇》曰"邪在肝，则两胁中痛"，《素问·平人气象论篇》曰"目黄者，曰黄疸"，《景岳全书·胁痛》云"胁痛之病，本属肝胆二经"。日月、期门穴属肝胆二经布右胁肋之穴，透针法增强疏肝理气止痛之效。胆囊穴为经外奇穴，实验证明，针刺胆囊穴可增强胆囊及漏斗部环形括约肌的舒缩功能，促进胆囊内容物排出。耳穴胰胆、肝、内分泌、神门等用王不留行籽贴压，在适时撳压，配合中药排石汤、猪蹄（民间单验方）及山莨菪碱，均为取诸种方法协同作用于胆囊内压，促使结石排出。

十三、头痛

案例1

林某，男，33岁，农民，1989年7月20日初诊。

主诉：外伤致头痛20日，加重3日。

病史：20日前夜间解小便，朦胧中从无栏杆阳台上坠落，致头皮裂伤出血、颈部撞伤、左手前臂擦伤出血，即送当地医院行缝合止血等处理，术后头痛剧烈，伴有呕吐，转送当地县医院。X线摄片示"颅骨未见明显异常"，拟"右顶、颞部头皮裂伤（已缝合），右额头皮下血肿，颅内血肿待除"住骨科病房。经20日的脱水、镇痛、镇静等治疗，好转出院。回家 3 日，因理发冷水洗头后突发全头剧痛又 3 日来诊。诉全头剧痛难熬，口苦，无恶心呕吐，无视物异常改变及畏冷发热。痛剧时汗出多，发病以来，饮食正常，二便通调。

查体：痛苦面容，头扎布带，呻吟落泪，头皮裂伤已痊愈。右弦滑，舌边尖红，苔燥根黄，脉左弦劲。神经系统检查未见明显异常。

辨证：外伤血络，清阳不发，寒湿上受，壅阻清窍。

治则：活血通络，散寒胜湿，升阳开窍。

取穴：百会、角孙、率谷、太冲、足临泣穴，头针感觉区。

操作：百会穴先针后灸，角孙穴用 28 号 75mm 毫针透率谷穴，太冲双穴泻法，足临泣双穴泻法。感觉区双侧取下 3/5 用 30 号 40mm 毫针平刺，均留针 30min，每隔 10min 行捻转术 1 次。首次针后 1h 许，患者诉头痛大减，颈项软组织轻松感。每日 1 次，3 次后基本消失。为巩固疗效，改风池穴用维生素 B_1 100mg、维生素 B_{12} 500μg 混合行穴位注射，隔日 1 次，共 3 次。随访 6 个月无再发。

按语：头为诸阳之会，清阳升发则神健。今患者跌落致头部受损头皮出血，经缝合、止血治疗初愈，正气待复，复感水湿寒邪而突发剧痛。取诸阳脉之海督脉与足太阳之会的百会穴以振奋阳气，使清阳升发，则阴邪清除。《针灸大成》载"率谷主脑两角强痛"，角孙穴为手少阳三焦经上颈项与"手三阳经从手走颈"的主要经穴，且与足少阳胆经在头颅交会，有清脑明目、疏风活络止痛的作用。率谷穴透角孙穴为临床治头痛的经验特效穴。《灵枢·邪气脏腑》曰"有所堕坠，恶血留内……则伤肝"，故取肝之原穴太冲穴。太冲主治头痛，足临泣主枕部及颞部头痛，风池穴属手足少阳、阳维经脉之会穴，"主偏正头痛，痛不得回顾"。诸穴配合，共奏全功，为临床治全头痛之常用腧穴之选。

案例 2

林某，男，40 岁，工人，1987 年 5 月 24 日初诊。

主诉：头痛 20 余年。

病史：患者头痛经数家医院治疗，时休时作，或重或轻，以枕、额对应阵发性如针刺样疼痛为特点，痛剧时伴有耳鸣、欲呕。1986 年 12 月 2 日在某医院检查示脑电图无异常、脑血流图基本正常，经中药、西药和针灸治疗，均未见显效。于 1987 年 2 月 10 日转耳鼻喉科行"鼻中隔偏曲切除"，术后头痛未除。头痛每因感冒、疲劳、失眠而加重。外伤史记不清，否认脑炎、脑膜炎病史。饮食正常，二便通调。

查体：神清形瘦，头颅发育正常。右枕部叩击痛阳性，面色黧黑，甲状腺无异常，颈部软组织活动正常，头颅侧摆、前俯后仰角度正常，脑神经检查无异常，舌质晦暗，边有瘀斑如黄豆大，苔薄白，脉细涩。

辨证：久痛入络，瘀血头痛。

治则：通经活络止痛。

处方：①阿是、百会、太阳、角孙、风池穴。②头针感觉区、血管舒缩区。③耳穴神门、脑。④中药：生地黄、熟地黄、何首乌片、黄芪、丹参各15g，赤芍、白芍、川芎、地龙干、净桃仁各10g，红花、当归、粉葛根各6g。另每次取珍珠粉0.3g冲服。

操作：阿是、太阳、角孙穴及耳穴神门用圆利针点刺放血，3日1次。百会穴针后加灸，风池穴平补平泻法，得气向枕颞侧感传，如闪电样，留针30min，隔10min行针1次。感觉区取下2/5，与血管舒缩区同选28号50mm毫针，进针得气后留针3~6h，均每日1次。针3次后，疼痛明显减轻。针10次后头部轻松，基本不痛。休息5日后，再针10次，其间因疲劳小发作2次。第3疗程改隔日1次，太阳、角孙、阿是穴用毫针针刺。再10次疼痛消除，并稳定。后改耳穴王不留行籽贴压法，1周1次，穴同上。中药改补中益气丸，巩固2周。随访近3年，特观察舌边瘀斑已除，六脉缓细，安好。

按语：本案久痛入络，必伤元气。证见一派本虚脉络郁结瘀阻表现。《景岳全书·头痛》载："凡诊头痛者，当先审久暂……久病者，当重元气，此固其大纲也。久病而实者，又当因脉因证而详辨之，不可执也。"因此，治取阿是、太阳、角孙穴及耳穴神门点刺放血以泻其络瘀，属本虚标实之证。百会为三阳五会，针后加灸以补元府之气，头针感觉区、血管舒缩区为调和首府清阳之气。配以中药气血双补，祛瘀生新，以恢复元神之气，则疼痛得除。

案例3

陈某，女，50岁，干部。

主诉：巅顶头痛，伴胸胁胀闷欲呕、双上肢麻木2年余。

病史：患者于1987年3月20日入院。2年前屡因情绪激动或睡眠欠佳而发巅顶持续性胀痛，痛剧，伴有胸胁胀闷欲呕，烦躁，有时双眼畏光，甚则连及颈项不能转动，为此住过多家医院。入院后摄颈椎正侧位片示第5、6、7颈椎变形，前缘前突增生。诊断为"颈椎病综合征"，给予平肝潜阳、疏经活血中药及按摩治疗2个月后，转来针灸科。发病以来，饮食、二便正常，睡眠差，月经失调，将绝经。有"高血压"病史10年。

查体：神清，查体合作，心率72次/分，律齐，呼吸20次/分，血压160/86mmHg，情绪激动，甲状腺无异常，神经科检查无明显异常发现，眼科会诊示视网膜小血管痉挛，符合高血压变性。脑电图提示脑动脉硬化。舌质红，苔黄腻，脉沉细。

辨证：阴虚阳亢，痰热上扰神窍。

治则：滋阴潜阳，清热化痰。

处方：①体针风池、内关、太冲、行间、足三里、丰隆、太阳穴。②头针感觉区、血管舒缩区。③中药处方：光桃仁、川红花、当归尾、川芎、蔓荆子各6g，生地黄、制何首乌、丹参、莱菔子各15g，夏枯草、地龙干各10g，每日1剂。

操作： 5月25日开始取体穴2~3个，进针得气后留针30min，每10min捻转1次。头针感觉区与血管舒缩区交替，留针3h。10次后疼痛明显减轻，夜寐安，胸闷、烦躁、畏光皆除。停服中药，再做10次，基本稳定。复查脑电图基本正常。至6月30日痊愈出院，随访半年稳定。

按语： 经云"脑为髓之海"，主要依赖肝肾精血润养，脾胃水谷精微化清阳上充于脑。本案患者年届五旬，肾气虚衰，冲任经脉失调，又因肝失疏泄，郁而化热上扰清窍，且肝旺伐脾胃证著，精微不化，清阳不充，而发巅顶痛。《素问·五脏生成篇》载："头痛巅疾，下虚上实。"故治法宜滋水涵木而潜阳，清热健中化痰，取厥阴经穴为主，太冲、行间、内关穴既能疏肝潜阳泻上实，又能宽胸理气以健中。风池属胆经与阳维脉交会穴，与厥阴肝经相表里，潜泻肝阳之旺穴，《玉龙歌》云："偏正头风有两般，有无痰饮细推观，若然痰饮风池刺。"肝旺痰扰头痛泻足三里、丰隆穴，此两穴系足阳明胃经下合、络穴，为主治痰饮要穴。《针灸甲乙经》云"热病先头重额痛，先取三里""厥头痛，丰隆主之"。太阳穴为治头痛的经验有效穴，再配以头针感觉区、血管舒缩区以调和清阳经脉经气，为降血压治头痛的主要区，佐以中药增加补虚治本作用，以巩固疗效。随访多年，退休后健康开朗。

▌ 十四、颤证

李某，女，42岁，1989年7月11日初诊。

主诉： 头部不自主摇动半年。

病史： 缘于寒冬海中作业，不慎落水，致全身湿浸寒颤发抖，服姜汤后寒颤有除。1周后，突发阵发性头部摇摆，不能自主，尤以头偏转左侧为甚，劳累与饥饿时发作频繁。分别经两家医院检查无阳性发现，口服"谷维素、地西泮"并行针灸治疗未见显效。现症见神疲乏力，眩晕目涩，纳减，夜寐多梦，常有呓语，腰酸楚，带下多色白。

查体： 忧郁面容，气色不华，头部不停摆动，连及颈项，舌淡，苔薄白，脉沉缓，左侧偏弦细。

辨证： 寒湿外伤，劳作伤损脾胃，气血不足，筋脉失养，虚风内生。

治则： 健脾胃，补气血，润筋脉，息虚风。

取穴： 风池、天柱、内关、足三里、神门穴，头针取舞蹈震颤控制区。

操作： 诸穴得气后，留针20min，每隔5min行针1次，头针行震颤手法，3次后见效显著。因交通不便，改风池、天柱、翳风、印堂各取2穴，用维生素B_1、维生素B_{12}各1支混合穴位注射，每3日1次。5次后诸症悉除，饮食增加，体质恢复。随访半年，一切正常。

按语： 患者突发阵发性摇头症，病缘丧偶年余，悲哀忧愁，以致暗耗肝肾，经脉气血不足，筋脉失养，而致内风虚动。屋漏偏逢雨，劳作中意外落水，邪客于形而伤于肠胃。"夫邪之客于形也，必先客于皮毛，留而不去……入客于经脉，内连五脏，散于肠胃。"（《素问·缪刺论篇第六十三》）经曰："二阳之病，发心脾，不得隐曲。"治以调和心脾，疏肝经，畅五脏，主疏泄为主。神门、内关、风池穴具有宁心安神、疏肝理气、条达气机的作用；足三里穴健脾化生气血；天柱近取，"暴挛病眩……取天柱"（《灵枢·寒热病第二十一》）；同时与头针的舞蹈震颤控制区配合，收效显著。后加维生素 B_1、维生素 B_{12} 则补血生血，活血通任，取其"治风先治血，血行风自灭"之意。经治疗后，摇头症除，饮食增加，体质逐渐恢复。

十五、脑萎缩

案例 1

吴某，男，76 岁，福州离休干部，1994 年 10 月 2 日初诊。

主诉：走路不稳，声音嘶哑，构音不清 3 年余。

病史：患者近半年来因症状加重而摔倒 3 次，步态不稳加重，伴有进稀食呛咳。于 3~4 年前出现行动笨拙，走路不稳，开始以为关节疼，治疗后不见好转，并逐渐加重，发音有时含糊，声音嘶哑。经某省级医院系统检查，五官科无明显异常发现，CT 示脑沟回增宽，脑室、蚓部沟增宽。诊为"脑萎缩"，给"神经生长因子、脑活素、蛇毒素、吡拉西坦片"等治疗约 2 个月后，好转出院。不久因走路不稳而跌倒，除右侧肢体轻度无力外，无明显体征。经当地医院治疗好转，随后连续两次跌倒，幸无明显异常。现走路蹒跚，右侧下肢拖曳，有前倾步态，饮水与进流质时则呛咳，语言不清，大便 2~3 日通 1 次，干结，小便欠畅，排出时间长。体检示前列腺增生。

查体：神清，面部表情呆滞，面容迟钝，反应差，举止较幼稚，构音不清，无爆破音。指鼻试验无异常，轮复交替试验笨拙，跟膝胫试验阳性，步态蹒跚，碎步，病理反射无异常。舌质暗红，苔黄薄，根浊微黄，脉弦沉细。

辨证：肝肾阴虚，虚阳亢动。

治则：补肝肾，填髓海，通经活络，益阴潜阳。

取穴：百会、四神聪、风池、风府、肾俞、委中、阳陵泉、足三里、照海、申脉穴，头针平衡区。

操作：将上穴分两组交替应用，常规消毒，取 30 号 40mm 毫针，百会穴平刺，风府、风池穴行针得气，其余穴位可用补法。每日或隔日 1 次，12 次为 1 个疗程。配中药，处方：生黄芪 30g，当归、川芎、桃仁、地龙干各 9g，红花、菖蒲、远志、全蝎各 6g，火麻仁 20g，大黄 10g，丹参 15g。日服 1 剂。

针灸 5 次后，行走较稳，喜欢走路锻炼（原来怕走路跌倒），讲话转清晰，饮食不呛，大便得畅。因本病系老年性病变，按上法行针药治疗约 2 个月，步态较原来好转，敢于独自外出晨练。

案例 2

谢某，女，57 岁，晋江安海农民，1993 年 6 月 14 日初诊。

主诉：健忘 3 年，加剧伴行走不稳 1 年。

病史：患者近 3 年常发头晕，走路时有如踩棉花状，记忆力减退，近事极易遗忘。近 1 年来头晕加重，走路不稳，遗忘症更著，一日三餐皆记不清。于 1992 年 5 月到某省级医院神经内科经 CT 检查诊为"脑萎缩"，住院给"胞磷胆碱钠、盐酸氟桂利嗪胶囊、三维 B 片、吡拉西坦片、盐酸吡硫醇片"等治疗 1 个月，因不习惯而出院。出院后日见加重，走路蹒跚，神情呆滞。来接受针灸治疗时，因发病未进食，睡眠尚好，不爱讲话。

查体：神清，血压 110/70mmHg，脉搏 75 次 / 分，表情呆滞，步态蹒跚，计算力差，语言寡少，问话回答迟钝，语言欠清晰。眼底动脉较细小，反光增强，腱反射偏亢进，双下肢肌张力增强，病理征无异常，指鼻试验阳性，轮替动作笨拙，跟膝胫试验阳性。电解质钾偏低（3.0mmol/L），余无异常。脑血流图示脑动脉供血不足，CT 示脑沟脑池加宽、蚓部（小脑）脑沟加宽。形瘦，面色晦暗，舌质淡、体小，苔薄白前少薄偏红，脉沉细。

辨证：肝肾不足，髓海不充，阴虚阳亢。

治则：补肝肾，填脑髓，益阴潜阳。

取穴：百会、风府、风池、内关、合谷、太冲、足三里穴，头针晕听区、平衡区。

操作：常规消毒，百会穴每次必选，其余分成两组交替应用。风府穴快进针，注意深度与针下感应。得气后留针半小时，头部腧穴快频率（200 次 / 分）捻转 1~2min，每隔 10min1 次，隔日 1 次，10 次为 1 个疗程。配中药，处方：熟地黄、山药、肉苁蓉、淫羊藿、制何首乌、白术各 15g，山萸肉、麦冬、石斛、茯苓各 12g，天麻 10g，生龙骨（先煎）、生牡蛎（先煎）各 30g，甘草 3g。日服 1 剂，早晚饭前炖服。

五诊（6 月 21 日）：诉头晕减轻，步态稍稳，能上下梯，表情反应转佳。中药去生龙骨、生牡蛎、甘草，加仙茅、益智仁、珍珠粉等。

八诊（6 月 28 日）：继续好转，因不习惯于福州的炎热，带药回家。

1993 年 12 月与 1994 年 7 月分别两次随访，已能参加家务与田间劳动，情感、语言明显改善。

按语：脑萎缩多见于中老年人。临床表现有思维能力、记忆力、计算力减退，伴有头晕，行动笨拙，步态蹒跚，语言含糊不清，进稀食可有呛咳。检查：脑神经一般无明显异常体征。腱反射偶可对称性亢进，跟膝胫试验、指鼻试验、轮复交替试验多有阳性，或笨拙。患者经过西药治疗一段时间后症状减而复加，改中医针灸。本病辨证为肝脾肾虚，气血不足，髓海不充而空虚，阴虚阳亢。治法为补肝脾肾，填脑髓，益阴潜阳，佐以活血通窍。针灸取督脉、太阳经头部腧穴为主，肝、脾、肾经穴及头针晕听区、平衡区为辅，轮换选用。手法除头针与头部腧穴外，多用补法。配中药治法如上，常以左归饮合补阳还五汤或与解语汤加减。1 个疗程后语言、步态可得到改善，2~3 个疗程后思维、记忆力、计算力也能好转，语言步态进一步好转，但复查 CT、MRI 检查尚无明显改善。

十六、急性脑外伤后遗症

陈某，女，16 岁，学生，1992 年 4 月 30 日初诊。

主诉：左侧肢体伴面部瘫痪 1 个月。

病史：患者后脑部被撞冲伤后昏迷约 15min，左侧上下肢体及面部瘫痪 1 个月。

查体：神清，面色不华，左眼球突出，外侧眼裂下垂，眼眶上下边缘瘀血斑，左侧中枢性面瘫，左上臂近端肌力 2 级，远端 0 级，五指呈微屈状，指不动，不僵硬，左下肢肌力近端 3 级，远端 1 级，肌张力弱。左膝腱反射稍偏亢，余尚可。病理征未引出。CT 示右内囊区腔隙性梗死。舌质淡红，苔薄白，脉濡。

辨证：脑伤后遗偏瘫，气血瘀阻，经脉不通。

治则：健中补肝肾，调督脉，通经活络，选督脉、阳明、太阳经为主，少阳、少阴经为辅。

取穴：①头针运动区（右）、足运感区（双）。②体针哑门、曲池、合谷、通臂、少海、外关、肾俞、环中、委中、足三里、昆仑、悬钟、太冲、上解溪穴。③面瘫加地仓、颊车、翳风穴。

操作：将上穴分成 3 组。常规消毒后取 30 号 25~40mm 毫针，得气后留针半小时，每隔 10min 捻针 1 次，头针留针 3~6h。加强患侧肢体被动锻炼（指导其父母配合训练），并服中药，处方：生黄芪 18g，赤芍、白芍、制何首乌、丹参、熟地黄、白薇各 12g，当归尾、地龙干、桃仁、红花、柴胡、灵仙（威灵仙）各 6g，天麻 10g。日服 1 剂。

四诊（5 月 5 日）：其母诉，患儿已能于室内活动，左下肢抬腿不起，拖曳，腕关节、踝关节不灵活。继续治疗至 5 月 16 日，开始在室内吊空自行车进行骑车训练。5 月 23 日开始室内跳绳练习，嘱其可于室外平地练跑步。继续治疗至 7 月 22 日，基本痊愈。9 月份复学，翌年考上福州三中，随访 2 年半，无任何后遗症。

按语：脑外伤后遗症，针灸治疗应及时配合，选经取穴基本同于脑血管意外后遗症。开始 1 个疗程可每日 1 次，随后即可改为隔日 1 次，并指导其功能康复训练。青少年脑外伤后昏迷 1 个月以内且无严重脑挫裂伤者，预后多佳，配合中药补肝肾、通经活络，大部分都能痊愈。

十七、面痛

案例 1

汤某，女，60 岁，越南侨民，1988 年 11 月 5 日初诊。

主诉：右侧面痛 4 年余。

病史：患者 1985 年右侧面痛首次发作，初以为牙痛，对症止痛反加频加重，以致右侧上颌磨牙陆续拔除。面痛反复发作，痛如刀割或电击，持续数秒或 10 余秒后缓解。近 2 年痛势加剧，频繁发作多达每日 10 余次，夜间尤甚，常于寐中痛醒。扳机点在右侧面部靠近迎香穴处，常因洗脸、刷牙等触动而诱发。多年来屡用止痛、镇静、针灸、局部封闭、单方、验方诸法，治而复作。曾经某神经精神病院检查诊为"右三叉神经痛"，建议行神经根切除术，因患者惧怕手术与面瘫而辍。

查体：慢性痛苦面容，面色黧黑，右侧颊部凹陷，右口唇皮肤粗糙增厚，右上下磨牙均已拔除，右上颌支分布区痛温觉减退。舌质红绛少苔，脉细数。痛剧时连及脑项，颜面需紧贴硬质物（专备的杂木垫），涕泪口涎淋漓而出。缓解时，头昏目眩，泛泛欲呕，烦躁不宁。痛苦之情，难以名状。

辨证：阴虚阳亢，痰瘀夹滞，久病入络。

治则：滋阴潜阳，搜风化痰，通络止痛。

取穴：风池、翳风、四白、下关（右）、听宫（右）、颧髎（右）、承浆、合谷、足临泣、太冲、太溪穴。

操作：针用平补平泻，得气后留针 20min，每日 2 次。针 10 日，未见效果。第 2 疗程改用图钉形耳针于耳穴神门、面颊、脑干 3 穴埋针，左右交替。体穴留针时间延至 1h，再治疗 10 日，痛势减轻，次数减少，夜寐转佳。如上法再针 20 日，每疗程间隔 3 日。每日发作减至 1~2 次，卡马西平从每服 4 粒减为 2 粒。第 5 疗程停用卡马西平，用山莨菪碱合普鲁卡因注射液在翳风、耳门、下关穴行分穴注射治疗，3 日 1 次，交替口服杞菊地黄丸与礞石滚痰丸，每服 10g，日 2 次，针灸耳穴同上，又 10 次，疼痛基本解除。第 7 疗程耳穴埋针与礞石滚痰丸停用，余法同上，巩固 2 个疗程，基本稳定，体质恢复，能参加劳动。随访 7 个月无再发。

按语：面痛难治，针灸治验屡有报告，但近期疗效可信，根治确难。本例痛历 4 年，累用诸法，中西药迭用，以至卡马西平每服 4 粒，镇痛亦只能维持 3h 左右，如再加量，将损害肝、肾功能。经针刺、耳穴埋针、穴位注射、口服中药的标本兼治，已取得 7 个月不发作的疗效，且体质康复，蔚为可喜。可见如上诸法，协同作用，既共显疗效，又无明显不良反应。三叉神经痛属面痛范畴，可分原发性与继发性两种。原发性病因未明，治疗时应根据三叉神经分布区明确病属痛支神经。累及眼支较少见，治时可取太阳、鱼腰、攒竹穴为主穴；上颌支受累多见，治时常取下关、四白、颧髎、迎香穴为主穴；下颌支受累较眼支为多，治时取下关、夹承浆、承浆穴为主穴。有明显外感者加风池、合谷穴；肝胃阳盛者加太冲、内庭、足三里穴；阴虚阳亢者加太溪、风池穴。针刺或穴位注射时，得气有无与快慢是疗效的关键所在，若有循神经分布放射为最佳。

案例 2

高某，男，71 岁，离休干部，1998 年 4 月 8 日初诊。

主诉：右眼周与额颞部丘疹样疱疹并闪电样刺痛 1 周。

病史：缘于 4 月 1 日右眼太阳区、眉毛处与额颞部带状疱疹，引起疼痛并日益加剧。经当地医院用"利巴韦林、青黛粉、雄黄末"等外敷患处，口服清热解毒中药片仔癀等，未见好转，影响睡眠、饮食而住院。给输液、消炎止痛（卡马西平）等治疗，疼痛如闪电样刺痛，伴烦躁，欲寻自尽。被家人于 4 月 8 日转来福州就诊。

查体：神清，痛苦呻吟，形瘦如柴。右眼裂、眉毛、太阳区、额颞部有一约 3cm×7cm 大小不规则、深浅不一的紫红色斑片状炎症区，散在少许点状分泌物与皮屑相间。痛觉过敏，眼结膜红，眼闭畏光，腿痛。舌质红，苔厚腻而黄，脉弦数。

辨证：邪毒瘀滞额颞发际少阳、阳明经脉，化热流滞厥阴肝木。系带状疱疹并发三叉神经眼支痛、右眼结膜炎。

治则：清热泻火，通经止痛。

取穴：太阳、阳白、下关、头维、合谷穴（患侧）。

操作：常规消毒后，太阳、阳白、头维穴用三棱针点刺放血，余穴毫针常规刺法，留针 60min。放血后见患者痛苦呻吟渐除，1h 后起针。配中药，处方：龙胆草、黄芩、生栀子、泽泻、柴胡各 10g，生地黄、叶下珠、大青叶各 15g，白芷、大黄（后入）各 6g。3 剂，日服 1 剂，针刺每日 1 次。

当夜安睡，翌日神清，能进食。连治 3 日，服中药 3 剂，痛彻除，局部分泌物干净，眼结膜炎症消退。上方去大青叶、大黄，减柴胡、龙胆草为 6g，加茺蔚子 10g，再服 3 剂。5 日后回家，随访 1 个月痊愈。

按语：本例面痛系带状疱疹引起的三叉神经中眼支受累疼痛，虽仅一周时间，但由于剧痛而致使患者夜不能安卧，昼不得饭食，以致烦躁而痛不欲生。额颞太阳发际系胆经所过，肝开窍于目，眼结膜红赤，系肝胆经脉邪毒壅滞所为，故局部先以三棱针放血，泻热解毒有出路，取得意想不到的止痛效果。配中药具有清利肝胆邪毒湿热的龙胆泻肝汤组方的龙胆草、黄芩、栀子、柴胡、泽泻、生地黄，加叶下珠、大青叶、大黄以助清泻肝胆实热，大黄荡涤阳明腑结、去除内结热毒，白芷通经止痛。数日之痛除于一夕之内，翌日二诊时患者与其家人都高兴无比。

十八、眩晕

案例 1

游某，女，70 岁，退休工人，1986 年 12 月 17 日初诊。

主诉：眩晕发作 2 日，伴有恶心、呕吐 1 日。

病史：素有高血压病史 7~8 年，近年尚稳定。昨天因生气而见头昏目眩，视物旋动，如坐舟车；伴有耳鸣，恶心、呕吐，双上肢麻痹感，双下肢肌肉跳动，站立无力，饮食锐减。

查体：神清，能自述症状。血压 160/110mmHg。形瘦，双侧太阳穴处可见隐隐脉络，双眼瞳孔等圆等大，对光反射正常，眼底视乳头边缘清晰，无出血斑点，动静脉管径比例为 3∶1，反光强。五官端正，口唇干。心肺无明显异常发现，腹软凹，肝脾未扪及。神经科检查未发现明显异常。舌质红，苔少有津，脉弦细有力。

辨证：阴虚阳亢，肝风欲动。

治则：滋阴潜阳，谨防中风。

取穴：风池、太阳、曲池、涌泉穴，耳穴降压沟。

操作：太阳穴区按常规消毒，用圆利针点刺该区，可见脉络，三棱针放血。风池、曲池、涌泉三穴均用 28 号毫针行提插捻转泻法，留针 15min，每隔 5min 行针 1 次。出针后，风池、曲池穴及耳穴降压沟加梅花针叩打，以局部微红、出血为度。术毕休息 10min，测血压为 150/100mmHg，自觉症状减轻，恶心、呕吐已除。三诊后，测血压为 140/90mmHg，眩晕基本消除，下肢肌肉跳动已除，但上肢仍觉麻痹，下肢无力。四诊时，太阳穴改毫针刺激，加足三里穴，耳穴改降压沟为神门、肝、心，用王不留行籽贴压；配服中药，处方：麦冬 15g，生地黄、熟地黄各 10g，黑元参 15g，杭白芍 10g，菊花 6g，五味子 10g，银柴胡 10g，怀牛膝 10g，石斛 10g，石决明（先煎）30g，灵磁石（先煎）20g。3 剂。后随访，诸症已除。改变环境至今已 2 年，无波动。

按语：《素问·至真要大论》："诸风掉眩，皆属于肝。"患者素有阴虚阳亢之疾，新受情志拂郁发怒，引动肝阳奋越于上而眩晕，且年届古稀，精血渐衰，脑失濡养，髓脑不足，则均可导致眩晕，肝郁横逆脾土则恶心、呕吐。故先取太阳穴泻络放血，以泻亢奋之实邪。《灵枢·刺节真邪》云："用针者，必先察其经络之实虚……一经上实下虚而不通者，此必有横络盛加于大经，令之不通，视而泻之。"风池穴属与足厥阴相表里的胆经穴，又与阳维脉相交，泻之能调其气血，潜镇奋越之虚阳，《腧穴学》云"主治眩晕"；曲池穴为手阳明经的合穴，可治高血压；涌泉穴为足少阴井穴；耳穴降压沟、神门、肝、心为临床治高血压的经验有效穴；足三里穴为足阳明胃经的下合穴，可补中化生气血，抑制肝阳。再配中药镇肝潜阳、滋阴补肾以巩固疗效。临床治疗高血压属情感激发者，应劝其改变环境，或观赏青山绿水，或赏听所乐闻影像悦曲，或约朋交友谈心以疏解清除不良情绪。

案例 2

廖某，男，53 岁，干部，1992 年 7 月 10 日初诊。

主诉：眩晕反复发作半年，加重半个月。

病史：今年初，因事务繁忙，休息不佳，常发生头晕目眩，甚时无法坚持工作。无呕吐，但伴有颈项部酸楚，并发现于突然转动脖子时则眩晕加重。经所属医院检查诊为"颈椎病"，给"盐酸氟桂利嗪胶囊、丹参片、维生素 C"等口服治疗有好转，仍不稳定，每于用脑或加班时则眩晕发生。饮食正常，夜寐尚好。转针灸治疗。

查体：神清，血压正常，形丰颈粗，双侧压痛明显，脑神经无异常。X线摄片示第5、6、7颈椎骨质增生，伴关节间隙狭窄。舌淡红，苔白腻，脉弦滑。

辨证：肝肾不足，痰湿上蒙。

治则：调补肝肾，化痰温开清窍。

取穴：四神聪、风池、脑空、耳门、四关、内关、足三里、丰隆、颈4~6夹脊穴。

操作：上穴分成两组交替应用，常规消毒，取40mm毫针，四神聪穴平刺，其余穴深刺得气后留针半小时，不行针。日针1次，10次为1个疗程。配服中药，处方：生黄芪、白术、茯苓、党参各15g，法半夏、盐陈皮、菖蒲、山萸肉、女贞子、旱莲草各10g，石决明（先煎）30g。日服1剂。

用外敷中药泡脚热敷，每日2次，每次半小时。针刺治疗5次后眩晕已除，巩固1个疗程，基本痊愈。为防再发，每周坚持针刺3次，1个月后痊愈。随访5年，无复发。

按语：眩晕临床较多见，原因复杂，可由头脑神经性、耳源性及内科病的低血压、贫血等引起，还可由中毒性、颈椎骨质增生引起。治疗时应查明原因，针对病因治疗。针灸治疗颈椎骨质增生症引起的眩晕能取得满意疗效，并非针灸能将增生的骨质去除，而是通过针刺调整受压迫刺激之颈内动、静脉血管的血液流动态势，改善脑部的血氧供应而取得疗效。配合中药内服、泡脚外敷，协同增强血管的功能，改变动力学。可取活经通络的中药外敷涌泉、公孙、太溪、照海穴等脾肾两经之特定腧穴，药性能直接循经脉上达头项颈椎，药性与腧穴共同作用，使增生部骨质逐渐得以"软化"，从而从根本上改变了颈部血管的气血运行流变动力的内环境，取得保持满意的远期临床疗效。近年来已用此法治疗百余例患者，反馈效果满意。

十九、面肌痉挛

林某，女，65岁，退休教师，1987年6月9日初诊。

主诉：左侧面肌阵发性抽动10年余，加重3个月。

病史：缘于1977年初不明原因的左眼眶周围肌肉跳动，呈阵发性，半年后逐渐加频，1年后累及颧肌。经某神经精神病医院诊为"面肌痉挛"，服"地西泮、苯巴比妥、苯妥英钠、维生素"等能缓解，但停药即发。曾服中药无效。3个月来发作加频加重，连及颈项。近1个月呈持续性发作，影响阅读，无法书写。睡眠欠佳，多梦，饮食、二便尚可。经检查，心电图、脑电图均正常。拟"顽固性面肌痉挛"而收住病房。

查体：面色㿠白，形体消瘦，左侧面肌呈持续性抽动，阵发性加剧。曾有失眠史。舌质淡，苔薄白，脉细弱。体温36.4℃，脉搏77次/分，呼吸16次/分，血压110/68mmHg。神经科检查未发现明显异常。

辨证：血虚失营，肝旺生风。

治则：补血疏筋，抑肝止痉。

取穴：①太阳（左）、四白（左）、下关（左）、足三里、太冲穴。②承泣（左）、颧髎（左）、合谷（右）、风池、阳陵泉穴。

操作： 两组穴位交替应用，直刺，行提插捻转手法，治疗 10 次，每日 1 次。除睡眠好转、时间延长、梦少外，面肌抽搐未见好转。间歇 3 日，6 月 23 日改法如下：①透针法：颧髎透承泣，迎香透四白（均为患侧），合谷（右）；②头针：右舞蹈震颤区下 2/5、阳陵泉交叉应用，每日 1 次。

透针法： 左手固定眼球，拇指腹桡侧紧贴眼球与下眶缘，右手持 30 号 40~50mm 毫针，速刺斜进，过皮后借腕、指合力运送针体，针尖送入眶下孔为佳。得气以麻胀或闪电感为好，若有痛感应稍退针，略变方向再进刺，留针 20min。针 2 次明显好转，能看小说和书写。再针 10 次，仅间有复发。隔 5 日，7 月 10 日改在合谷、风池、太冲穴用地西泮注射液穴位注射，四白、承泣、颧髎穴（均左侧）用山莨菪碱穴位注射，每日 1 次，取远近穴各 1 穴，每穴用地西泮注射液 0.2~0.5ml 或山莨菪碱注射液 0.1~0.2ml。头针照上法，每日 1 次。针 6 次后全日不抽搐，停治观察 10 日无发作。7 月 26 日开始再按上法穴位注射 10 日后，痊愈出院，至今 15 个月无复发。

按语： 面肌痉挛较为常见，治疗用针灸近期有效，但久则又发。本案在治疗失败中总结原因，改进方法，以补血熄风、抑肝疏筋止痉为原则，四白、承泣、足三里、合谷穴均为多气多血阳明经穴，阳陵泉穴属胆经要穴，经筋之会，太冲穴为足厥阴肝经之原穴，风池穴乃胆经、阳维脉在颈项交会穴，以上诸穴同用，共奏抑肝疏筋、通络止痉熄风之功。兼之西药地西泮安神、松弛面肌，山莨菪碱为抗胆碱药物，能使平滑肌松弛，并能解除血管痉挛（尤其是微血管）中西合璧，取长补短，收到相得益彰之效。

二十、嗜睡

陈某，女，65 岁，退休工人，1985 年 3 月 12 日初诊。

主诉： 嗜睡近 1 年。

病史： 患者自诉在去年初春一次拉煤淋雨后，感觉困倦嗜卧，随之便瞌睡频频，但易唤醒，无明显腰酸、尿短、浮肿。查尿常规、血糖正常。无脑部外伤史。入夏逐渐加重，虽每夜能熟睡至天亮，但白天依然时时欲睡。尤其在进午、晚两餐时，常因瞌睡而失落碗筷。经某院神经科检查，脑电图、心电图均正常，诊为"发作性睡病"。

查体： 精神不振，面色欠华，体胖，嗜卧懒言，纳果。心肺未见异常，肝脾触诊不满意，眼睑下肢无浮肿，舌体胖，边有齿印，苔白腻，脉沉缓。

辨证： 湿困脾阳，运化失司，痰湿内生，清阳不升。

治则： 振奋脾阳，化湿升阳。

取穴： 百会、足三里、脾俞、膈俞、三阴交穴。

操作： 百会穴先针后灸，重灸（艾炷隔姜每穴 3 壮），脾俞、膈俞与足三里、三阴交穴交替应用，脾俞穴针后加灸，其余三穴行平补平泻法，得气后留针 30min，留针时行针 2~3 次，日 1 次，灸以局部热痛或皮肤微红为度。行本法 10 次后，精神得振，饭后困倦嗜睡依然。针 20 次后白天精神大振，诸症基本消失，唯饭后仍困倦，再针 10 次。后以理中丸与香砂六君丸交替口服 1 个月。随访 4 年，未见复发。

按语：发作性睡病致睡眠障碍，中医称为多寐。患者素为痰湿之体，且年逾花甲，元气渐衰，暴受雨湿，困阻脾阳，以致清阳不升，精神不振而多寐。正如《灵枢·百病始生》曰："风雨则伤上。"故取巅上百会穴"开窍健脑"。《针灸大成》曰："嗜卧，百会。"针后重灸可振奋一身之阳，足三里、脾俞穴健脾胃化痰湿，清阳得升，则精神振作，寐寤正常。膈俞穴主膈，位居中枢，通调气机，升清降浊，主治四肢怠惰不动。《针灸大成》曰："嗜卧不言，膈俞"。膈俞穴配三阴交穴，健脾利湿化痰浊。再配理中丸、香砂六君丸服治 1 个月，以巩固疗效，至今 4 年安好。

二十一、潮热

余某，女，28 岁，农民，1986 年 12 月 23 日初诊。

主诉：游走性全身发热约 2 个月。

病史：患者自觉 2 月前双股自内侧开始不明原因突然发热，约数秒或数分钟后向上移动，如波涛状冲击腹部，阵阵加剧，心烦懊恼，伴有肠鸣。发热在会阴部时，前后阴与骶臀部如针刺样发热，瘙痒；上达颜面时，觉面部灼热。每日发作 1~2 次，每在凌晨与午后发作，每次发作历时 1~3h 不等。月经前后相差 30~40 日。带下色白，无臭。纳食无亢进，睡眠、体力尚正常。家庭和睦。经当地中西医诊治无效，而于 1986 年 12 月 20 日来榕，并经省级两家医院诊治。心电图、脑电图、胸片、B 超、妇检均未发现明显异常，神经科检查无异常，拟诊为"自主神经功能紊乱"。给"棕色合剂、地西泮、谷维素、多虑平、肌生注射液"等，患者以用过此类药无效为由而拒绝。

查体：神清，查体合作。已发热，颜面潮红但无出汗。测体温 36.8℃（腋下，诉每次测体温都正常）。语言清晰流畅，声音洪亮，情绪激昂。五官端正，甲状腺无异常，心肺无异常，腹软平，无压痛、反跳痛与包块，肝脾未扪及。舌边红，苔薄白，脉细数。

辨证：气机失调，营卫不和。

治则：疏理气机，调和营卫。

取穴：内关、三阴交、神门穴。

操作：常规消毒后三穴皆用毫针行平补平泻手法，留针 20min。因患者仍继续检查有关实验室项目而给中药丹栀逍遥散加减处方：漂白术、当归、赤芍、白芍、炒栀子、郁金各 10g，丹皮、北柴胡、莲子心各 6g，鸡苏散（分冲）20g。3 剂，每日 1 剂。针灸暂停。

二诊（1986 年 12 月 26 日）：诉服药后更觉不适，要求针灸治疗。取穴：内关、合谷、三阴交、神门、复溜穴。操作：内关、神门、三阴交穴用平补平泻手法，合谷穴行补法，复溜穴行泻法。得气后均留针 30min，每隔 10min 行针 1 次，日针 1 次。针 3 次后，日发 1 次，且时间大为缩短，多在午后发生。加气海穴，针后加灸，日针 1 次，共治疗 10 次后诉痊愈。带丹栀逍遥丸、黑归脾丸各 2 瓶，返故里分服。1987 年春（已 5 个月）家属来榕告知一切安好。

按语：《丹溪心法·六郁》载："气血冲和，万病不生，一有怫郁，诸病生焉。故人身诸病，多生于郁。"本案虽无明显情志怫郁，但正值育龄女性，多有情绪波动，失其常度，影响气血和调，以致肝气失调，故见发热有时，如潮而至。《张氏医通·潮热》载："潮热有作有止，若潮水之来……有每遇夜身发微热，病人不觉。早起动作无事，饮食如常，既无别证可疑，只是血虚，阴不济阳。朝用加味逍遥散，暮用六味丸。"本案理当丹栀逍遥散进退所宜，但证反加剧，以致患者拒受药物愿求单纯针灸而获痊愈。爰取内关因其为厥阴之络穴，八脉交会穴，通阴维脉。《八脉八穴症治歌》载："妇女结胸，里急难当。内关独当。"三阴交穴为脾经之穴，《针灸甲乙经》云"三阴交主足下热""补三阴交，热行乃止"。神门穴乃心经之原穴，《灵枢·九针十二原》载"五脏有疾也，当取之十二原"，针刺原穴能使三焦原气通达，调和经络气血。合谷、复溜穴为调治营卫肌表汗热诸证的要穴。诸穴协同，疗效显著。

二十二、狂证

患者，女，60 岁，1979 年 12 月 16 日初诊。

主诉："狂证"反复发作约 40 年。

病史：其夫代诉，患者婚后不久与邻居口角受辱后，突发精神错乱，咒骂不休，彻夜不眠。或挨家闯户吵扰，或临街高唱，耍拳弄腿，语无伦次，亲疏不辨。每年皆有发作，甚则数次，无季节性。每次发作时间长短不一，长则两三个月，短则月余。曾经被当地精神病医院及市级精神病医院诊为"狂躁忧郁型精神分裂症"，住院治疗好转后，仍长期给"氯丙嗪、地西泮、安眠酮、盐酸苯海索片、维生素 B 族"等口服，稍减药或护理不当又发作。

查体：症甫大作，蓬头垢面，目光逼人，双睛红赤，声音嘶哑，唇边胶沫粘连，口干喜凉饮，不避秽浊，不畏临危，不知饥困，二便不详。舌质红绛，苔干裂。

辨证：阳明炽盛，痰火上扰。

治则：荡腑实，涤痰火。

取穴：合谷、内关、翳风穴，耳穴神门，配穴太冲、后溪穴。

操作：在其夫、子协助下，采用氯丙嗪穴位注射法，取主穴合谷、内关、翳风穴，耳穴神门，配穴太冲、后溪穴。抽取注射用氯丙嗪 2ml（50mg）。首次注右合谷、左内关穴、右耳穴神门，诸穴按常规消毒后，分别注入 1ml、0.8ml、0.2ml，观察半小时，患者狂动停止，且有睡态，即移至床上躺卧。后其夫诉沉睡 4h 许。

翌日晚改左合谷、右内关、左耳穴神门、右翳风穴，照上法分别注入氯丙嗪 1ml、0.5ml、0.1ml、0.4ml。

三诊：其夫代诉，症除大半，能安守于家。改隔 2 日注射 1 次，每次取主穴 1 个，配穴 1 个。5 次后，神志基本清楚，能自诉神疲，大便数日未解。其舌质红绛，苔干裂，脉沉细，拟增液承气汤 2 剂，大便得通。嘱其可改口服常规量氯丙嗪、安眠酮、谷维素以巩固疗效。随访现已稳定 9 年，停药 3 年，偶有失眠，口服安眠酮或地西泮两三天即可。

按语：应用本法治疗狂证已 4 例，皆获良效，其中 2 例年轻患者，已 3 年未发作，1 例 1 年未发作。但本法对狂证（抑郁型）效果不好，曾治 2 例，其中 1 例为甲亢并发精神障碍，停药不到 2 个月又复发。

氯丙嗪为油剂，组织吸收慢，注射时应适当深刺，如合谷穴可深至劳宫穴，且边注边退。穴位应交替应用，最好同一穴隔 3~4 日注射 1 次。合谷穴注射后如有漫肿，可用毛巾热敷患部。如病情需要，可改用地西泮注射液 0.5~1ml 注射。

在注射过程中，要有得力助手配合，最好是其家中有壮汉协助，以防不必要的麻烦。

二十三、汗证

案例 1

林某，男，38 岁，工人，1989 年 11 月 17 日初诊。

主诉：双下肢自汗 2 个月，加剧 2 周。

病史：患者同房时汗出多，休时则敛。此后渐甚，每有房事，双侧自股部以下汗出如浴，过后不觉神疲，仅有口渴咽干。近 2 周更甚，即使同床无房事自汗亦多，夜中换浴巾 2~3 次，单身睡时亦有自汗。饮食、睡眠、体力正常。不常饮水喝茶，吸烟量中。小便多黄，大便通畅。否认结核病史，有胃溃疡并出血史，现已痊愈，6 年前行"男性结扎手术"后，性欲增强。

查体：形瘦有神，五官端正。甲状腺无异常，心肺无异常，肝脾无异常，四肢正常对称，外生殖器发育正常。双侧精索有黄豆般结节，无触痛，活动好。舌淡，苔薄腻，脉弦细。

辨证：下焦郁热。

治则：清利湿热。

处方：用龙胆泻肝汤合当归六味丸加减，6 剂无效。改针灸，取穴合谷、复溜穴。

操作：先针合谷穴，得气后用泻法，后补复溜穴。均留针 30min，每隔 10min 行针 1 次。针后掌心出汗，而足心无汗。

二诊（1989 年 11 月 18 日）：诉单身而睡不出汗。针 3 次后稳定。

四诊（1989 年 11 月 21 日）：加用大陵、气海、三阴交、太溪、足三里穴。气海穴针后加灸，余穴皆用补法。7 次后于房事中仍有汗，但大为减少。嘱其治疗中戒房事，续针 10 次痊愈。

按语：《素问·本病论》云："醉饱行房，汗出于脾。"《景岳全书·汗证》云"酒色之火起于肾者能令人自汗"，可见本病自汗发于双股以下者与房劳所伤脾肾之气有关。先以龙胆泻肝汤合当归六味丸加减而无效。后宗《针灸大成》载"多汗，先泻合谷，后补复溜"，3次而获效。古方今用，应验如神。增手厥阴、足少阴之原穴大陵、太溪穴，合气海穴针后加灸以补其五脏之元气，三阴交穴与足三里穴为脾胃经穴，以健后天之本，补先天之根。嘱其房事有度，则根本自固，汗证岂能不除。

案例2

杨某，女，38岁，1992年7月10日初诊。

主诉：汗出色红半个月。

病史：患者于劳动时双腋下汗出红色且湿透衫服已半个月，劳累时尤甚。伴有头晕眼花，心悸，神疲肢乏，胃脘空虚不适，纳食减少。少腹部时有挛痛，腰酸楚，月经不调，本月已来2次，量多，色先红后淡，淋沥10余日，白带量少，夜寐噩梦多，四肢部常有紫斑。经某区医院查血常规，血小板120×10^9/L，血红蛋白9.8g/L，其余尚可。经治2周，出现咽干、烦躁、不寐而转诊。

查体：面色无华，神清形瘦，颈部软，甲状腺无异常，腹平软，肝脾未扪及。舌淡尖偏红，苔薄白，脉沉细尺弱。

辨证：证系劳伤中气，统摄失司，血失常道，变生诸证。

治则：宜补中健脾，益气摄血。

处方：炙黄芪30g，白术9g，太子参、鸡血藤、麦冬、玄参、黑穞豆各15g，赤芍、白芍、炒蒲黄、五灵脂、郁金、生地黄、熟地黄各10g，炒黄芩6g。3剂，水煎，日服1剂。

二诊：药后月经已干净，红汗止，体力见复，其他症状减轻。上方去炒蒲黄、五灵脂、郁金、玄参，加木香（后入）5g，乌梅3枚。5剂。

三诊：诸证已除，饮食增，体力康复，脉转有力，舌淡红，苔薄白。以上方加减：炙黄芪20g，白术9g，太子参、鸡血藤、黑穞豆各15g，白芍、生地黄、熟地黄各10g，软柴胡6g，乌梅3枚。3剂巩固。3个月后来告已痊愈，月经亦正常。

按语：腋出红汗罕见。本案发于劳倦气伤，见汗出殷红，湿透腋下衫服，兼有神疲头晕、心悸、舌淡等气血不足之证。经云"汗为心液"，心之阴血不调则汗出异常。肝藏血，脾统血，统藏失调则月经紊乱，血失常道妄行。气血不足，则眼花，梦多，饮食减少，月经淋沥不净。《灵枢·寒热病》载："臂太阴可汗出。"腋下乃三阴所过处。《经脉别论》曰："摇体劳苦，汗出于脾。"故以炙黄芪、太子参、白术、生地黄、熟地黄、赤芍、白芍、鸡血藤、黑穞豆调补中焦脾胃以化生气血，重用黄芪以补脾益气生血而摄汗。如《药品化义》载："黄芪蜜炒又能温中，主健脾。"配麦冬、玄参、炒黄芩以增液滋阴、清血热、除烦躁。失笑散改汤服佐调冲任，理气血。因中年女性多郁不解，且见月事不调，少腹挛痛，故取郁金以行气解郁，助脾胃行气化瘀。遵导师黄老治妇科疑难杂症于无证中求治则而获效之法。

第二节　肢体经络病

一、臂痿

郑某，男，26 岁，工人，1986 年 1 月 11 日初诊。

主诉： 右上肢前臂鱼际肌萎缩约 3 个月。

病史： 患者缘于 3 个月前在某工地开山炸石时，右手臂肩关节与肘关节被石片击伤出血，经当地医院检查诊断为"右肩内侧关节盂、关节头裂伤，肘关节皮肤裂伤"，治疗后愈合。1 个月后发现患侧小鱼际肌逐渐萎缩，皮肤麻木，经诊断为"右上肢尺神经损伤"给肌内注射维生素 B_1、维生素 B_{12} 1 个月，未见明显好转。

查体： 一般情况好。右肩关节内侧有一大小约 3cm×1.5cm 的瘢痕，手臂上举、后伸受限，肘关节肱骨内髁上方见一大小约 1cm×0.5cm 瘢痕，小鱼际与第 3、4、5 指掌骨间肌明显萎缩，掌背面二指半与掌面一指半痛温觉减弱。舌正，脉缓。

辨证： 外伤经筋络脉，以成臂痿（前臂尺侧）。

治法： 养经舒筋活络。

取穴： 选手三阴、三阳经穴。主穴肩贞、肩髎、肩髃、尺泽、曲池、手三里、少海、天井穴，配内关、阳溪、阳谷、外关、中渚、少冲、少泽穴。

操作： 每次取主穴 3~4 个，配穴 2 个。常规消毒，用 30 号 50mm 毫针行补法，针 10 次后，皮肤痛温觉明显增强，小指、次指屈伸好转，但肌萎缩不见明显改善。第 2 疗程改用维生素 B_1 100mg、维生素 B_{12} 250mg 混合穴位注射，隔日 1 次，并嘱其每日自我按摩数次，活动肩、肘、腕诸关节，双侧同时进行，10 次后见好转。第 3 疗程同上法，并加中药熏洗，处方：鹅不食草 30g，苍术、白术、冬桑枝、桂枝、当归尾、葛根、丹参各 15g，制乳没 10g。日洗 3 次。如此共 4 个疗程，基本恢复，骨间肌小鱼际肌相连部基本平坦。

按语： 本案系外伤经筋脉络，引起肘、腕关节及骨间肌痿痹无力。根据手部经脉循行，可取手三阴三阳经穴的肩贞、肩髎、肩髃、尺泽、曲池、手三里、少海、天井等穴治疗经筋脉络痿痹。诸穴交替，阴阳经脉皆选，远近穴位相配，兼用维生素 B_1、维生素 B_{12} 穴位注射以荣养经筋脉络，润养肌肉络脉，配合中药趁热熏洗以增强温通经脉作用，虽属顽疾，诸法共用，也能收到很好的效果。

二、截瘫

倪某，男，42 岁，干部，1998 年 4 月 3 日初诊。

主诉： 双下肢瘫痪半个月。

病史： 患者因腰椎骨刺压断术后二便失禁，不能立、走半个月。1 个月前，因腰椎骨质增生而致腰痛腿疼，接受按摩后疼痛更甚，影响大小便。急诊入某医院行 X 线摄片、CT 等检查，确诊为"腰椎骨刺断裂刺压脊神经"，要求立即手术切开取骨赘。经某医院骨科医生手术后，患者二便失禁：小便随时遗滴，不能控制；大便稀则失禁，结则数天不拉，要用手指抠出。双下肢不能立、走，终日卧床，生活全依赖他人。

查体：神清，营养良好，形丰体盛。仰卧于床，阴茎套着透明塑料袋，内有尿液。双下肢轻瘫，病理征无异常。翻身时腰以下需他人帮助。腰脊正中有约 10cm 长的手术后愈合瘢痕。肛门外脱约 1cm，缩肛动作不能。舌质红，苔厚腻，脉弦细。

辨证：腰脊神经损伤，二便失调。

治则：调补督、任、膀胱经脉。

取穴：①腰夹脊、长强、次髎、白环俞、殷门、委中、承山、昆仑穴。②气海、关元、曲骨、伏兔、血海、足三里、解溪、太冲、三阴交、阴陵泉穴。

操作：上穴分前后两组，交替轮换使用。常规消毒，深刺得气后留针 1h，每 10min 补法 1 次并加温灸日 1 次，先针 1 个疗程。配服中药，处方：生黄芪、白术、党参、当归、川续断、骨碎补、肉苁蓉、桑螵蛸、乌药、益智仁、厚朴、菖蒲、车前子等治疗。1 个疗程后小便基本能控制，大便已撤去便盘，在坐式马桶上能自解，由他人扶双侧能迈步平走。经 3 个疗程治疗后，大小便基本正常，自扶栏杆能站、能走。

按语：本例因腰椎骨质增生症接受按摩，而致骨裂刺伤腰脊神经，急诊手术切开取骨赘欲解除刺伤之神经，术后表现虽如同截瘫，病理与外伤性截瘫有不同。经针灸取督、任、膀胱经腧穴，深刺得气很好，因此疗效也满意。配合中药补益气血，温肾通窍，使尿、便归常道而行，缩短疗程，解除了病苦。本例提示，临床腰痛患者，隐存腰椎骨灶病变，即骨质增生，有的影像提示两椎间形成假性骨赘桥，因此医生在施行推拿手法之前建议让患者提供腰椎影像资料，以便判断所施用的治疗方法，同时在施术中，手法施力务须由轻到重，或点按压痛点，探知是否卡迫腰脊神经根。

一、阳痿

案例1

陈某，男，24岁，工人，1988年3月5日初诊。

主诉： 阴茎勃起困难1月余。

病史： 新婚月余，每次同房则心慌心跳如奔，头胀耳鸣，颜面发热，阴茎毫不举动，随之早泄。婚前一切正常，犯过手淫，卑不欲生。

查体： 神清，发育、营养正常。第二性征、外生殖器发育正常。舌边红，苔薄，脉弦劲。

辨证： 心肾不交。

治则： 交通心肾。

取穴： ①内关、神门、三阴交、太溪穴。②心俞、肾俞、涌泉穴及耳穴神门。

操作： 两组穴位交替施用，每隔1周换一组。除耳穴神门用图钉形耳针埋针外，其他各穴按常规消毒行平补平泻手法，每次留针20min，每5min行针1次。日针1次。在治疗期间嘱其戒房事。治疗4周而成功。

按语： 本病多见于早婚对性知识认识浅薄，或对环境不适，如居住条件不良等。未婚者大都因过早有非分要求但又心怀恐惧而造成。因此针灸治疗取心包经之络穴内关穴，心经原穴神门穴，肾经原穴太溪穴，肾经之井穴涌泉穴，脾经穴三阴交穴（属足三阴经与阴维脉之交会穴），以上诸穴与耳穴神门配合，可收宁心安神、交通心肾之效。治疗要坚持一段时间，时间最好在2周以上，同时兼以必要的心理暗示。对未婚者，应"语之以其善，开之以其所苦"，否则将自败矣。本病症患者心理较敏感，在下针治疗之前，先以消毒棉签在消毒穴位上诱导示意，排除恐惧紧张情绪，其次嘱咐夫妻双方情绪爱睦和调，男性尤不可情绪紧张，克服心理障碍乃成功保证，首次就效，则再无后虞。改用本法后，治疗数十例，都取效，患者家庭和睦。

案例2

陈某，男，26岁，工人，1986年4月12日初诊。

主诉： 阴茎不能勃起3个月。

病史： 患者婚后3个月阴茎不能勃起，无法完成性交。且在黎明前膀胱充盈时，偶有勃起但不坚。述少时犯过手淫。饮食正常，睡眠按时，劳逸适宜。时有腰酸楚，小便正常。

查体： 神清，营养、发育正常，甲状腺无肿大，外生殖器发育正常，龟头偏苍白，提睾反射正常。舌淡红，苔薄白，脉弦细。

辨证：肝肾两虚，作强无力。

治则：补肾壮阳，佐调肝宁神。

取穴：关元、神门、归来、足三里、行间、肾俞、次髎、阳痿穴（陈以教老师经验穴，暂名）。

操作：分两组。①关元、归来、行间、阳痿穴；②神门、肾俞、次髎、足三里穴。隔日交替。除神门、行间、足三里穴针刺用平补平泻手法外，其他穴位均针行补法后加灸，留针半小时，每 10min 行针 1 次，关元、归来穴针感传向阴茎。针 3 次后夜间能勃起；针 10 次后举阳较频，但不坚；针 15 次后基本正常。带五子衍宗丸、黑归脾丸各 2 瓶，回去服用，以巩固疗效。第 3 年告知育一男，已 2 岁半。

按语：《广嗣纪要·协期篇》载有："夫男女未交合之时，男有三至……男有三至者，谓阳道奋昂而振者，肝气至也；壮大而热者，心气至也；坚劲而久者，肾气至也。"阳痿多与心理障碍有关，亦与肝经循绕阴器疏泄失常和先天肾精之阳不旺盛有密切关系。本案取神门、行间穴可宁心安神，疏通阴器宗脉；关元、肾俞穴可振阳补肾；归来、足三里穴为阳明经穴，化生、调和气血，充盛则荣注宗脉阴器；次髎、阳痿穴临近取穴，前病后配，为经验穴。数穴共用，心、肝、肾、阳明随经皆调，可收显效。若再给予适当心理指导，获效更捷。

案例 3

王某，男，25 岁，教师，1991 年 4 月 18 日初诊。

主诉：阳痿半年。

病史：患者 1990 年仲春某日欲与女友欢爱，但临阵阳具痿软不能成美，随后屡试不遂，致使自悲自责，白天愁绪重重，闷闷不乐，夜晚失眠，烦躁不安。近日来诉对卧室产生厌恶情绪，欲发毁之，屡被女友劝止。饮食日减，神疲乏力，家长紧张。

查体：情绪不振，愁眉不展，外生殖器发育正常。舌边暗红，苔黄厚而燥，口唇干红，脉弦近数。

辨证：七情所伤，肝郁气滞，上欲化火，下耗肾阴。

取穴：①神门、内关、三阴交、印堂穴；②百会、关元、行间穴。

操作：常规消毒，唯关元穴针刺得气后感传前阴龟颈，余穴轻手法快频捻转。连续治疗 3 次，并进行心理指导，1 周后交合成功。5 月 1 日结婚后性生活满意，携其父同来告言。

按语：本案患者第二性征发育良好，阳痿主要为心理障碍所致。因此，在针刺治疗之同时，配合心理指导，消除其心理障碍，是取得成功的关键。

▋ 二、子痈

高某，男，28 岁，学生，1989 年 7 月 28 日初诊。

主诉：睾丸剧痛 3 日。

病史：患者不明原因出现阴部附睾疼痛引及腰脊，动辄更甚，被迫体位。3 日来无畏冷，发热不显，口苦，小便短赤，大便如常。

查体：阴囊皮肤颜色如常，皱褶存在。左侧睾丸较右侧增大约 1/3，并附睾触痛明显，滑动度好，约为睾丸的 1/2 大小。舌红，苔薄腻，脉弦近数。

辨证：肝经湿热壅滞，下迫阴器。

治则：清利湿热，疏肝通络止痛。

取穴：阴廉、太冲、蠡沟、太溪、中极、三阴交穴。

操作：中极、太冲穴用泻法，其余诸穴均用平补平泻法，留针 20min，间行针 2 次，日 2 次，首次针后按时起针，诉痛减大半，并在原地跳震阴部，有感微痛，不难受。配以龙胆泻肝汤加减方如下：龙胆草 6g，黄芩 10g，生栀子 10g，泽泻 10g，当归尾 6g，柴胡 6g，赤芍、白芍各 10g，生地黄 15g，竹叶 3 节，车前子（布包）10g，荔枝核 10g，小茴香 3g。

翌日再诊，疼痛基本消失，触痛仍有，附睾肿大见消，继续治疗 3 日，共 6 次，服药 5 日而愈。

按语：患者年轻气盛，抵日留学 2 年，刚回国，夫妻久别重逢，激情满怀，笃如新婚，房劳过度，损伤肝肾，以致虚则邪凑，湿热内壅，下迫阴络，疏泄失调，不通则痛。治取蠡沟穴为足厥阴络穴，《针灸大成》云："主气逆则睾丸卒痛，实则挺长。"阴廉为肝经穴，旁纳睾丸为邻近取穴。中极穴为任脉的少腹部之穴，太冲穴为厥阴肝经之原穴，治阴痛有验。三阴交穴为足三阴经之会穴，"主治泌尿生殖系统病症常用要穴"（《针灸学简编》），太溪穴为肾经之原穴，调肝肾，滋阴补肾，诸穴协同，清泻湿热、通络止痛效著。再配中药以滋补肝肾阴精、清利肝经邪热，共治 10 日即获痊愈。2 周后行动如常。

三、遗精

案例 1

翁某，男，28 岁，未婚，1979 年 3 月 2 日初诊。

主诉：遗精频作 5 年。

病史：5 年来遗精频作，伴多梦，眩晕，心悸健忘，思维、记忆力减退，腰膝酸软。饮食尚可，二便正常。

查体：面色㿠白，神疲，喜太息，外生殖器发育正常。舌红，苔少，脉细弱。

辨证：水亏火旺，扰动精室。

治则：宁心安神，滋阴补肾。

取穴：百会、会阴、神门、内关、三阴交、太溪穴。

操作：会阴穴用粗圆利针（针尖磨钝）抵住穴位不刺入，刮针约 3min（150~200 次）。百会穴先针后灸，选 30 号 40~50mm 长毫针，针刺深度 1~1.5 寸，行捣捻针术

2~3min，留针 10min 后，再灸 2~3min（局部温热为度）。神门、三阴交穴与内关、太溪穴交替应用，行补法，留针 20~30min，行针 2~3 次。治疗 3 次后，睡眠转佳，遗精减少，眩晕及心悸已除。针 10 次后诸恙消失。后予杞菊地黄丸巩固 1 周。

按语：患者系某中学高三年级数学教师，日夜呕心沥血，勤于教务，用脑过度，心阴暗耗，以致欲火妄动，扰乱精室而作。《张氏医通·遗精》载："用心太过，二火俱起，夜不得睡，血不归肝，肾水不足，火乘阴虚入客下焦，鼓其精房，则精不得聚藏而欲走。"治以心肾为主，太阴为辅。取元神之会和任督冲肾诸脉交会穴百会、会阴穴，太溪穴为肾脉原穴，神门穴宁心安神为心经原穴，佐手厥阴心包经之络穴内关穴，足三阴经交会穴三阴交穴，诸穴协调，宁心安神，滋阴潜阳，阴精固藏，元神充盛，诸症皆除。此证高中临毕业考生温书考学时常有发生，证型大多因日夜勤读，思虑频繁，暗耗精神津血，乃至头晕失眠，下脱精关失守，心肾不交，水火背离。针灸选穴用法，能获得宁心安神之效，佐肾之原穴太溪穴，三阴交、会阴穴能增液固关守疆，上下配穴，取效快而稳固，临床所见此类者，大可选施并用。笔者单用百会、会阴二穴为主治疗本病症数十例而痊愈。

案例 2

陈某，男，42 岁，1986 年 4 月 18 日初诊。

主诉：遗精 25 年余。

病史：17 岁上高中时有失眠。随后每到大考前后即发生遗精，既忧惧又羞于启口，渐至无梦滑泄，甚则午睡时亦作。心悸心慌，神疲力乏，记忆力明显减退，头晕头重，毛发掉脱稀疏，形体日瘦，念不下书而辍学 1 年。后时愈时作，时轻时重。于 1983 年 11 月行胃切除术后发生阳痿，始责于手术体弱，不以为然，后持续不举，且每欲动念则常有滑泄。

查体：形体瘦弱，精神不振，舌淡嫩，少苔薄白，脉细双尺沉弱。

辨证：心肾不交，阴阳两虚。

治则：交通心肾，滋阴补肾。

取穴：会阴、百会、关元、气海、肾俞、命门、次髎、足三里、神门、内关、三阴交、太溪穴。

操作：会阴、百会穴针灸法同上例，每次必用。关元、气海、足三里穴与肾俞、命门、次髎穴交替使用，均先针后灸，针用补法。第 1 疗程日 1 次，每次 20min，10 次为 1 个疗程。第 2 疗程开始改隔日 1 次，方法取穴同上。3 个疗程后痊愈。随访 11 个月正常。

按语：遗精多系劳心暗耗精血，阴损及阳，水亏火旺，扰动精室而发病。处方根据"脑为元神之府"，百会穴为三阳五会之穴，功能调神府，理阴阳；会阴穴为任、督、冲脉之会，为三经脉气血之所输注，既能调摄诸阴（任脉为诸阴之海），又能统治诸阳（督脉为阳脉之海）及十二经气血（冲脉为十二经之海）。治疗先补会阴穴，继调关元、百会穴，上下相配；更加肾之原穴太溪穴，佐以三阴交穴滋肾；再加心之原穴神门穴，佐内关穴清心宁神。因选经得当，故宁心安神、滋阴潜阳，壮元固摄，力专而效佳。

案例3

王某，男，32岁，驾驶员，1985年11月5日初诊。

主诉：遗精神疲3日。

病史：患者结婚后房事正常，已育一男6岁。1984年4月患"急性肾炎"，住某医院治疗6个月痊愈出院。休息半年间梦遗2次，失精1次，经中药治疗得愈。1984年11月出车3日，于5日晚托友人来邀急诊。其妻代诉：患者在途中感觉腰膝酸软无力，神疲有畏冷，抵家便卧床。少顷，自觉阴部莫名之苦，瞬即有排精感觉。精神极度紧张，蜷缩身躯侧卧。

查体：患者蒙被而卧，屈缩，四肢厥冷，舌诊不配合，脉沉细尺弱。

辨证：肾气虚损，精关失固。兼新劳更伤肾气而致毫无欲念激情的失精证。

治则：回阳固精。

取穴：腰阳关、腰俞、关元、百会、大椎穴。

操作：取腰阳关、腰俞穴，按常规消毒，用三棱针点刺3针，用消毒干棉球按揉约5min后，患者诉不适感已除。再取关元穴行烧山火法后加隔老姜片灸约半小时，在用艾炷熏灸大椎约10min后，诉诸症已除，自觉全身温暖。后察其内裤果有沾湿一片。诊其脉仍细数无力，舌淡体小。留灸条1根教其妻熏关元、百会穴各20min，日1次，共3日，并服金锁固精汤2周。

按语：失精一症临床少见。本案系肾气虚损未得康复，兼因新劳感寒，更伤肾气，而不能正常封藏，以致自然滑失，证系罕见。急用大补元阳之腰阳关、腰俞、关元、大椎诸穴，针后加灸，隔老姜以增强回阳固脱、温通封藏之功，以大温大补而收速效。后再拟金锁固精汤以固其本，至今5年，无再发。

案例4

郑某，男，23岁，工人，1990年5月10日初诊。

主诉：尿见白浊约1年半，梦遗1年。

病史：患者见女性则阴茎勃起失精，反复梦魇约半年，伴有头昏神疲，记忆力减退。缘于1988年因劳累而腰酸，小便混浊，余无不适。初不在意，后逐渐加频，每于小便时先见有乳白色混浊液排出，有所恐惧，但羞于就医，整日郁闷不乐。于1989年4月起发展为梦遗，甚则夜有数发，伴有头昏神疲，记忆力减退。于1989年10月到当地医院检查，拟"前列腺炎"，给消炎等治疗好转数个月后又作。同年转某省级医院查前列腺液示正常，给"诺氟沙星、小苏打、吲哚美辛"口服1周，除腰酸减轻外，小便白浊未见明显好转。改服中药，断续约半年，收效不著，仍有梦遗，睡眠环境改变则梦遗加频，见异性阴茎仍不自主勃起而失精。

查体：精神萎靡，面色不华，甲状腺无异常，双手臂伸直平举呈快频震颤，外生殖器无异常。饮食正常，睡眠梦多，仍坚持体力劳动，二便正常。舌边偏红，苔浊根厚，脉沉细。

辨证：肝肾两虚，湿浊下阻。

治则：调补肝肾，行气利湿。

取穴：中极、气海、三阴交、百会、会阴穴。

操作：以上两组交替隔日刺灸。中极、气海、三阴交穴用毫针行平补平泻法，百会穴针后加灸（微热为度），会阴穴用钝圆利针抵住穴处行浅针刮针法，共治4次，反而加重。五诊改去会阴，加头针生殖区，针刺约1.5寸，行快频捻转术，针治10次后，梦遗、见色失精已除，小便时有混浊。休息1周，隔日治疗1次，共10次，病情基本稳定，唯在睡眠环境改变时仍有梦遗。继续上法治疗20次，并拟柴胡疏肝汤加减。至今已5个月，症状未再复发。

按语：本案罕见。初诊循常法以调肝肾、补任督，取二会穴为主治疗，施用会阴穴4次，反加重遗精症状，故舍会阴穴加头针生殖区，遵"病在下、其治在上"之则。经过近3个月的调治，见色失精已除。

四、茎痛

陈某，男，54岁，干部，1987年3月12日初诊。

主诉：阴茎勃起时疼痛约2个月。

病史：患者缘于1986年12月25日于某医院行左侧腹股沟斜疝修补术，出院后约2周，发现每当阴茎勃起时疼痛，且逐渐加重，反射至会阴部。腰部酸楚时间已久。小便正常，大便通畅。经当地医疗站诊治，口服"复方乙酰水杨酸片"，肌内注射"庆大霉素"，未见显效。

查体：神清，形体偏瘦，左下腹部有疝修补术瘢痕，愈合好。外阴正常，皮肤、温触痛觉正常，左腹股沟、精索附睾无明显触痛点，阴茎软，无触痛，龟头可见针头状瘀点，余无异常发现。舌边暗，苔薄白，脉弦细。

辨证：肝郁气滞，脉络阻滞。

治则：理气化瘀以通脉。

取穴：中极、阴廉、中封、阴陵泉穴。

操作：按常规消毒，中极、中封穴用泻法，中极穴针感宜传至前阴部，阴廉穴向阴部感传，针3次后见效，10次后痊愈。

按语：《张氏医通·阴肿痛》云："但痛而不肿者，瘀积火滞，舒筋三圣散加归尾、赤芍。"病属瘀滞内阻，治当活血化瘀、通络舒筋。本案久痛入络，又因刀伤术后，正值气滞血瘀未得疏通，一旦举阳勃起则痛剧。故取中极穴，因其属"足三阴、任脉之会"

（《针灸甲乙经》），主阴痛。"阴陵泉，主治阴茎痛"（杨甲三主编《腧穴学》）。阴廉、中封穴皆足厥阴肝经之穴，主治少腹疼痛，腹内侧痛。诸穴配合以行气化瘀消滞、通络舒筋而痛除。

五、不育

案例 1

王某，男，27 岁，干部，1989 年 2 月 9 日初诊。

主诉： 婚后 14 个月不育。

病史： 患者于第 1 次性交时有射精少许，此后再无发生。每次性交时间较长，至对方难受方休。时有梦遗，少犯手淫，无心理障碍。身体素健，去秋一度发现小便混浊，腰酸楚，余皆正常。

查体： 神清，发育良好，体健。外生殖器发育正常。舌质边偏红，苔薄白根部薄腻，脉弦左尺细。

辨证： 肝郁气旺，水不涵木。

治则： 疏肝行气，滋水涵木。

取穴： 中极、太冲、三阴交、肾俞、内关、神门穴。

操作： 每次远近各取 2 个穴位，前后交替，肾俞穴针后加灸，其他各穴皆用泻法，每日 1 次。针 6 次后同房反觉阳弱，交合时阴茎很快软弱，仍未射精。针 8 次后症又反复如前，但在午睡中梦遗。针 12 次后在黎明前交合，射精成功，双方满意，再巩固 3 次痊愈。

按语： 不射精属祖国医学中的不育症，又称阳强，大都属功能性，与心理因素有关。肝脉循阴部、环阴器，肝藏血而主疏泄。患者年轻气盛，疏泄失权，反致郁滞，发为梦遗，郁滞日久反灼肾阴，致使小便成浊。治取足厥阴肝经之原穴太冲穴，手厥阴心包经之络穴内关穴，任脉穴、膀胱之募穴中极穴，针感应向龟头传导，诸穴配合能疏肝潜阳；三阴交穴为足三阴经交会穴，又通阴维，能滋阴泄浊，《百症赋》曰"针三阴交，主白浊遗精"。肾俞穴针后加灸，取补肾化浊，寓阴中补阳之功。以上各穴，是福建名老中医陈以教治疗本型病例的有效经验穴。

案例 2

王某，男，27 岁，铁路工人，1989 年 6 月 9 日初诊。

主诉： 婚后 3 年未育。

病史： 患者其妻经某省级医院检查，各项均正常。夫妻和睦，房事正常，饮食、睡眠、劳逸适宜。小便偶有混浊，大便正常。家族无类似病史。

查体： 神清，营养、发育好，外生殖器无异常发现。双侧睾丸近等大、光滑、活动度良好，精索静脉正常。舌淡红，苔薄白，脉缓。

精液化验（1989 年 6 月 10 日）：乳白色，量 3ml，pH 7.2，精子活动力良好，有活力 85%，计数每毫升 0.62 亿个，形态正常，液化时间 1h。

辨证：湿浊内阻，液化时间异常。

治则：健中利湿。

取穴：中极、水分、三阴交、阴陵泉、次髎、肾俞穴。

操作：中极穴针刺得气后使针感传向会阴部，肾俞穴针后加灸。分组：①中极、三阴交、肾俞穴；②水分、阴陵泉、次髎穴。交替应用，每日 1 次。针 15 次后查液化时间为 30min。休息 3 日后再针 10 次。暑假返校来报其妻已孕 2 个月。

按语：不育病因繁多，本案属液化时间过长而影响精子与成熟卵子结合而致不育。现代医学认为，正常液化时间在 20min 内。影响因素与前列腺炎有关，除用针灸治疗成功外，尚有报告用抗生素、磺胺类或维生素 C 口服治疗也能取效。中极穴为任脉之穴，又属膀胱之募穴，针之可增强其气化和存精祛浊的功能；肾俞、次髎穴均属太阳膀胱经之穴，有分清化浊、补肾利湿之功；水分、三阴交、阴陵泉穴均属渗淡利湿、调整水液平衡之常用穴，诸穴合用，疗效专著。

第四节 妇科疾病

一、痛经

案例 1

黄某，女，22 岁，服务员，1989 年 12 月 6 日初诊。

主诉：经期疼痛 8 年。

病史：笔者给学生上课途中，闻及某室内有女子号哭声，近门口而视之，见患者曲背、双手捂腹、号哭滚动，问诊回答不满意，同室伴友诉可能是月经来腹痛，寻求帮助。

查体：面色苍白，泪流满面，痛剧时有恶心、呕吐，无胃内容物吐出。候脉时触之双手冰冷，手指抽紧痉挛如鸡爪样。脉沉细欲绝，扪全腹软，无压痛、反跳痛，未扪及包块。

辨证：寒湿凝滞胞宫，经血不足，胞脉失养。

治则：暖宫散寒，通经止痛。

取穴：三阴交、耳穴神门穴。

操作：常规消毒后，耳穴神门用 30 号 13mm 毫针直刺，捻转补法约 1min，三阴交用 30 号 40mm 毫针取泻法，约 3min。痛大减，破涕而笑，并对室友说欲饮热水。双侧手指已恢复正常。后诉：自 14 岁初潮以来，每届行经都发生痛经，其母每次令其温服生姜红糖汤痛可止。本次未料月经提前，晨起用水以致痛剧已半小时，针后痛除。结合舌脉拟中药处方如下：桂枝 12g，吴茱萸、当归尾、杭白芍、五灵脂、制香附、炒蒲黄（布包）各 10g，潞党参 15g，生姜 3 片，益母草 12g。2 剂。

药后诉经行通畅，至今已三潮，未再发生经期腹痛。

按语：初潮之时，即发痛经，致形瘦体虚。本次经期将至而遭遇冷水，感寒邪气客于胞宫经络，寒凝血滞，阻滞不通。痛剧时先以治标，取耳穴神门透子宫穴，捻转补法，配三阴交穴增强疏通胞脉作用，剧痛即除。标去则图本，用温经汤合失笑散加减 2 剂后而获全效。

笔者曾用本法配合中药方温经汤加减治疗月经初潮女生，临经期受寒致腹痛数十例，均获显著效果。

案例 2

林某，女，20 岁，教师，1987 年 8 月 6 日初诊。

主诉：经前小腹部剧痛 4 年。

病史：每次将要行经前，患者总是先出现严重的精神紧张，饮食减少，夜寐欠佳。

每当行经首日则腹痛剧烈，坐立不安，头冒冷汗，手脚冰冷，状似休克，要家人推拿按摩。待经行之后疼痛才得减轻，饮食渐复，如此已4年。

查体： 神清体瘦，面色欠华，值盛暑之季，而四肢欠温，两堂（印堂、明堂）淌汗。舌淡，苔薄白，脉细缓。

辨证： 冲任未充，肾阳虚惫。

治则： 调补冲任，温暖胞宫。

取穴： 关元、公孙、三阴交、足三里穴。

操作： 关元、足三里穴针后加灸公孙、三阴交穴，用平补平泻法。治疗10次，正值经期，除腰部酸楚外，纳可，寐欠佳，精神可，无痛经。

按语： 任脉为诸阴经之海，关元穴为任脉位于少腹之穴，存一身元阳之气于其中，足三里穴为多气多血阳明胃经之合穴，可增化生气血之功，配太阴经公孙和三阴交穴以充盛血海。任脉得养，经血按时溢注，诸脉调和，病痛自消。

二、月经不调

叶某，女，36岁，某公司职员，1992年8月28日初诊。

主诉： 月经不调3月余。

病史： 月经不调，前后日期错乱已3个月。患者于近3个月来月经前后不定，或15日左右来1次或历时10日以上，最后1个月隔15日即来，历时8日仍无减势。经血色红，有块状，伴有小腹痛，腰酸，神疲，乏力，头晕，纳少，畏冷，夜寐虚烦不安。已于当地妇科诊断为"子宫内膜增厚"，行刮宫术1次。

查体： 面色㿠白，语气细短（自诉自感讲话气短），舌尖红，苔薄白，脉细缓无力，左近弦。

辨证： 脾肾两虚，冲任失调。

治则： 健脾补肾，调理冲任。

处方： 潞党参、黄芪、紫河车（另炖）各15g，炒白术、炒白芍、醋柴胡、益母草、炒杜仲、川续断、仙鹤草各9g，当归6g，失笑散（后入）20g。2剂，日服1剂，早晚空腹服下。

二诊（1992年9月2日）：诉药后月经已净，腹痛亦除。再服2剂，腰酸除，渐感身体康复，食欲增加，舌淡红尖偏红，苔见薄，脉细缓。守法加减如下：潞党参、黄芪各15g，熟地黄、何首乌、枸杞、菟丝子各12g，炒白芍、醋柴胡、白术、杜仲各9g，当归、川芎各6g。3剂，服法同前。后因服药不便，嘱其经前改服逍遥丸，经后改服黑归脾丸、燕窝精。3个月后来电转告，月经已正常，精力恢复如前。

按语： 中年女性月经紊乱，必有缘故。或劳累过度，或情志郁结，或产伤冲任而失调摄，或继发于他病。本例患者因大屿山新机场设计施工紧张，劳累过度，兼有工作压力情志不畅，以致食、寐不香，脾胃生化不足，肝肾阴血暗耗，日久损及湖泽、冲任失调，表现为月经紊乱。法从健脾补肾、阴血两生。经脉充盛，则湖泽储调亦顺，遣用参、芪、术、归、柴胡、白芍等归脾丸之主药以健脾益气化血，制柴胡入厥阴而制其耗肝阴，佐以炒杜仲、川续断补肾调冲任，加用血肉有情大补阴阳之紫河车以治其本，酌加失笑散、仙鹤草、益母草益固冲任、调经血，历愆多日以治标。益母草有通经活络之效，为妇科之"圣药"。"子宫内膜增厚"，中医认为有气滞血瘀湿阻之嫌。本案例理、法、方、药较为连贯，取效则快。为防再作，嘱其自按上法，再服1个周期。

三、崩漏

游某，女，38岁，家庭妇女，1986年3月16日初诊。

主诉： 月经提前，量多或如崩近半年。

病史： 患者缘于去岁秋收冬种劳倦后，月经提前11日而起，量多如崩。神疲乏力，心慌恐惧，于当地医院注射"止血剂"2针（具体不详），隔2日仍淋漓，持续1周方净。随后连续4次来潮皆为此状，或提前10余日，或延后10余日，周期紊乱，或突如决崩，或淋漓似漏，自服草药灰（不详）、八珍汤、花生仁、大枣等稍有好转。于1986年3月11日经某省级医院妇检示：外阴无异常，宫颈已产式，轻度糜烂，带少，余无明显异常。B超示子宫、附件均无异常发现。14日晚间月经突来如崩，于邻近药铺购药2剂，未见显效。

查体： 面唇色白，微虚浮，神疲懒言，头昏目眩，嗜睡懒动，纳少，舌淡，边有齿印，苔薄白，脉沉缓无力。

辨证： 脾虚气陷，冲任失调。

治则： 健中举陷以固摄冲任。

取穴： 百会、隐白（双）、气海、脾俞、命门、次髎穴。

操作： 用艾炷点燃置于百会、隐白（双）、气海（隔盐）灸，灸至红晕为度，并在脾俞、命门、次髎穴留下印记，嘱于临睡前在印记处再隔盐灸3壮。配用中药，处方：炙黄芪25g，炒白术10g，木香（后入）6g，远志6g，川芎10g，当归10g，升麻6g，炙甘草9g，大枣15枚，灶心土30g，高丽参（另炖）6g。饭前服，药后2h左右可进食。

二诊： 头目清明，精神振作，月经量已大减，针药共奏效果。中药去灶心土，加龙眼肉10g，熟地黄10g。3剂。针灸处方去隐白穴加足三里、子宫穴，与中药交替，隔日1次。

三诊： 月经已干净，仍面色无华，舌淡苔薄，脉细弱，嘱其常灸气海、足三里穴，并适进血肉有情之品。连调三潮后，周期、量、行经天数基本恢复正常，饮食倍增，面唇见华，体质恢复，已能胜任家务。至今已1年多未诉再发。

按语： 本案系劳倦损伤中气，冲任失于固摄以致崩漏。患者曾在当地医院治疗，选用中西药及单方草药均未固其本，以致一发再发。本次发作时用大壮艾炷温灸，先急固其气，百会为巅督之穴，下病上取，有升举阳气、固摄冲任之效；气海灸之以振作阳气；隐白乃脾经之井穴，为临床治疗崩漏有效穴；脾俞、足三里、命门穴皆取其振奋中焦气运、固摄冲任之功；兼投补中益气为主的中药以坚固根本。虽历三潮，然已顺调年余，固非偶然。

四、阴挺

黄某，女，29 岁，1986 年 2 月 22 日初诊。

主诉：阴中有物膨出约 3 个月。

病史：患者缘于 1985 年 11 月 9 日娩一男婴后 10 日，阴道持续出血 300~500ml。经某省级医院诊断为"胎盘残留"而行"刮宫术"，用"维生素 K、肾上腺色腙片、酚磺乙胺、催产素"等治愈出院。休息在家时，偶见阴中有物如鹅蛋大小脱出，可返纳。经某省级保健院妇检示外阴无异常，阴道前壁较松弛，加大腹压时前壁膨出达阴道口，有鹅蛋大小；宫颈轻度糜烂，体后位，正常大小，附件无异常。诊断为"宫颈 I 度脱垂、阴道壁膨出（鹅蛋大）症"。给予补中益气汤服 2 个多月，症状如故，便建议手术治疗，患者未同意，而改针灸。

查体：面色㿠白，虚肿。稍动气短，疲乏无力。腰膝酸软，肢端欠温，纳食尚可，二便正常。舌淡，边略见齿印，苔薄白，脉沉细无力。

辨证：血虚气陷。产后失血过多，气随血陷，损及脾肾，脾虚难于升举，肾虚失却对胞脉的固摄，非一般补益中气所能力挽。

治则：益气举陷，温阳固摄，调补冲任。

取穴：关元、百会、三阴交穴为主穴，气海、命门、肾俞穴为辅穴。

操作：当以大壮艾炷温灸，佐以中药调摄。针灸取关元、百会、三阴交（左右交叉）穴为主穴，气海、命门、肾俞穴为辅助，每次取主穴 2~3 穴，辅助穴 1~2 穴，除三阴交穴用平补平泻法外，其余诸穴皆用针后加灸，于针刺得气后留针 10min 左右改温灸。3 次后，膨出物缩小一大半。第 4 诊开始加服中药补中益气汤加减：党参 15g，白术 6g，当归 6g，陈皮 5g，炙黄芪 12g，升麻 3g，柴胡 3g，枳壳 15g，益智仁 9g。日 1 剂，共 6 剂。如期按时服治，体力康复，行走自如，抱儿如恒。嘱中药隔日 1 剂，再服 1 个月以巩固疗效。现已上班 3 年多，一切正常。

按语：本病在农村比较多见，多系产时大出血，耗伤冲任血海正气，产后月子调理不济，胞宫康复不良，或产后过早哺育婴儿，劳累伤体，元气未见健复，元阳之气下陷不举，致前阴胞体脱出，见状务必亡羊补牢，及时休养生息，益气举陷，佐以血肉友情之品，复其根本。取百会穴，其为督脉之穴，位于巅顶上，针灸并用，有升阳举陷之功，主冲任之经；关元穴为任脉主穴，配脾经三阴交穴为主穴；温灸气海穴以益气；命门、肾俞穴都为温肾固冲、治疗中气下陷之阴挺有效穴。近年按以上方案治疗多例患者，疗效较好。子宫Ⅲ度脱出，多伴有糜烂或感染，在清热解毒益气中药配合下，亦收显效。

第五节　儿科疾病

一、高热

俞某，女，11 岁，学生，1990 年 7 月 17 日初诊。

主诉：高热 3h。

病史：患儿当天上午去海滩游泳，中午返回即感口渴神疲，不吃午饭而睡。午后突发高热（腋下体温 40℃），伴有口渴，讲胡话。无畏冷、汗出。二便不详。

查体：体温如上，神疲嗜睡，面红赤，口唇干，急性痛苦面容，颈动脉搏动明显且快。咽喉微红，扁桃体微红，无脓苔。肺部无异常，心率 110 次 / 分，律齐，心音强。皮肤未发现斑疹点，触之热，无汗。腹平软，余正常。舌尖红，苔薄微腻，脉浮数。

辨证：暴受暑邪，郁而化热。

治则：清暑祛邪退热。

取穴：合谷、少商穴及耳尖、耳背静脉。

操作：少商穴、耳尖、耳背静脉用三棱针点刺放血，若出血不多，可挤压出数滴；耳背静脉选最明显处刺之，任其自行凝血，再用消毒棉花擦拭干净；合谷穴用毫针泻法。约 1h 后热退，测体温（腋下）37.5℃。配服中药，处方：淡竹叶、金银花、连翘、青蒿各 10g，芦根 12g，黄芩 6g，玉泉散（分冲）20g。1 剂，煎汤代茶饮而愈。

按语：患儿暴受酷暑而突发高热。取合谷穴可泻阳明邪热而祛暑，《针灸大成》云："合谷，主脉浮在表，热病汗不出。"少商穴乃手太阴之井穴，可泄热，《针灸大成》云，少商可"泄诸脏热"；耳尖、耳背静脉放血，为刺络放血，可泻壮热。诸穴配合，泻热功专。再以中药辛凉渗淡，邪热祛除有路，收效甚捷。

二、水痘

案例 1

林某，男，12 岁，1992 年 8 月 23 日初诊。

主诉：水痘从头面开始渐布全身 3 日。

病史：患者身热，测腋下温度 39~40℃，畏风咽痛，口干不喜饮，纳少，小便短赤，大便偏结。为防止传染被学校老师劝假而辍学在家。

查体：神清面红，水痘颜面所发较密，遍布躯干，散及四肢（但较稀），足底仅有 3 粒。痘疹大如黄豆，内含水浆，清浊不一，四肢痘粒较小，中央有少许血性浆水，口腔牙龈黏膜处有糜溃面数点。双肺听诊无异常，舌淡红，苔薄白，脉浮数。

辨证：感受时疫毒疬之邪，热毒留壅肺卫。

治则：清肺解毒祛邪。

处方：银花、元参、板蓝根各 15g，连翘、牛蒡子、黄芩、山豆根各 9g，桔梗、薄荷、射干、马勃（包）各 6g，甘草 3g。先服 1 剂，分数次服。翌日复诊：热退（37~38℃），诉服药后晚间、清晨排稀便各 1 次，无腹痛与肛门不适，胃口见开。上方去山豆根，加紫草根 9g、茯苓 12g。再服 1 剂，法同上。

三诊（1992 年 8 月 25 日）：诉体温正常，饮食量增，头面、胸部痘粒回靥，下肢痘内浆水多清浊不一，二便通调，已在室内活动。舌淡红，苔薄白，脉濡近数。改方如下：银花、板蓝根各 9g，连翘、牛蒡子、黄芩、射干、紫草根各 6g，马勃（包）、白芷、甘草各 3g。1 周后，头面、躯干部的痘已脱痂，痊愈。在港 2 周时间，居家左邻右舍同期年龄相继发生，患疾病同时用中药论治 11 例，发热体温痘疹等症状如上，主方如上加减，多在 3 日内热退痘消，1 周内康复。

案例 2

韩某，男，4 岁，住 7228 工厂，1993 年 2 月 21 日初诊。

主诉：出痘疹伴咽痛发热 2 日。

病史：患儿发热咽痛，头面、躯干部出现鲜红痘疹 2 日，伴有纳减、夜寐不安。

查体：神清，体温 38℃，头面、躯干部的鲜红痘疹如绿豆大，内蓄清莹水浆，底边偏红，四肢散发小红痘，咽喉微红，口腔无异常，心肺无异常。舌尖红，少苔，口干，脉浮数。

辨证：天时疫毒邪气袭留肺卫肤肌。

治则：清热宣肺解毒。

处方：元参、黄芩、大青叶、银花各 9g，板蓝根、生地黄各 12g，牛蒡子、射干、竹叶、马勃（布包）各 6g，甘草 3g。2 剂。日煎 2 次，分 3 次服。2 日后复诊，见痘疹大部分回靥，痂干。再调 2 剂，来电告已痊愈。

按语：水痘近年来甚为少见，仅有个别地区偶有散发个例。本病是以皮肤发疹如痘为特征的急性传染病，易感于未经预防注射疫苗之小孩。临床表现主要有发热、颜面皮肤发痘最先，躯干四肢皮肤分批出现痘疹，痘浆先清莹后转混浊而回靥，最后结痂，并逐步脱落干净，不留痕。潜伏期 10~24 日，发痘前 1~2 日患者有发热、头痛、咽疼、四肢酸痛、纳减等症。发痘先见于头面、躯干部，并延及四肢，可至足掌部；开始可为粉红色小斑疹，数小时内变为血疹，很快即变为水疱，疱浆先清莹后混浊。发展迅速为水痘之特征，水疱大小不一，小如绿豆，大如黄豆，由小扩大，内含水液晶莹如珠，边缘不齐，周有红晕。一般痘疹不多，全身症状亦轻；重症则痘疹密布，可累及内脏，全身症状重，热高不易退。干痂经 1~2 周脱落，一般不留瘢痕，预后良好。个别可出现肝、胰、肾上腺、肺、脑、食管、输尿管等坏死或炎症性改变。不典型水痘还有出血性、进行性和播散性水痘，胎儿受染而成先天性水痘综合征，疱疹融合为大疱型水痘等。

本病的病原体为水痘（带状疱疹）病毒，患者是唯一的传染源，主要通过直接接触如呼吸道飞沫传染，疱疹病毒存在于患者疱疹的疱浆血液和口腔分泌物中，任何年龄均可受染，以婴幼儿和学龄前儿童发病最多。一次患病后可获终身免疫，极少有再次发病者。

本病在祖国医学典籍中有"天花""水疱""水泡"等记载。"水痘"之名首见于南宋张季明《医说》，其认为主要是时行疫气和胎毒所致。辨证论治中以其临床表现的轻重不同来区别，轻者从卫气，重者循营气。卫气证表现为发热轻或无热，鼻塞流涕，偶有咳嗽，1~2日出疹，色红润，痘浆清亮，根盘微红，痘粒稀疏，苔薄白，脉浮数；治宜疏风清热解毒，如银翘散加减。营气轻证者，表现为口渴欲饮，面赤气粗唇红水痘密布，根盘色红，痘疹较大，紫暗，痘浆晦浊，小便短赤，舌红苔黄，脉洪数；治宜清气凉营解毒，如清瘟败毒散加减。

本文案例1较重，即以清气凉营解毒为法，用银花、元参、山豆根、紫草根等清凉泻营而退热；合连翘、黄芩、板蓝根转气解毒泄热；牛蒡、马勃、薄荷清咽利喉，宣解卫气时行疫毒。证型表现突出，用药有法可循，效专力宏，祛邪较快。案例2病同但症有小异，即发病时间短，但热即甚，痘疹红艳，口干，夜烦不安，舌尖红，脉数，且年幼小，有邪热炽盛伤阴之虞，故稍佐生地黄护阴、竹叶、大青叶、甘草泻热从下焦而出。本病患者尤应隔离，其目的是为防止传染他人。在痘疹尚未靥、患者仍在发热时，务守室内，不可受凉，以防变生他症，但可定时开窗以清室内空气。

三、脑瘫

康某，男，3岁半，1996年1月18日初诊。

主诉： 出生至今不能站立行走，不会讲话。

病史： 母代诉，患儿为头胎足月双胞胎首产。出生后不啼哭，口鼻中阻塞物吸出后共抢救约5min方有哭声。母乳喂养6个月后，与二产之弟同样用羊乳、牛乳粉等喂养，但生长发育比其弟迟缓，至今不能站立行走，不会讲话，耳听力存在尚好，左眼内斜视，而其弟已经上幼儿园。饮食、睡眠、二便均正常。1995年12月分别到三明市第一医院和福州市某省级医院神经科、小儿神经内科检查，诊断为"脑瘫"，故来求诊。

查体： 神清，面色不华，头颅形态发育正常。左眼内斜视，查视力不配合，能听懂基本要求，不会讲话。四肢肌力偏弱，肌张力增高，腱反射较活跃，双手呈握拳状，常用左手拇指塞口，双下肢不能站立，屈膝躬腰，脚尖着地，扶之颤抖，放手则倾倒，并呈剪刀样交叉态。病理征未引出，CT示轻度脑萎缩。舌淡，苔薄白，脉细。

辨证： 产时脑部缺氧受伤，脑海不足，肢体萎瘫。

治则： 通络健脑，调肝肾，补脾胃。

取穴： 四神聪、四三针、百会、大椎、四关、神庭、内关、足三里、三阴交、阳陵泉、哑门、风池、廉泉、金津、玉液、丝竹空、睛明穴。

操作：四三针为额三针、颞三针、枕三针，共 12 针。额三针为神庭前 1cm，左右各离开 1cm，向前发际平刺至额顶部，深 2~3cm。两侧颞三针以率谷穴为中心点，左右各离开 1cm，向下平行刺 3 针，深 1~3cm。枕三针为枕中点，左右各旁开 1cm，向下平行刺 3 针，深 1~3cm。常规消毒，快速刺入到位后捻转，留针半小时或 1h。四神聪与四三针交替应用，四肢肘膝关节腧穴每次可选 2~3 穴，交替应用。日针 1 次，1 个月为 1 个疗程。配服中药，处方：熟地黄、山茱肉、山药、枸杞、肉苁蓉、炙黄芪、党参各 10~15g，当归、白芍、白薇、麦冬、远志、菖蒲、益智仁各 5~10g，蜈蚣 1~2 条。日服 1 剂，每次 50~100ml，视患儿年龄大小而定。可随症加减。

治疗后，上肢肌力有进步，肌张力有所下降，五指松张，关节转软，双下肢交叉态转平衡，能站直。经语言训练能发单音，斜视有改善。3 个月后，四肢肌张力进一步下降趋向正常，能被牵着走，并以手保持平衡，能进行基本语言对话，且较清晰。因长期远在福州生活，经济上有一定困难，故嘱带本方案回原地继续治疗。2 年后随访已上幼儿园，基本能独立行走。

按语：笔者在从师黄老时即已协助恩师治疗总结脑瘫 16 例，其基本治疗原则、选方取穴、中药配方可参考本书中有关资料。近年来在治疗选穴上有所进展，参考了国内其他地区的治疗经验，增加头部的四三针。操作方法：进针速度宜快，选准即刺，分组轮换，每次不得刺穴太多，10 针左右。因大多患儿不配合，针刺时须手疾眼快，即刺一次到位。治疗的同时要坚持肢体功能、言语、智力等训练。

四、眼肌型重症肌无力

郭某，男，12 岁，小学生，1997 年 6 月 3 日初诊。

主诉：双眼上睑下垂，视物重影约 2 个月。

病史：父母代诉，患儿于 1997 年 4 月 1 日出现视物重影，双眼裂变小，于 4 月 18 日到某省级医院神经内科就诊，以"双眼外肌麻痹性质待查，Ⅲ、Ⅳ脑神经麻痹；重症肌无力？"收住病房。发病以来，双眼睑无明显晨轻暮重，无呛咳、呼吸困难及四肢无力，饮食、睡眠、活动均正常，学习成绩良好。经检查，双眼瞳孔等大等圆，对光反射存在，左眼外展内收、右眼上视受限，无眼震，双眼肌力、颈肌力、四肢肌力 5 级，腱反射亢进，病理征无异常，复频试验阳性，新斯的明 1mg 试验阳性，胸腺 CT 示胸腺稍增大。诊断为"重症肌无力（眼肌型）"，给"溴吡斯的明 60mg、维生素 B_{12}"等治疗 16 日。因家属拒绝激素治疗要求出院，而转行针灸治疗，诉症如上。

查体：神清，右眼裂垂直径 0.8cm，左眼 0.6cm，上睑下垂约在瞳孔缘，盖住角膜 9~3 点处。双眼外展受限，向内收受限（右眼较左眼重），向上、下活动未见明显受限，无震颤。舌淡红，苔厚白，脉微弦。

辨证：脏腑未健，脾虚精血少。

治则：健中益气生血。

取穴：阳白、攒竹、丝竹空、睛明、球后、头维、风池、合谷、内关、足三里、丰隆、光明、太冲穴。

操作：上穴分成两组，局部与远部各取 2~3 穴，常规消毒。睛明、球后指切进针法，指捻垂腕深入约 1 寸，余穴得气即可。日针 1 次，每次留针半小时，每隔数分钟捻针 1 次，10 次为 1 个疗程。配服中药补中益气汤加减如下：黄芪 30~90g（成人可更多），党参 20~60g，白术、山萸肉、枸杞、淫羊藿各 10~15g，青皮、陈皮、柴胡、白芍、绿升麻各 5~10g。日服 1 剂。经 7 个月治疗痊愈，随访 1 年效果良好。

按语：重症肌无力近年愈发多见，尤为眼肌型，有的作者统计占受累肌群的 90%。儿童以眼肌型多见，主要表现为：眼睑下垂，眼球活动障碍，复视，晚期眼球固定。本病是一种神经 – 肌肉接头间传递介质功能障碍，以骨骼肌无力为特征的获得性自身免疫性疾病。临床特征为受累的骨骼肌极易疲劳，多侵犯眼外肌、咀嚼肌、吞咽肌、颈肌、四肢肌和呼吸肌，运动时无力加重，经休息或使用抗胆碱酯酶药物后症状减轻或完全消失，有缓解与复发倾向。中医无重症肌无力病名记载，但从本症临床表现来看有从虚证而论。如《黄帝内经·太阴阳明论》载："脾病而四肢不用……四肢不得禀水谷气，气日以衰，脉道不利，筋骨肌肉，皆无气以生，故不用焉。"又如《诸病源候论》的"睢目候"中有"目，是脏腑血气之精华，肝之外候，然则五脏六腑之血气，皆上荣于目也。若血气虚，则肤膜开而受风，风客于睑肤之间，所以其皮缓纵，垂覆于目，则不能开，世呼为睢目"的描述，酷似眼肌型重症肌无力的表现。因此，现代临床论治多从虚证论治。因眼与五脏六腑相关密切，上睑以脾为主，目球为肝肾脉系，遵从补脏虚以脾虚为中心，用补中益气汤为主方，有许多治验。主张补中气之黄芪、党参的用量宜大，恩师黄宗勖即持是论；同时兼以辨证论治，有痰湿者兼以化痰祛湿，肝肾不足者佑以调补肝肾，有风邪外袭者于益气中疏解风邪，主张速决速除；配合针灸，以局部取之治标，远部选经穴治本。因本病有复发倾向，即使痊愈，还应随证巩固，定期门诊随访。在生活中应告诫患者不可过于疲劳（包括成人已婚者的房劳），饮食生冷碍胃伤脾者皆当避免，注意增强体质，以取全功。

五、近视

萧某，女，6 岁，1987 年 3 月 2 日初诊。

主诉：双眼视物不清 1 月余。

病史：患儿在幼儿园体检发现双眼视力右 0.3、左 0.5。

查体：营养发育良好。双眼运动正常，瞳孔等圆等大，对光反射正常。睡眠、二便正常，舌正，脉滑。饮食营养丰富，家中写字台采光好。

辨证：稚阴稚阳，视力未健。

治则：调补阴阳，充养官窍。

取穴：耳穴目 1、目 2、肝、肾、神门、内分泌、肾上腺、脾、胃。

操作：每次取耳穴 3~4 穴，按常规消毒。取经消毒好的王不留行籽于穴上贴压，每日早、中、晚、临睡前分 4 次揿压上述耳穴 30~50 次。压时用拇、食 2 指，揿压后即放开，如此 30~50 次，不可用揉按或用力过重，以防压伤、擦伤穴位表皮。夏天 3 日换穴 1 次，冬天可 5~7 日换穴 1 次，换穴 1 次算 1 个疗程，如此治疗 4 个疗程，查双眼视力均为 1.5。以后隔 1 周治疗 1 次。经 2 个月随访稳定，翌年上小学，现已 3 年级，视力正常。

按语：小儿近视属中医之能近怯远症，病因有先天遗传与后天用眼不良等诸多因素。因小儿为稚阴稚阳之体，脏腑娇嫩，形气未充，五官苗窍全而未壮，若用眼习惯不良，易致怯远。但能及早发现，及时治疗，又易趋康复。耳穴目 1、目 2、肝区、肾区为治疗近视之经验有效穴，神门、内分泌、肾上腺、脾区、胃区能调和五脏六腑，使苗窍更臻健壮，视力得复。耳穴贴压，方法简便，疗效显著、稳定，又乐为小儿接受。到目前已治愈 30 余例，都在小学高年级学习，视力正常。

六、弱视、斜视

邓某，男，6 岁，1987 年 9 月 3 日初诊。

主诉：双眼视物不清。

病史：患儿在某医院儿童弱视中心查双眼视力右 0.4、左 0.5，伴有斜视。予黑布交叉遮盖等治疗，因不配合而无效。

查体：神清，活泼好动，双眼瞳孔等圆等大，偏右斜视，余未见明显异常。舌偏红，苔薄白，脉近数。

辨证：稚阳稚阴，脏腑官窍未健。

治则：调补肝肾，健中养窍。

取穴：耳穴目 1、目 2、肝、肾、神门、肾上腺、内分泌，体穴太阳、睛明穴。

操作：耳穴治法同上篇。体穴太阳、睛明穴用 30 号 13mm 毫针隔日针 1 次，得气后留针 20min，每隔 5min 捻转 1 次。治疗 1 个月后查双眼视力右 0.8、左 1.2，斜视基本恢复；治疗 2 个月后查双眼视力右 1.0、左 1.2；治疗 7 个月后查双眼视力右 1.5、左 1.5。巩固 2 个疗程，痊愈。

按语：弱视、斜视属中医学风牵偏视、怯眼范畴，与小儿五脏六腑成而未全、全而未壮，精血失养有关。针灸治疗因外伤所致麻痹性斜视屡有报告，而对小儿先天性斜视治疗尚鲜见。本例遵眼眶为太阳、阳明经脉所系之则，取睛明穴为手太阳经、足太阳经、足阳明经、阴跷脉、阳跷脉五脉之会，以调畅五脉气血；太阳及耳穴目 1、目 2、肝、肾、神门、肾上腺、内分泌诸穴，调和五脏六腑经脉气血，充养官窍，使目睛全而健壮，视力恢复，斜视纠正。

七、周围性面瘫

案例 1

薛某，女，4 岁，1995 年 3 月 4 日初诊。

主诉：口眼歪斜 8 日。

病史：家长代诉，8 日前于清晨发现患儿说笑中右侧口眼歪斜，早餐饮水漏出，原因不明。遂于当地医院检查，诊断为"右侧周围性面瘫"，给"激素、维生素"等口服 3 日，特来求诊。患儿味觉正常，口干，小便短。

查体：体征呈右侧周围性面瘫，右耳后乳突部有压痛，舌尖红，苔薄白少，脉近数。

辨证：风热外袭，面部阳络受损。

治则：疏风清热通络。

取穴：阳白、攒竹、丝竹空、四白、地仓下透颊车、翳风、下关、合谷穴。

操作：常规消毒，用 32 号 13mm 毫针轻刺眼眶周围腧穴，翳风、合谷穴可用 25mm 长毫针，得气后留针 20min，日针 1 次，1 周痊愈。

案例 2

张某，女，3 岁，1995 年 4 月 1 日初诊。

主诉：口眼歪斜 3 日。

病史：母代诉，3 日前发现患儿左侧口眼歪斜（原因不明），不爱吃饭，饮汤汁从口角漏出，眼睛涩痛，内眼角结膜发红，大便偏干。

查体：体征为左侧周围性面瘫表现，左眼内角结膜轻度充血。舌红，苔薄白偏少，脉数。

辨证：风热外袭面部阳络。

治则：祛风清热通络。

取穴：翳风、阳白、攒竹、睛明、丝竹空、四白、下关、地仓下透颊车、人中、合谷穴。

操作：每次取 4~5 穴，常规消毒，眼眶周穴取 30 号 13mm 毫针飞针浅刺，余穴可适当加深，得气即可，留针 20min。日针 1 次，10 次痊愈。

按语：小儿周围性面瘫近年发现不少，诊断较明确。辨证中发现，即使在寒冬季节，也多表现为风热型，如面潮红、口干、舌尖红或舌质红、苔薄或微干黄、眼结膜充血或眼炎、脉数等。治疗取穴大都以口眼周边腧穴为主，配合谷、翳风穴。操作眼眶周穴时，不论大人、小孩都主张飞针浅刺，快频轻捻转；发病 10 日内翳风穴宜深刺且中取，如遇风寒型可在翳风穴针上加灸。小儿患本病的预后良好，如初发病即来治疗者，目前为止 2 年内统计治疗 26 例，都已痊愈。不主张让小孩口服激素，因为先口服激素后转针灸治疗的，疗效较慢，康复时间需加倍方可告愈，但这仅是个人临床体会。地仓下穴于地仓穴下 4 分，口轮匝肌边缘进针，浅刺透向颊车，不刺伤面肌纤维。

八、耳聋（神经性耳聋）

高某，男，14岁，学生，1980年1月30日初诊。

主诉： 听力逐渐减弱约7年。

病史： 患儿7年前因发高热曾注射过药物（具体不详），以后发现听力反应较迟钝，3年级后成绩明显受到影响，原因系听力减退所致。1985年经某省级医院耳鼻喉科检查，内耳双侧鼓膜凹陷，电测听双侧听力全无，未做治疗而返回故里。近年来口苦，易激动，纳食正常，睡眠佳，二便通畅。

查体： 神清，形瘦，音响无反应，要靠近耳大声慢讲才有反应。面部肌肉匀称，表情反应正常，咽反射存在，双扁桃体无异常，舌居中，活动正常，构音清楚，舌淡，苔薄尖红，脉细数。

辨证： 肾虚肝旺，窍道失聪。

治则： 补肾抑肝，疏通窍道。

取穴： 主穴为耳门、听宫、听会、翳风穴；配穴，风池、哑门、行间、太冲、通里、灵道、中渚、涌泉、太溪穴。

操作： 每次取主穴2个，配穴2~3个。行针得气后加用6805电针，择断续波，以患儿能适应为度，留针30min。针10次后，反应不明显，但口苦、易怒等改善。休息1周，第2疗程针刺如上，加用维生素 B_1 50mg、维生素 B_{12} 250μg混合行耳周穴位注射，每次取1穴，耳前、耳后穴位交替，3日1次。治疗3个月后，在室内用一般声音讲话基本能听明白。嘱其回当地改1周穴位注射2次，以巩固疗效。

按语： 本例系后天所患。症见口苦、易怒、脉细数等肝胆郁热表现。治以泻肝补肾，疏通耳窍。取肝胆经为主，远近穴相配合，兼用肾经、心经的特定穴。取穴专著，配以西药"维生素 B_1、维生素 B_{12}"，具有营养神经的功能。诸法兼施，取得满意效果。

九、呕吐

陈某，男，3岁，1990年8月7日初诊。

主诉： 反复呕吐已3年，感冒、啼哭时加剧。

病史： 患儿缘于出生后3日发生呕吐，随之每得饮食即吐。经检查诊为"先天性幽门狭窄"，于1988年在某医院行"幽门环切松解术"，术中顺利，术后约2周饮食趋于正常。偶因一次饮食不当再度发生频频呕吐，先为胃内容物，后为黏液。此后几乎天天发生，每当感冒、啼闹、喂食不当则呕吐加剧。近3年来，经多方治疗未得好转。

查体： 神清，形瘦，营养极差，发育正常。爱哭闹，喜托抱，站立位，斜位托抱或坐位则哭闹，随即呕吐。囟门已闭，心肺无异常，腹软平，未扪及包块，腹皮松弛，皮下脂肪极少，余无异常。舌淡体小，苔薄少，脉细数。

辨证： 脏腑未健，腑气失降。

治则：调补中焦，通降腑气。

取穴：中脘、足三里穴，耳穴膈、胃、十二指肠。

操作：体针与耳针分开，交替隔日施用，按常规消毒，用飞针术，得气后快频率轻捻转20~30次出针。针1次后即见效，3次后基本消除。偶在早晨进食时呕吐1~2口，稍息则止。因交通不便，第4次改用耳穴甲氧氯普胺注射液0.1ml穴位注射，隔3日1次，共2次而痊愈。后视患儿营养不良，拟中药处方如下：太子参10g，寸麦冬10g，沙参12g，五味子3g，淮山10g，赤苓10g，石斛10g，山楂肉10g，神曲5g，麦芽、谷芽各6g。2剂，炖分次服。服后饮食大增，体质渐复。

按语：婴儿先天性幽门狭窄或梗阻非鲜见症，取外科手术治疗，预后多佳。本例术后一度恢复转好，但因稚阴稚阳之体，脏腑成而未健，一旦寒温、饮食失调则变症容易，发为天天呕吐。3年中选用中西药治疗，减而复作。钡透检查示幽门通道正常。针灸治疗取胃之募穴中脘穴，有通调腑气之功，《针灸资生经》云中脘可"治食不化"；足三里穴乃阳明胃经的下合穴，主肚腹诸疾，《腧穴学》载"主治胃痛、呕吐"；配以耳穴膈、胃、十二指肠诸区，为治疗胃肠疾病呕吐之常选成方。数年之疾，竟5次得愈，此乃清灵脏腑，随拨随应，易趋康复之机缘也。

十、抽动秽语综合征

辛某，男，8岁，1995年4月11日初诊。

主诉：小孩多动已3年，加重伴脏话1年。

病史：母代诉，患儿在3岁时的一次感冒痊愈后，发现其动作有些怪异，并反复出现好动，如挤眉努嘴，耸鼻弄舌、自我怪声、不安一处、玩具乱丢摔打等。劝教不听，或答应改正，过后依然故我。本以为送入幼儿园，能在老师教育下得到改正，但仍见不愿排队、坐时不安于位，不规范动作特别多，上课注意力不集中，扰乱四邻，出口脏话，各项成绩评比属差。刚入小学不满一个学期，经老师多次特别劝教收效不大，因而校方多次家访，反映其在校表现与学习成绩，商量配合教育措施。遂于寒假期间到某医院小儿科检查，诉症如上，经检查及脑电图、CT均示无明显异常，诊断为"抽动秽语综合征"，给"镇静剂、维生素"等治疗2个月余，因无效而来诊。其母诉症如上，患儿饮食、睡眠、大小便正常。

查体：神清，营养良好，手脚不安体位，挤眉耸鼻，检查不合作。舌淡红，苔厚白，脉滑近数。

辨证：风痰湿邪内扰窍苗而多动，口出秽语。

治则：健中补血祛风痰化湿。

取穴：百会、印堂、风池、神门、四关、三阴交、足三里、丰隆穴。

操作：每次取头部与四肢腧穴2~3个，常规消毒。百会、印堂穴行毫针平刺法，其余穴位飞针速入得气后行提插捻转基本手法。留针半小时，每隔数分钟捻转1次。

日针 1 次，10 次为 1 个疗程。配合口服中药，处方：生黄芪、白术、制何首乌、淮山、鸡血藤各 10g，当归、远志、九节蒲各 5g，龙骨（先煎）、牡蛎（先煎）、代赭石（先煎）各 15g。隔日服 1 剂。连续治疗 5 个月，秽语已除，多动大部分控制，上课能安于座位听讲。改每周 3 次，再继续治疗 3 个月，以上症状、体征全消除，学习成绩转好。

按语： 近年来，本病在针灸科不罕见，病因至今尚不明确，有病毒感染、变态反应等说法。临床表现为不自主动作，如挤眉努嘴、耸鼻弄舌、手脚不安、注意力不集中、情绪不稳，甚则易于冲动、讲脏话等特征。多动是本病症的主要表现，部分小儿在病史中，其母可诉在胎儿期胎动特别明显；婴儿期手脚踢动频频，难于包裹于褓褓中；稍大常常从摇篮、坐车中往外爬攀；独立行走后常把玩具、衣物等翻倒、相混，弄得乱七八糟；入学后，多因多动、注意力不集中而影响学习成绩。中医学认为小儿为稚阴稚阳之体，脏腑成而未健，易感外邪，化热上扰于心，或脾失健运，痰湿上蒙神明，以致窍苗失聪。针灸选经以与元神脑府有关的督脉、阳明胃、太阴脾经脉为主，配以厥阴、少阴经穴及经外奇穴，起调整元神之府、健和脾胃、宁心安神之作用。治疗中要求家长配合并坚持，但留针时间不宜超过半小时，开始能留针数分钟即可，以后逐渐延长，或配合好则长，不愿意配合则短。开始 1 个月可以每日 1 次，以后改隔日 1 次，坚持 3 个月以上。该法不但对本症有治疗作用，而且对调整智力、记忆力都有较好的作用。中药处方的原则是健脾胃，去痰湿，开窍宁心安神。如有先天不足，可适当加些补肾阴肾阳之味，或六味地黄丸加减。本病症愈后绝大部分良好。

十一、先天性腰脊神经膜膨出术后后遗症

赵某，男，1 岁半，1997 年 10 月 2 日初诊。

主诉： 二便失禁，双下肢无力 5 个月。

病史： 父母代诉，患儿腰脊部发现小肿物 13 个月，术后二便失禁，伴双下肢无力 5 个月。患儿为头胎足月顺产。出生 1 周后为婴儿洗浴时发现腰脊部有一枣核大小质软的小肿物，肤色正常。婴儿吃、睡、二便均正常，方于产后 42 日往产院复检时告诉医生。予以一般检查后，未明确诊断。随着小孩长大，该肿物亦逐渐增大至约鹌鹑蛋大。于当地医院就诊，医院以小孩尚小，告知家长注意观察一段时间。周岁后，到省级医院检查，诊断为"先天性腰 4~5 椎脊柱裂、脊膜膨出症"，考虑手术治疗。4 月 28 日在某省级医院进行手术治疗，术后 1 周发现患儿大小便失禁，伴有双下肢无力，不能站立。经当地医院服药治疗 2 个月未见好转而来诊。现症见小孩随时遗尿，哭时更甚，伴有大便遗出，历时 3 个月。

查体： 患儿活泼，营养良好。双下肢不能站立，左侧更甚，马鞍区浅感觉检查不合作，腰 4、腰 5 棘突消失，压之有可容食指节大小凹陷，肛门外翻，足踝关节下垂，肌力弱，腱反射弱，病理征无异常。

辨证：稚阴稚阳，脏腑成而未健，腰脊先天不足，术后二便失禁，双下肢无力。

治则：调补督、肾与膀胱经脉。

取穴：腰阳关、命门、腰夹脊、次髎、长强、肾俞、膀胱俞、殷门、委中、昆仑、照海、太溪、百会穴。

操作：上穴分 3 组，每次选 1 组，常规消毒。取 1~1.5 寸毫针刺入 0.8~1.2 寸深，捻转手法，留针半小时。日针 1 次，10 次为 1 个疗程。同时取肾俞、膀胱俞、次髎、命门穴，注射甲钴胺注射液 500μg，每日取 1 穴。连续治疗 3 个月后肛门回缩，大便基本正常，小便基本控制，在针刺大哭时尚有遗尿。连续治疗 5 个月，二便基本正常，双下肢肌力得到增强，能扶着推车学走路，左脚尖有下垂拖曳。随诊 3 个月，二便正常。

按语：腰脊膜脊髓膨出症属于神经系统先天性疾病。因神经管闭合缺陷、脊柱裂而致脊膜脊髓膨出。对本病治疗有手术和非手术治疗的不同主张。该患儿因先天腰脊柱裂，神经膜膨出约鹌鹑蛋大，属手术适应证而行腰脊柱神经膜膨出修复术。本患儿手术后 1 周即出现二便失禁，且双下肢软瘫，可能与脊神经受严重刺激或损伤有关。因稚阴稚阳之体，生机勃勃，针灸与药物注射相结合，取督脉、肾与膀胱经脉腧穴为主，历时 5 个月的治疗，二便失禁基本告愈。遗憾的是，因故无法继续远期如 3~5 年后或更长时间的随访，以更好总结本病症的治疗、养护的有效套餐，惠及更多的患儿。

十二、缩阴症

江某，男，6 岁，1980 年 1 月 12 日初诊。

主诉：阴茎阴囊内缩 3h 余。

病史：患儿晨随母下田，跌落池塘，衣裤湿漉。更换衣裤不久，手捂阴部，哭喊腹痛，辗转翻滚。

查体：患儿急性痛苦病容，面色苍白，双手捂着小腹前阴，曲身翻滚，阴茎阴囊内缩，色褐暗。四肢与下半身厥冷，舌淡，苔薄白，脉沉细弱。

辨证：阴寒直中少阴，致宗筋收引。

治则：温阳散寒。

取穴：曲骨、气海穴。

操作：用米粒大小艾绒灸之，温热布散，阴寒即除，目睹茎囊翻出，四肢与下半身亦渐温暖。穴灸处起水疱，过后消毒刺破，盖以灭菌纱布。

按语：本症罕见。患儿于寒冬之季，不慎落水，病因阴寒直中少阴，以致宗筋收引，茎囊内缩，号痛不止。然于"稚阴稚阳"之体，治之"随拨随应""易趋康复"。仅艾条 2 壮，而获捷效。

一、视神经萎缩症

李某，女，61 岁，退休干部，1996 年 10 月 3 日初诊。

主诉：双眼视力逐渐减退 2 年，加重 6 个月。

病史：患者因两年前发现垂体肿瘤切除术后放疗致视力减退加重 6 个月。缘于 1994 年 4 月发现视力减退，误为老花眼而未加重视。延于 1996 年 4 月双眼不得见阳光，暗视野视力也差。经某省级医院眼科检查发现视神经萎缩，CT 示脑垂体肿瘤。会诊后转上海某医院行手术治疗，术中发现肿瘤过大而未做全切。术后回福建放疗 24 日，视力继续下降，双眼畏光加重，伴有眼胀痛，遂停止放疗，并用过多种眼药水滴眼治疗无效。经介绍于 10 月转国医堂针灸科治疗。

查体：神清，面色不华。双眼眶微肿暗红，眼内角有少许分泌物，测双眼视力，左 "0.2-2"、右 "0.1+2"。舌质淡暗，苔薄白，脉沉细缓。

辨证：肝肾不足，气血瘀滞。

治则：滋补肝肾，佐以活血化瘀。

取穴：①攒竹、丝竹空、球后、四关穴；②睛明、阳白、四白、太阳、外关、光明穴；③攒竹、瞳子髎、承泣、养老、三阴交穴。

操作：每日取 1 组，常规消毒，球后、睛明、承泣三穴用指切进针法，过皮后轻捻，竖指垂腕，深度 1~1.2 寸，得气后留针半小时，每 10min 捻针 1 次。3 组轮换，1 个月为 1 个疗程，休息 1 周再针下 1 个疗程，并配中药内服处方如下：生地黄、熟地黄、山萸肉、茯苓、丹皮、淮山、枸杞、菟丝子、茺蔚子各 15g，生黄芪、丹参各 20g，当归、泽泻各 10g。每日 1 剂，服 2 次。

治疗 3 个月后复返上海原手术医院检查：手术愈合好，康复过程良好，左眼视力提高 0.1，余无异常发现。嘱其继续针灸治疗，定期随访。1997 年 2 月 8 日继续针灸治疗，6 月份于本地医院复查视力，双侧均再提高 0.1，左眼视力 0.3，畏光、眼痛已消除。

按语：视神经萎缩症系现代眼科中难治病之一，病因复杂，预后较差，目前无特效药物或手术能治愈。祖国医学根据肝开窍于目、五脏六腑精血上充润养于目则能视的理论辨证论治，采用补肝肾、益气血、疏通目系络脉之法，近年治疗有效验。本例系脑垂体肿瘤术后放疗损伤所致，故承恩师黄老的治疗经验，胆大心细，尤对眼眶内睛明、承泣、球后诸穴细针深刺，进出针手法轻巧，慎防刺伤眼系络脉，改进补泻手法，对取效有很大帮助。配合中药辨证论治，改变了视神经萎缩症视力每况愈下之症状，取得了提高视力的疗效，对患者树立生活信心和恢复身心健康都有鼓舞作用。

二、耳鸣

施某，男，52岁，1995年7月6日初诊。

主诉： 双耳耳鸣伴听力减退半年余。

病史： 患者半年前因居室装潢震响而感头胀耳鸣，一度难受，但迫于春节无法及时就医，延及3个月后益发加重，伴有听力减退、心烦，方来榕医院耳科检查。经查未发现明显异常，给"维生素C、丹参片、盐酸氟桂利嗪胶囊"等治疗半个月无改善。复循某广告到某医院治疗2个月亦无改善，转而针灸治疗。诉症如上，耳鸣表现为憋闷感高调响，双指头塞入耳道振摇后可感减轻，但旋即复响，偶感头晕。

查体： 神清，双双目检无明显异常发现，耳周无压痛，唯在肺俞、肾俞有压痛反应。舌淡红，苔薄白，脉微软缓。

辨证： 肝肾渐虚，精血充养不足，兼噪声侵扰。

治则： 调补肝肾，开窍益聪。

取穴： 翳风、耳门、听会、神门、通里、外关、肺俞、肾俞穴。

操作： 上穴按局部与远部配穴，分成两组，交替应用。常规消毒，宜用32号2寸毫针捻转深刺，得气后留针半小时，不再行针，只嘱患者静坐慢慢左右转动颈部100~200次。日针1次，1个疗程后休息1周，再针。配服六味地黄丸改汤加菖蒲、远志、益智仁各10g。日服1剂。2个疗程后耳鸣减，听力复聪。嘱其继续口服杞菊地黄丸2周，并行自我外耳周按摩。随访至今已3年余，疗效巩固。

按语： 耳鸣临床颇为多见，有的突然而发，数天之后可自行消失，但这即是五官与脑部功能异常的先兆，应多加注意。有的耳鸣发生后，经自我按摩或排除产生耳鸣的原因后也能很快消失。有的耳鸣发生后，情绪会受到影响或听力减退，则要及时到医院检查。中老年人五官科除重点检查耳外，还应查心电图、脑血流图，必要时进行CT、MRI检查。最好能查明引起耳鸣、听力减退的原因后再进行治疗。中医理论认为，肾开窍于耳，耳鸣、听力减退与肾虚有关；还可见与心阴不足、心火上炎、肝胆郁滞或温热之邪上扰耳窍有关，这是临床较常见的几个证型。但本例患者除了肾俞穴压痛外，还有肺俞穴压痛反应明显，而患者肺部功能正常，相关检查亦无明显异常，中医理论有心开窍于耳，而并未记载肺与耳密切相关。虽仅1例，今后务必再予重视。

耳鸣、听力减退的治疗，针灸、中药辨证论治为首选方法之一。如对经电测听、MRI、经颅多普勒等检查无异常发现的耳鸣或听力减退者，经西医药的扩张血管药物、神经营养药物及高压氧治疗，患者反映不甚满意。中医药针灸对耳鸣听力减退的治疗，主要是治疗肝肾不足，耳失充养，或肝胆郁滞，或湿热上扰，或心阴不足，心火上炎。临床分为虚实两端，虚证用滋补肝肾阴精，清泻虚热，常用杞菊地黄丸，或知柏地黄丸加减益气开窍聪耳药味；实证常用龙胆泻肝汤，或温胆汤加减开窍启蒙聪耳药味。针刺取穴实证有翳风、风池、耳门、听会、中渚、外关、丰隆、行间、太冲等穴，虚证有翳风、听会、下关、合谷、通里、关元、肾俞、肺俞等穴；同时针刺补泻手法亦当注意配合。本法除对中毒性、高血压动脉硬化和因内耳听器官周围肿瘤所致者疗效较差外，其他原因所致者疗效较满意。

三、口液过多症

卓某，男，23岁，大学生，1986年7月22日初诊。

主诉：口液过多2个月。

病史：患者去年秋天离乡去南京学习，饮食失调，于11月份服食辣酱后，举口麻辣难忍，频频以清水漱之。是夜胃脘难受，不时泛吐口水，渐至睡时漏湿枕套，历时有旬。经该校卫生室诊治，给口服"阿托品、谷维素"等，因不适而辍。改服香砂六君丸，亦未见效。

查体：面色不华，忧思面容。经常失眠，近半年有偏食，纳减，四肢酸楚。舌淡，苔薄白，脉沉细。

辨证：中焦虚寒，统摄无权。

治则：温中散寒，化津缩泉。

取穴：廉泉、合谷、中脘、足三里、膻中、劳宫穴。

操作：膻中、中脘、足三里穴针后加灸，廉泉、合谷、劳宫穴针用平补平泻法，得气后留针10min，针后即觉胃脘得舒。三诊时诉口涎减少大半，饮食量增。连针5日，诸症大减，嘱隔日1次，并口服香砂六君丸，每服10g，午晚分服。再针5次，基本痊愈，继服香砂六君丸以巩固疗效，1987年暑假来告症无再发。

按语：口涎为脾之液，由中焦脾胃健运统摄，《景岳全书·痰饮》云："痰涎之作必由元气之病。"故取膻中、中脘、足三里穴，此三穴分别为宗气、中焦元气化生之所，正如《针灸大成》载"多唾针三里""口吐清涎，膻中、中脘、劳宫"。以膻中、中脘、足三里三穴针后加温灸，驱散中焦寒邪，元气得复，统摄得力；配以廉泉穴，其为任脉位于下颌之穴，化口涎为阴津；口涎为口腔泛出，取治口舌病之阳明原穴合谷穴，诸穴配合，相辅相成，取得显效。后配香砂六君丸以巩固疗效。

四、肝痈（急性梗阻性化脓性胆管炎）

陈某，男，37岁，天津大学数学系讲师，1990年1月29日初诊。

主诉：畏冷、高热，伴右胁肋胀痛，呕吐反复已3日。

病史：患者门诊拟"急性梗阻性化脓性胆管炎"，收住外科急症病房。入院诊断为"急性梗阻性化脓性胆管炎并发弥散性血管内凝血"，拟急行手术切开胆管排除脓毒，但因故暂辍。经输液、抗炎、降温、调整酸碱平衡等治疗2日余，体温持续在39~40℃，患者神志由模糊渐至昏迷状态。现尝试用中药治疗。有胆囊炎病史。

查体：昏迷。巩膜轻度黄染，舌体干裂，舌面芒刺，出血呈暗黑与鲜红相杂。胁肋皮肤黄染，躯干部皮下斑疹隐现，脉细数。

辨证：温热邪毒炽盛，入营动血耗血，发为肝痈。

治则：清营凉血，解毒泻热。

处方：犀角地黄汤合清黄汤加减，寸麦冬、元参、银花、白花蛇舌草、蒲公英各30g，丹皮、赤芍、白芍、生栀子各15g，大黄（后入）10g，大生地黄、水牛角（先煎）各20g，羚羊角粉（分冲）2g。急浓煎药汤约250ml，稍凉鼻饲注入，2h后如法再注入250ml。是夜体温见降，排浊臭便许多，舌上出血见止。翌日神清，体温降至37.5~38.5℃，斑疹隐退，再以本方合三甲复脉汤加减清除余邪。2个月后康复出院。

按语：本案系现代医药的急性梗阻性化脓性胆管炎引起高热、舌体出血，并发弥散性血管内凝血，属于中医"肝痈"范畴。查阅国内有关资料，本病死亡率高达25%~48%。在做好消炎抗菌、调整酸碱平衡、预防弥散性血管内凝血恶化的情况下，急速手术切开胆管排除脓毒引流。但因故一时难定，以中药结合治疗。证系温热邪毒内蕴于肝胆脏腑，炽盛逆传心包、冲扰神明而昏迷，入营动血耗血，舌干裂出血，躯干皮下斑疹可见。因大便不通，但未及便血溺血，故急投大量苦寒甘凉的银花、白花蛇舌草、蒲公英、生栀子以清热解毒排脓，生地黄、麦冬、元参、丹皮、水牛角、羚羊角以清热凉血、散瘀救营，防止瘀血停滞，改善弥散性血管内凝血之状况。药后约2h体温见降，腑气见通，臭浊秽便排出，舌衄见止。翌晨神志转清，再以本方为基础调整后合三甲复脉汤加减，中西药兼用，最终免除手术而康愈。

五、齿衄

俞某，男，54岁，1996年10月6日初诊。

主诉：牙龈反复出血半年余，伴有口臭。

病史：患者近半年多来牙龈经常出血（原因不明），凡漱口、吐口水都发现有血性液，以清晨未刷牙时最为严重，呈鲜红色，屡漱屡有，刷牙时无加重。伴有口臭，无明显口干、牙龈痛。经所在工作单位市医院检查，给"维生素C、双黄连片"等口服治疗，疗效不著，特返榕来诊。诉症如上，平时常于机场工地聚友饮酒，血压偏高，有波动。

查体：血压155/90mmHg，脉搏65次/分。口腔内牙齿完好，牙龈无溃烂及明显异常。舌暗红，苔薄少，脉弦缓。

辨证：阳明邪热上扰窍口络脉，迫血妄行。

治则：清泻阳明邪热。

处方：生石膏（先煎）30g，白术、炒黄芩、玉竹、肥知母、元参、丹皮、侧柏叶、藕节片各10g，甘草3g。3剂。水煎，饭前服。连服6剂，电话来诉，未见好转。因机场建设处于紧张阶段，约其假日来诊。

二诊：诉因工期紧迫，加班巡点繁忙，夜寐不多，有肢乏神疲之感。清晨醒来口角常见紫暗色血迹，漱口、吐口水时，血性液如故。舌质暗，苔薄少，脉弦缓尺弱。

证系劳累损伤脾胃，宜健中益气，佐以止血为法。中药处方：生黄芪、白术、太子参、仙鹤草、淮山各 15g，黄芩、紫珠草、丹参、白芷各 10g，甘草 3g。3 剂。按上法服。嘱其忙中偷闲，夜中加睡一阵。3 剂后来电，诉血止、肢乏、口臭亦除。

按语： 首诊为误，被出血鲜红、口臭酷似阳明实热所惑，故投 6 剂无效。复诊时详询病因，发现与劳累损伤中宫以致脾气不足而统血无力、虚火上扰、血络受损有关，故在清晨清阳升发之时，出血为著。详询细研之后，方得中的，故 3 剂而愈。不可忽视辨证于细微之中。

六、暴喑

林某，男，26 岁，农民，1986 年 1 月 18 日初诊。

主诉： 咽部疼痛伴失音 3 日。

病史： 患者喉痒、干咳、微痛，无恶寒，微发热，进食咽喉疼痛 2 日余。第 3 日起床时说话发不出声音，无嘶哑，咽痛益甚，午餐因吞咽困难而拒食。

查体： 神清，一般情况好。发音不出，唇干红，咽壁充血，扁桃体不大，微充血，咽反射正常，喉门声带检查不满意。颈部及下颌淋巴结未触及。舌红，苔薄黄，脉浮数。

辨证： 风热袭肺，上灼咽喉，发为暴喑。

治则： 宣肺清热利咽。

取穴： 少商、扶突、合谷穴。

操作： 少商穴取三棱针按常规消毒放血。合谷、扶突穴用泻法，扶突穴两边分先后，不同时间进针、行针，各留针 15min。起针后，吞咽时疼痛有减。晚上能进稀食，翌日声音恢复如常。

按语： 暴喑由外感、内伤、职业用嗓不当等诸种因素引起。本案系外感风热邪毒所伤，症见喉痒、干咳，随即发声不利而暴喑。因风热邪毒壅滞于肺，肺气不能清肃而上逆咽喉，邪热蕴结，痹阻声户，开合不利而致。治取肺之井穴少商穴，泻肺热，其为治咽喉肿痛的要穴；合谷穴属手阳明大肠经与手太阴肺经之络穴，为四总穴之一，可增强泻肺热、利咽喉的作用，《千金要方》云"合谷"可治"喑不能言，口噤不开"；扶突穴同属手阳明大肠经穴，临近取穴，清利咽喉，《灵枢·寒热病》载："暴喑气鞭，取扶突与舌本出血。"用放血泻法，古方今用，取效较著。

七、骨鲠

案例 1

高某，女，67 岁，1987 年 12 月 26 日初诊。

主诉： 骨鲠于喉 1h。

病史： 患者因食羊肉过快，不慎将羊骨梗于咽喉，吐出不得，急来邀诊。

查体： 患者双手挥舞，口唇发紫，喉间发音惊怪，双目泪泣。

辨证：系骨鲠急症。

取穴：哑门、合谷、尺泽穴。

操作：嘱家人扶患者于椅上正坐。常规消毒，急用 28 号 50mm 毫针于哑门穴上刺入约 8 分许，行捻转术，约 1min，患者呻吟出声，并以手推摩自己颈部，诉骨头已经过胸部下滑了，面部唇色立时好转。为防咽喉疼痛及肺部清肃失权，再针合谷、尺泽穴，得气后留针 15min，观察无恙，起针。嘱用淡盐食醋温水徐徐吞服，约半小时进稀食，午后随访安好。

按语：本例骨鲠时呈口唇发紫之缺氧症状，此为急性病症，反射性气管痉挛，将有窒息之险，故急取督脉颈部的哑门，其前为咽喉所在，急针立能解除咽喉、气管痉挛。笔者曾在自身哑门穴练习扎针，哑门穴在刺入一定深度后，自觉针感传向喉结，并能引起咽喉不自主地吞咽，因此取之。行捻转术刺激较强，能促进局部经脉经气流通，肌肉松弛而立刻见效。

案例 2

林某，男，58 岁，干部，1988 年 2 月 2 日初诊。

主诉：骨鲠喉 2 日。

病史：患者于 2 日前饮食不慎，鱼骨鲠喉，用劲咳吐不出，反见有鲜红血丝少许，骨刺仍在。即往县医院五官科就诊，取出鱼骨刺一小段，并给予"抗生素、止痛剂"等口服。至今已 3 日，仍疼痛，吞咽时痛更甚。无畏冷、发热。有糖尿病史。

查体：神清，一般情况好，说话、吞咽仍觉困难，咽喉检查欠满意。舌边偏红，苔少，脉弦近数。

辨证：骨鲠咽喉，损伤经脉血络而痛。

治则：通经止痛。

取穴：哑门、合谷穴。

操作：按常规消毒，取 28 号 40mm 毫针刺入哑门约 20mm，行捻转术，使针感传向咽喉处即出针。次针双合谷穴，使针感传达肘关节，并再催气通关过节，达颈部。留针 20min，隔 5min 行针 1 次，日 2 次。

二诊：诉当晚即能进饮流质。再针 1 次，穴位同上，患者要求服中药。处方：连翘、银花、天花粉、麦冬、元参各 10g，桔梗、射干、薄荷、甘草各 5g，沙参、生地黄、威灵仙各 12g。2 剂。3 日后诉可进常食。

按语：本案系鱼骨刺伤咽喉脉络，痰浊与瘀血交结壅阻，以致咽喉疼痛。督脉哑门穴为近取，能调和咽喉之经脉经气。合谷穴为四总穴之一，治咽喉疾病的要穴，取之协同作用而愈。

八、咽喉痛

陈某，女，58 岁，农民，1986 年 12 月 29 日初诊。

主诉：突发针刺样咽喉疼痛约2周。

病史：患者2周前不明原因于吞咽、咳嗽，甚则说话时咽喉呈阵发性针刺样疼痛，时间约数秒或几十秒不等。痛剧时向耳根部放射，痛点不明确，伴有心慌、无力、头昏目眩、全身乏力欲倒。不能进食，靠补液维持生机。经当地诊治1周无减，遂转某神经精神病院，诊断为"舌咽神经痛"，给"激素、地西泮、复方乙酰水杨酸片"等治疗3日，患者要求出院，回家后症复如上，故来邀诊。

查体：痛苦脱水面容，半卧位，头侧于右，吞咽时疼痛牵动颈臂震动。颈部浅表淋巴结无异常，咽腭、双侧扁桃体无充血肿大，但有触痛反应，反射存在、对称，上下磨牙牙龈无红肿压痛。舌质红，苔薄少，脉弦数。

辨证：阴虚，虚火灼伤咽喉经脉。

治则：清火热，润咽喉。

取穴：主穴，廉泉、扶突、哑门穴；配穴，内庭、曲池、太溪、风池穴；耳穴，神门、胃、咽喉。

操作：主穴每次必用，按常规消毒，进针得气后用泻法，留针30min，每10min行针1次。配穴选2个，进针得气后用补法，留针20min。耳穴用王不留行籽贴压，痛剧时或吞咽时先按压耳穴数十次，并嘱进流质以补充水谷精微。

二诊（1986年12月30日）：当晚能进流质，夜间可安睡。翌日精神大振，按上法再针1次。配服中药，处方：太子参、黑元参、生地黄、熟地黄、板蓝根各15g，麦冬、沙参、五味子、炙甘草、赤芍、白芍、川楝子、牛蒡子各10g，当归6g。3剂。针刺每日1次。

三诊（1987年1月2日）：继续好转，能进半流质，针刺同上，耳穴改肝、肾、三焦、心，用王不留行籽贴压。中药处方减当归、板蓝根，加龙骨（先煎）、牡蛎（先煎）各30g。再3剂。

四诊（1987年1月5日）：基本痊愈，嘱其维持半流质以增加营养。中药减五味子、川楝子，加炙黄芪15g，当归6g。再3剂。

针刺治疗8次，服中药10剂，痊愈。

按语：此病西医病名为舌咽神经痛，病因尚不明。发病特点为咽部突发阵发性剧烈疼痛，历时数秒；吞咽、说话、咳嗽时疼痛反射至耳道深部，疼痛剧烈时又影响说话，喉部呈痉挛感；伴心慌或心律失常、无力、神昏，甚则抽搐，注意与急性心源性脑缺血征群和三叉神经痛鉴别。治疗可参照祖国医学的咽喉肿痛论治，根据经脉所及、主治所在，取哑门、廉泉、扶突穴，其分别是临近的督脉、任脉、阳明经三经脉腧穴；内庭、曲池、太溪穴为阳明、少阴之穴，以远部取穴而调其阴，风池穴属少阳经与阳维脉交会穴，近部取穴而调其阳，以取《灵枢·根结篇》"用针之要，在于知调阴与阳。调阴与阳，精气乃光，合形与气，使神内藏"之说，可减轻疼痛；耳穴神门，可安神止痛；取耳穴咽喉与胃是根据脏腑器官理论而定，增强治标作用。再服中药滋阴清热、理气止痛以治其本。标本兼治，取效速捷。

第七章 耳针治疗案例

第一节 内科疾病

一、癃闭

案例1

翁某，女，28岁，住某医院，1984年7月28日邀诊。

主诉： 术后尿闭2日。

病史： 2日前做输卵管结扎术，术后小便点滴不通，尿意紧迫，欲尿不出，小腹胀满疼痛，难以忍受，口干不欲饮，大便秘结，邀诊治疗。

查体： 患者神清卧床，痛苦面容，情绪压抑，小腹隆起如半球形，脉滑数，舌苔白、根黄厚。

诊断： 癃闭。

辨证： 手术损伤腹部肾和膀胱络脉气机，致湿热蕴结下焦，膀胱气化失调。

治则： 调节肾与膀胱络脉气化功能，疏通下焦湿热蕴结。

取穴： 耳穴肾、膀胱、交感、皮质下、便秘点。

操作： 除便秘点、皮质下以30号25mm毫针斜刺外，余穴均施直刺法，留针30min，每隔5min行针一次，用泻法。起针后约10分钟，小便顺利解下，腹部胀消痛止，次日大便秘结已解，症除病愈。

按语： 下腹部手术损伤肾与膀胱络脉疏泄功能，气化失利，内热蕴结水道受阻而致尿闭。治疗取耳穴肾与膀胱，二者皆为泌尿系统之穴，使其气化复常，疏泄湿热外出，水道利通，癃闭可除。皮质下与交感二穴可调节大脑皮质功能和自主神经功能紊乱，使膀胱舒缩功能归复正常而病愈；便秘点与交感二穴为伍是直接通利大肠便结之要穴。诸穴相助，配合得当，肾气主水化通水道，膀胱气化恢复，则前后二阴通畅和调，便秘、溺闭共除，癃闭得愈。笔者在计生期曾配合治疗多起女性输卵管结扎术后尿闭者，患者多因精神紧张，术后小腹膀胱部创伤耗气而癃闭不通，取耳穴针刺既方便又速效，医护人员乐于配合，每年应期都能治疗上百例。

案例2

林某，男，41岁，住某市级医院骨伤科病房，1988年5月15日初诊。

主诉： 尿闭1个月不能完全自主解下。

病史： 1个月前不慎骨盆骨折，住某市级医院骨伤科病房，按骨科常规给予骨盆骨折整复手法与护理治疗。翌日早查房发现尿闭，欲尿不出，小腹膨隆胀痛，B超示膀胱蓄尿约1500ml，行导尿术方解除尿闭之苦。拔除导尿管。1日后患者反映小便还是不畅，但拒绝内置导尿管。主管医师请针灸科会诊，受邀应诊。

查体： 神志清楚，精神欠佳，拔掉导尿管已6h，尿闭，小腹胀大，触摸膀胱腹壁膨紧。

诊断： 癃闭。

辨证： 骨盆骨折损伤肾气，膀胱气化不利。

治则： 补肾益气，疏解膀胱经络气机，通利小便。

取穴： 取穴同上例，去便秘穴加腹穴。

操作： 操作同上例。日2次，早晚1次，3日后，排尿顺畅。

按语： 本案由于骨盆骨折有伤肾气，肾主骨生髓，司二便；膀胱主气化与肾相表里，共奏补益肾气、调理膀胱气化之功，是治癃闭常用耳穴；皮质下与交感可调节自主神经功能，加强膀胱舒缩能力而及时解除尿闭。

案例3

冯某，女，42岁，农民，1998年10月13日初诊。

主诉： 近20日小便不通。

病史： 患者于9月24日从高处掉下，致右股骨骨折，骨折后即小便不通，导尿以解其急。

查体： 患者卧床，骨折已正骨固定，神清，一般情况尚好。嘱其在扎针前一个多小时把导尿管拔掉，观其舌质暗，苔白厚，脉沉紧。

诊断： 癃闭（股骨骨折引起）。

辨证： 骨折伤及肾与膀胱经脉气血，致气血瘀滞，膀胱气化失司。

治则： 活血化瘀，补肾以助膀胱气化。

取穴： 取耳穴神门、膀胱、肾、交感、心、肺、脾。

操作： 常规耳穴消毒后，以30号25mm毫针针刺以上诸穴，给予泻法，每5min捻转引针一次，留针50min。针后约0.5h，已具尿意，扶助予尿盆，小便通病愈。

上述案例2、案例3两例都是骨伤于腰以下骨骼组织，损伤膀胱器官功能气化障碍而癃闭，一般经过耳穴治疗3~5次的质量都能及时取得显效，若伤损腰椎脊髓，则应配合中药辨证与体针针刺治疗。

案例4

周某，男，65岁，农民，1996年8月26日初诊。

主诉： 尿闭10余日。

病史： 患者病始于8年前，反复有尿频增多，入夜加重，渐至进行性排尿困难，尿线变细，尿后余沥不尽，点滴不下，急送县医院诊治。B超示老年性前列腺肿大。

予以导尿管导尿以解其急，并动员其手术治疗。患者体弱，惧怕手术，要求保守治疗，每日输液服药（药物不详）共 12 日，尿闭不解，甚感痛苦而转诊。

查体：神志清，精神疲惫，痛苦病容，小腹胀满如鼓，欲尿不能，痛苦面容，舌苔薄白，脉沉。超声示膀胱充胀，量约 2000ml。

诊断：癃闭（老年性前列腺肥大症）。

辨证：肾脾两虚，肝郁气滞，湿热内壅，气化失职。

治则：固肾健脾，清利湿热，解郁理气。

取穴：耳穴神门、肾、脾、肝、盆腔、前列腺、膀胱、缘中、交感。

操作：耳廓常规消毒，以 30 号 25mm 毫针刺入以上各穴，平补平泻手法，每 5min 捻转行针一次，留针 40min。上法连针 2 日（每日 1 次），小便可自行解下，仍觉排尿不净且痛感，继续加体针、服中药，中药处方：瞿麦 10g，炒栀子 10g，茯苓 15g，土茯苓 15g，泽泻 15g，桃仁、红花、白芥子各 10g，六一散（分冲）20g。5 剂，日 3 次，每饭前服 120ml。连针 3 日，小便困难缓解，针刺 1 个疗程（10 次）症状消失，休息 5 日后，又巩固治疗 1 个疗程，痊愈。一年后随访，疗效巩固。

按语：前列腺增生病引起小便不通（中医称癃闭），是男性老年人多发病、常见病症。患者体衰，肾气不足，气化失司，尿道浊瘀互结狭窄，清浊透滤不分，水道失畅，形成尿闭不出，甚则中毒，宜当救急，通泻水道以出焉。脾气不健，运化无力，肝郁气滞，气血不畅，壅阻积热，使阴阳失调，瘀浊阻滞而致本病。治宜固肾健脾，解郁理气，清利膀胱水道，调和脏腑阴阳，气化出焉，瘀通浊清，其病自愈。

该案治疗取肾、脾、肝三者以调节脏腑分清泌浊功能，加神门可止痛、理气化浊，使气化有权，瘀浊可清，下焦州都之官可通。缘中、交感有利泌尿系统气化。中药甘凉，渗利，祛瘀消肿，与针刺同利水道。

案例 5

林某，男，4 岁，2003 年 8 月 4 日就诊。

主诉：术后尿闭 5h。

病史：小儿右侧隐睾术后，小腹疼痛，不能排尿 5h。温水袋外敷，以心理诱导也无济于事，故来求诊。

查体：患儿卧床，小腹胀满，欲尿而点滴不下。

诊断：癃闭（隐睾术后）。

辨证：术后伤及肾与膀胱的气化行水功能。

治则：调节肾与膀胱功能。

取穴：耳穴神门、肾、膀胱、皮质下。

操作：常规贴压耳穴，贴后当即以适当指压按摩。约 1min，小儿欲睡。嘱其父让小儿睡醒后小便自可解下。30min 后病房巡视，见患儿已尿，床湿大片，患儿小腹平软，安卧，翌日康复出院。

按语：该患者因隐睾术后身心受创，伤及肾与膀胱之经脉经气而形成癃闭，治疗取肾穴，肾健则助膀胱气化功能以利病愈；神门、皮质下与交感可调节肾与膀胱经脉功能，以利排尿，癃闭痊愈。

案例6

曲某，女，27岁，住精神病房，1989年3月18日初诊。

主诉：尿闭2日。

病史：因精神分裂症住院已5日，近2日来尿闭点滴不下，插导尿管患者不合作，邀病房针刺治疗。

查体：患者因服用精神病药物昏睡于床上，神识恍惚，答问不清，小腹胀大，形成癃闭。

诊断：癃闭（药源性）。

辨证：药物毒副作用影响膀胱气化功能。

治则：调理膀胱功能而利小便。

取穴：耳穴神门、膀胱、交感、皮质下。

操作：皮质下斜刺法，余穴均直刺，留针30min，每5~7min捻转行针1次，给予强刺激泻法，并嘱注意察护，防其不测。起针后1.5h，小便自解，观察10数日，小便通畅。

按语：该癃闭患者主要是使用抗精神病药物"吩噻嗪""丁酰苯"类后，致使交感神经和副交感神经对膀胱的制约功能发生障碍，引起尿闭。取神门、交感对交感和副交感神经起着调节作用，促其排便功能恢复，与皮质下穴协调，癃闭除而愈。

二、痛痹

赵某，男，22岁，1994年2月16日初诊。

主诉：右下肢疼痛10余日。

病史：10余日前因酒醉后卧冰冷石台睡了数小时，致右小腿及脚剧痛难忍不能行走，移居室内叫痛不止，痛剧时头面汗出如珠，不能安眠。遂入某医院住院治疗，查心电图、肺部CT，患肢肌肤关节软组织未见明显冻创伤等，肌肤关节软组织僵痉，触痛明显，诊为"痛痹"。给"去痛片、泼尼松、维生素B$_1$片"口服，抗菌药物如"复方氨苄西混普鲁卡因"肌内注射等，约10日，取效不显。邀针灸医师会诊。

查体：患者神清、气乏、痛苦病容，唇青面白无华，卧于病床吟苦喊痛声不绝于耳。患肢右侧膝胫踝皮色不变，不肿不红，形态正常，触痛明显，拒绝触摸，要求速给予止痛。观其舌薄白，候脉沉紧涩。

诊断：痛痹。

辨证：暴寒冰冷侵袭肢体，致侵伤肌肤筋骨经络气血不通而成剧痛，如不及时促通温散寒冰之邪，则将有寒痹刻骨，厥疽坏疽之虞。

治则：温通经络气血，回阳救厥，散寒除痹通脉。

取穴：耳穴脾、肺、心、交感、神门、皮质下、下肢相应部位。

操作：①按部位搓捻耳部 2~3min 后，常规消毒，下肢相应部位给予埋针，胶布固定，皮质下斜刺，其他诸穴直刺，10min 行针 1 次，给予平补平泻手法，留针 1.5h 拔针。②取伤科药酒加酒精度为 65 度高粱酒倒于浅口大碗中，用五指沾药酒大手法拍打：首先，取患肢股膝踝脚全段内侧从脚板向上迅速连拍带打，外侧从股上段向下手法拍打至脚背，反复快速，3min 左右；其次，以右侧耳廓对耳轮上角相对部位用 30 号 25mm 毫针刺埋皮下，余穴依势而刺，并留针，每隔 10min 手法捻转 1min 许，施术约半小时后，再留针 1h。针后当晚痛减，能入睡 4~5h，后改用耳针留针 3 日，疼痛已除，可以下地行走，少觉酸痛，以观疗效，继续以温阳活血通络之中药口服与外擦摩以善其后。

按语：本例痛痹，系冬寒之季豪饮烈酒，醉卧凉冷湿地，醉酒醒后，剧痛苦叫，痛得头面汗出如珠，宣泄酒毒寒湿之邪气，经医院叠用西药镇痛无效，实属罕见。取用伤科活血通络之药，加以高度药酒用力拍打，并嘱择有经验的针灸医师行针刺配合治疗，速取离患肢远位之耳穴，便于操作，上下配合，同舟共济，努力抢治，取得速效。

三、胸痹

胡某，女，64 岁，老干部，1984 年 11 月 25 日就诊。

主诉：憋气胸痛 3 日。

病史：3 日前因劳累，当即发生气闷胸憋，心前区有阵发针刺样闪痛，连左肩臂，住某县级医院，查心电图示窦性心律，部分导联心肌供血不足，用"硝酸甘油"含化，口服"硝苯地平片"等药治疗，缓解一时，绞痛如故，每日发作三四次，故求给予针刺治疗。

查体：神志欠清，焦虑面容，喘而汗出，头面汗出如珠，有气无力，喉中痰鸣难出，查其舌淡苔腻，脉弦滑。

诊断：胸痹。

辨证：气虚血瘀，痰湿阻滞。

治则：强心气，理血脉，通胸阳，祛痰湿。

取穴：耳穴心、肝、肺、脾、交感、神门、皮质下。

操作：常规进行耳廓消毒后，采用 30 号 25mm 毫针平刺皮质下，余穴直刺，每 5min 捻转行针 1 次，留针 1h。约 3min，患者面部气色好转，诉胸闷气急喘憋疼痛已消。是日下午能进饮食，夜寐安。次日诉病情稳定，第 3 日患者要求带药出院。

按语：患者胸痹，心肌供血不足，心主血脉，刺激心穴，提高心肌功能，可改善心肌缺血缺氧状态；肺主气、脾统血，又能利痰湿而振奋阳气，二者与心为伍，气行血亦行，气血旺盛，心血循环改善，功能得到充养而增强；交感既可调节血管舒缩功能，又是内脏止痛要穴；皮质下对心血管系统疾病有良好的调节作用；肝气舒达气机疏通痛止；取心脏点可调节心律。以上诸穴其功专效显，血脉通、胸阳振，阴平阳秘，气血和调，故胸痛自除。

耳穴治冠心病早有报道和临床实践，改善心绞痛症状疗效甚佳，治疗效果稳定，但在缓解期仍须配合中西药为宜。不能仅靠耳穴治疗。在缓解期为减少患者针刺耳穴的痛感，可以用贴压耳穴法代为治疗。

四、厥证（气厥）

案例 1

孙某，女，55 岁，农民，1984 年 4 月 22 日初诊。

主诉： 不明原因间断发生昏倒 18 年。

病史： 患者于 18 年前，因其丈夫自残自尽，精神受到强烈刺激而发病。不定时间断发作，或 5~7 日，或 10 余日，或月余，发作前先觉心烦懊恼，胸膈堵满，随之则神志迷糊不清，或昏倒不醒，1h 左右才能苏醒，醒后对其发生病情不能诉说。曾因跌倒而致左臂骨折，至今骨折后功能未痊愈还不能抬臂。长期严重失眠，纳差食少。辗转多家医院，中西医治疗，未见显效，遂来求诊。否认有四肢抽搐、两眼上翻、露白不动、角弓反张表现。否认发病受精神暗示。

查体： 神清，精神不佳，体瘦，左臂抬举受限，苔白，舌质淡，脉弦。

诊断： 厥证（气厥）。

辨证： 气机逆乱，神不守舍。

治则： 疏肝理气，安神定志。

取穴： 耳穴肝、胰胆、心、神门、皮质下、枕。

操作： 常规贴压耳穴，并嘱其每日按压穴位 5~6 次，每次按压 2min 左右。

二诊： 经治未再发病，睡眠转佳，饮食好转，精神明显充沛，病情已稳，效不更法，同上给予治疗。

三诊： 继续好转，神清，颜面有神气，诉病有序，自诉饮食、睡眠好转，体力渐复，对生活、生产劳动有信心。继续治疗，取耳穴肾、肝、脾、心、卵巢、内分泌，并嘱患者每隔 7 日来治一次，再连治两次以巩固疗效。

一年后随访，疗效巩固，常参加家务劳动和农活。

按语：《医学大辞典》云，厥证，病证名，简称"厥"。泛指突然昏倒，不省人事，但大多数逐渐苏醒的一类病症。该病属厥证中的气厥。气厥，病理名词，指气逆。出自《素问·气厥论》，指气机逆乱而引起的昏厥。

本病例由家庭突遭变故气机逆乱所致，气机逆乱是由精神刺激引起，肝气暴逆成厥，神明不安，取耳穴之心、神门，以宁心安神回厥；皮质下调整肝、脾、心、胆气机，枕穴为脑位，以助心神思序归顺常态，释放不利因素，建议多参与社会活动，潜移默化，平衡心态，恢复脏腑阴阳平衡。

案例2

陈某，男，21岁，农民，1986年2月2日初诊。

主诉： 不定时反复昏倒，每年约10余次。

病史： 患者于二八肾气始盛16岁那年某日晚上遗精后，次日进行冰水浴，回家又食冷饮后突然昏倒在地，四肢厥冷，喉间痰鸣如锯，口吐痰涎，呼喊不应，约半个小时苏醒。醒后，身瘫肢软，诉心口胸膈如物堵塞，头部剧痛，每月发作2~3次，多在夜间发病。每遇发病前，常有神疲乏力，脘腹郁闷，面部发热，头脑发昏。犯病时无双目翻白、四肢抽搐、角弓反张见症。脑电图排除癫痫。

查体： 精神不振，面色暗紫，舌苔根厚，脉弦滑。

诊断： 厥证（痰厥）。

辨证： 寒湿聚痰，痰邪内扰，蒙闭心窍上扰元神之府。

治则： 健脾益肺，豁痰醒神开窍伴止痛。

取穴： 耳穴脾、肺、肝、心、神门、皮质下、额。

操作： 常规贴压耳穴，每隔3h按压1次，晚睡前须按压1次，每次按压100下，如觉头昏不适或头痛就应随即按压耳穴。

经耳穴贴压两次已10日，治疗过程病情平稳，无再发，余症已除。续按上法贴耳穴治疗，并以中药方小柴胡汤合一贯煎加减，7剂药配服，继续治疗5周，病情完全控制。嘱其禁用冰水洗浴，改暖胃服食，3个月后随访病愈。

按语： 《简明中医词典》云，痰厥，厥证之一。《世医得效方》指因痰盛心闭而引起的四肢厥冷，甚至昏厥的病症。

《黄帝内经》云，二八肾气始盛，精关未全而固，故有遗精。原属常态，但患者年轻二八，生理未明，于寒冬以冰水浴身，饮食冷寒，损及先后天之本，故有得此罕症，未及时调治，久病多虚。本例因寒湿内聚，聚湿生痰，痰蒙心窍与元神之府，而致诸症丛生。脾为生痰之源，肺为贮痰之器，取耳穴健脾除痰湿，开窍醒神；肝穴可疏泄气机而祛湿，湿祛痰自化；取心、神门、皮质下，开心窍，安心神，调节神明之府，髓海充盛，使元神复常。额穴有清脑之效，神门可止头痛，兼服疏肝健脾、除湿益气、镇静止痛之中药，疏解安中，填精益髓，能获全效。

五、眩晕

林某，女，56岁，农民，1999年6月3日就诊。

主诉： 昨日与人争执，夜不成寐，烦躁欲呕，眩晕头痛。

病史： 因不平争执，精神受到严重刺激，烦躁不安，夜不能寐，眩晕头剧痛，欲呕。

翌日晨，神疲肢乏，视物不清，起不了床，右侧上下肢麻木。

查体：体瘦，神疲嗜卧，神识欠清，语言含糊，面色无华，呼吸气息不匀，右侧肢体无力、麻木。舌干苔薄黄，六脉弦数，血压 200/120mmHg，心率 80 次 / 分，呼吸 18 次 / 分。

诊断：①中风；②神识朦胧；③失语；④右侧偏瘫。

辨证：肝郁化热，肝阳上亢挟痰上扰脑府。

治则：清肝热，镇肝熄风，化痰开窍，平调阴阳失衡。

取穴：耳穴心、肺、脾、肝、肾、神门、皮质下、脑、枕、耳背沟、交感、耳尖（放血）。

操作：脑、枕、皮质下、耳背沟给予斜刺，耳尖放血 10 滴左右，余穴均直刺，平补平泻手法，留针 1.5h，每 20min 捻转行针 1 次。

因高血压Ⅲ级，极危，病情危重，若坐车颠簸 10km 山路赴医院诊治，恐有意外之忧。故应邀前往病家救治。首诊后，决定急则治标，即刻针刺耳穴放血降压，消除危象以救急，中冲、少商、大敦、涌泉放血后继续留针 1.5h，拔针后，再测血压，血压 150/90mmHg，同时患者感到头脑清醒，头痛解除，右半身麻木已稍减，诸症改善。患者拒绝转诊医院，备中药药剂取回煎好，先予慢服。由于病情明显好转，语言、右侧肢体无力发麻减除，不愿意入院治疗。三诊服中药 3 剂，康复在家休养。配中药方：柴胡、赤芍、白芍、黄芩各 9g，龙胆草、生栀子、泽泻、生地黄、车前草、决明子各 15g，地龙干 12g，龙骨（先煎）、牡蛎（先煎）各 21g，甘草 6g。7 剂，一个月后康复，血压稳定，生活自理，至今健康。

按语：心主血，肺主气，脾统血，肝藏血主疏泄条达，此四穴刺激后应激调动内脏功能气血，通调阴阳经络气血之失衡；取神门、耳背沟（降压沟）、耳尖（放血）三穴有清热安神降压功效；取肾穴有滋水涵木平肝清热之功。枕、心、神门、皮质下穴又能协同宁心安神，开启心窍；高血压急症为周围小动脉强烈痉挛，血管阻力明显增加，致血压急骤升高。故取交感穴对血管舒缩功能有调节作用，缓解血管痉挛，与以上诸穴为伍，以利恢复动脉血管舒缩功能，起到血压速降的效果，诸症缓解，转危为安。

一、足跟痛

胡某，男，31 岁，2008 年 7 月 18 日初诊。

主诉：足跟痛 2 个多月。

病史：2 个多月前觉左足跟痛，晨起下地和行走时难以忍受，坐卧则疼痛缓解。患者自述 10 年前，有校运会短跑比赛足跟痛的病史，后来自行缓解。

查体：左足跟色形如常，按压患部痛点明确。X 线摄片排除骨刺，舌质淡红，舌苔薄白，脉缓且细。

诊断：左足跟痛。

辨证：气血受阻，经络不通，不通则痛。

治则：行气血，通经络，止疼痛。

取穴：耳穴脾、肾、跟、神门。

操作：按常规贴压耳穴，并每日按压 5~6 次所贴耳穴。3 日后复诊，告知足跟痛止，行走正常。嘱运动前双足跟腱处可热身，按摩预防。

按语：该患者年轻体壮时，曾参加校运会短跑比赛而损伤足跟，落下伤筋跟痛宿疾，若遭风寒湿气则旧伤易复发，痛处明确，选如上耳穴相应反应点治疗，2 次则痛止，舒经效果明显。嘱其日后多加保健按摩，以疏通经脉气血，自巩固疗效。

此类痛病，历年常见，积有数百，轻则如是用耳穴或局部热敷，或以痛为腧，或中药活血通络方药泡脚均可治愈；重者如有骨质退变，症见肝肾气血不足，伤筋触骨者，则视病情选择针灸、针刀、理疗也可治愈；若是骨刺引起者，以此法加中药温泡软化骨刺或小针刀每能奏效。

二、肛裂

王某，男，28 岁，1996 年 9 月 12 日初诊。

主诉：便秘 1 个月，肛裂疼痛 3 日。

病史：近 1 个月来，常便秘，大便难解，或 3~5 日排一次。3 日前因肛裂持续疼痛，行动不便，便时肛痛甚，不敢用力排便，便结排便更痛。特来要求贴耳穴治疗。

查体：肛裂截石位 7 点处稍有红肿之势，伴有患处内痔脱出。

诊断：肛裂。

辨证：肛肠实热郁结，便结伤络血瘀。

治则：通经活络，泻热止痛。

取穴：耳穴骶椎、直肠下端、肺、脾、神门。

操作：常规贴压耳穴，坚持每日按压 6 次，并且排便时按压。贴后，遵嘱日按压 6 次以上，次日疼痛全消，行动方便，告愈。

按语：直肠下端穴属相应部位取穴，可宣肺通便，使病痛局部经络气血调达，通则不痛；神门穴可消炎止痛；骶椎穴属经络取穴。嘱患者平时多饮水，多吃蔬菜、水果，并常按摩腹部，保持良好的排便习惯。

第三节　妇科疾病

一、乳痈

林某，女，26 岁，1986 年 9 月 14 日就诊。

主诉：双乳房胀痛 5 日。

病史：产后过旬，双乳胀痛，伴全身恶寒发热（体温 37.8℃），身痛不舒，双乳房渐胀痛肿，住进某区医院，诊断为"双侧急性乳腺炎（乳痈）"。经用"青霉素、螺旋霉素"等抗生素输液，服西药（具体不详），并用吸奶器连续抽吸乳汁也不济，肿痛加重。产科医生指导其丈夫用口对准乳头吮吸，不得要领仍无效。病势加重，昼夜难眠、食废已历 5 日。

查体：双乳房胀大，双乳侧外下象限压痛尤甚，肤色殷红，触之波软，乳房四周皮肤仍紧实灼热，触痛明显，波液感不著。患者精神疲惫，持续呻吟，述痛不欲生。口干、便秘，苔黄舌质红，脉洪。

诊断：乳痈（急性乳腺炎化脓期）。

辨证：邪毒入侵乳头内壅乳结，郁热化脓。

治则：清热解毒，通络止痛消脓。

取穴：耳穴胸乳位阳性反应点，加神门、内分泌、皮质下。

操作：①在相应耳穴采用毫针泻法，留针约 1h，每 15min 各穴行捻转泻法。②本病症病理病机为热毒邪气内伤乳房阻滞乳络，郁积化脓成腐，治疗以清热解毒，消脓托腐。中药以仙方活命饮加减：蒲公英、金银花各 30g，连翘 25g，防风、白芷、陈皮、制乳香、制没药各 12g，当归、赤芍、柴胡各 15g，皂角刺、穿山甲各 6g，天花粉 20g，甘草 5g，2 剂。

医嘱：①药剂用水 800ml，浸泡 20min，武火煎开后转文火煎 30min，继续煎至 300~350ml；二煎再加水 400ml，如法煎 30min，继续混合首煎汤约 600ml，每服 200ml，每隔 3h 服完。第二剂中药翌日晨饮稀饭 300ml 后，按首剂法，每隔 3h 饮服药汤 200ml。②婴儿哺乳期选用奶粉仔细调养。

按语：该患者是由于产后乳络阻滞化热，热、毒、瘀三者聚积成痈。故治疗取耳穴之乳腺穴以通乳络，乳络通则聚积的热毒瘀滞均可托出；加膻中穴可通胸膈之结，以助乳络畅通；并施以重剂清热解毒祛脓化瘀通乳络之中药，针药协同，功专力宏，取得速效。

针药结合，双乳房胀痛明显减轻，红肿消退，半流质饮食，大便通畅，舌质红，苔薄微黄，脉弦数，微调耳穴处方。中药上方去柴胡、当归、赤芍、陈皮，加丝瓜络、野菊花各 15g，紫花地丁 20g，5 剂，按上法煎服。1 周后痛除肿消。

乳痈即急性乳腺炎病，多于产后乳哺不慎，乳头清洁护理失当而致。该患者病发初期，即有乳房肿痛，且伴畏冷发热，系孕后期乳头护理不足，产后乳头清洗不善所致，产后3~5日后发生。一般按医护人员指导哺乳授乳，哺乳前后护理、清洗乳头，可预防该病的发生。本病也由于婴儿口腔吮吸损伤乳头经脉，邪热毒气阻滞乳络而致，此时乳房疼痛局部硬块结聚，仔细观察，早期发现可防疾病进一步发展，此症尚属初期，维护得当，针药对症施治，免受变症之痛苦。

二、痛经

敛某，女，22岁，1986年4月13日就诊。

主诉：痛经2年余。

病史：患者2年前开始，每遇月经来时腰酸痛，数小时后小腹部疼痛并阵发性加剧，常伴微恶寒，四肢末端冷厥，甚则欲呕。连及腰骶部亦痛，经色暗黑，伴有血块，排出后则痛渐止。本次复遇经前腹痛，经介绍来诊要求贴压耳穴治疗。

查体：神志清，精神欠佳，面色苍白，痛苦面容。患者坐位时弯腰欲呕，两手按压小腹以减痛。舌质淡暗，苔薄白，脉弦。

诊断：痛经。

辨证：气滞血瘀。

治则：理气活血止痛。

取穴：耳穴神门、内生殖器、肝、皮质下、脾。

操作：常规贴压耳穴，并嘱其进行按压，每日6次以上。贴上述耳穴给予按压2min后痛立缓解，并嘱泡红糖盐水热饮200ml，半小时后可照常上班。另外，要求下次月经来前如法再贴压耳穴1次，3年后已结婚生子，10多年来月经正常。

按语：痛经西医临床有原发性与继发性之分，原发性因女子未嫁未育，初潮来而冲任未盛，或脾胃虚或肝郁气滞而发生；继发性则多因腹部或生殖道炎症、创伤，或产后体虚，生化失调导致。辨证论治，首审寒热虚实，次辨肝脾功能。原发性患者，病因较单纯，也有极个别患者因痛经而休克。痛经止痛用针灸、耳穴、中药都可取效；继发性痛经者，病因相对复杂，应配合妇科相关检查，明确排除卵巢、宫颈、附件、腹腔占位等相关因素。临床上只有认真查阅病史，并结合相关检查，对症治疗，效果立竿见影。如属继发性者，尚需进一步查明痛经原因，以取得根治。

中医对痛经病理的认识主要是肝气郁滞，冲任二脉气血失调致气机不畅，血行受阻，经脉不通则痛。气滞血行不畅为其病理性质。取肝、脾穴可理气解郁、通理血脉以止痛；神门穴镇静止痛；内生殖器（子宫）、皮质下穴用以调解与之相关的内在因素而止痛。

三、产后腹痛

张某，女，26岁，1978年2月18日初诊。

主诉：产后腹痛 6 日。

病史：患者 6 日前请接生员在自家接生，足月顺产一婴。产后小腹部还有阵阵作痛，阵发性加重，连日不休。痛时阴道有少量血块流出，伴头晕气短，饮食乏味。

查体：患者半卧位于床上，神清，产后面色无华，舌暗滞，脉沉。

诊断：恶露未尽，产后腹痛。

辨证：血瘀胞宫，不通则痛。

治则：理气活血，化瘀止痛。

取穴：耳穴内生殖器（子宫）、盆腔、肝、腹、交感、神门。

操作：常规消毒耳廓后行针刺，腹与盆腔二穴斜刺外，余穴均直刺，留针30min，每 10min 平补平泻手法捻转行针 1 次。

针后去针，随即陪护家人告知宫内排出暗紫血块，并处生化汤 3 剂，嘱予调服，腹痛缓解。5 日后随访，痛未作，恶露渐无，体质渐复，授哺顺安。

按语：①产后腹痛中医谓之"儿枕痛"，为子宫收缩乏力、恶露未尽，复原不全引起。此例属中医产后气血不和，血气瘀滞所致小腹痛，故治疗以理气活血、祛瘀止痛为法。取内生殖器、盆腔、腹穴，调气血促化瘀以止痛；肝、神门穴理气安神止痛。诸穴合用，病告速愈。②治产后腹痛能应手取效，但亦须细心观察产后时间与宫缩表现。取耳穴贴压疗法，认真按压常取得速效，很适宜畏针患者；或在产后瞬时处以生化汤 2 剂调之，可取得未痛先防，已痛可除之效。

四、崩漏

廖某，女，46 岁，1994 年 7 月 9 日初诊。

主诉：经血淋漓不断，周期紊乱，相续 2 年。

病史：患者 2 年来，每次月经来潮持续 10~20 日不定，淋漓不止，其色红，间或挟有紫黑色血块、量多。常伴头晕目眩，气短乏力，腰部酸痛，饮食不佳。曾在莆田地区医院与某市级医院就诊检查，排除子宫肌瘤、宫颈炎症等器质性疾病，确诊为异常子宫出血。多方服药疗效欠佳，近 5 日来又出血不止，且量多，特来就诊。

查体：神清，精神不振，面色㿠白，舌淡，脉弱，余症诉如上。

诊断：崩漏（异常子宫出血）。

辨证：肝脾失和，冲任不固。

治则：调补肝脾，兼固冲任。

取穴：耳穴肝、脾、肾、内生殖器、盆腔、耳中、交感、内分泌。

操作：用王不留行籽，常规贴压所取耳穴，盆腔穴可在胶布上呈三角状贴 3 粒王不留行籽，然后对准盆腔至骶椎方向贴上。嘱每 3h 按压 6 次。并嘱每 5 日来复诊 1 次。

贴压 1 次基本无出血。贴压 2 次后来复诊诉血已止。再复 1 次以巩固疗效。3 年后随访疗效巩固。

按语：崩漏为妇女常见病。阴道出血量暴急为崩，淋漓日久不绝为漏。二者又可互相转化，如久崩不止，气血耗竭，可变成漏；反之，漏久不止，血随气脱病势剧进而成崩。《景岳全书》云："此等证候，未有不忧思郁怒，先损脾胃以及冲任而然者。"妇人以血为本，属血有余而气不足之体，且多愁善感，为七情所郁，从而引发气机不畅，肝郁恶土，肝脾失和，损及冲任。肝失藏血，脾失统血，肝肾同源，肝损及肾，肾气不足，冲任不固，此乃为崩漏的主要病机。临床治疗多从虚实两端参考。虚者不外脾与肾虚，使冲任受损；实者不外热郁伤络所致，迫血妄行。血瘀者，可导致新血不荣，离经之血而为患，或瘀而化热，热迫血行而病作。

此案系脾肾两虚为主，兼叠有瘀。故取肝、脾、肾穴可疏肝健脾，肝肾同源，脾土生化，调气疏肝补肾，获补气血、填精气、益冲任之功；取内生殖器、耳中穴可改善子宫功能止血；取骶椎与盆腔穴乃经验之穴。取内分泌、卵巢穴相伍，可调节内分泌、卵巢功能，临床研究提示可促进雌激素分泌。

曾用贴压耳穴之法治疗崩漏 10 数例，疗效满意，少则一次可见效，多则 3 次显效，而且效果稳定，值得临床推广。

如果遇血崩欲脱的重症，应先以耳针止血以救其危急于顷刻，务当及时前往妇科就诊或配合中药辨证论治以善其后。

五、妊娠恶阻

高某，女，24 岁，2021 年 3 月 11 日初诊。

主诉：妊娠呕吐 3 日。

病史：患者停经已 60 余日，孕检提示阳性。于 20 日前，开始厌食，食入即吐，甚则呕吐不止，吐得脘肋满闷胀痛，全身乏力，头晕卧床，饮食俱废，住某医院 7 日，以输液调和酸碱平衡，维持生机。近 3 日茶水未进，饮水亦吐。

查体：精神疲惫，面色无华，说话少气无力，身体消瘦，舌淡苔白，脉滑无力。

诊断：妊娠恶阻。

辨证：胃失和降。

治则：健脾和胃，降逆止呕。

取穴：耳穴脾、胃、肝、神门、风溪、皮质下。

操作：常规贴压耳穴，风溪穴须用王不留行籽 2 粒对准穴位按压，嘱每日按压耳穴 6 次以上。

次日呕吐已止，饮食如常。5 日后路过门前见其面带笑容，诉诸症消除，已能在家力所能及做点家务。

按语：妊娠恶阻，胎气上逆而致胃失和降，故取肝、脾、胃三穴可疏肝理气解郁，使肝气和脾土健，脾胃的受纳和运化功能正常，升降有序，胎气和调妊娠恶阻已除。皮质下、神门穴可调节大脑皮层功能，镇静而消除恶阻，保持阴平阳秘；风溪穴为经验用穴，有消除妊娠厌食功效。用此法治疗妊娠恶阻多例，疗效均满意。

六、滞产（引产宫口不开）

吴某，女，40岁，农民，1989年5月17日应诊。

主诉：孕第3胎已6个月，要求来院引产。

病史：患者住妇产科病房，经妇科检查外阴、阴道均无异常、宫颈已产式但未开、宫体（脐平）。体温36.8℃，脉搏80次/分，血压88/50mmHg，心、肺、肝、脾均无阳性体征。于1989年5月17日16：30，以雷夫诺尔作羊膜腔穿刺术，一次成功，抽出羊水，后缓慢注入雷夫诺尔75mg，于16：50结束，患者无任何不适。

5月18日以5%葡萄糖注射液加催产素5IU静滴6~10滴/分，至17时效果不佳，产检示宫口不开容不下2指，至19日宫口仍未开停留原状，严密观察，当即求以耳针扩宫引产。

诊断：滞产。

治则：耳针启宫，安全快捷引产。

取穴：耳穴内生殖器、卵巢、内分泌、骶椎。

操作：腰骶椎、内分泌穴斜刺，余穴直刺，留针1h，以平补平泻手法每5min捻转行针1次。

于17：30已显效应，留针30min左右，再次检查宫口开4横指，并有宫缩且有力，至晚20：10胎儿娩出，引产顺利，胎盘剥离完整，出血不多，全程安全。观察2h，经良好护理，康复出院。

按语：本案系产检发现胎儿发育不良，多次复检会诊，适宜引产。然出乎意料，常规方法致宫口缓开，为防不测，先选取简便耳穴刺激。本例引产取内生殖器、内分泌、卵巢3穴，有良好扩张宫口、发动宫缩的作用；取骶椎穴有止腰腹疼痛之效；诸穴共用，出血量少又能止痛。

第四节　儿科疾病

一、感冒

姚某，男，1岁半，2004年2月3日初诊。

主诉： 发热咳嗽一日半。

病史： 一日半前，天气突然降温，小儿感寒而发热咳嗽，饮食减少，鼻流黄涕，鼻塞。曾服退烧药，肌内注射"复方氨基比林注射液"，暂时热退，隔6h后，体温39℃，主管医生主张再予输液，因小儿头皮针难扎，多次穿破，注射困难，特来求诊。

查体： 面赤身热，咽部发红，呼吸声粗，舌质红苔薄，指纹双风关浮红，腋下体温39.1℃。

诊断： 风热感冒。

辨证： 风热犯表，热郁肺卫。

治则： 解表清热，宣肺止咳。

取穴： 耳穴咽喉、外鼻、肺、神门、耳尖（放血）。

操作： 耳尖放血，余穴均给予王不留行籽贴压，每半小时按压1次，视患儿病情可隔1~2h按压1次，用力适度。

次晨测腋下体温36.8℃，热退身凉，精神转好，咳嗽已减。嘱继续按压所贴耳穴，3日后随访，体温正常，咳嗽已除，病告痊愈。

按语： 本案乃感冒高热，是属风热之邪犯表，热郁肺卫所致。故取耳穴肺与耳尖放血，以清肺卫风热之邪，是治疗婴幼儿首选方法，尤其耳尖静脉放血祛邪热效验，可防传变；咽喉、外鼻穴属上呼吸道反应点，取之可增强其抵御外邪之力，以利病愈；神门穴可镇静消炎止咳。诸穴共奏解表清热、宣肺止咳之效。

二、哮喘

娄某，男，4个月，1986年3月6日初诊。

主诉： 持续性哮喘伴哭闹烦躁8日。

病史： 患儿在8日前由于外感高热，经县医院治疗，体温降至正常，但患儿继续咳嗽哮喘，喉间痰鸣如拉锯。近3日来病情加重，昼夜哭闹不能入眠。

查体： 患儿神识谵妄，躁扰不宁，哮喘痰鸣不息，家里三人轮流怀抱诱哄，无济于事。见患儿躁动哭闹，头身汗出如洗，哮喘实证罕见。观其面色赤红，问知便干臭秽、尿赤。曾在他院开有中西药物（"氨茶碱、土霉素、泼尼松"及中药）服用，不见显效。遂邀笔者前往诊治，知病情如上述。由于患儿躁动不安，在母怀烦躁不宁，查舌验脉观指纹，小儿难配合从略。

诊断：哮喘（郁热型）。

辨证：患儿高热之后，余热邪未退，积于体内，热积逆传于心包则神识谵妄、哭闹、烦躁不安、不能入眠；热积于肺，清肃宣降失调则哮喘不息；热蒸于内，逼汗外出则汗出如洗；热结大肠故大便干臭、尿赤。

治则：清内热，泻肠火，通大便，宁心神，平哮喘。

取穴：①先取体穴中冲、少商穴（放血泻热）。②后取耳穴心、肺、神门、咳喘点。

操作：在所选诸穴上以1寸毫针刺入，平补平泻手法，留针20min拔针。

中冲、少商穴双侧针刺放血后不足3min，患儿躁动哭闹平息，能安然入睡于怀中。继以针刺耳廓诸穴，经过10min，哮喘及咳嗽全平，又能安然入睡于母怀。

按语：该患儿由于高热，邪热上扰、郁积于肺则咳嗽、哭闹、烦躁等症；下传阳明肠腑则大便不通、内热不泄。故取体针与耳穴结合，上可清肺泄热，下则通降大肠实便以除烦醒神定喘。取耳穴心、肺、神门、咳喘点与体穴结合运用，具有清热平喘、宁心安神等功效，疗效满意。

三、颤证

杨某，女，11个月，2001年7月6日初诊。

主诉：患儿不自主头部震颤和摇摆月余。

病史：家长发现小女儿不明原因头部不时震颤和摇摆。曾到过几家医院求治，无果而返。患儿饮食一般，二便如常，夜睡也好。

查体：小儿头部震颤摇摆频频发作，2~3min发作1次，每次发作约几秒或数十秒，舌质舌苔如常，指纹略带紫暗，脉略数。

诊断：颤证。

辨证：小儿五脏娇嫩，形气未充，精气神不足，不能荣养于上而致头颈风动。

治则：调补五脏精气神以治本，安心神、定意志乃标本同治为法。

取穴：耳穴心、肝、脾、肺、肾、神门、皮质下、枕。

操作：用王不留行籽贴压相应穴位，嘱其家属每日按压所贴穴位5~6次，按压力度适中，以免损伤小儿娇嫩皮肤。

约一年后，家属带患儿来，云经贴压耳穴2个月后，诸症基本消除，观察一年多，患儿生活成长正常。

按语：五脏六腑之经气皆上注于头，五脏之气旺，则人身之精气神俱旺，精气神旺才能荣养于头巅之上。故取五脏心、肝、脾、肺、肾穴。加取心、神门、皮质下、枕穴，以安心神，调节大脑功能。

四、尿频

宁某，男，6岁，1989年3月3日初诊。

主诉：患儿尿频 3 年。

病史：患者 3 岁时发现尿频，夜轻昼重，入睡尿频即无，上午轻、下午重，午后每小时可尿 7~10 次，欲尿则等不到如厕即尿湿裤子。经多处求医皆按尿路感染治疗，给予"诺氟沙星""呋喃妥因"等药物及中药内服（药物不详）等治疗，均无效。本次由家长带来诊治。

查体：神志清，计小儿入诊室约 20min 已尿 3 次，因来不及上厕所而尿在诊室门口，尿色清、量少，每次尿量在 5~15ml，尿时无痛感，饮食尚可。尿常规结果正常。

诊断：尿频。

辨证：肾气不足，膀胱气化不利。

治则：补肾健脑，以助膀胱气化功能。

取穴：耳穴肾、膀胱、缘中、皮质下、耳中。

操作：采用王不留行籽，按常规贴压双侧所取穴位，保留 5 日，每日按压 10 次左右，每次按压 1min 许。

患儿于 1989 年 3 月 8 日复诊，其母代诉小儿尿次减少三分有二，夜间一般不解小便。效不更方，如法再贴耳穴治疗，于 3 月 14 日复诊。其父云，小儿尿频已除。为巩固疗效如上法再给予治疗 1 次，嘱 5 日后把贴药取下。一年后随访，小便正常。

按语：小儿尿频，原因未明。本病多见于学龄前儿童，其症情是尿急、尿频、尿量少，但无尿道异常、无尿痛感，本例患儿多次尿常规检查结果均正常，临床不可以尿路感染而滥用抗生素治疗。

小儿脏腑未充，肾气不足。肾主骨生髓通于脑，肾气不足，下不能助膀胱气化固摄，上不达充濡养于脑，故取肾与膀胱穴，促进膀胱气化和贮尿功能；缘中（脑点）穴为脑垂体代表区，脑垂体后叶可分泌抗利尿激素，抗利尿激素可调控尿量；西医学认为该病与大脑皮质对泌尿系统调控有关，取皮质下、耳中（称自主神经点）穴，可调节神经功能，使保持平衡状态，调节膀胱气化功能，开阖有时，尿液按时出焉。

五、腹泻

案例 1

王某，男，2 岁，1981 年 9 月 9 日初诊。

主诉：患儿腹泻 3 日。

病史：患者 3 日前由于天气变凉，饮食不节，先有呕吐，后致腹泻。每日 7~10 次，泻下有不消化食物及蛋花样水样大便，纳差。

查体：患儿神志清，精神不振，消瘦，被抱于母怀，显有困倦乏力之状，舌苔薄白。

诊断：腹泻。

辨证：寒湿困于脾胃，升降功能失调。

治则：温运肠胃，分清别浊，以复运化。

取穴：耳穴脾、大肠、小肠、神门、胃。

操作：先消毒耳廓，后以半寸针对准以上所取穴位针刺，因小儿不合作，故不行针法。

针 10min 后，小儿入睡于母怀。次日复针得知，针后一日大便 2 次、成形，饮食转好，精神转佳。如法再针 1 次，以巩固疗效。

按语：①小儿腹泻，甚为多见，尤其注意秋天时令更替，出现所谓"秋泻"，多与病毒或食材敏感有关。所累病例耳穴针刺疗效佳，多能在 1~3 次而治愈。缺点是小儿畏针，易引起哭闹，可改为贴压耳穴疗法，取穴如上。若泻久致脾肾阳虚可配合肾穴，若有发热可配合耳尖放血，若无呕吐则可去胃穴。②治疗取脾、胃二穴有益脾和胃、升清降浊作用，以利分消运化吸收；取大、小肠，可改善肠道功能以止泻；神门有镇静和消炎止痛作用。小儿之疾，脏腑清灵，辨证准确，施术得当，其治即拔即灵。

案例 2

周某，女，36 天，1986 年 8 月 3 日初诊。

主诉：腹泻 2 日。

病史：婴儿腹泻 2 日，6~7 次 / 日，大便呈乳食不化水样泻，乳食少进，伴有啼哭闹夜、卧不安症。

查体：精神不佳，腹部平软，小便量少，时有啼哭。

诊断：腹泻。

辨证：脾胃虚弱，乳食不化。

治则：健脾益胃。

取穴：耳穴脾、胃、神门。

操作：给予贴压耳穴治疗，因新生儿皮肤嫩弱，嘱让婴儿母亲用食指腹端轻轻按压，贴穴时用力适中。

当天下午婴儿卧安，次日巡诊，软便 1 次。3 日后得知，哺乳复常，便通，1 次 / 日，病告愈。

按语：新生儿脏腑娇嫩，乳食稍有不慎，即伤脾胃引起腹泻。若便泻发生，首嘱婴儿母亲减少哺乳次数，视其口鼻唇舌津液与啼闹情况而定哺食间隔时间与食量。保持新生儿温凉适宜，哺食前后当先清洁乳头和用具。

六、急惊风

吴某，男，4 岁，1988 年 7 月 15 日初诊。

主诉：小儿发热突发抽风约 2min。

病史：一日前小儿鼻塞流涕伴发热，辰时突然抽风，四肢抽搐，意识不清，连喊其名不应答，家人焦急不安。其为笔者邻居，应邀诊治。问其母得知：小孩在 2~3 岁时因发高热而抽搐 2 次，予以推拿点穴即得解除。本次发病有外感表现，辰见小孩精神不佳，有预感防备，果然发生抽搐，与以往动作相仿，间断 2~3min，否认有癫痫史。

查体：体温 38.2℃，小儿意识不清，阵发性抽搐，脉细数，查患儿舌，其不配合。

诊断：急惊风。

辨证：邪热厥逆，上扰神舍。

治则：清热熄风，醒脑安神。

取穴：耳穴、神门、耳尖（放血）、心、肝。体穴，合谷、大椎、中冲穴。

操作：①耳廓消毒后，即予耳尖放血，神门穴点刺络脉放血，余耳穴均寸针直刺，强刺激不留针。②局部消毒后除中冲穴针刺放血外，合谷、大椎穴均强刺激，不留针。③配合清热解毒熄风药物以治感冒发热抽风。处方：黄芩、钩藤（后入）、柴胡、葛根各 6g，金银花、连翘、板蓝根各 9g，僵蚕 3g，甘草 5g。2 剂，每剂煎服 2 日，一日服 3 次。

针后抽风立止，神识好转。次晨复诊，体温正常，诸症悉除，告愈。治好后已 10 余年，从未发病。

按语：小儿急惊风，病因多，哺食不当，消化不良，营养失当，致肝旺脾虚，易发生疳积、急惊风；或初生婴儿护理失节，突受惊恐，心胆神伤，亦常有惊颤、惊风。发于外感邪热，逆传心包。该患儿 4 岁，2~3 岁时曾有发作，因外邪上受逆传心包而抽搐，其母否认癫痫史，本次因故未及时查检患儿脑电图以资鉴别。

嘱其母务必谨慎，调护好孩子健康饮食，增强体质，气候变化，做好保暖防寒措施，谨防外感发热；如发热，当及时就诊有条件医院，以明确诊断，予以准确治疗。

七、痿证

李某，女，2 岁，1986 年 3 月 5 日初诊。

主诉：母代诉，患儿左腿萎软 2 日。

病史：患儿 2 日前诉有不适，纳减，摸额头皮肤有微热，没到医院就诊，2 日后发现左腿萎软不能站立伸屈，不能行走。知觉迟钝，家人焦急，送某县级医院就诊，未能确诊，也未用药，特来求诊。

查体：小儿精神尚可，测体温正常（36.5℃），饮食减少，二便如常，查体合作，搀扶站立不能，病理反射无异常。

诊断：痿证。

辨证：气血经络受阻，肢体失养。

治则：调理疏通经络气血。

取穴：耳穴神门、脾、心、肝。

操作：常规消毒，给予贴压耳穴，并嘱家属每隔 2~3h 由轻渐重按压穴位 30s，力量适中，每次在按压耳贴前，先按摩患肢阳明经，以股胫往下按摩至足踝关节及脚背；按摩内侧足太阴经，以足内踝沿胫内侧肌直上股内侧，如此反复 10 次，后再点按耳穴。

翌日母诉，当晚小儿患肢腿脚能动，再按此法治疗数次，通过扶助已能在自家厅室行走，且较平稳。3 日后如常态。

按语：患儿痿证发生 2 日余，时间短，病因不明，好在有经络气血理论指导，以疏通经络气血为法，治疗及时，注意护理观察。

小儿患肢运动功能康复满意，活动自如无恙，医患皆感欣慰。

八、腹痛

高某，男，8 岁，1996 年 3 月 20 日初诊。

主诉：腹痛半个小时。

病史：半小时前患儿突发上腹连及脐部疼痛，啼哭不止，并伴恶心。该患儿诉饭后阵发性腹痛约 3 个月，症状反复。以往住当地医院，多次检诊以"腹痛待查"未获确诊，经治疗（具体不详）后缓解。

查体：神志清，精神不佳，腹部触按平软，无明显痛点与反跳痛，舌苔薄白，脉弦。

诊断：气滞腹痛（肠痉挛待除）。

辨证：肝胃不和，气滞不畅。

治则：理气消胀止痛。

取穴：耳穴神门、腹、艇中、肝、脾。

操作：常规贴压，给予按压，腹穴要贴压 2 个王不留行籽，并嘱其每日按压 5~6 次，每次按压指力以小儿能接受为度。

由于痛较剧烈，笔者贴后立即给予按压约 10min，疼痛立止，随即回家。2 周后，小儿由其母带着再来，母诉回家后约 1 周，饮食、生活、上学如常，某日小孩因值日工作不到位，被老师点评后，回家表现不乐，饭量略减，至夜腹痛又作。继续调理，得效。问以往腹痛与情绪不爽有关系。故再取双耳神门、交感、皮质下、肝、脾穴，让其母带回耳贴片，指导其用法，每周贴 1 次，3 日后取下，保持 4 周。另外，嘱其家长多予关爱，鼓励为主，并能择时与其小儿班主任交流小孩发病诱因，以便知情爱护，关爱培养孩子茁壮成长。

按语：曾诊治两例小儿急腹痛，剧痛啼哭、号叫，按之腹壁平软，即给予指压耳部腹穴为主，均获痛止病除显效。但必须注意，应认真仔细排除器质性病变引起急性腹痛，应及时转诊有条件的医院诊治。

一、荨麻疹

应某，女，49 岁，1997 年 11 月 12 日初诊。

主诉：全身起荨麻疹半天。

病史：患者早上起床自觉全身瘙痒，搔抓后紧接着全身起大小不等的风团，有的风团融合成片斑块，风团突起皮肤，色略红，伴周身不适，瘙痒难忍。海虾、蟹类过敏史，已戒此类食物多年。月经近 3 个月来量少，期乱。

查体：神志清，烦躁不安，两手不住搔抓皮肤，风疹团泛发全身，苔白，脉浮数。

诊断：荨麻疹。

辨证：风邪袭表，气血不和，血热生风。

治则：疏散风邪，调理气血。

取穴：耳穴神门、风溪、心、肺、脾、肝、肾上腺。

操作：给予常规耳穴贴压，嘱患者回家中每隔 1h 按压贴穴 1~3min。

在诊时，掐压相应耳穴 1min 后，患者安静，瘙痒立消，嘱其盖被休息，一觉醒来，全身风团消失，告愈。历经 6 年观察，直至退休，无恙。

按语：神门穴可宁心安神镇静，配风溪穴与肾上腺穴可抗过敏，肝主疏泄、藏血，与脾共调妇女经血，脾主肌肉、统血脉，又主四肢，肺主气合皮毛朝百脉，故肺、肝、脾与心、神门调和脏腑气血阴阳，安神镇静以消风疹。

本疗法治慢性荨麻疹效佳，但需查明患者发病原因，结合四诊辨证论治，遵循"治风先治血，血行风自灭"的基本原则，可为常法。

二、漆疮

郑某，女，21 岁，1993 年 6 月 18 日初诊。

主诉：全身皮肤瘙痒，起皮疹 5min。

病史：5min 前，患者因右侧面神经周围性麻痹来复诊，在门诊遇到一位两手得了漆疮（生漆过敏性皮炎）的女患者。郑女士距离该患者有 1m 多远，听说有漆疮患者，随口应和一句："我去年也对漆过敏。"话刚说完，即觉全身瘙痒，随即起红色皮疹，状如米粒，周围有红晕，伴有疼痛灼热感。

查体：体征情况如上所述，由于以往漆过敏时，曾发生咽喉、鼻漫肿窒息，担心过敏性喉肿，故先给予治疗。

诊断：漆疮。

辨证：外邪（漆毒）入侵，逆侵皮肤肌腠及呼吸道脉络，经筋阻堵。

治则：抗过敏、除外邪，调和经络气血，疏通脉络气道。

取穴：耳穴风溪、神门、心、肺、脾、肝、口、咽喉、皮质下。

操作：常规贴压耳穴，贴穴后随即按压，在风溪、神门、心、肺穴连续轮流按压各穴约60次，按压这4穴后过敏症状明显改善；继续按压肺、口、咽喉、皮质下，皮疹与全身瘙痒等反应已全部消失。留观半小时，嘱患者回家休息，多饮用白开水，并每隔2h再继续按压操作数分钟。予抗组胺药6片于晚睡前服2片，以做预防。翌日随访患者良好。

按语：漆疮，西医称为接触性过敏性皮炎，从病因分类，致敏性接触物分为植物性、动物性、化学性三大类。植物类中生漆是我国常见的一种致敏原，常引起严重的症状。本案就属于对生漆高度过敏引发的急性过敏性疾病。不是人人接触了它都会发生，只有极少数对该物质过敏者可致病。而本案郑某对该物质高度过敏，所以在就诊时虽未直接接触过敏原及过敏患者，与生漆过敏患者还有1m多远距离，仅听所云，即全身起过敏性皮炎反应，实属罕见，是否与患者身体留有漆毒被触发有关，值得探究。

本例治疗取风溪、神门穴，其是抗过敏要穴；肺主皮毛，脾主肌肉，过敏性皮炎发生在肌肉皮肤之上，故取此二穴以治之，有相得益彰之功；配心穴以调经络气血，使其疏通，诸穴配伍能速抗过敏之毒邪，能使经络气血畅顺，疗效极佳。

日常曾有类似过敏史者，外出游山玩水中，注意不可随意接触不明花草之物，应随身携带消毒防过敏油剂等物。

三、蛇串疮

李某，女，16岁，学生，1981年4月16日初诊。

主诉：左腋下皮肤刺痛，发红起水疱3日。

病史：患者3日前开始不明原因左腋下方刺痛，继则皮色发红，出现成簇的小到米粒，大到豆样大小的丘疱疹，烧灼样疼痛。

查体：神志清，精神差，左腋下皮色发红，上起米粒或如小豆大小不等的水疱，密集成簇，疱壁紧张发亮，皮损部位沿神经成带状分布，大便秘结，尿赤，苔黄，脉略数。

诊断：蛇串疮。

辨证：肝胆湿热，经络受阻。

治则：清利湿热毒邪，调和经络气血。

取穴：耳穴神门、肝、胆、肺、脾、交感、便秘点、耳尖、耳背静脉。

操作：常规消毒，在耳尖和耳背静脉放血，之后斜刺相应耳穴，其他各穴以1寸毫针直刺即可，采取平补平泻手法，留针40min拔针，每10min捻转行针1次。

3日后复诊云："针后次日灼热痛已除，大便已通，饮食正常。"观其病损区肤色消退，疱疹干燥结痂。同上再针刺1次（不放血）。5日后专程前来告愈，以表谢意。

按语：该患者由于湿热邪毒过盛，使经络气血受阻，邪毒壅现于外而发病，取耳穴肝、胆穴以清湿热毒邪与调和经络气血；肺主皮毛，脾主肌肉，故取二穴以解皮肉之苦；神门穴可镇静止痛；耳尖与耳背静脉放血，热毒及时外解；便秘点与交感穴为伍，通腑排便热毒下泄。邪毒去，正气复，疾病痊愈。

四、过敏性紫癜

周某，女，32 岁，1981 年 7 月 13 日就诊。

主诉：口唇周围起紫癜，灼热疼痛 5min。

病史：5min 前，患者因感冒肌内注射复方氨基比林注射剂 1 支（2ml），其口唇周围及面颊出现紫癜，颜色青紫，边界明显，两颊对称，形如蝶羽，按之不褪色。患处热如火灼，疼痛异常。

查体：神清，症见如上述，呼吸急促，脉细数。

诊断：过敏性紫癜（药物过敏）。

辨证：药物过敏致气血瘀滞。

治则：放血毒，抗过敏，清肃气血，消散紫癜。

取穴：耳穴神门（紫络脉）、肾上腺、风溪（浮络脉）、心、肺、脾。

操作：常规耳廓消毒后，针刺神门、肾上腺、风溪、心穴，放血泄毒，余穴均直刺。留针 40min，10min 捻转行针 1 次，均用强刺激泻法。

针刺后，患者即刻感到病损区灼热疼痛消失，呼吸平稳，痛苦表情减轻，约 40min 后，面颊紫癜颜色逐渐吸收消退，恢复正色，急性过敏性紫癜消失。效果显著。

按语：本案首取风溪穴，其是抗过敏要穴，加用肾上腺穴有三抗（抗过敏、抗风湿、抗感染）功效，二穴合用，功专力宏以治过敏之本；神门穴可以止痛，且有镇静之功；心、肺、脾穴合用，可疏通调和气血，使瘀滞之气血得以消散而紫癜除；面颊穴为相应部位取穴。诸穴配伍，共奏抗过敏、止疼痛、活气血、消紫癜之功效。治疗及时，以防病情变端，速效病愈。

五、鼻衄

邹某，女，20 岁，1998 年 4 月 31 日初诊。

主诉：鼻出血 3 年，今又发病。

病史：患者 4 年前有鼻出血史，每到春暖之季即发，热极尤甚，诊诉鼻出血已 5 日，日衄 2~3 次，色鲜红，量多，伴鼻腔干燥，干咳无痰，口干身热。经医院注射"止血敏"药液、服西药（不详），复再发，今来求治。

查体：神志清楚，精神欠佳，形体消瘦，痛苦面容，右鼻腔用医用棉花塞在鼻孔侧，左鼻腔仍有少许鲜血外流。询知其常有便秘、尿赤，观其舌红苔黄。急则其治标（鼻出血）。

诊断：鼻衄。

辨证：肺热炽盛，阳明腑气不降，上扰鼻窍灼伤络脉。

治则：清宣肺热，通降腑实，清热凉血止血。

取穴：耳穴神门、肺、心、胃、脾、内鼻。

操作：背靠座位，头略倾右侧位，将白芥子贴于 0.8cm×0.8cm 胶布中间，对准所取双侧耳穴，随即给予按压。当按压约 1min 时，鼻衄已止，再按压 1min，以巩固疗效。复取中药：桑白皮、麦冬、北沙参、仙鹤草、旱莲草、生地黄各 12g，枳实、大黄、厚朴各 9g，芒硝（后入）6g，1 剂。即购即煎即服，首服 120ml，隔 2h 再服 100ml，大便通则中药除。

次日，患者告知首日贴压耳穴治疗后，出血止而未发，疗效很好。服中药后约 2h 大便通解。翌日复诊，神清、纳和，诸症已除，痊愈。三诊，鼻衄未再发。经 2 年随访，此疾已除，安康生活。

按语：鼻出血，中医称鼻衄。出血不止，急则治标止血，再予辨证论治，或继续耳穴贴法，或中药以治本。

急则止血，取耳穴方便效验。心、神门穴，有清热凉血、镇静止血之效；肺穴，鼻为肺之窍，肺脏受邪，其窍不安，鼻出血取肺穴可止；脾、胃穴，可调二者升降气机，统血有度而循常道；内鼻穴，属相应部位取穴。总之，取心、肺、脾、胃穴调其气血，祛邪热则血循常道，肺与大肠相表里，调其相应脏腑升降功能，能清肠热通宿便，上宣下降则源泉不绝，标本和固。

治疗鼻衄还当注意季节气候，每年金秋燥邪行令，多先伤肺窍鼻腔，致鼻内膜干燥，络损出血，此乃其一；其二，女性生理期若常有应时鼻衄者，中医妇科名为"倒经"，务必按妇科月经不调辨证论治；其三，部分年轻血燥之体，饮食辛辣燥热之味，亦当避戒。鼻衄为患，多为肺胃郁热上壅鼻窍，伤及阳络所致，故均可用此法治疗。曾治数百例鼻衄患者，疗效好，起速快。

六、牙痛

于某，男，47 岁，1975 年 9 月 12 日就诊。

主诉：右侧上下牙痛 11 日。

病史：患者 11 日前因劳累多日，自饮高度白酒，以缓解白天劳作之苦，不料牙痛始作，右侧上下牙疼痛剧烈，影响睡眠，疼痛牵引右侧偏头痛，服西药（复方乙酰水杨酸片）能缓解 1~2h，旋即复作，不能彻底止痛，牙痛再剧，前来就诊。

查体：腰膝酸楚乏力，口干咽燥，早餐有口苦。舌质暗红，苔厚腻燥，脉细数。

诊断：牙痛。

辨证：肾阴虚，胃火旺。

治则：滋阴降火，清热化湿止痛。

取穴：耳穴牙痛奇穴、肾、胃、神门。

操作：耳廓消毒后，常规贴压以上所取穴位，每日隔1~2h按压1次，嘱贴穴耳针带回，若疼痛发作可及时按压，能立即止痛。

耳穴贴后，笔者以双手按压所贴牙痛奇穴以示范，持续约2min，患者痛立减。随后，按压其他各穴治之。后随访，诉7年来，未再发生牙痛，甚感欣喜。

按语：牙痛奇穴为治牙痛特效穴，不论属何种牙痛，此穴均可立即止痛。根据不完全统计，百余例各类牙痛患者，治疗时仅取此一穴，立即止痛者达90%以上，在牙痛不明原因发作时即时应用，可获显效。

根据辨证再伍以他穴。如本例取肾，因肾主骨，牙为骨之余；胃经入齿，证属肾阴虚，胃火旺，胃穴也必取；加上神门穴可镇静减除疼痛，疗效自然理想。

七、酒精中毒

林某，男，25岁，1982年5月11日就诊。

主诉：患者酗酒后自伤、伤人2h。

病史：患者2h前因喝酒过多，致高声胡言乱语，漫骂不休，步态蹒跚，不时冲撞或打骂伤人，或以头碰撞自伤。为防止患者出现严重不良后果，家属用绳索将其捆绑在工具车上来就诊。

查体：患者被捆制，神志恍惚，面赤气粗，胡言乱语不休，欲暴劲挣扎不解。检诊不合作，舌脉未查。见头部右侧碰伤，有肿包约3cm×2cm大小1个。

诊断：①酒精中毒；②右头皮下血肿。

辨证：酗酒后酒精中毒，酒邪热毒充斥体内，伤害肝胆胃腑，上逆扰乱心神即精明之府，失去理性，不能自控，诸症丛生，自伤伤人。

治则：解酒、醒脑、镇静安神。

取穴：耳穴醉点、心、神门、皮质下、枕、额。

操作：取25mm毫针，对准以上诸穴刺之，额、皮质下穴斜刺，其他穴用直刺。留针20min，每隔5min给予捻转行针1次。

针刺入后，患者立即停止漫骂，躁动已息，15min后，安睡于工具车上，熟睡打鼾。让患者家属解下捆绑之绳，送其回家休息，次晨醒来如常人，病愈。

按语：该患者由于经常酗酒，以致伤害肝胃，中毒失去理智，毁物或伤人，或不顾危险自伤损体，危害无穷。本次发病又造成自伤和他伤，经合力捆绑送医，意料不到仅用耳穴数穴取得良效。醉点穴，解酒之毒以治本；心、神门、皮质下、枕穴，镇静安神以治其标；额穴，醒神健脑要穴，诸穴协同，取得宁心安神之良好效果。

凡遇此类酗酒成性之患者，酒毒发作欲伤人者，必须告知家人需报警协助制服，切勿孤身靠近，以防被伤。酒性已除后，务必劝诫，立除恶习，从善保身。

八、煤气中毒

邱某，男，18 岁，1982 年 12 月 11 日 19：30 就诊。

主诉：煤气中毒 2h。

病史：其母代诉，傍晚时分发现患者昏倒在淋浴房，闻有煤气味，拟为煤气中毒。患者身体素好。由于昨晚独居一室，煤气放置室内未关闭安全，有漏泄之患。其母见孩子沐浴后许久未出来用餐吃饭，叫无应声，进门察看，见状如上，急忙呼喊邻居帮助抢救，进室内闻有煤气味，发现为煤气中毒。患者头昏、头晕、头痛，恶心欲呕，心悸不适，四肢及全身软瘫。

查体：将患者搀扶靠在病房门口，神志模糊不清，面色无华，口唇樱红色，四肢不温，呼吸浅而困难，话低微不清，舌苔如常，脉沉细。

诊断：煤气中毒。

辨证：大脑缺氧，神识模糊。

治则：急以氧气袋加压灌注氧气疏通鼻口，佐以醒脑开窍。

取穴：耳穴心、肺、脾、交感、脑、皮质下。

操作：常规消毒耳廓，以 1 寸毫针直刺所取诸穴，每 3min 左右捻转行针 1 次，直到诸症消失拔针，共留针 15min。

针刺后，10 多分钟见患者面色口唇渐转红润，问话对答转为清晰，精神转佳，呼吸均匀，自觉一切症状缓解，观察 24h，以防不测，抽血查生化诸项，除二氧化碳结合率偏高外，余项未见明显异常。数天后已可自行到县医院专门做参加工作的体检事宜。

按语：煤气中毒即一氧化碳中毒。抢救首当开窗通风并将患者搬移现场，急备氧气或氧气袋供氧抢救。本例发生场所较简陋，无充足的抢救设备，故急中生智以耳针代之。取心、肺、脾穴既强心，又可畅通气道，加快加强气血周流濡养心脑各主要脏器；取皮质下、交感、脑穴可调节大脑及其皮层功能，又可醒脑开窍，同时加强了血管舒缩功能以助血液循环。加氧输吸，诸穴配合，能加强血氧灌注，养护心脑重要器官而康复。

该患者发病时，县城中医院刚成立，供氧设备有限，仅取用氧气袋人工加压加急供氧，使用 3 个氧气袋后结合耳针办法以救其急。

实践证明耳穴心、肺、脾可强心调气血，能加强血液循环，促进和加强氧的机体灌注，使得本例患者康复，取得良效。

第八章　临床常用辅助针刺方法

第一节　腕踝针疗法

一、腕踝针疗法概述

腕踝针是针刺部位只局限在四肢的腕和踝，通过皮下针刺治疗全身一些病症（主要有多种痛症、神经疾病、精神疾病及其他临床病症）的一种针法。本疗法是在经络学说，尤其是腕踝附近的原络穴能治疗诸多脏腑相关疾病和全息医学等理论的基础上逐步摸索并发展出来的一种针刺疗法。

二、腕踝针理论基础

腕踝针疗法将人体的胸腹侧和背腰侧分为阴阳两个面，属阴的胸腹侧划为1区、2区、3区，属阳的背腰侧划为4区、5区、6区，并以胸膈为界，将人体分为上、下两段，符合十二经脉及皮部的分布规律。上1、2、3区在上肢内侧，相当于手三阴经的皮部；上4、5、6区在上肢外侧，相当于手三阳经皮部。下1区至6区也相当于足三阴和足三阳的皮部。

腕踝针的十二个刺激点均位于四肢肘、膝以下的腕、踝关节的附近，相当于十二经脉的本部、根部，体现了标本、根结理论，针刺这些部位的腧穴易于激发经气，调节脏腑经络的功能。

三、腕踝针的特点

（1）身体两侧各分六个纵区，各区用数字1~6编号，疾病症状按区定位，而不强调病性，不重视辨证，同时以横膈为界把人体分为上、下两部分。这同经络学说中十二经脉的分布大体一致。十二经脉内属脏腑，外络于肢节，深行于体内。经脉的分支——络脉则别出于体表，在浅表部位沟通表里经脉，刺之可调整相应经脉之气及与之相联属脏腑的功能，加强十二经脉的循环，起到祛邪扶正的治疗作用。

（2）腕、踝部各定六个针刺点，各点都在腕和踝的各区内，也用数字1~6编号。点的位置只相对固定可根据情况移位，并不影响疗效。可调整相应经脉之气及与之相属脏腑的功能，达到祛邪扶正的作用。

（3）皮下浅刺法要求不出现酸、麻、胀、重、痛感觉，只有无针感才可收到满意疗效，这是与毫针刺法不同之处。

（4）腕踝针具有刺激点的相对特异作用和对人体功能的良性调节作用。因而认为针刺的调整作用是通过神经系统来实现的。针刺越表浅则疗效越好，可能与皮下真皮层内有丰富的神经纤维网，分布着感觉神经纤维末梢和植物神经纤维有关，针刺可刺激这些神经末梢，再由神经调节血管和肌肉的功能活动。

四、腕踝针的优点

（1）方法简单：腕踝针的进针点少，好记，且操作方法也较简单。这就方便了患者，不需脱衣解带，不受时间、地点、环境等对治疗的限制。

（2）安全无痛苦：针只刺于皮下，此处没有重要的组织器官和大的血管、神经，因此没有危险性，也很少出现晕针现象。治疗时仅针尖透皮时有轻微刺痛，针刺于皮下过程则无任何疼痛，患者易于接受。

（3）适用范围广：腕踝针对以痛为主的一些病症，如头痛、牙痛、关节痛、神经痛、痛经等往往见效迅速，疗效显著，对鼻塞、流口水、哮喘、皮肤瘙痒症、冻疮、白带过多、癔症疗效也较好，对高血压、中风偏瘫、遗尿、失眠等也有一定效果。

五、脏象学说与腕踝针

脏象包括五脏、六腑和奇恒之腑，心（包括心包络）、肝、肺、脾、肾（附命门）称为五脏；胆、胃、小肠、大肠、膀胱、三焦称为六腑；十二经脉、三百六十五络，"内属于脏腑，外络于肢节"，贯通于人体内外上下，网络周身，"为血气之府"，"受血而营之"，以纠正其血气不和的偏盛偏衰之过，而达到人体各部平衡协调，恢复健康的状态。只有在肝气疏泄功能正常、气机调畅的情况下，人才能气血和平，心情舒畅，此肝主血海故也。所以人体脏腑组织多方面的活动，都与肝脏密切相关。

六、腕踝针与十二经脉

腕踝分别是手三阴、手三阳和足三阴、足三阳经脉的必经之地。十二经脉是经络系统中的主要组成部分。十二经脉的主要特点是：每条经脉的分布和部位都有一定的规律，每条经脉都有内属脏腑与外络肢节两个部分，这也是腕踝针治疗相关脏腑疾病的理论基础。每条经脉在经气发生病理变化时都有其特殊的证候群表现，各条经脉在体表都有腧穴的分布。

十二经脉对于维持人体生命活动，处理各种疾病，调整机体虚实等方面，具有极为重要的意义。中医学的整体观点和辨证施治方法，就是以十二经脉为主体的经络学说和脏腑学说紧密结合而形成的。

十二经脉的走向规律是：手三阴经从脏（胸）走手，手三阳经从手走头，足三阳经从头走足，足三阴经从足走腹（胸）。

十二经脉的流注次序是：手太阴肺经→手阳明大肠经→足阳明胃经→足太阴脾经→手少阴心经→手太阳小肠经→足太阳膀胱经→足少阴肾经→手厥阴心包经→手少阳三焦经→足少阳胆经→足厥阴肝经。

七、腕部刺激区定位与主治

共6个，约在腕横纹上2横指环绕腕部的一圈处。从掌面尺侧起至桡侧，再从背面桡侧至尺侧，依次顺序为上1至上6。

（1）上1：腕掌侧，小指侧尺骨缘与尺侧腕屈肌腱之间凹陷中。主治前额痛、眼疾、鼻病、三叉神经痛、面肿、前牙肿痛、眩晕、口咽痛、支气管炎、胃痛、心脏病、高血压病、盗汗、寒战、失眠、癔病等。

（2）上2：腕掌侧面的中央，掌长肌腱与桡侧腕屈肌腱之间。主治前额痛、后牙肿痛、颌下肿痛、胸闷、胸痛、回乳、哮喘、手掌心痛、指端麻木。

（3）上3：桡动脉桡侧，桡骨边缘处。主治高血压病、胸痛。

（4）上4：腕背，拇指侧的桡骨缘上。主治头顶痛、耳病、颞下颌关节紊乱、肩关节周围炎、胸痛等。

（5）上5：腕背部的中央，尺、桡骨之间。主治头颞部疼痛、上肢感觉障碍、上肢运动障碍、肘关节痛、腕和指关节痛等。

（6）上6：腕背小指侧尺骨缘。主治后头部痛、枕顶痛、颈胸部脊柱及椎旁痛等。

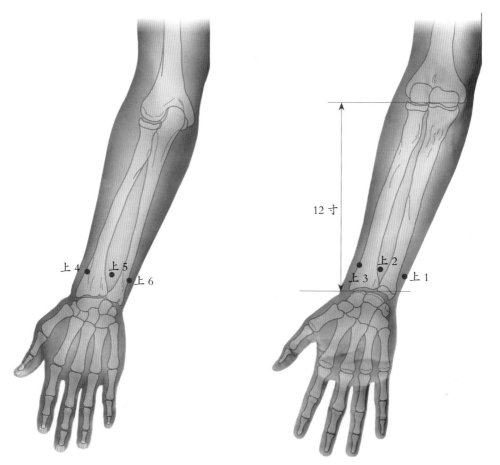

腕部刺激点

八、踝部刺激区定位与主治

共6个，约在内、外踝最高点上3横指环绕踝部一圈处。从跟腱内侧起向前转到外侧跟腱，依次为下1至下6。

（1）下1：跟腱内缘。主治上腹部胀痛、脐周围疼痛、痛经、白带异常、遗尿、阴部瘙痒、足跟痛等。

（2）下2：足内侧面中央，靠胫骨后缘。主治肝区痛、侧腹部痛、过敏性肠炎等。

（3）下3：足内侧面，胫骨前缘向内1cm处。主治膝关节痛等。

（4）下4：胫骨前缘与腓骨前缘的中点。主治股四头肌酸痛、膝关节痛、下肢感觉障碍、下肢运动障碍、趾关节痛等。

（5）下5：在外侧面中央，靠胫骨后缘。主治髋关节痛、踝关节扭伤等。

（6）下6：靠跟腱外侧缘。主治急性腰扭伤、腰肌劳损、骶髂关节痛、坐骨神经痛、腓肠肌痛、前脚掌痛。

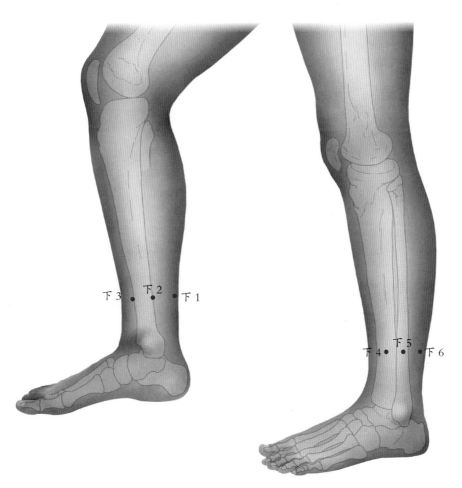

踝部刺激点

九、选点方法

首先通过详细了解病情，包括主诉及病因，患病经过，有关的既往史和家族史，用症状分类的观点大致区分症状可定位还是不可定位，特别要注意有无压痛点，以便确定针刺点。根据病情进行有目的的身体检查、神经系统检查，必要时结合精神检查，以确定症状的定区。

病症所在区的编号和针刺点的编号是一致的。所以只要确定病症的所在区后，可按区选取同一编号的进针点。例如1区的病症取针刺点1，2区的病症取针刺点2等。针刺点要尽可能少，且要有针对性，即每选一个针刺点都有选点依据。下列各项依据可作选点时参考。

根据疾病的各个症状所在区选择编号相同的针刺点。以中线为界，针刺点选在症状的同一侧；以横线为界，症状位在横线以上针腕部，在横线以下针踝部；症状恰在中线不能定侧时，若位在横线以上针两侧上1或上6，位在横线以下针两侧下6或下1；症状虽位在中线，倘有其他症状可作定侧时，可先针一侧1或6，视疗效决定是否再针另一侧；有多种症状同时存在时，要分析症状主次，若症状中有痛，以痛为主要症状，并尽可能查出压痛点，根据其所在区选取针刺点，针刺使压痛点消除后，若仍有其他症状未能消除，则另选针刺点；症状发生在身体一侧，例如脑卒中时瘫侧身体麻木，针麻木侧上1；肢体有感觉或运动障碍，发生在上肢针上5，下肢针下4；全身或不能定位症状，针两侧上1。

十、腕踝针的操作方法

常规消毒后，用三指持针柄，针体与皮肤呈30°角，用拇指轻捻针柄，使针尖快速通过皮肤。针尖通过皮肤后，即将针放平，针体贴近皮肤表面，循纵的直线方向沿皮下进针，针刺进皮下的长度一般为35mm，要求不出现酸、麻、胀、痛等感觉，把针体留在皮下组织的浅层，留针30min。慢性病或疼痛较重时，可以适当延长留针时间。

十一、腕踝针的适应证

腕踝针临床应用范围很广，其治疗病症涉及内、外、妇、儿、五官等科。总的来说，其适应证主要有：

（1）疼痛疾病：头痛、三叉神经痛、坐骨神经痛、身体各部位疼痛、眼球胀痛、胸痛、腹痛、乳房痛等。

（2）内科疾病：高血压、感冒、哮喘、心悸、潮热、多汗或无汗、腹泻、便秘、尿失禁、尿潴留及癔病、自主神经功能紊乱等。

（3）外科疾病：带状疱疹、皮肤瘙痒症、冻疮、痔疮、脱肛。

（4）妇科、儿科疾病：乳腺炎、痛经、白带异常、月经不调、厌食等。

（5）五官科疾病：眼睑痉挛、结膜炎、鼻炎、扁桃体炎、耳鸣、耳聋、幻听等。

另外，还可按身体各区、针刺点所对应病症分类。

十二、各区主治病症

上1主治病症：前额痛、眼睑肌痉挛、结膜炎、眼球胀痛、视力减退、鼻塞、流涕、三叉神经痛、面瘫、前牙痛、舌苔厚、舌痛、流涎、咽痛、扁桃体炎、感冒、胸闷、频咳、心悸、恶心、呕吐、呃逆、厌食、失语、胸肋关节痛等；全身或不能定位病症；一侧或全身感觉麻木、全身皮肤瘙痒、寒战、潮热、多汗或无汗、睡眠障碍、精神障碍等。

上2主治病症：颞前痛、后牙痛、面痛、颌下淋巴结痛、乳腺炎、乳房痛、胸痛、哮喘、手心痛、指端麻木重。

上3主治病症：耳前痛、腮腺肿痛、胸前侧痛等。

上4主治病症：头顶痛、耳痛、耳鸣、幻听、颞颌关节痛、肩关节前侧痛、胸侧壁痛、肘关节痛、拇指关节痛等。

上5主治病症：头昏、头痛、眩晕、颈背痛、晕厥、肩部酸痛、肩关节痛、上肢感觉与运动障碍、腕关节痛、手背及指关节痛等。

上6主治病症：颈、胸椎及椎旁痛、后头痛、肩关节后侧痛、小指关节痛、小指侧冻疮等。

下1主治病症：胃区痛、胆囊部痛、脐周痛、下腹痛、遗尿、尿频、尿潴留、尿失禁、痛经、白带多、阴痒、足跟痛等。

下2主治病症：肝区痛、侧腹痛、腹股沟淋巴结痛、膝内侧痛、内踝关节痛等。

下3主治病症：胁痛、髋关节屈伸不利、膝关节炎、踝关节内侧痛等。

下4主治病症：侧腰痛、大腿前侧肌酸痛、膝关节痛、下肢感觉及运动障碍、足背痛、趾关节痛等。

下5主治病症：腰背痛、臂中点痛、腿外侧痛、外踝关节痛等。

下6主治病症：腰椎及椎旁痛、坐骨神经痛、尾部痛、痔痛、便秘、脚前掌痛等。

十三、可能发生的不良事件及处理措施

1. 皮下出血

针刺时要尽量避开血管、伤口或瘢痕等；针尖朝向指（趾）端时，针刺点的位置要适当上移，防止体表神经、关节损伤。

2. 晕针

让患者立即卧倒休息即可；严重的要立即拔针，解开衣领，吸氧，必要时人工呼吸，注意血压变化，一般数分钟之内可以恢复。

一、起源与发展

在湖南长沙马王堆三号汉墓出土的帛书——《阴阳十一脉灸经》中记载了耳与上肢、眼、颊、咽喉相联系的"耳脉"。《黄帝内经》中不仅将"耳脉"发展成手少阳三焦经，而且对耳与经脉、经别、经筋的关系都有比较详尽的记载。唐代孙思邈《千金要方》、明代杨继洲《针灸大成》中都有耳穴治病的相关记载。

二、耳与脏腑经络的关系

脏腑联系：《厘正按摩要术》提出耳分五脏。

经络联系：手三阳、足少阳经脉、经别入耳中，足阳明、足太阳经脉入耳前、耳上角。十二经脉三百六十五络，其气血皆上注于面而走空窍，其精阳之气上走于目而为晴，其别气走于耳而为听。《灵枢·素问》云："耳者，宗脉之所聚也。"

研究表明：刺激相应耳穴可诱发循经感传。

三、耳廓的表面解剖

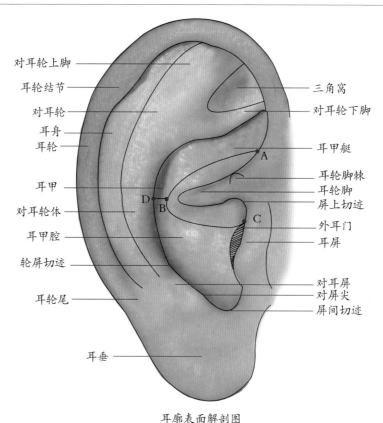

耳廓表面解剖图

表 8-2-1　耳部解剖术语

部位	定位
耳垂	耳廓下部无软骨的部分
耳轮	耳廓外侧边缘卷曲的部分
耳轮脚	耳轮深入耳甲的部分
耳轮脚棘	耳轮脚和耳轮之间的隆起
耳轮结节	耳轮外上方的膨大部分
耳轮尾	耳轮向下移行于耳垂的部分
对耳轮	与耳轮相对呈"Y"字形的隆起部，由对耳轮体、对耳轮上脚和对耳轮下脚三部分组成
对耳轮体	对耳轮下部呈上下走向的主体部分
对耳轮上脚	对耳轮向上分支的部分
对耳轮下脚	对耳轮向前分支的部分
轮屏切迹	对耳轮与对耳屏之间的凹陷处
耳舟	耳轮与对耳轮之间的凹沟
三角窝	对耳轮上、下脚与相应耳轮之间的三角形凹窝
耳甲	部分耳轮和对耳轮、对耳屏、耳屏及外耳门之间的凹窝。由耳甲艇、耳甲腔两部分组成
耳甲艇	耳轮脚以上的耳甲部
耳甲腔	耳轮脚以下的耳甲部
耳屏	耳廓前方呈瓣状的隆起
屏上切迹	耳屏与耳轮之间的凹陷处
对耳屏	耳垂上方、与耳屏相对的瓣处隆起
对屏尖	对耳屏游离缘隆起的顶端
屏间切迹	耳屏和对耳屏之间的凹陷处
外耳门	耳甲腔前方的孔窍

四、耳穴的分布规律

与头面对应的穴位分布在耳垂、对耳屏。

与上肢对应的穴位分布在耳舟。

与躯干下肢对应的穴位分布在对耳轮。

与内脏对应的穴位分布在耳甲。

五、常用耳穴的部位与主治

表 8-2-2 耳穴部位与主治

部位	穴名	定位	主治
耳轮区穴位	耳中	耳轮脚处，即耳轮 1 区	呃逆、呕吐，皮肤病血证
耳轮区穴位	耳尖	耳廓向前对折的尖端，即耳轮 6/7 区交界	发热、高血压、眼病、肝阳上亢诸症
耳舟区穴位	风溪	耳轮结节前方，即耳舟 1、2 区交界处	风证（皮肤病、外感、眩晕、过敏性鼻炎等）
对耳轮区穴位	交感	耳轮内缘与对耳轮下脚交界处，即对耳轮 6 区前端	内脏疼痛（心/胃/胆/肾）、精神紧张、自主神经功能紊乱
三角窝区穴位	神门	三角窝后 1/3 上部，即三角窝 4 区	炎症疼痛、失眠、高血压、癫痫、戒断综合征
耳屏区穴位	肾上腺	耳屏游离缘下部尖端，即耳屏 2 区后缘	急性炎症、休克、过敏、低血压
对耳屏穴位	皮质下（脑）	对耳屏内侧面，即对耳屏 4 区	神经精神障碍、各种慢性病
耳甲穴位	心	耳甲腔正中凹陷中，即耳甲 15 区	心、舌、神、脉疾病
耳甲穴位	胃	耳轮脚消失处，即耳甲 4 区	失眠、牙痛、胃肠疾病
耳甲穴位	肾	对耳轮下脚下方后部，即耳甲 10 区	泌尿生殖系统疾病及腰、耳疾病
耳甲穴位	内分泌	屏间切迹内，耳甲腔前下方，即耳甲 18 区	月经病、更年期、痤疮、甲状腺等疾病

六、耳针的临床应用

（一）耳穴的探查方法

（1）望诊法。变色：红色鲜红提示急病；淡红、暗红提示慢性病或恢复期；白色提示慢性病；中白边红提示慢性病急性发作；灰色（淡暗）提示陈旧性损伤、肿瘤。变形：隆起、结节、条索、凹陷提示慢性器质性疾病、肿瘤；丘疹红色、白色提示过敏性疾病、皮肤病等（慢性）。血管变化：充盈、扩张、网状等提示心脑血管疾病、炎症。脱屑：

皮肤病、消化吸收功能减退（提示内分泌紊乱）。

（2）触诊法。触摸法：触摸是否隆起、凹陷、结节。压痛法：分为"+""++""+++"三个级别。

（3）电测定法。

（4）染色法。（参见第五章第二十八节"耳穴染色与脏腑相关性研究"）

（5）耳—心（脉）反射诊断：采用光照、手触、棒压刺激耳穴时，桡动脉幅值、频率变化明显者，表示有相应部位的病理变化。

（二）选穴原则

按相应部位：眼病取眼穴，子宫肌瘤取子宫穴。

按脏腑辨证：眼病取肝穴。

按经络辨证：眼病取胆、胃、膀胱穴，面瘫取胃经穴，腰痛取膀胱经穴。

按现代医学：月经不调取内分泌穴，过敏性疾病取肾上腺穴。

按临床经验：外生殖器取腰痛穴。

（三）刺激方法

（1）毫针刺法。操作要点：一般刺入 0.2~0.3 寸，可达皮下，行针用捻转法，刺激强度因人而异，运动功能障碍者可活动肢体。

（2）电针法。适用于疼痛、神经系统疾病、哮喘。

（3）埋针法。

（4）压丸法。

（5）穴位注射法。

（6）刺血法。皮肤病、扭伤取耳背充血处，急性炎症取耳尖处。

（四）适应范围

（1）疼痛性疾病：头痛、神经性头痛；各种扭挫伤等。

（2）炎症性和传染性疾病：急性结膜炎、咽喉炎、扁桃体炎等。

（3）功能紊乱性疾病：心律不齐、高血压、月经不调等。

（4）过敏与变态反应性疾病：过敏性鼻炎、荨麻疹等。

（5）内分泌代谢性疾病：单纯性肥胖、甲状腺功能亢进、围绝经期综合征等。

（6）其他：预防感冒、晕车、晕船等。

（五）注意事项

（1）严格消毒。

（2）预防晕针。

（3）禁忌病症。习惯性流产、严重心脏疾病。

第三节 针刺颅骨缝疗法

一、针刺颅骨缝疗法概述

头颅由顶骨、颞骨、额骨、枕骨等多块颅骨发育而成，同时也构成各颅骨毗邻骨缘间致密的结缔组织而形成颅骨缝，成年人各颅骨缝间结构牢固，但仍有导血管构成内外的交通道，与脑神经及部分相伴的动、静脉血管极其丰富分支和神经感受器构成错综交杂的组织网络。因此，探讨针刺颅骨缝治疗脑神经血管疾病，如脑梗死、脑出血等的应用，不但是研究头针的重要组成部分，而且较头针治疗脑血管病具有更明确的意义。

二、实验研究测定颅骨缝进针操作过程介绍

（一）材料与方法

从解剖学教研室中选择形态结构正常、完整干燥的成人颅骨 29 颗，随机编号为 01 到 29 序号。使用等分规、量角器、卷尺、卡尺测量器。确定观测颅骨骨性固定标志：印堂与冠状缝正中交点距离，简称印冠点距（以 L_1 表示，下同）；矢状缝与冠状缝交点至矢状缝与人字缝交点距离，简称冠人点距（L_2）；枕外隆凸与顶枕点（人字缝与矢状缝交点）距离，简称枕人点距（L_3）；额骨颧突至颞鳞前缘、上缘、后缘的距离分别为额颞前距（L_4）、额颞上距（L_5）、额颞后距（L_6）。确定人字缝夹角（β 角），冠状缝夹角（α 角）。对所观测各项之数据进行统计学处理。

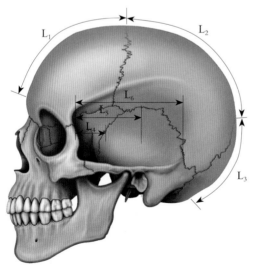

颅骨侧视骨缝表面解剖
L_1，印冠点距；L_2，冠人点距；L_3，枕人点距；
L_4，额颞前距；L_5，额颞上距；L_6，额颞后距

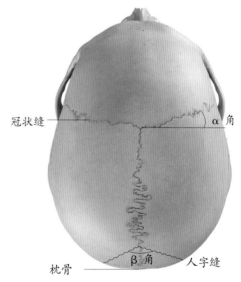

颅骨俯视骨缝夹角
α 角，冠状缝夹角；β 角，人字缝夹角

俞昌德论医传承集

（二）结果

所测颅骨缝隙各项长度及颅骨缝夹角见表 8-3-1、表 8-3-2。

表 8-3-1　颅骨缝各项长度（$n=29$，$\bar{x}\pm s$）

观测点（代码）	长度（an）
印冠点距（L_1）	10.46 ± 0.90
冠人点距（L_2）	12.03 ± 0.91
枕人点距（L_3）	6.73 ± 0.72
额颞前距（L_4）	2.71 ± 0.41
额颞上距（L_5）	6.09 ± 0.42
额颞后距（L_6）	9.66 ± 0.49

表 8-3-2　颅骨缝夹角（$n=29$，$\bar{x}\pm s$）

项目（代码）		角度（度）
冠状缝夹角（α 角）	L	18.93 ± 4.21
	R	17.41 ± 4.06
人字缝夹角（β 角）		111.10 ± 9.92

三、颅骨缝进针法

（一）冠状缝进针法

取印冠点距（L_1）为上点，即从印堂穴直上冠状缝正中交点 10cm 处（折同身寸约 5.5 寸，下同），取脑患侧冠状缝为针刺进针点，沿着冠状缝即与冠状面 α 角呈 18 度，每隔 3~4cm 平刺 1 针，深 2~3cm。

（二）冠人点距（L_2）进针法

即分别从印堂穴直上至颅顶督脉 10cm（约 5.5 寸）处，或枕外隆凸直上督脉 10cm（约 5.5 寸）处为前后进针点，沿着冠人点距即颅顶督脉段每隔 3cm 各平刺 1 针，深 2cm。

（三）枕人点距（L_3）进针法

即从枕外隆凸于督脉上向颅顶进针或从枕外隆凸点直上于督脉 6.5cm（约 3.5 寸）处向枕外隆凸为进针点，沿着冠人点距即颅顶督脉段每隔 3cm 平刺 1 针，深 2cm。

（四）额颞前缝、上缝、后缝进针法

分别从额突点向颞部距额突点水平方向约 3cm 处（1.2 寸）向下垂直进针 2~3cm 和距该点水平面约 6cm 处为水平进针点，向前或向后平刺 2cm。以额骨颞突点约 10cm

处（5.5 寸）垂直向下进针，深 2~3cm。以上各点进针后针尖均沿着帽状腱膜下、骨膜上平行进针达所需深度。

（五）人字缝进针法

取顶枕点上点为进针点，分别向左右侧呈 110 度的 β 角进针，即沿人字缝双侧平刺至帽状腱鞘膜下、骨膜上深 2~3cm。

四、颅骨缝施针手法

（1）针具：选用 28 号 ~30 号粗细，0.25mm×40mm 长毫针。

（2）体位和消毒：一般选用坐位或卧位。

（3）针刺法：针尖与头皮呈 15 度夹角快速进针 15mm 至帽状腱膜下，以患者无明显痛感，自觉有酸麻胀感为度。采用平补平泻手法，得气后均留针 45min，10min 行针 1 次，每分钟捻转 200 次，每次捻转 1min。

（4）疗程：每日治疗 1 次，10 日为 1 个疗程。

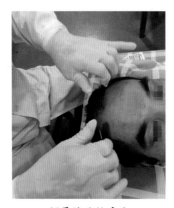

颅骨缝施针手法

五、针刺颅骨缝疗法临床应用

颅骨缝施针手法临床应用较广泛，以神经、精神科疾病为主。

（1）中枢神经系统疾患：脑血管病引起的偏瘫、失语，小儿脑性瘫痪，颅脑伤后遗症等。

（2）精神科疾病：抑郁症、癔病、失眠、更年期精神紊乱等。

（3）疼痛和感觉异常：头痛、三叉神经痛、肩周炎、腰腿痛等各种急、慢性疼痛病证。

六、注意事项

（1）血压不稳定者，必须等血压稳定后方可进行颅骨缝针刺治疗。

（2）脑出血患者需在病情稳定、神志清醒后，开始颅骨缝针刺治疗。

（3）行针捻转时应注意观察，防止晕针等不良反应发生。

（4）头皮血管丰富，注意防止出血。针后需按压针孔，防止感染。

附录　彩照和书影

与恩师合影

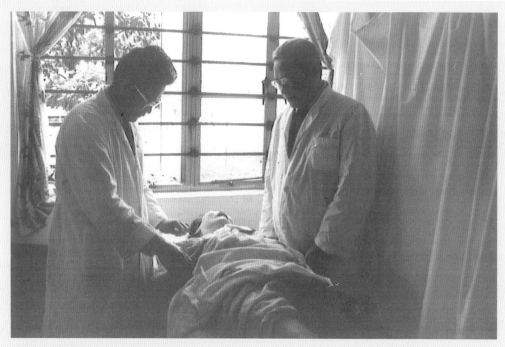

1990年黄宗勖教授在福建中医学院国医堂门诊指导俞昌德诊治中风偏瘫患者

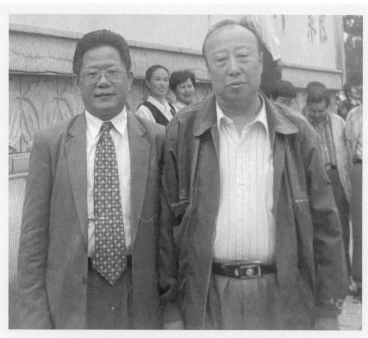

1993年中秋俞昌德与
恩师张缙（右）合影

俞昌德 论医传承集

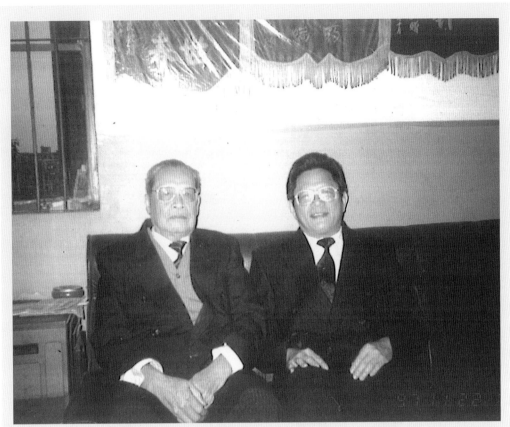

1994 年初冬黄宗勖教授（左）与俞昌德合影

俞昌德 论医传承集

俞昌德 论医传承集

为大医业祖锤炼编
天下施仁微

缅怀恩师黄宗勖诞辰一百
一十周年学术研讨会

五州歐慶唯
播恩师业針魂飛翔

工作室敬献陈宾奇书
壬寅中秋学生俞昌德于传承

僑境武夷緬神醫八

閩宗勛九針奇五洲

弟子頌恩德世界非

遺聯合旗

紀念黃宗勛先生誕辰一百十周年

壬寅孟夏吉日俞昌德撰王光中書

师门传薪

俞昌德
论医传承集

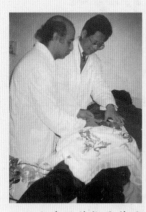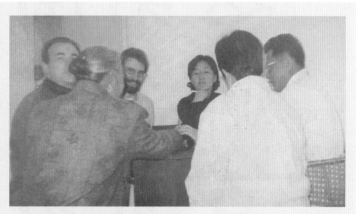

1995 年俞昌德指导荷兰　1997 年俞昌德指导德国进修医生
进修医生

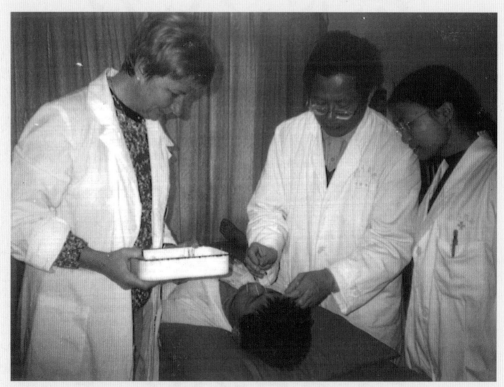

2001 年俞昌德在国医堂指导奥地利进修医生麦达女士（左）治疗眼外肌麻痹患者

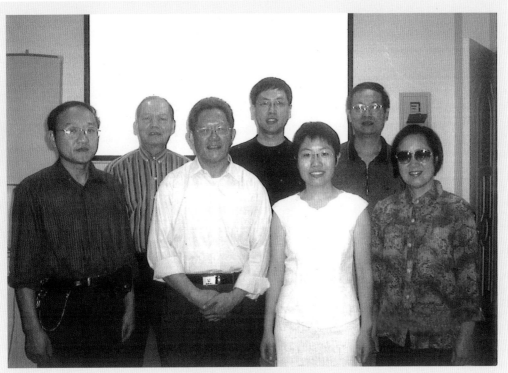

2005 年宋红梅硕士学位论文答辩委员会全体委员合影

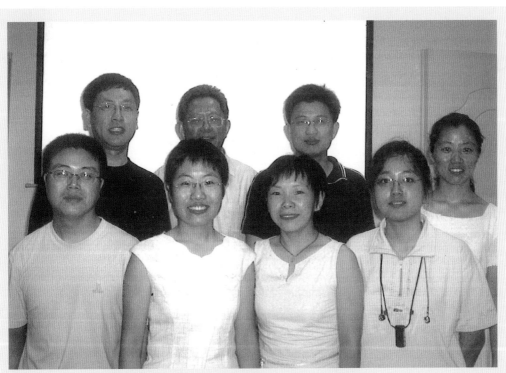

2005 年俞昌德与部分研究生及陈华德教授（后排左 1）合影

俞昌德 论医传承集

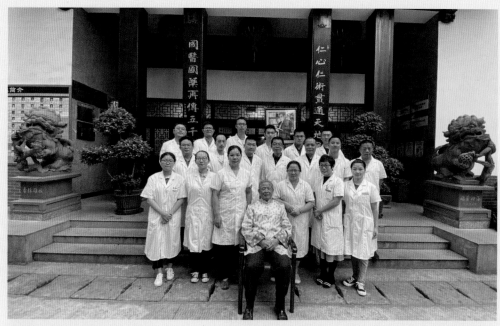

2020年俞昌德与澄江闽派针灸黄宗勖支派传承工作室弟子合影

临床诊疗

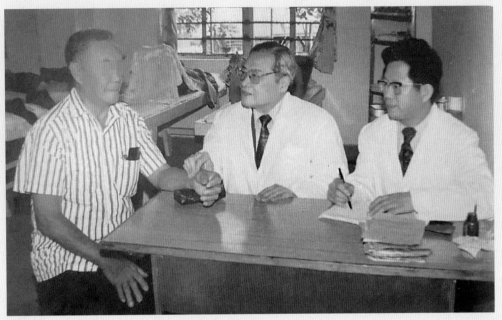

1991 年黄宗勖教授与俞昌德为印尼华侨诊疗

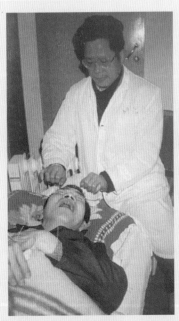

1993 年俞昌德为数学家陈景润
教授做针灸治疗

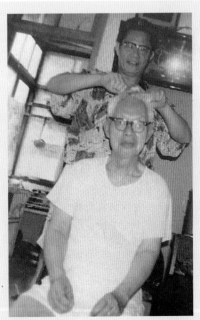

1995 年俞昌德为中医医史学家俞
慎初教授做头针治疗

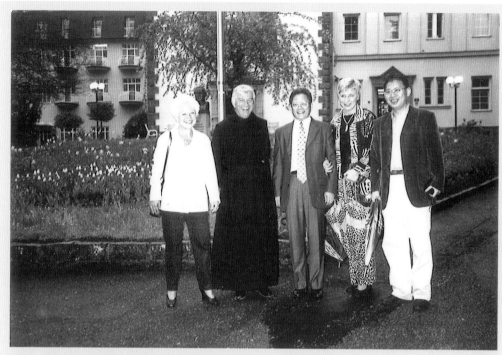

2002 年俞昌德在奥地利谢尔丁医院工作期间与同事合影

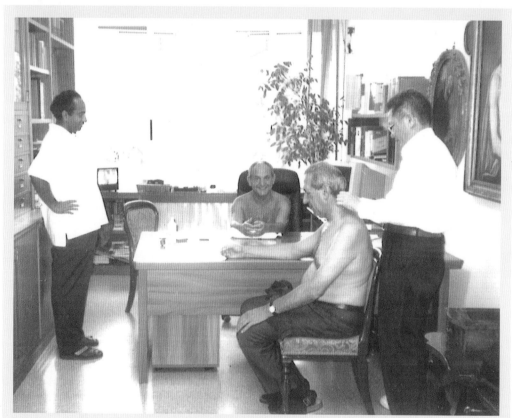

2002 年俞昌德在梵蒂冈针刺治疗颈椎病患者

学术研讨

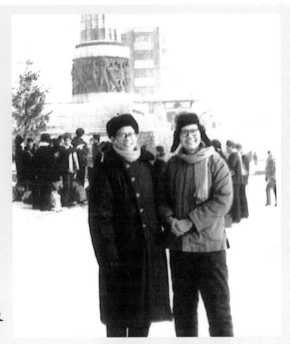

1991 年冬俞昌德在哈尔滨与上海针灸
研究所所长陈汉平教授（右）合影

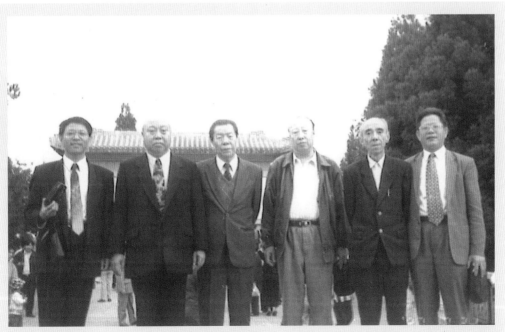

1993 年俞昌德（右1）在北京与针灸名家贺普仁、田从豁、张缙、魏稼（从左到右）合影

俞昌德 论医传承集

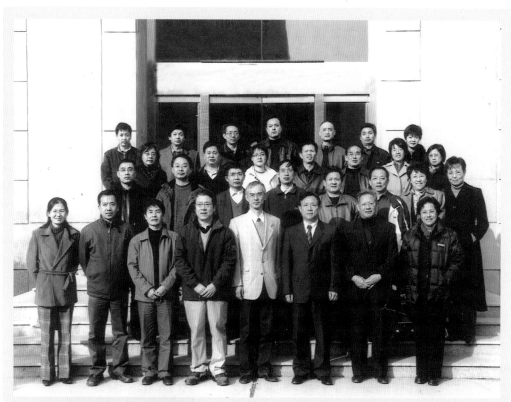

2006 年俞昌德与"针灸文献研究思路创新与学科发展学术研讨会"与会成员合影

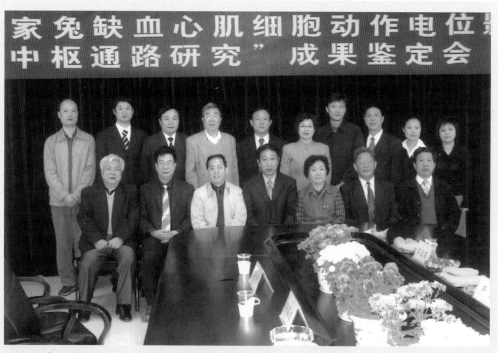

2007 年俞昌德与湖北中医药大学国家自然基金科研课题成果鉴定会与会人员合影

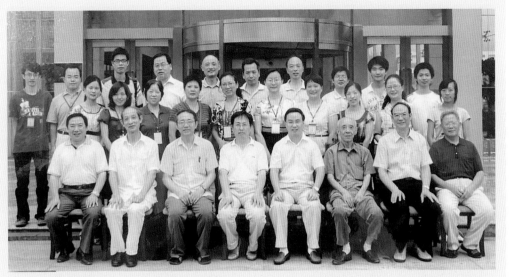

2010 年俞昌德在江西中医学院与"全国针灸流派与临床应用研讨会"与会成员合影

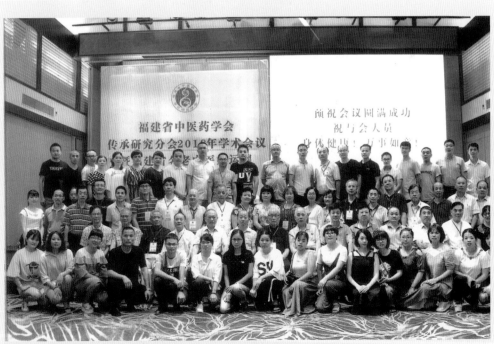

2018 年俞昌德与福建省中医药学会传承研究分会学术年会参会人员合影

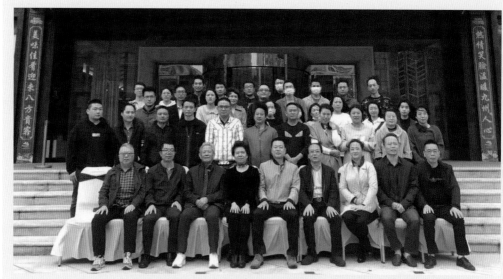

2020年俞昌德与基层中医药适宜技术培训班师生合影

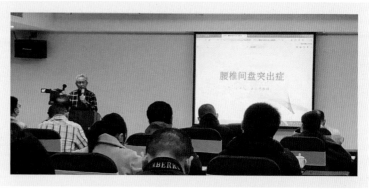

2020年俞昌德在基层
中医药适宜技术培训
班上授课

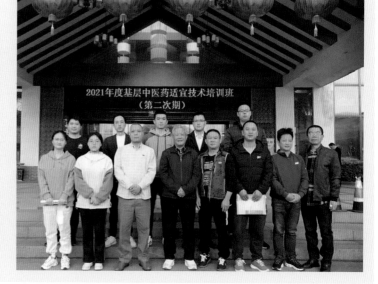

2021年俞昌德与基层
中医药适宜技术培训
班（第二期）部分学
员合影

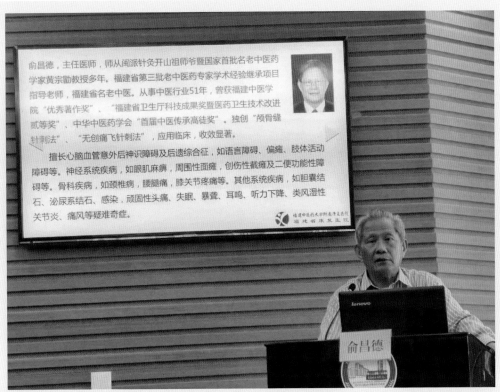

2022年5月俞昌德在福建省三明市将乐县中医院召开的"纪念首批国家级中医药专家黄宗勖教授诞辰110周年暨针灸学术研讨会"上发言

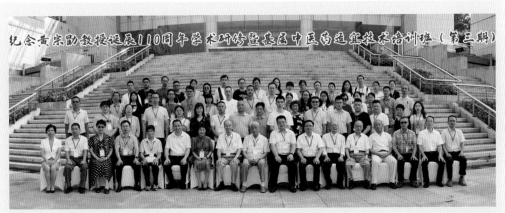

2022年9月俞昌德与"纪念黄宗勖教授诞辰110周年学术研修暨基层中医药适宜技术培训班（第三期）"师生合影

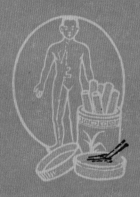

针灸疗法速成手册

黄宗勖 編著

福建人民出版社

目　　錄

俞昌德
论医传承集

前　言

　　这一本手册是配合本省卫生部門发动全体医务人員学习針灸疗法而編写的。它針对一些最常見的疾病，講述五十五个最常用的穴位。内容简明扼要，初学者易于入門，能較快地掌握这些穴位治疗疾病。

　　本册初稿完成后，曾在福建中医学院、福建医学院、省卫生干校、省防疫站等单位进行試教。全册經过二十四小时講課后，初学者能在七天内熟記五十五个穴位，和一般疾病的針灸取穴配穴方法。这說明本手册易学、易懂，对于学习針灸療法，能够达到速成的目的。

　　因本人学識有限，又在匆促中写成，内容难免有些缺点，敬請医务界諸同志提出指正为感。

黄　宗　勗

1959年3月于福建中医学院

第一章 总 論

第一节 針灸的价值

針灸疗法是祖国医学最宝貴的遺产之一，是我国劳动人民长期与疾病斗争实踐中积累起来的經驗。它具有悠久的历史和丰富的內容，在临床治疗上范圍很广，內、外、妇、儿、五官各科都有它一定的适应症，收效显著，对有些疾病是胜过于葯物治疗。如治療聾啞病、精神病、无脉症等，都收到惊人的效果。它不但治疗范圍广泛，而且使用簡便，又最經济，只要医生帶上一付針，和一些艾絨及酒精、棉花，随时随地都可取出应用。如能按法操作，不濫針，不濫灸，就沒有副作用和不安全的顾虑。它在临床应用上確是又簡单，又便利，又經济，又迅速，完全符合"多快好省"的社会主义建設方針，适应工农业生产大跃进的需要，滿足广大群众治好疾病的要求。

第二节 針灸治病的三个关鍵

（一）刺激的手法：

1. 强刺激：就是强而持久的刺激，多用于神經活动处于兴奋狀态的病症，如疼痛、痙攣等，留針十五至三十分鐘。

2. 短促的强刺激：入針后迅速捻針或搞动，有較重感觉卽起針，一般不留針，多用于神經活动处于抑制狀态的病症，如量厥、休克、神經麻痹等。

3. 弱刺激：給病人一种輕微的感觉，以发揮兴奋的作用。此

— 2 —

种手法多用于小儿，慢性病和体质过于衰弱的患者。

4.中等度刺激：产生感觉介于强弱之间，留针十五至二十分钟，用于一般慢性疾病，如神经衰弱、高血压等。

（二）刺激的穴位：依照疾病的诊断和具体的症状，而选用不同的穴位，治疗不同的疾病。

（三）刺激的时间：如疟疾应在发作前一两小时针灸，头痛等应在发作时针治。急性病每日针灸一次，慢性病隔日针灸一次。连续针灸十次，要休息一星期后再行针灸。

第二章　针　术

第一节　针的长短应用

用针长短应以穴道部位来决定。长针三寸至四寸，用以刺深部，如臀部坐骨神经痛等。其次是一寸五分至二寸的针，用以刺四肢部和腹背部等。短针五分至一寸，用以刺头面部、指端和胸部等。

第二节　刺针的练习

学习针灸首先要把手尤练好，进针时使患者不觉有痛。练习时，可用以下四种办法：

（一）在棉花球上练习：用净白棉花三、四两，搓成球形，绕上棉纱。右手提针，在球上捻进捻出。

（二）在纸上练习：用碗或茶杯一只，绷上粗纸，持针在纸上捻动，反复练习。

（三）在果子上練习：在柚子或柑橘等水果上練习。

（四）彼此互相扎針：剌針練习的最后阶段就是彼此在足三里穴位扎針，或自己扎針。

第三节 剌針的方法

（一）捻入法：以拇指、食指、中指持針柄，針尖对准穴位轻緩捻入。

（二）剌針法：用圓利針迅速剌入一、二分，多用于急救休克等。

（三）剌入捻进法：用于穴位肌肉肥厚之处，将針尖迅速剌入皮肤，然后継續捻进。

（四）避开痛点进針法：針尖触到皮肤痛点，应即将針尖稍偏进針。

第四节 剌針的方向

（一）直剌：多用在腰背部、腹部、四肢部及其他深部。

（二）斜剌：多用在头部、胸部。

（三）橫剌：用在重要脏器存在的地方和肌肉很薄的地方。

第五节 剌針的手法

（一）点剌朮：用圓利針在皮肤上轻点出血。

（二）单剌朮：針尖达到一定部位，立即拔出。

（三）雀啄朮：針达到一定部位后，将針体一上一下，以加强剌激。

（四）旋捻朮：捻轉进針达到目的部位，即捻轉拔出。

（五）置針法：入針后留針五分鐘至一兩小时。

（六）探針法：針入后，病人无感觉，可拔出三分之二，再向前后左右探針，以发生麻痹为度。

总之，行針的基本手法，不外进、退、捻、留、搗五种，其目的是要达到兴奋与抑制的作用。

手法基本操作表

手法	針动的方法	操作方法	目　　　的	注意事项
进		边捻边进	1.探取神經，找感觉。 2.为着加强刺激，可向里捻进。	避免突然給予过强的刺激
退		边捻边退	1.針到一定深度，仍无感觉时可稍向外退，目的为找到感觉。 2.減輕刺激，可向外捻退。	注意不要将針退出皮肤之外
捻		左右捻动	1.用捻进捻退的手法找感觉。 2.調整刺激，以捻轉角度之大小，次数之多少，速度之快慢及指力之輕重而适当調整之。	捻轉角度不宜过大
留		留針不动	1.为了延长刺激时間，要留針。 2.肌肉过于紧张时，要留針。	留針时患者不应乱动，尤者不应輕易离开病人。
搗		一提一按的搗动，或上下左右的搗动	1.在进退反复試探仍无感觉时，可用搗法找感觉。 2.加强刺激，可用搗法。	对年老、体弱、过敏及初患者不用搗法。

第六节　起針法

（一）捻轉起針法：用輕輕的捻轉退針，至起出三分之一时，要停针几十秒钟，防止感觉再生及后遗感，如刺破血管，可使血液凝固，不易发生出血现象。

（二）直拔起针法：左手摄住棉球按住皮肤，右手摄住针柄，将针直向外拔出。拔出三分之一时，同样实行停针半分钟。

第七节 起针困难的处理

（一）涩针：针刺入肌肉之中，肌肉突然发生强烈的收缩，致针之提出困难，叫做涩针。其处理方法，不可勉强抽拔，要在针之上下左右，距针一、二寸处，另下二针或四针，则肌肉逐渐缓解；缓解后就可以出针。

（二）缺痕：针体上有缺痕，因捻转太粗，致肌纤维缠绕于缺痕中，将针进捻，或退捻，皆觉疼痛，当将针身作反转之捻动，并将针身微进与后退，觉得可以旋捻时，即行出针。

（三）曲针：因病人体位移动而发生曲针，应即矫正其体位，以左手中指、食指押定针之上下肌肉，右手提针柄，两手一压一拔，互为轻重而拔出。

第八节 晕针的处理

患者体质特别衰弱，或神经衰弱，或行针手法刺激太重，以至发生晕针，颜面苍白，全身出冷汗等症状，应即将针拔出，静卧，饮以热开水。稍重者用指甲掐人中，或用针刺人中，促其苏醒。重者可针十宣、人中，如不见效，则灸百会五、七壮可清醒。

第三章 灸 术

第一节 什么是灸术

用艾叶制成的细绒，做成小圆椎形艾炷，置于人体皮肤上，用火点燃，使之发生灼热的刺激；或用其他方法，间接使皮肤某部发生温热的刺激，由于刺激的反应，能够促进身体健康和达到治病的目的。此种方法，叫做灸尤。

第二节 灸的种类

现在最常用的灸法，有下列三种：

（一）普通的灸法：在肌肤痛处，衬以姜片，或盐末、蒜肉、蒜片均可，用艾绒小团灼于其上。或先用针刺入肌肤之中，然后以艾绒烧灼针柄，亦可达到灸治的目的。

（二）药条灸：即艾炷中放入药物，如硫黄、麝香等。又如雷火针，则用辛香、活血、通络的药物，和以艾绒，卷如竹筒，隔布燃熨于穴上，使药气窜入穴中。

（三）艾卷灸：把艾绒撒在平铺的纸上，卷成圆卷形，灸时用火在下端燃着，把燃着一端，靠近皮肤，觉热就稍微往上提一提，过一分钟再靠近皮肤，使热气窜入穴中而治病。

第三节 晕灸的处理

患者身体特别衰弱，或特别过敏或用艾炷太强，刺激太大，以至晕灸虚脱，全身出冷汗时，应即停灸，静卧，饮以热开水。

晕灸重者可針人中、中冲、十宣、少商、隐白等穴，給予重的兴奋刺激，即可苏醒。

第四章　經　絡

十四經絡是祖国医学基础理論之一，它与阴阳、五行、脏腑、营卫、气血等密切相关，不可分割。它是运行气血的通路，在人体內通达內外，貫彻上下，将五脏、六腑、四肢、百骸都联系起来。这是自然存在的功能，貫串在中医学的解剖、生理、病理、診断、治疗等方面。因此要研究中医針灸，就必须了解它，尤其临床处方、取穴、施針等实际操作，都不能离开十四經絡。

（一）手太阴肺經：凡十一穴，左右共二十二穴，起于中府，止于少商。

主治：喉、胸、肺等部疾病。

（二）手阳明大腸經：凡二十穴，左右共四十穴，起于商阳，止于迎香。

主治：头面、眼、耳、鼻、口、齿、喉等部疾病和发热病。

（三）足阳明胃經：凡四十五穴，左右共九十穴，起于承泣，止于厉兑。

主治：头面、鼻、口、齿、喉等部疾病和神志病、胃腸病、热病。

（四）足太阴脾經：凡二十一穴，左右共四十二穴，起于隐白，止于大包。

主治：胃腸病、生育和小溲疾病。

（五）手少阴心經：凡九穴，左右共十八穴，起于极泉，止于少冲。

主治：胸、心部疾病和神志病。

（六）手太阳小肠经：凡十九穴，左右共三十八穴，起于少泽，止于听宫。

主治：头、项、眼、耳、鼻、喉等部疾病和神志病、热病。

（七）足太阳膀胱经：凡六十七穴，左右共一百三十四穴，起于睛明，止于至阴。

主治：眼、鼻、头、项、腰、背、后阴等部疾病和神志病、热病。

（八）足少阴肾经：凡二十七穴，左右共五十四穴，起于涌泉，止于俞府。

主治：生育、小溲和肠、肺、喉等部疾病。

（九）手厥阴心包经：凡九穴，左右共十八穴，起于天池，止于中冲。

主治：胸、心、胃等部疾病和神志病。

（十）手少阳三焦经：凡二十三穴，左右共四十六穴，起于关冲，止于丝竹空。

主治：头、目、耳、鼻、喉、胸肋等部疾病和热病。

（十一）足少阳胆经：凡四十四穴，左右共八十八穴，起于瞳子髎，止于窍阴。

主治：头、目、耳、鼻、喉、胸肋等部疾病和热病。

（十二）足厥阴肝经：凡十四穴，左右共二十八穴，起于大敦，止于期门。

主治：生育、小溲和肠部疾病。

（十三）任脉：凡二十四穴，起于会阴，止于承浆。

主治：任脉局部疾病和邻近脏器疾病。

（十四）督脉：凡二十八穴，起于长强，止于龈交。

主治：督脉局部疾病和邻近部疾病。

总之，掌握腧穴的主治可分为二方面。腧穴在四肢的，以经脉循行通路作为主治的指导原则；腧穴在头身的，以腧穴所在部位及其邻近部位作为主治的指导原则。根据这个原则，对十四经腧穴的主治，就可以初步掌握了。

第五章 孔穴学

第一节 孔穴测量法

（一）测量四肢同身寸法：患者中指弯曲，以其第二节两端横纹尖之间的距离，当作此人的一寸，叫做中指同身寸，用它作为度量此人本身四肢的标准单位。

（二）测量头部折量法：

1. 眉间至外粗隆折作一尺二寸。

2. 头部横行寸以前发际正中直上五分，神庭穴至额角头维穴折作四寸五分作为头部横寸。

（三）度量胸腹折量法：

1. 胸腹直行寸的标准单位：

（1）剑突至脐作八寸；

（2）脐至曲骨作五寸。

2. 胸腹横行的标准单位：左右乳间距离作八寸。

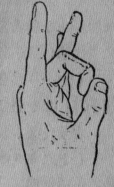

中指同身寸图

（四）度量背部同身寸法：

1. 背部直行寸的标准单位：大椎至尾骶骨作三尺。

2. 背部横行寸的标准单位：以前述的中指同身寸法，作为测量背部横径尺度的标准单位。

第二节　孔穴各論

（一）手太阴肺經：

少　商

部位：在拇指橈側，去指甲角一分許。

主治：脑充血（中风）和一切喉症。

針灸：針一分，針尖略向上方，禁灸。

太　淵

部位：掌后横纹上，橈动脉側。

主治：咳嗽，肺臟肥大，肺和支气管出血（咳血）。

針灸：針二、三分，灸三壯。

列　缺

部位：在前臂橈側之下端，橈骨莖狀突起之直上。

主治：三义神經痛，顏面神經痙攣及麻痹，阴莖痛，溺血。

針灸：針入三分，針尖略向肘部微斜进，灸三、五壯。

尺　澤

部位：肘窝横纹的橈側两肌中間。

主治：肩胛神經痛，半身不遂，喘息，肺結核，喀血，支气
　　　管炎，胸膜炎。

針灸：針三、五分，灸三、五壯。

（二）手阳明大腸經：

合 谷

部位：在第一、第二掌骨接合部之上端，即拇指、食指歧骨之间，靠近食指边缘。

主治：头痛，耳聋，耳鸣，齿痛和一切面、口部疾病。本穴针之可治经闭，孕妇忌针灸，针之有堕胎危险。

针灸：针三分至七分深，灸五、七壮。

曲 池

部位：在外肘部之中央，当肘窝横纹之端。

主治：臂神经痛，肩胛神经痛，肘部神经痛，脑充血。

针灸：针八分至一寸半深，灸三、七壮。

肩 髃

部位：在前肱之上端，三角肌上缘之中央。

主治：半身不遂，头部和肩胛部诸肌之痉挛，肱神经痛，肩胛关节炎，三角肌风湿病。

针灸：针六分至一寸，灸七壮。

迎 香

部位：在鼻翼外缘沟中央，紧靠鼻孔旁骨陷中。

主治：急性鼻卡他（多涕），鼻腔闭塞，嗅觉减退，衄血。

针灸：针二分，禁灸。

（三）足阳明胃经：

颊 车

部位：在下颌隅之后端，下颌角的前上方一横指陷中。

主治：颜面神经麻痹，三叉神经痛，齿痛，咀嚼肌痉挛。

针灸：针四分，灸三、五壮。

下 关

部位：在耳前颧骨弓下陷处。

主治：牙痛，三义神经痛，颜面神经麻痹，耳鸣，耳聋。

针灸：针三分，直刺，禁灸。

地　仓

部位：在口角外侧四分之处。

主治：口眼喎斜，三义神经痛，颜面神经麻痹。

针灸：针四分，灸五壮。

天　枢

部位：在脐旁二寸之处。

主治：急、慢性胃肠炎，寄生虫病，绕脐切痛，水肿病，
　　　急、慢性下痢。

针灸：针五分至一寸，灸七壮至十五壮。小儿慢性病，灸之
　　　大有效。

足三里

部位：在下腿外侧之前上部，胫腓两骨间之下方二寸处。

主治：消化不良，胃痉挛，食欲不振，腹膜炎，肠雷鸣，便
　　　秘，四肢倦怠，麻痹，神经痛，脚气，其他慢性诸疾病。

针灸：针五分至一寸，灸五、七壮，此穴经常灸，有保健作
　　　用。

（四）足太阴脾经：

隐　白

部位：在足拇趾末端内侧，离趾甲约一分。

主治：失神（不识人），急性肠炎，下肢冷却，月经过多，
　　　子宫痉挛，小儿搐搦。

针灸：针一、二分，灸二、三壮。

俞昌濂 论医传承集

公　孙

　　部位：足大趾本节后一寸。

　　主治：下腹部痉挛，肠出血，颜面浮肿，癫痫，呕吐，食欲不振，心内膜炎。

　　针灸：针五分至八分，使正坐两足掌相合，而后下针，灸三、五壮。

三阴交

　　部位：在内踝直上约三寸之处。

　　主治：男女生殖器疾患，月经过多，子宫出血，阴茎痛，遗精，淋病，睪九炎，下肢神经痛及麻痹，失眠，神经衰弱。

　　针灸：针五分至七分，灸五至十壮。

阴陵泉

　　部位：膝下二寸，内辅骨下陷中。

　　主治：肠疝痛，遗尿，尿闭，脚气，腹膜炎。

　　针灸：针三、五分，灸三、五壮。

　　（五）手少阴心经：

神　门

　　部位：在掌面横纹之小指侧，内尺骨肌之停止部。

　　主治：精神病，心脏病，心脏肥大，神经性心悸亢进，失眠

　　针灸：针三、五分，灸三、七壮。

　　（六）手太阳小肠经：

少　泽

　　部位：在小指之外侧，距指甲约一分。

　　主治：头痛，喉头炎，心脏肥大，前臂神经痛，乳汁缺乏。

针灸：针一分，灸三壮。

后　溪

部位：以手握拳，在第五掌骨、尺骨侧本节后横纹头陷中。

主治：癫痫，疟疾，耳聋，肘臂痉挛，扁桃腺炎。

针灸：针五分，灸五、七壮。

听　宫

部位：耳前小尖辨（即耳珠）的前方。

主治：耳鸣，耳聋，外耳道炎。

针灸：针三分，直刺，灸五壮。

（七）足太阳膀胱经：

睛　明

部位：内眦角约一分之处，在鼻骨边际。

主治：一切目疾。

针灸：针一分，禁灸。

攒　竹

部位：在眉毛之内端。

主治：视力缺乏，泪液过多，眉心痛，夜盲。

针灸：针三分至五分，挤起眉端之肌皮，从眉端横针入之，
　　　禁灸。

肾　俞

部位：在第二、第三腰椎横突间的外侧，脊柱之外方一寸五
　　　分处。

主治：肾炎，膀胱麻痹和痉挛，腰神经痛，淋病，血尿，糖
　　　尿病，精液缺乏，身体羸瘦，月经不顺，失精，一切
　　　泌尿器疾病。

针灸：针五分至一寸，灸五、七壮。

肺　俞

部位：当第三、四胸椎横突間的外側，脊柱之外方一寸五分处。

主治：肺結核，肺炎，肺出血，支气管炎，心內外膜炎，黄疸，皮肤搔痒，一切肺疾病，腰脊神經痛。

针灸：针五分至八分，灸五壮至十五壮。此穴可以多灸，灸后要再灸足三里，以引去上部之充血。如針面疔或手足疔，針拔出后，要用小火罐拔五分鐘，輕症出血，重症出黄水，症狀立刻减輕。

肝　俞

部位：第九胸椎之下，旁开一寸五分。

主治：黄疸，慢性胃炎，胸背部痙攣，一切目疾。

针灸：针五分，灸五壮，可治一切惡疮。

膏　肓

部位：第四胸椎之下，旁开三寸之处。

主治：一切慢性疾病，支气管炎，神經衰弱，遺精，失精，健忘等。

针灸：针五分至八分，灸五、七壮。本穴多灸，可治一切慢性病，喉結核病。灸后必須灸足三里，以降上部充血。

委　中

部位：膝膕窝之正中。

主治：感冒，风湿症引起之膝关节炎，腰痛，坐骨神經痛，中风，腹膨脹，癲癇，鼻出血，嘔吐，腹泻。

针灸：针一寸至二寸深，不宜灸，只宜放血。凡急性病症之上部充血，內脏及腰背腹腔等之瘀血，及炎性症而起之大痛，大吐泻諸症状，皆可于委中部之四周静脉上放血。

承　山

　　部位：在下腿后侧之中央，分肉之間陷中。

　　主治：局部性痉挛，吐泻，腰神經痛，大腿部神經痛，四肢麻痹，痔、肠出血，腺肿（横痃），便秘，淋病。

　　針灸：針八分至一寸余，灸五壮至十壮。

崑　崙

　　部位：在足外踝之后侧陷凹中。

　　主治：头痛，眩晕，腰背神經痛，坐骨神經痛，脚气，难产。

　　針灸：針五分至八分，灸三、五壮，孕妇禁針。

（八）足少阴肾經：

涌　泉

　　部位：在足蹠骨中央之微前，长屈拇肌腱之外侧足心陷中。

　　主治：心肌炎和心悸亢进，头痛，眩晕，五趾疼痛，足蹠神經痛，急救等。

　　針灸：針三、五分，灸三、七壮。

（九）手厥阴心包經：

中　冲

　　部位：中指之指端。

　　主治：心脏炎，舌强痛，热病无汗，脑充血，头痛，中风不省人事。

　　針灸：針一分，灸一壮。

大　陵

　　部位：在腕关节后面，腕横纹正中两筋間陷中。

主治：心肌炎，肋间神經痛，腋窝腺炎，头痛，发热，急性
　　　胃炎，胃出血，失眠。

針灸：針三、五分，灸三、五壯。

內　关

部位：掌后二寸，两肌中間。

主治：心肌炎，心脏外膜炎，黄疸，前臂神經痛，产后眩
　　　暈，胸腔一切疾病，心悸亢进，胃神經痛。

針灸：針五分至八分，灸五、七壯。

間　使

部位：掌后三寸，两肌之間。

主治：心肌炎，心腔內外膜炎，咽喉炎，胃炎，中风，癇
　　　病，月經不調，子宮充血，子宮內膜炎。

針灸：針五分至八分，灸三、七壯。

（十）手少阳三焦經：

外　关

部位：在阳池穴后二寸两肌間。

主治：半身不遂，前臂神經痛，上肢关节炎，一切目疾，四
　　　肢倦怠。

針灸：針五分，灸三、五壯。

翳　风

部位：在耳大腺部，耳垂的后面，距耳約三分。

主治：頰痛，耳下腺炎，耳鳴，耳聾，言語障碍，甲狀腺
　　　肿。

針灸：針三分，灸三壯。

（十一）足少阳胆經：

阳陵泉

　　部位：在腓骨小头之前下部。

　　主治：膝关节炎，半身不遂，脚气，下肢痙攣，习慣性便秘，顔面浮肿，遺尿。

　　針灸：針八分至寸余，灸五、七壯。

風　市

　　部位：在大腿外側之正中綫上之中部。

　　主治：中風，脚气，下肢神經痛及麻痺，遍身瘙痒，麻痺，坐骨神經痛，膝关节痛。

　　針灸：針五分至八分，灸五、七壯。

环　跳

　　部位：股骨上端的后方，并两足立正时的凹陷处。

　　主治：坐骨神經痛，半身不遂，風疹，脚气，和腰部、大腿部、膝部等的肌炎。

　　針灸：針一寸半至二寸半，灸十壯至二十壯。

風　池

　　部位：在后头部斜方肌与胸鎖乳突肌之间的凹陷中。

　　主治：脑、眼、耳、鼻、咽喉等部的疾病，半身不遂，腰痛，傴僂，脑神經衰弱。它是头項諸疾初起之主穴。

　　針灸：針五至八分，灸三至五壯。

（十二）足厥阴肝經：

行　間

　　部位：在拇趾与第二趾之间的陷中。

　　主治：腸疝痛，便秘，遺尿，阴莖痛，月經过多，心悸亢进。

针灸：针三、四分，灸三、五壮。

期　门

部位：在第九肋软骨与第八肋软骨接合部之下际。

主治：喘息，胆囊炎，肝病，胸膜炎，慢性腹膜炎，胃弱，吐泻，心肌炎。

针灸：针五分，灸五壮。

（十三）任脉：

中　极

部位：脐下四寸。

主治：肾炎，腹膜炎，失精，淋病，睪丸炎，膀胱括约肌麻痹，子宫痉挛，子宫内膜炎，输卵管炎，子宫不正，尿意频数，月经不调，月经痛，不妊症。

针灸：针八分至寸余，灸七壮至数十壮。

关　元

部位：在腹下部之中央，脐下三寸。

主治：泌尿生殖器疾病，肾炎，睪丸炎，淋病，前列腺炎，慢性子宫病，尿闭，遗精，全身衰弱，结核病。此穴所治甚多，为强壮之要穴。

针灸：针八分至寸余，灸七壮至百数十壮。

气　海

部位：在脐下一寸五分处。

主治：肠疝痛，绕脐腹痛，神经衰弱，遗尿，月经异常，以及泌尿生殖器，肠部诸疾患。

针灸：针八分至一寸，灸五、七壮。

中　脘

部位：在腹上部之中央，脐上四寸。

主治：急性胃炎，胃扩张，胃痉挛，食慾不振，消化不良，胃出血，吐泻，霍乱，子宫病，以及一切胃病。

针灸：针一寸至二寸，灸七壮至十五壮。

膻　中

部位：在胸骨体之中央，正对第五肋骨端。

主治：胸部瘀血，胸膜炎，支气管炎，肋间神經痛，咳嗽，心脏病，心悸亢进，乳腺炎，乳汁少，小儿吐乳。

针灸：针三分，针尖沿皮向下方，灸三至五壮。

天　突

部位：在胸骨之上端，胸鎖乳突肌之起始間。

主治：支气管炎，喘息，扁桃腺炎，食道狭窄，嘔吐，声門肌痉挛，咳嗽，咽喉炎，甲狀腺肥大。

针灸：针五分至一寸，仰头，针尖向喉管而进，約三分，即　将针柄竪起，针尖斜向下方深入一至二寸余，灸五、七壮。

（十四）督脉：

人　中

部位：在鼻柱下，唇沟中央。

主治：失神（突然不省人事），糖尿病，水肿，脑充血，癫痫，口、眼諸肌收縮痉挛，小儿抽搐。急救有起死回生之效。

针灸：针三分，针尖略向上斜刺进，以剧痛为度，禁灸。

百　会

部位：在两顱頂結节的中間，矢狀縫合的中央，神庭穴至脑戶穴的正中点。

主治：头痛，眩晕，中风，脑神經衰弱，脑貧血，鼻塞，脑充血，小儿癫风，痔疮，脱肛。

針灸：針三分，直刺，灸五壯。

大 椎

部位：在第七頸椎與第一胸椎棘狀突起間。

主治：感冒，間歇热，肺气肿，疟疾，頸項麻痹及痙攣，肺
結核，嘔吐，小儿消化不良。

針灸：針一寸，灸五壯。

长 强

部位：在骶骨尖端之下際，約五分处。

主治：慢性淋病，失精，腰痛，阳萎，脱肛。

針灸：針五分至八分，針尖略斜上，以痛为度，灸十余壯。

經外奇穴

十 宣

部位：手指之尖端，每指一穴，离指甲一分。

主治：一切急性病症之失神，吐瀉，內臟发生急劇性之疼痛
（属于瘀血性者）。

手朮：用粗針刺十宣出血。

太 阳

部位：眉稜骨后一寸之处回陷中。

主治：偏头痛，一切目疾。

針灸：針五分。

第三节　配穴法

治療一症或一病不能依靠一穴，故配穴法甚为重要，大凡痛

在上部者，肩髃、合谷、曲池諸穴皆可配用。痛在下部者，环跳、阳陵、足三里諸穴皆可用。病属实热者，多取四肢之穴針之。病属虛热者，多取背部各俞穴灸之。下面是几种常用配穴法：

（一）双穴法：取主治某病左右两个相同的穴部，如胃病取两足三里，妇科病取两足三阴交。

（二）直接間接刺激配合法：如鼻病取迎香、禾髎为直接刺激，可配曲池、合谷为間接刺激；胃病取中脘为直接刺激，可配足三里为間接刺激。

（三）接近与远隔中樞神經配合法：如腰腹痛取命門、腎俞与阴陵泉、委中配合；牙痛取頰車与合谷配合。

（四）并进法：同时患有两种疾病，如膝关节炎兼消化不良，針膝眼治膝关节炎，針中脘治消化不良；再配足三里，对膝关节和消化不良都起治療的作用。

（五）压痛点取穴位：以手指压揩患者的一定皮肤区域时，患者訴疼痛的部位，名为压痛点。压痛点又称天应穴与阿是穴。其部位多在病患处局部，但也有在病患处附近，甚至远隔部位，从直接刺激压痛点而治愈疾病。

（六）局部取穴法：何处有病，就在何处取穴，它不但可以治療局部的体表疾病，同时也能治療局部的內脏疾病，如胃痛取中脘，腹痛取天樞等。

（七）鄰經取穴法：就是在患处鄰区的他經上取穴，如目疾取上星，胃痛取章門等。这样取穴法，对于各种急、慢性的疾病都可以配合运用，也可单独使用。

（八）十二經取穴法：如少商治喉病，足三里治胃病，合谷治牙痛，內关、神門治心悸亢进，天樞治胃腸炎等。

此外还有上病下取，下病上取，阴取阳，阳取阴等配穴法。

（九）四总穴歌：在周身各穴位，有极重要的总刺激点，效果极大，治疗各病时，可利用它作为主穴。

　　　　肚腹三里求，　　腰背委中留，

　　　　头項寻列缺，　　面口合谷收。

　　　　（还有一个穴，胸部內关謀。）

說明：足三里作用：治療腹腔內的一切疾病。

　　　　委中作用：治療腰部和背部的一切疾病。

　　　　列缺作用：治療头部和項部的一切疾病。

　　　　合谷作用：治療面部和口腔的一切疾病。

（十）八会决：

　　　腑会中脘，脏会章門，筋会阳陵，髓会絕骨，

　　　血会膈俞，骨会大杼，脉会太淵，气会膻中。

（十一）馬丹阳十二訣：

三里內庭穴，肚腹妙中訣；曲池与合谷，头面病可撤；
委中配承山，腰背痛欲折；胸喉如有病，通里兼列缺；
环跳与阳陵，腿膝兼脅胘；七疝痛腰尻，太冲崑崙穴。

（十二）急救穴：

　　　昏迷急救刺人中，　　手足十宣强刺激，

　　　或加尺澤与委中，　　热甚躁狂須出血。

（十三）分部療病法：

凡針灸治療，在病灶之附近取穴者，为求直接作用，并可引起大脑皮質之反射；在远部取穴者，为求間接作用，并可引起大脑皮質之注意。經分析綜合而反射于病灶，故取穴法应近部与远

— 24 —

部配合应用，使大脑反射径路，不出迷误，而作用于病灶。今分别列表于下：

分 部 疗 病 法 表

病　部	近　部　刺　激　点				远　部　刺　激　点			
心　臟	心俞 大椎	肺俞 神道	大杼 附分	風門 巨闕	內关 天柱	通里	小海	太淵
肝　臟	肝俞 京門	胆俞 期門	脾俞	章門	通里 行間	血海	曲泉	志室
脾　臟	脾俞 天樞	章門	三焦俞		足三里 三陰交	陰陵泉 太白	陽陵泉 公孫	
腎　臟	腎俞 三焦俞	京門 崇脉	关元	气海	三陰交 太谿	陰陵泉 复溜	足三里	
肺	肺俞 大杼 乳根	中府 膏肓	風門 天突	大椎 膻中	太淵 小海	列缺	尺澤	足三里
胆	胆俞 章門	日月	中脘	建里	內关	足三里	足臨泣	
大 小 腸	大腸俞 关元 带脉	小腸俞 神厥 肝俞	天樞 水分 胆俞	气海 命門	足三里 下巨虛	內庭 条口	上巨虛	
气　管	天突 肺俞	膻中 膏肓	大椎 气海	風門 肝俞	太淵 丰隆	列缺	天陵	合谷
食　道	璇玑 中脘	心俞 乳根	膈俞	肝俞	合谷	內关	太淵	
血　管	大椎	涌泉			足三里	委中	曲池	血海
膀　胱	气海 下髎	关元 白环俞	中極	膀胱俞	委中	陰陵	三陰交	
胃	胃俞 脾俞	中脘 梁門	建里	胆俞	內关 梁邱	足三里	內庭	
睪　丸	关元 带脉	歸来	五樞	維道	三陰交 血海	天敦	陰陵泉	
子　宫	气海 命門	关元 志室	中極 胞門	腎俞 子戶	陽池 陰陵泉	隱白 足三里	血海	三陰交
舌	啞門 翳風	心俞 廉泉	金津 天突	玉液	合谷	通里	內关	
耳	听会 上关 風池	听宫 通天	耳門 牵谷	翳風 完骨	外关 中渚	合谷 腎俞	后谿	

— 25 —

俞昌德 论医传承集

部位								
眼	睛明 童子髎	攢竹 耳門	絲竹空 目窗	太陽 臨泣	合谷 肝俞	光明 命門	足三里	
鼻	迎香 印堂 肺俞	禾髎 通天	內迎香 攢竹	上星 風門	合谷	曲池		
齒	頰車 禾髎	下關	耳門	承漿	合谷 陽谿	太谿	內庭	
頸	大椎 浮白	大抒	天柱	肩井 合谷	列缺	外關	后谿	
咽喉	天突 玉枕	天柱	啞門	風池	少商 太淵 委中	合谷 間使	中渚 照海	
頭部	頭維 百會	風池	風府	上星	合谷 涌泉 神門	崐崘 外關 至陰	申脈 列缺	
口部	地倉	承漿	禾髎	水溝	少商	太淵	合谷	
乳部	肩井 神存	曲垣 屋翳	心俞	膈俞	內關	列缺	太淵	
面部	水溝	地倉	頰車	下關	合谷	太淵	曲池	魚際
胸部	膻中	乳根	心俞		肩井	內關	少府	
肋間腔	心俞	膻中			內關	間使	太淵	
背脊	大椎	天應	命門	長強	委中	中渚	外關	
腰部	命門	腎俞	腰俞	八髎	委中	承山	環跳	
手部	腕骨	勞宮	中渚		大陵	支溝		
前臂	曲池	間使	支溝	大陵	合谷			
肘部	曲池	曲澤	少海	尺澤	外關	足三里		
上膊	肩髃	巨骨	肩髎		曲池	尺澤		
肩部	肩髃	巨骨	肩井		中渚	外關	曲池	
大腿部	風市	天應			委中	環跳	腎俞	
膝部	委中	鶴頂	犢鼻	膝眼	陰市	梁丘	陰陵	陽陵

足　　部	商邱　丘墟　太谿 崑崙　太冲　內庭	足三里　解谿
皮　　膚	阿是穴	曲池　委中
汗　　腺	合谷　复溜　曲池　委中 血海	
淋巴腺	翳風　腰俞　百劳　肘尖 天井	
腹　　膜	水分　天樞　水道　胃俞	足三里　曲池　內庭 陰陵
輸尿管	腎俞　关元　天樞　上髎 水道	三陰交　陰陵泉
尿　　道	关元　中樞	三陰交　陰陵泉
陰　　囊	中極　关元　腎俞　忘室 命門	血海　三陰交　陰陵泉
陰　　道	中極　曲骨　关元俞	血海　三陰交　陰陵泉
肛　　門	長强　命門　腰俞　八髎	百会　人中　承山
下腿部	足三里　懸鐘　承山 陽陵	环跳　太冲　崑崙　解谿

第六章　　治疗学

第一节　　針灸不适应症

（一）針的不适应症：如心脏瓣膜障碍，恶性皮肤病，恶性癌瘤，肠闭塞，急性穿孔性腹膜炎等。

（二）針刺在解剖上的禁忌点。

（1）延髓部：如錯誤刺太深，刺到延髓，就有生命的危险。

（2）孕妇：五个月以下的，脐下各穴都不針；五个月以上的，上腹各穴不針，其他能引越强烈反射作用的穴道，如合谷，三阴交，崑崙，至阴等穴也都不针。

（3）全身各处大血管浅在部都不可刺。

（4）胸腹部重要内脏、如喉头、气管、肺脏、心脏、肝脏，都不可直接针刺。

（5）小儿：百会、顖会不可针刺。

（三）禁针的穴位：在古书中有二十七个孔穴禁针，现在通过临床实验，除了乳中等极少数特殊部位以外，大部分可以施针，但云门、缺盆、客主人、肩井、鸠尾不可深刺，刺太深会昏晕，急救的方法，在足三里用轻刺激即可清醒。

（四）灸的不适应症：如癌肿、急性穿孔性腹膜炎、肠伤寒、肠闭塞、血压过高、酗酒等。

（五）灸的禁忌点：如眼球、睪丸、大血管之深在部等。

（六）禁灸的穴位：共有四十九个，除面部眼球及其四周以外，其余改用艾条熏法，大部分孔穴都可以熏。

第二节　疼　痛

针灸疗法临床常遇到的疾病，以疼痛为最多，不论是属于神经性或风湿性，凡有疼痛的症状都可以用针灸。

（1）头痛：百会　风池　太阳　合谷

（2）三叉神经痛：下关　翳风　頻車　听会　合谷

（3）肩痛：肩髃　太渊　合谷

（4）臂痛：曲池　内关　外关

（5）胸痛：膻中　期門　内关

（6）背痛：大椎　肺俞　委中（每个胸椎下旁开五分，用圆利针点刺出血，治脊椎痛）。

（7）腰痛：肾俞　腰俞　环跳　委中

（8）腿膝痛：环跳　崑崙　风市　犊鼻　足三里　阳陵泉　三阴交（在痛处附近取穴，距痛处较远的作配穴）。

（9）眼痛：攒竹　睛明　肝俞　太阳放血

（10）耳痛：翳风　听宫　风池

（11）咽喉痛：风池　天突　少商

（12）牙痛：下关　颊车　合谷　行间

第三节　　麻痹

（1）颜面神经麻痹：下关　翳风　颊车　地仓　合谷

（2）肩臂神经麻痹：肩髃　曲池　或按部取穴

（3）坐骨神经麻痹：环跳　委中　崑崙

（4）身体各部麻痹：可参照疼痛处方，局部麻痹重时，可行局部点刺。

第四节　　痉挛

（1）横膈膜痉挛：膻中　中脘　內关

（2）腓肠肌痉挛：委中　承山　崑崙

（3）咀嚼肌痉挛：颊车　翳风　下关　合谷

第五节　　脑脊髓及神经机能病

（1）脑出血：少商　中冲　少泽　隐白　涌泉　先针手后针足

（2）神经衰弱：百会　风府　大椎　中极　关元　神門　三阴交

第六节　　呼吸器病

（1）支气管喘息：肺俞　天突　气海　列缺

（2）急性气管支炎：肺俞　天突　太渊

（3）慢性气管支炎：肺俞　膏肓　合谷

第七节　　消化器病

（1）呕吐：膻中　上脘　内关　足三里

（2）急性胃炎：中脘　内关　公孙　足三里

（3）胃痛：中脘　足三里

（4）腹痛：天枢　关元　外关

（5）急性肠炎：灸天枢　关元　气海　足三里

（6）慢性肠炎：灸天枢　气海　关元　足三里

（7）脱肛：灸百会　针长强

第八节　　泌尿生殖器病

（1）尿闭：中极　三阴交　阴陵泉　承山

（2）遗尿症：灸命门　肾俞　关元　气海　百会　大敦

（3）遗精病：关元　中极　三阴交　肾俞　足三里

（4）阳萎病：关元　中极　足三里

第九节　　传染病

（1）霍乱：尺泽出血　委中出血　十宣出血　天枢　承山　中脘　足三里　严重者灸神阙

（2）疟疾：大椎　间使　后谿

（3）感冒：风池　大椎　太阳　足三里

第十节　　肌肉与关节疾病

（1）肌肉风湿痛：在患部附近取穴。

（2）急慢性关节风湿痛：在患部附近针灸之。

第十一节　　妇人病

（1）月經不調：中极　肾俞　三阴交

（2）閉經：中极　三阴交

（3）月經痛：关元　中极　三阴交

（4）乳汁缺乏：針少澤　灸膻中

第十二节　　小儿病

（1）小儿惊厥：十宣　人中

（2）小儿麻痹症：大椎　曲池　合谷　环跳　足三里　崑崙

（3）小儿疳积：刺食指、中指、无名指、小指中节之横紋，流出白濃水少許，四、五次可愈。

第十三节　　皮肤病

（1）冻伤：未潰爛时可用艾条或葯条薰灸冻伤之局部，每日一次或两次。

（2）蕁麻疹：大椎　胃俞　肩顒　曲池　合谷　血海　三阴交

第十四节　急救

（1）休克：四肢尚暖者，可针十宣与人中；四肢厥冷者针内关、少商、中冲、人中、神门，再酌灸百会、神厥、涌泉。

（2）中暑：面红神昏者，针十宣出血、人中、足三里，自汗四肢厥冷者，灸神厥、关元、气海。

針灸參考書介紹

（一）古代书目

黃帝內經	撰写人不詳
难經	扁鵲
針灸甲乙經	皇甫謐
千金方	孙思邈
外台必要	王燾
銅人腧穴針灸图經	王惟一
針灸資生經	王执中
十四經发揮	滑伯仁
針灸大成	楊継洲

（二）现代书目

中国針灸学	承澹盫
新編針灸学	鲁之俊
針灸学手冊	王雪苔
新編內科針灸治療学	邱茂良　陆善仲

373

俞昌濾 论医传承集

俞昌渡
论医传承集

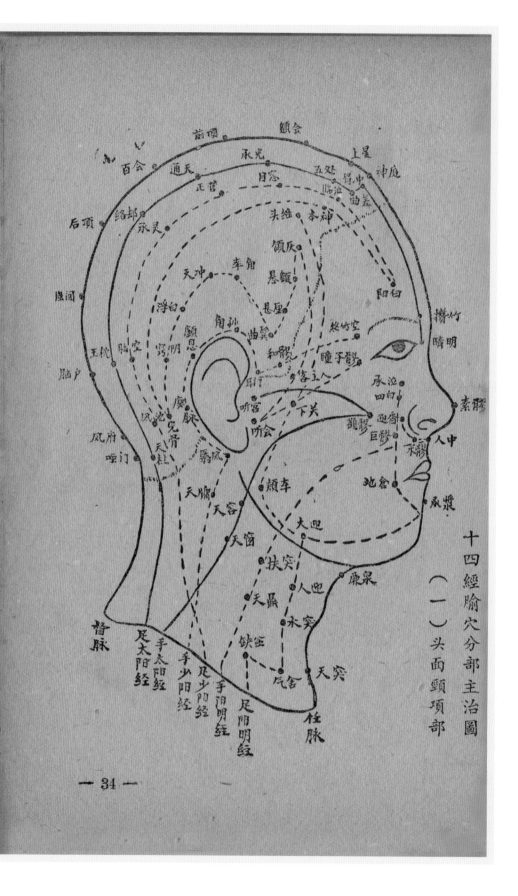

十四經腧穴分部主治圖

（一）頭面頸項部

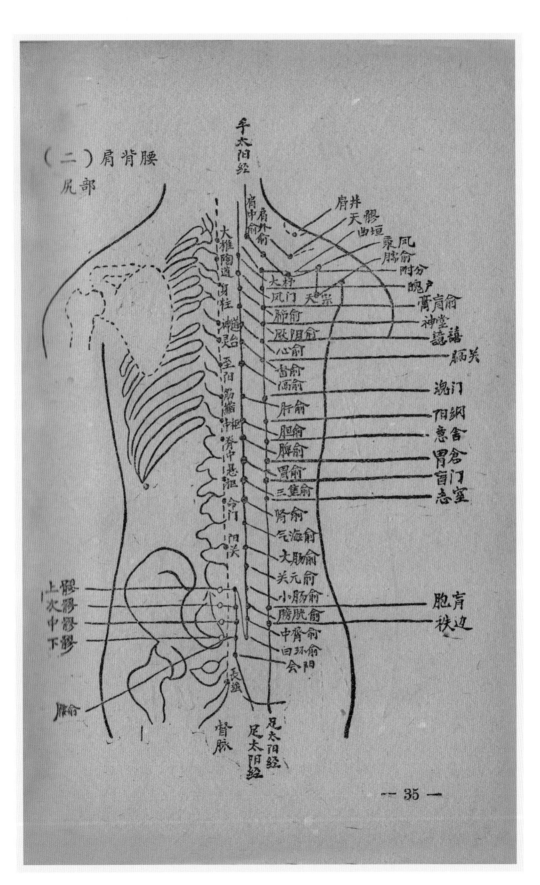

（二）肩背腰尻部

俞昌㳠 论医传承集

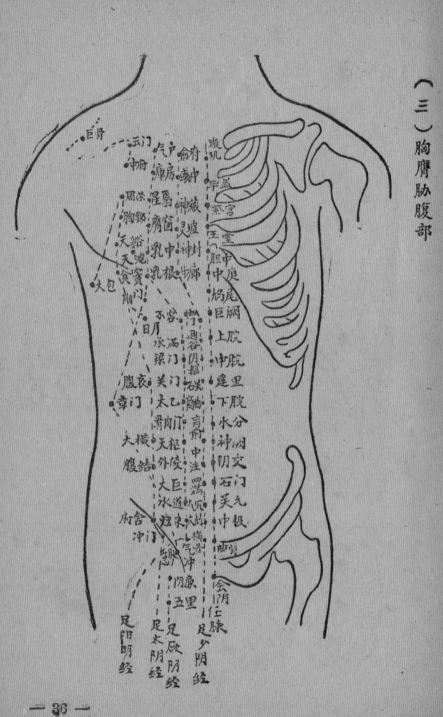

（四）上肢部

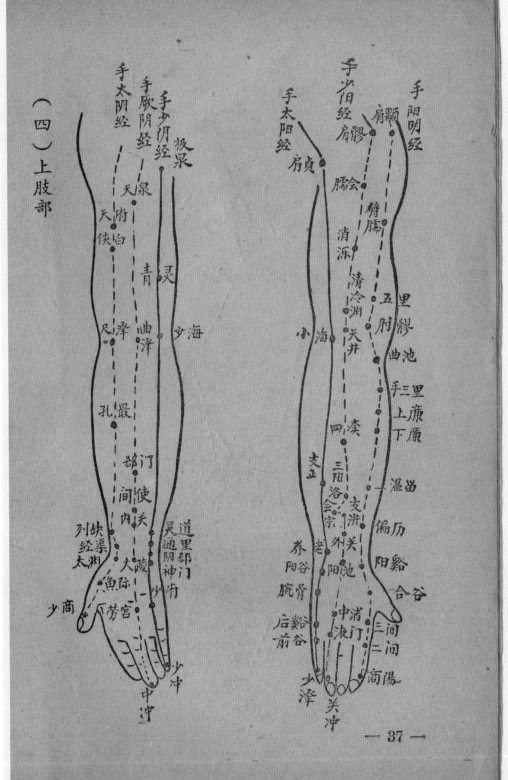

手太阴经
手厥阴经
手少阴经
极泉
天泉
天府
侠白
青灵
尺泽
曲泽
少海
孔最
郗门
灵道
通里
阴郗
神门
间使
内关
列缺
经渠
太渊
大陵
劳宫
鱼际
少商
少府
少冲
中冲

手阳明经
手少阳经
手太阳经
肩髃
肩髎
肩贞
臑会
臑俞
臂臑
消泺
清冷渊
天井
小海
五里
肘髎
曲池
手三里
上廉
下廉
四渎
支正
三阳络
会宗
温溜
偏历
阳溪
养老
阳谷
腕骨
后溪
前谷
支沟
外关
阳池
老
中渚
液门
三间
二间
商阳
合谷
关冲
少泽

— 37 —

（五）腋胁侧腹部

渊液 · · 辄筋

· 期门
· 日月

京门 · 章门
带脉 · 足厥阴经
· 五枢
维道 · 居髎

环跳 · 足少阳经

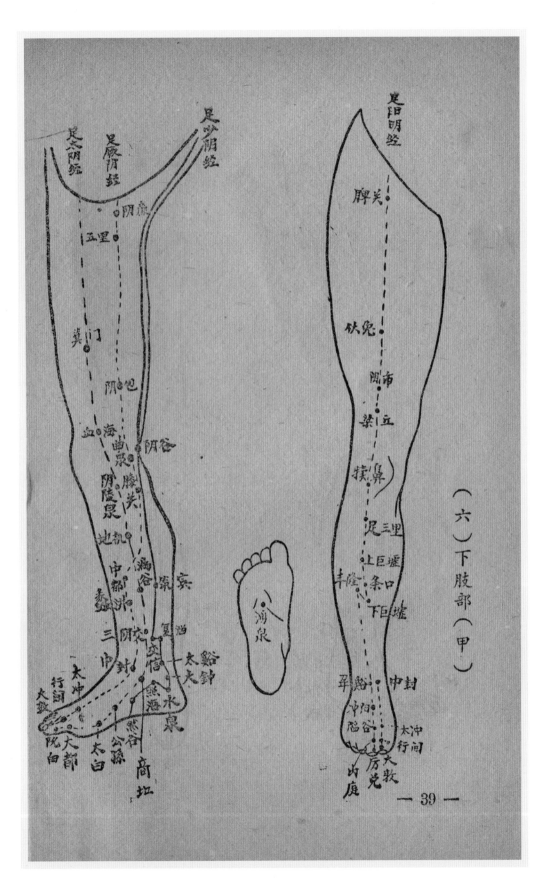

足阳明经

髀关
伏兔
阴市
梁丘
犊鼻
足三里
上巨虚
条口
丰隆
下巨虚
解谿
冲阳
冲封
太冲
行间
陷谷
内庭
厉兑
大敦

足少阴经

足厥阴经

足太阴经

阴廉
五里
阴包
箕门
血海
曲泉
阴谷
膝关
阴陵泉
地机
曲泉
漏谷
中都
蠡沟
三阴交
中封
太冲
行间
大敦
阴都
交信
复溜
太谿
水泉
照海
然谷
公孙
太白
大都
隐白
商丘
筑宾
涌泉

俞昌滤 论医传承集

（六）下肢部（甲）

— 39 —

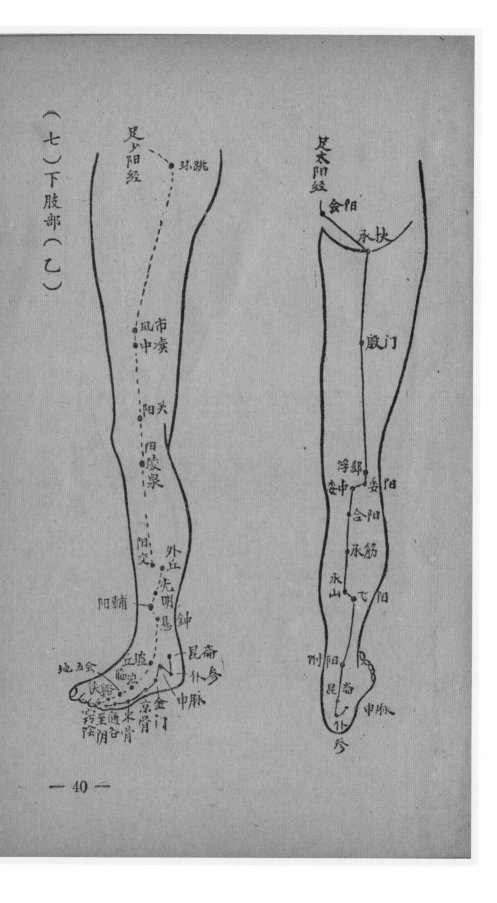

（七）下肢部（乙）

足少阳经

环跳

市凤
中渎

阳关
阳陵泉

阳交
外丘
光明
阳辅
悬钟
昆斋
仆参
申脉
地五会
丘墟
足临泣
京骨
金门
侠溪
至阴
束骨
通谷

足太阳经

会阳
承扶

殷门

浮郄
委中
委阳
合阳
承筋
承山
飞阳
附阳
昆斋
申脉
仆参

針灸疗法速成手册

黄宗晶編著

*

福建人民出版社出版

（福州河东路得贵巷18号）

福建省书刊出版业营业許可証出字第001号

福州第六印刷厂印刷　福建省新华书店发行

*

开本787×1092 1/32　印張1 5/16　字数23,000

1959年4月第1版第1次印刷

1959年5月第 2 次印刷

印数50,091—65,120

分类号：S 213

统一书号：14104·20

定　　价：一角四分